Pia Delesen
Anorexia nervosa

Aktuelle Frauenforschung
Band 25

Anorexia nervosa

Möglichkeiten und Probleme der Diagnostik, Ätiologie und Intervention

Eine Analyse deutschsprachiger pädagogischer, psychologischer und soziologischer Literatur

Pia Delesen

Centaurus Verlag & Media UG 1997

Zur Autorin: *Pia Delesen*, Jahrgang 1959, absolvierte eine Ausbildung zur Suchtkrankenhelferin und ein Studium der Erziehungswissenschaften, Psychologie und Soziologie an der Universität Düsseldorf. 1994 Abschluß zur Diplompädagogin und 1996 Zusatzausbildung als Sozialtherapeutin mit Fachrichtung Kunst und Gestaltung. Seit 1989 leistet sie praktische Arbeit in der Suchtberatung; 1991 war sie Mitbegründerin der Initiative und Selbsthilfeorganisation „SATT ABER HUNGRIG", Arbeitskreis und Beratung für Frauen und Männer mit Eßproblemen.

Die Deutsche Bibliothek – CIP-Einheitsaufnahme

Delesen, Pia:
Anorexia nervosa – Möglichkeiten und Probleme der Diagnostik, Ätiologie und Intervention : eine Analyse deutschsprachiger pädagogischer, psychologischer und soziologischer Literatur / Pia Delesen. – Pfaffenweiler : Centaurus-Verl.-Ges., 1997.
(Aktuelle Frauenforschung ; Bd. 25)
ISBN 978-3-8255-0049-8 ISBN 978-3-86226-287-8 (eBook)
DOI 10.1007/978-3-86226-287-8
NE: GT

ISSN 0934-554X

Satz: Vorlage der Autorin

Inhaltsverzeichnis

*"In Anbetracht der Fülle von
Problemen, Schwierigkeiten und
Störungen im emotionalen Bereich,
im zwischenmenschlichen Kontakt,
kann die eigentliche Eßstörung
wie ein unwesentliches
Begleitsymptom
in den Hintergrund treten."*

(GERLINGHOFF, BACKMUND 1989, S.30)

1 Vorwort

Die vorliegende Arbeit beschäftigt sich mit Publikationen über die Anorexia nervosa, der psychogenen Magersucht. Zu diesem Thema gibt es bereits mehrere tausend Veröffentlichungen. Eine Auswahl mußte getroffen werden. Die Entscheidung fiel - wie das Thema der vorliegenden Arbeit besagt - zugunsten deutschsprachiger Schriften aus. Für diese Begrenzung sprechen unterschiedliche Gründe, insbesondere die Annahme, daß das Vorkommen der Magersucht ein kulturgebundenes Phänomen ist, dem in anderen Kulturen andere Bedeutungen zugesprochen werden. Englischsprachige Aufsätze fanden eher Verwendung bei Katamnesen und allgemeineren Fragestellungen. Eine weitere Auswahl betrifft die wissenschaftliche Ausrichtung der Fachliteratur. Wie der Titel der Untersuchung nahelegt, begrenzt sie sich auf pädagogische, psychologische und soziologische Veröffentlichungen. Aufgrund notwendig erscheinender Begrenzung mußten medizinische Publikationen als auch geschichtliche Quellen und deren mögliche Interpretationen vernachlässigt werden. Ergänzend wird sogenannte ***graue Literatur*** herangezogen. Artikel und Aufsätze aus der Presse und Periodika werden ebenso berücksichtigt.

Bei der Analyse und Bearbeitung der - trotz Begrenzung noch sehr weit gefächerten - (Fach-)Literatur wurde der Versuch unternommen, die unterschiedlichen, oft konträren Standpunkte herauszuarbeiten und darzustellen.

Im ersten Teil der Arbeit werden die geschichtlichen Wurzeln der Magersucht beleuchtet. Sind die damaligen Hungernden mit den heutigen vergleichbar? Wie wurde in früheren Zeiten auf dieses Phänomen reagiert?

Den historischen Überlegungen schließen sich nosologische Betrachtungen an. Diese umfassen

- das Krankheitsbild: was ist Magersucht?
- das Syndrom: welche Symptome werden zu dem Krankheitsbild Anorexia nervosa gezählt?
- die Diagnose: welche Kataloge und Methoden der Erfassung werden gegenwärtig für die Diagnose herangezogen?
- die Differentialdiagnosen: Von welchen Krankheiten beziehungsweise Syndromen muß die Anorexia nervosa abgegrenzt werden?
- die Epidemiologie: Wie sieht die Verteilung der Magersucht über die Kulturen der Welt, über die Sozialschichten, die Geschlechter und das Alter aus?
- die prämorbide Entwicklung: Wie sieht die Entwicklung vor dem manifesten Auftreten der Erkrankung aus? Welche Funktionen können der Magersucht zugesprochen werden?

Bevor verschiedenartige Erklärungsansätze dargestellt werden, wird ein Exkurs eingeschoben, der lineares, reduktionistisches Denken und systemische, prozessuale Modelle thematisiert. Auf dem Hintergrund dieser wissenschaftsgeschichtlichen Ausführungen werden den zum Teil recht einfach erscheinenden Erklärungsansätzen Berechtigung zugestanden. Die Darstellung der noch verhältnismäßig allgemein gehaltenen tiefenpsychologisch, verhaltenstheoretisch, feministisch und familientherapeutisch orientierten Erklärungsansätze wird jeweils abgerundet durch den Aufriß eines exemplarischen Ansatzes von einer namhaften Vertreterin respektive einem namhaften Vertreter.

Die bekannteren Erklärungsansätze der Anorexia nervosa werden durch weniger geläufige erweitert. Beispielsweise wird versucht, ELIAS' Werk *Über den Prozeß der Zivilisation* für die Deutung der Anorexia nervosa heranzuziehen. Seine Überlegungen sind bislang nur ausnahmsweise für die Erklärung der Eß-Brech-Sucht (Bulimia nervosa) einbezogen worden. Ebenfalls werden die wieder modern anmutenden JUNGianischen Betrachtungen, die an östlichen Weisheiten orientiert sind, berücksichtigt.

Das Umfeld, die Familie, gesellschaftliche Normen und Werte werden bei den Erklärungen reflektiert und fließen in die Diskussion mit ein. Fragen, beispielsweise inwieweit dem Schönheitsideal Einfluß auf die Manifestation einer Magersucht zugesprochen wird oder ob das Bild der anorexogenen Mutter Bestand hat, werden ebenso erörtert, wie der Einfluß des Zeitgeistes und die Rolle der Zuarbeiterinnen und Zuarbeiter, der Angehörigen und wichtigen Bezugspersonen.

Der Katalog der Interventionsmöglichkeiten wird wiederum von einem Exkurs eingeleitet. Diese kurze Ausarbeitung geht der Frage nach, inwieweit Ratsuchende, Patientinnen und Patienten Möglichkeiten haben, Einfluß auf den Gesundungsprozeß zu nehmen. Diese Entwicklung beeinflußt die Ermittlung der Ziele und die Interventions-Inhalte. Es folgt ein Überblick über stationäre und ambulante Maßnahmen zur Bewältigung der Anorexia nervosa. Der Darstellung der Möglichkeiten der somatischen Behandlung schließen sich Beschreibungen der tiefenpsychologisch orientierten Ansätze, verhaltenstherapeutisch, feministisch orientierten Maßnahmen, systemisch orientierten Interventionen, integrativen und medienunterstützten therapeutischen Methoden an.

Komplettiert wird der Katalog der Angebote zur Bewältigung der Magersucht durch die Vorstellung ergänzender Verfahren. Dazu zählen beispielsweise Selbsthilfegruppen, Literatur, telefonische Beratung, Seminare und Vorträge. Vielfach wird der erste Schritt aus der Anonymität über diesen Weg versucht.

Ob die Interventionen Erfolge erbringen, wird anschließend diskutiert. Verläßliche Katamnesen und Prognosen liegen zu dieser Fragestellung nicht vor. Ein allgemeiner Skeptizismus hinsichtlich der Wirksamkeit therapeutischer Maßnahmen erscheint angemessen.

Inwieweit das gegenwärtige gesellschaftlich-politische Geschehen, begleitet von Umbrüchen, bedingt beispielsweise durch

- die Vereinigung mit den neuen Bundesländern,
- die hohe Arbeitslosigkeit,
- Brandstifter, Fremdenfeindlichkeit und erhöhte Gewaltbereitschaft,
- die restriktive Gesetzgebung (§ 218; Ausländergesetz; Asylverfahrengesetz und andere mehr),
- den allgemeinen Rechtsrutsch in der Politik,
- die Veränderungen durch die Europäische Gemeinschaft,
- die Kriege in Europa,
- die Veränderungen in der ehemaligen UdSSR und im vormaligen Jugoslawien

und viele andere Momente, Einfluß haben auf die Inzidenzrate der Anorexia nervosa, ist nicht abzusehen. Ferner seien Faktoren erwähnt, etwa Quotierung, AIDS oder die Gesundheitsreform, die sich auf das Leben von Frauen mit unterschiedlichen Konsequenzen auswirken können.

Erst im letzten Teil der Arbeit erfolgt eine persönliche Stellungnahme. Diese Bewertung beruht auf Erfahrungen

- durch die Arbeit in einem Selbsthilfeprojekt für Frauen und Männer mit Eßproblemen und
- durch die Ausbildung und Tätigkeit in einer Beratungsstelle für suchtgefährdete, abhängige Menschen und deren Angehörige. Der Aufgabenbereich umfaßt sowohl Kriseninterventionen, Beratung als auch die Weitergabe von Informationen an Vertreterinnen und Vertreter von Institutionen, Ärztinnen und Ärzte, Lehrerinnen und Lehrer, Therapeutinnen und Therapeuten als auch Ratsuchende und Interessierte.

Im Rahmen der Beratungstätigkeit ist - neben dem Lesen aktueller Literatur - eine fortlaufende Qualifizierung durch

- den Besuch von (Weiter-)Bildungsveranstaltungen (Vorträgen, Fortbildungen, (Fach-)Tagungen, Kongressen),
- den Kontakt zu und die Zusammenarbeit mit (Fach-)Kliniken, Beratungsstellen, Selbsthilfegruppen, Elternkreisen, Kontaktstellen als auch
- kollegialer und themengeleiteter Supervision notwendig.

In der nun folgenden Ausarbeitung wird die weibliche Form für die selbstbetroffenen Personen gewählt, da es in der Mehrzahl junge Frauen sind, die anorektisch (re)agieren. In den Passagen, die männliche anorektische Heranwachsende betreffen, werden entsprechende männliche Sprachformen genutzt.

Für Therapeutinnen und Therapeuten, Ärztinnen und Ärzte und andere Personen, wird die Schreibweise mit dem großen 'I' bevorzugt (TherapeutInnen) oder die mit einem Schrägstrich '/' gewählt (Ärztin/Arzt).

Medizinische Fachtermini sind für die weniger medizinisch Vorgebildeten bei dem ersten Benutzen entweder in Klammern oder im Text erklärt.

2 Historische Überlegungen und Hintergründe

Zu den geschichtlichen Wurzeln der Magersucht ist vergleichsweise wenig Literatur vorzufinden. "... Auffallend ist, daß bisher eine gründliche Dokumentation der Geschichte der Krankheit fehlt - abgesehen von zwei umfassenden, verdienstvollen Einführungen in die Thematik von Thomä (1961) und Schadewaldt (1965) ..." (BREUER 1983, S.4).

Die Autoren VANDEREYCKEN, VAN DETH und MEERMANN haben 1990 ein recht umfassendes Werk veröffentlicht. Auf diese Publikationen wird sich - in Ermangelung an Literatur - im weiteren wesentlich bezogen.

Auf die Fragestellung, ob es freiwilliges Fasten, Eßprobleme und insbesondere die Anorexia nervosa (im folgenden *A.n.* abgekürzt), wie sie heute im medizinischen Kontext gesehen wird, schon immer gegeben hat, kann keine endgültige Antwort gegeben werden.

Die geschichtlichen Quellen, auf die zurückgegriffen werden kann, sind aus ursprünglich anderen Gründen und Motiven verfaßt worden und werfen folglich eine Unzahl von Fragen auf, die zu spekulativen Interpretationen verführen mögen.

Da es in der Geschichte weder ein einheitliches Krankheitsbild noch eine allgemein anerkannte Terminologie für die A.n. und deren Symptome gibt, wird die Rekonstruktion jedes einzelnen *Falles* und die literaturgestützte Ferndiagnose schwierig oder gar unmöglich (ECKART 1981).

Im folgenden soll den Fragen nachgegangen werden,

- wann der Begriff *Anorexie* erstmals in der Literatur erwähnt wurde,
- ab welcher Zeit Berichte über Fastende und Selbstaushungernde vorliegen und welche Interpretationen sie zulassen,
- wie der medizinische Kontext aussah,
- wer als der Urheber der A.n. gilt,
- welche Behandlungsversuche beschrieben, vorgeschlagen oder als sinnvoll erachtet wurden und
- ob die damaligen Fastenheiligen und Wundermädchen mit den heutigen Magersüchtigen vergleichbar sind.

2.1 Der Begriff

Bereits im ersten Jahrhundert wurde der Begriff "... 'Mangel an Begierde' (anorexis) ..." in einer pseudo-platonischen Schrift erwähnt. Wenig später fand die eingeschränktere Bedeutung des Begriffes ("... fehlender Appetit ...") Verwendung bei GALEN (GALENUS) AUS PERGAMON (129 - 199) (BRAKHOFF 1985a, S.8; VANDEREYCKEN, VAN DETH, MEERMANN 1990, S.125). Damals wurde die Anorexie auf körperliche Erkrankungen zurückgeführt. HIPPOKRATES (460 - 377 v.Chr.) soll jedoch bereits psychologische Hintergründe erkannt haben (BREUER 1983, S.5f) (Siehe auch Kapitel 3 Nosologie/Nosographie).

2.2 Die ersten Berichte über Fastende und Selbstaushungernde

Fasten ist eine geschichtlich weit zurück verfolgbare Verhaltensweise (siehe HABERMAS 1990; KLESSMANN, KLESSMANN 1988; LIEBS 1988; SCHADEWALDT 1965; SCHÜTZE 1980; STROBER 1986; THOMÄ 1961; VANDEREYCKEN, VAN DETH, MEERMANN 1990).

Zunächst wurde Fasten religiös begründet und als übernatürliches Phänomen erklärt. Berichte über Fastenwunder, meist junge Mädchen, die vorgaben, jahrelang nichts gegessen oder getrunken zu haben, wurden insbesondere von der religiösen Bevölkerung gläubig aufgenommen. Beschreibungen von Fastenden, Selbstaushungernden, Mönchen und Nonnen mit auffälligem Eßverhalten und Eßstörungen finden sich beispielsweise in FICHTER 1985; GREWE 1990; KLEINSPEHN 1987a, b; KLESSMANN, KLESSMANN 1988; KÖHLE, SIMONS 1986; LIEBS 1988; MÜLLER 1993; SCHADEWALDT 1965; SCHMÖLDERS 1989; MEERMANN, VANDEREYCKEN, VAN DETH 1990; ZANDER 1980, 1982.

Um 895 wird in einem *Mirakelbuch* eines Mönches von einer Wunderfasterin mit Namen 'Friderada' berichtet. Das wundersame Verhalten muß demnach außergewöhnlich (selten) gewesen sein.

Im 12. Jahrhundert lebte der heilige Bernhard von Clairvaux nach streng asketischen Prinzipien. In ihm glaubt JAEDICKE einen magersüchtigen Mann erkennen zu können (JAEDICKE nach KLESSMANN, KLESSMANN 1988, S.63).

OVERBECK (1988b, S.157) und HALMI berichten über die Erkrankung der Prinzessin Margaret von Ungarn im 13. Jahrhundert. Als ihr Vater aus machtpolitischen Motiven seine Tochter verheiraten lassen wollte, begann sie zu fasten. Die Unterlagen heben "... das kontinuierliche und nicht in Beziehung zu religiösen Vorstellungen stehende Fasten, ihre Weigerung, das Körpergewicht im Normalbereich zu halten und die Kombination von Überaktivität mit extremer Magerkeit hervor (Halmi, 1982) ..." (KÖHLE, SIMONS 1986, S.603). Das Paar KLESSMANN fragt, "... ob das, was heute als Magersucht-Verhalten mit dem Stempel des Krankhaften belegt wird, damals *'normaler'* Ausdruck einer *allgemein verbreiteten* asketisch-religiösen *Ekstase* war, und [...] ob die damaligen Mönche und Nonnen nicht vielleicht die 'verkappten Anorektiker' des Mittelalters waren ..." (KLESSMANN, KLESSMANN 1988, S.63).

Der Bericht über die Wunderfasterin Anna Laminit zur Zeit des ausklingenden Mittelalters in einer Chronik (1513) gibt an, daß sich die junge Frau über Jahre nur von Hostien ernährt habe. Dieser wird als "... repräsentativ für die Kontamination von 'heilig' und 'Fasten' ..." eingeschätzt (KLESSMANN, KLESSMANN 1988, S.65).

SCHADEWALDT (1965) führt einige Hinweise auf Wunderfasterinnen des 16. Jahrhunderts an. Klare ätiologische oder auch nur symptomatologische Deutungen sind allerdings seines Erachtens nur in einigen Fällen möglich.

Nach der Auffassung von LIEBS hat es "... Eßprobleme der einen oder anderen Art [...] gewiß zu allen Zeiten gegeben ..." (LIEBS 1988, S.79). Ebenso vertritt STROBER die These, "... Literary accounts of self-inflicted starvation and weight loss can be traced back to the Middle Ages ..." und verweist auf ein Werk von 1879. "... A detailed review of the literature may be found in William Hammond's monograph, Fasting Girls: Their Physiology and Pathology, published in 1879 ..." (STROBER 1986, S.231). Die Frage, ob es sich beim selbstinduzierten Hungern und bei dem Verlust an Gewicht im Mittelalter um eine A.n. handelt(e), bleibt indessen unbeantwortet.

Während KÖHLE und SIMONS das Vorkommen der A.n. "... zumindest bis zurück ins Mittelalter ..." für "... ausreichend dokumentiert ..." (KÖHLE, SIMONS 1986, S.603) halten, vertreten GERLINGHOFF und BACKMUND die Ansicht, daß "... Magersucht [...] eine Krankheit [ist], die es vermutlich schon immer gegeben hat ..." (GERLINGHOFF, BACKMUND 1989, S.15).

2.3 Das Krankheitsbild und der medizinische Kontext

Bezugnehmend auf BUCOLDIANUS berichtet ZIOLKO von einer 12jährigen, die jahrelang keine Nahrung mehr zu sich genommen hat. Nach seinem Bericht wurde das Krankheitsbild der A.n. bereits 1542 beschrieben (ZIOLKO 1985, S.238), nach SCHADEWALDT dagegen erst 1689 von MORTON (SCHADEWALDT 1965, S.12).

KLESSMANN und KLESSMANN werten die "... Tatsache, daß die *Fasterinnen mit Beginn der Neuzeit* als *Kranke* eingeordnet werden, ..." als ein Zeichen der "... Rückkehr zur diesseitigen *Realität* ..." (KLESSMANN, KLESSMANN 1988, S.66).

Die Symptome der A.n. - Nahrungsverweigerung, Erbrechen, Gewichtsverlust und andere (siehe Kapitel 3.2/3.3) - bergen offensichtlich die Gefahr in sich, die Magersucht in anderen Zusammenhängen nicht eindeutig erkennen zu können, unterschiedlich einzuschätzen und alternativ zu erklären.

> Ich frage mich, ob dies nicht vielleicht auch für die Geschichte der Anorexia-nervosa gilt. Ich denke dabei einerseits an asketische Ideale und religiöse Fastenzeiten und -rituale. Galt und gilt gerade die Heiligenverehrung nicht besonders Menschen, die enthaltsam gelebt haben? Andererseits ist es ja auch denkbar, daß das Krankheitsbild der Magersucht früher unter andere Krankheitsbezeichnungen fiel. (BLANCK 1988, S.48)

Etliche Bezeichnungen werden von THOMÄ aufgeführt, die synonym für A.n. verwendet wurden (THOMÄ 1961, S.28f).

Eine Rekonstruktion der Geschichte der A.n. erweist sich als problematisch hinsichtlich

- der Schwierigkeiten der Diagnose,
- der möglichen Verwechslung mit symptomatisch ähnlichen Krankheiten, beispielsweise der Schizophrenie, der Depression, der SIMMONDS'schen Krankheit [auch SIMMONDS-Krankheit; Magersucht bei Unterfunktion oder Schwund des Hypophysenvorderlappens (Teil der Hirnanhangdrüse) respektive Schädigung durch Tumor; siehe Abb. 8], der Tuberkulose (TBC; Schwindsucht), der Chlorose (Bleichsucht) und
- der möglichen Diagnose einer anderen gleichzeitigen Krankheit.

Bei den Autoren VANDEREYCKEN, VAN DETH und MEERMANN findet sich die Auffassung, daß nach

> [...] den modernen Kriterien der Anorexia nervosa [...] eine Diagnose nur möglich [ist, P.D.] aufgrund der Kenntnis der psychosozialen Situation des Hungernden. Aber moderne Begriffe wie psychologische und soziale Merkmale lassen sich auf das Leben der mittelalterlichen Heiligen kaum anwenden, es sei denn, man überläßt der Phantasie das Hineininterpretieren. [...] Es ist ein schwieriges Unterfangen, eine Diagnose zu stellen bei jemandem aus einer anderen Kultur und einer anderen Zeit, die außerdem auf begrenztem Quellenmaterial basiert, das nie für einen solchen Zweck bestimmt war. (VANDEREYCKEN, VAN DETH, MEERMANN 1990, S.233)

Die Autoren zeigen in ihrem Werk verschiedene Strömungen in der Geschichte des Hungerns auf [Das Wort Hunger stammt von der indogermanischen Wurzel kenk = brennen, auch von Schmerz und Durst (dürr). Die/Der Hungernde verbrennt sich selbst bis zum Tode (WECKENMANN 1989)]: "... Die Geschichte der Selbstaushungerung läßt sich unter drei Hauptthemen fassen: ein religiöses Wunder, ein Weltspektakel, ein medizinisches Leiden ..." (VANDEREYCKEN, VAN DETH, MEERMANN 1990, S.13). Anhand etlicher Beispiele beschreiben sie

- Fastenheilige, die aus rein religiösen Motiven ablehnten, Nahrung zu sich zu nehmen;
- sogenannte *Wundermädchen*, die sich nicht mehr so eng mit dem christlichen Glauben wie ihre Vorgängerinnen verbunden fühlten. Viele von ihnen wurden von skeptischen Ärzten entlarvt;

- *Hungerkünstler*, die - meist auf Jahrmärkten - freiwillig oft mehrere Wochen hungernd in Käfigen zur Schau gestellt wurden und bewundert werden konnten. Dieses weltliche Spektakel wurde mit kommerzieller Absicht verfolgt und als Einnahmequelle betrachtet. Literarisch wurde der Hungerkünstler von KAFKA (1970a) in der gleichnamigen Erzählung von den Autoren verwertet (siehe BRÜGGEMANN 1985, S.82). "... In unserer Chronik der Selbstaushungerung ist Kafka selbst das Glied zwischen dem Untergang der Hungerkunst und dem öffentlichen Hervortreten der Magersucht ..." (VANDEREYCKEN, VAN DETH, MEERMANN 1990, S.110). Diese Hungerkünstler waren im Unterschied zu den *Vorgängerinnen* männlichen Geschlechts.
- Im 20. Jahrhundert schließlich wird die A.n. in einen medizinischen Kontext eingebettet.

Die Autoren machen darauf aufmerksam, daß für die unerklärlichen Nahrungsverweigerer vergangener Jahrhunderte andere Erklärungen in Betracht gezogen werden müssen.

> Bei der Deutung eines solchen Phänomens kann nicht sein soziokultureller Zusammenhang unberücksichtigt bleiben. Aus der Tatsache, daß verschiedene Formen der Selbstaushungerung im Laufe der Geschichte bestimmte Merkmale gemeinsam hatten, kann man keinesfalls schließen, daß sie eine einheitliche Erklärung zulassen. [...] Nicht unsere Interpretation, sondern die ihre war der Ausgangspunkt. [...] Die medizinisch-psychiatrische Erklärung der Selbstaushungerung darf nicht ohne weiteres auf die früheren Erscheinungsformen angewendet werden. Die Selbstaushungerung als religiöses Phänomen oder Wunder der Natur ist in einem Zeitraum verankert, in dem das medizinische Denken nur eine untergeordnete Rolle spielte. Wer heute meint, er könne ein historische Brücke zwischen Fastenheiligen und Magersuchtpatienten schlagen, entwirft damit so etwas wie eine transatlantische Flugbahn im luftleeren Raum. (VANDEREYCKEN, VAN DETH, MEERMANN 1990, S.231)

RICHARD MORTON (1637 - 1698) legte 1689 als erster einen exakten Bericht der A.n. vor und gab eine eindrucksvolle kasuistische Darstellung des Syndroms (siehe die Darstellung von MORTON in THOMÄ 1961, S.11f). "... Amenorrhoe (Ausbleiben beziehungsweise Fehlen der Menstruation, P.D.), Appetitlosigkeit [Appetit ist abgeleitet von ap-petere = nach etwas verlangen (WECKENMANN 1989, S.10)], Obstipation (Stuhlverstopfung, P.D.), extreme Abmagerung, trotz Kachexie (Kräfteverfall, P.D.), die gleichgültig hingenommen wird, rastloses Arbeiten [...] Untertemperatur ..." und die "... ablehnende Haltung der Patientin einer Behandlung gegenüber ..." werden als charakteristische Symptome beschrieben (MORTON nach THOMÄ 1961, S.12).

Aufgrund der treffenden Beschreibung beginnt für viele AutorInnen die Geschichte der A.n. mit dem Werk MORTONS. Von italienischen ÄrztInnen wird hingegen der Genuese SIMONE PORTA O PORTIO (1500) als erster Beschreiber der Krankheit genannt (THOMÄ 1961, S.11).

FLEURY IMBERT (1795 - 1851), LOUIS-VICTOR MARCÉ (1828 - 1864) und PIERRE BRIQUET (1796 - 1881) gerieten im Vergleich zu MORTON, PORTA O PORTIO, ROBERT WHYTT (1714 - 1766) und den späteren Rivalen WILLIAM WITHEY GULL (1816 - 1890) und ERNEST-CHARLES LASÈGUE (1816 - 1883) in Vergessenheit (VANDEREYCKEN, VAN DETH, MEERMANN 1990, S.131ff).

2.4 Die Entdecker und Urheber der Anorexia nervosa

Das Syndrom der A.n. wurde 1868/1873 von dem Engländer GULL und dem Franzosen LASÈGUE unabhängig voneinander in die medizinische Literatur eingeführt (GULL 1868; LASÈGUE 1873). Zwischen diesen beiden Rivalen gab es einen erbitterten Kampf, wer von ihnen in die Annalen der medizinischen Literatur als Entdecker der A.n. eingehen sollte.

> Oft wird angenommen, daß der Fall eindeutig zugunsten von Gull entschieden ist, weil dieser bereits im Jahre 1868, also fünf Jahre vor Lasègues Beitrag, über ein 'neues' Syndrom berichtet haben soll. Eine sorgfältige Analyse der jeweiligen Veröffentlichungen widerlegt diesen Schluß allerdings. (VANDEREYCKEN, VAN DETH, MEERMANN, S.170; Die interessierten LeserInnen seien auf den Vortrag von GULL 1868, insbesondere S.175 und auf die 'Clinical Notes' von GULL 1888, insbesondere S.517 und LASÈGUE 1873 verwiesen)

Das Autorenteam VANDEREYCKEN, VAN DETH und MEERMANN beschreibt die Kunstgriffe und Verdrehungen von GULL und berichtet von seinem Vortrag, in der das neue Syndrom ["... hysteric apepsia ..." (GULL 1868, S.175)] nur beiläufig angesprochen wurde. "...; thus we avoid the error of supposing the presence of mesenteric disease in young women emaciated to the last degree through hysteric apepsia, by our knowledge of the latter affection, and by the absence of tubercular disease elsewhere ..." (GULL 1868, S.175).

In dieser Publikation des Lancets gab es keine weitere Information zu dem neuen Syndrom. GULL hätte damals eine Fußnote beigefügt, doch ist diese in dem Text nicht zu finden. Anschließend beantworten die Autoren die Frage nach dem Entdecker der A.n.:

> Man könnte diese Angelegenheit außer Betracht lassen, [...] weil andere [...] schon früher ein ähnliches Syndrom beschrieben haben. Aber die Veröffentlichungen dieser Autoren fanden keinen Anklang, während in den letzten Jahrzehnten des 19. Jahrhunderts - im Anschluß an Gull und Lasègue - das Phänomen ein außerordentliches Interesse weckte. In diesem Sinn beginnt die Geschichte des Anorexia-nervosa-Syndroms im Jahre 1873 mit der merkwürdigen unabhängigen, vollkommen gleichwertigen 'Vaterschaft' von Sir William Gull und Dr. Charles Lasègue. Beide hatten bereits vor einigen Jahren ihren klinischen Blick auf diese besonderen Patientinnen gerichtet. Als kritische Kliniker hatten auch beide ein Weilchen gewartet, ehe sie ihre Erfahrungen

wissenschaftlichen Kreisen eröffneten. Zu diesem Schritt entschlossen sie sich nahezu gleichzeitig, was den ehrgeizigen Gull dazu brachte, a posteriori die Priorität für sich zu beanspruchen aufgrund dubioser Argumente. Wir wollen diese Kontroverse in den Annalen der 'petites histoires' der Wissenschaftsgeschichte ruhen lassen. (VANDEREYCKEN, VAN DETH, MEERMANN 1990, S.180)

Im folgenden sind die von MORTON, GULL und LASÈGUE beschriebenen, übereinstimmenden Merkmale des klinischen Krankheitsbildes kurz zusammengefaßt:

- Die Mädchen und jungen Frauen sind meist im Alter von 15 bis ca. 23 Jahren.
- Körperlich findet eine auffällige Abmagerung und Auszehrung statt, begleitet von verschiedenen Symptomen der Kachexie, oft auch Verstopfung und Amenorrhoe.
- Die meist jungen Frauen sind trotz körperlicher Schwäche hyperaktiv.
- Ihr Krankheitsbewußtsein fehlt und auf jegliche Behandlung wird mit Widerstand reagiert.
- Körperliche Ursachen sind nicht feststellbar, so daß eine nervöse respektive psychogene Bedingtheit angenommen wird. (Angaben dazu finden sich in: GULL 1888; LASÈGUE 1873; und in GERLINGHOFF, BACKMUND, MAI 1988; SCHADEWALDT 1965; THOMÄ 1961; VANDEREYCKEN, VAN DETH, MEERMANN 1990.)

2.5 Die Behandlungsversuche

MORTONs Vorschläge für die Behandlung der Nahrungsverweigerung hatten einen nahezu psychosomatischen Charakter. Er empfahl

- eine Reihe von Medikamenten (für Nerven, Magen und Appetit),
- abwechslungsreiche Nahrung,
- frische Luft,
- Ablenkung, körperliche Betätigung um den Geist zu erhalten und
- Unterhaltung mit Freunden

(MORTON nach VANDEREYCKEN, VAN DETH, MEERMANN 1990, S.131-136).

Der französische Arzt MARCÉ warnte insbesondere davor, sich bei der Behandlung auf den Magen zu konzentrieren. Die Krankheit wäre vielmehr geprägt durch Wahnvorstellungen. Er plädierte dafür, die Erkrankte aus der Familie zu nehmen - einerseits um die übrigen Familienmitglieder zu entlasten, andererseits damit der Arzt andere Möglichkeiten erlangt, die Patientin (zur Not mit Gewalt) zur Nahrungsaufnahme zu bewegen. "... Die unmittelbare Lebensgefahr verlangt schließlich rigorose Maßnahmen, meinte Marcé ..." (VANDEREYCKEN, VAN DETH, MEERMANN 1990, S.163).

GULL bevorzugte eine Behandlung, bestehend aus regelmäßigen kleinen Mahlzeiten und einer energischen Schwester (GULL 1888, S.517). "... 'Die Patienten müssen zu regelmäßigen Zeiten gefüttert werden, in Gegenwart von Personen, die sie moralisch unter Kontrolle haben; Verwandte und Freunde sind dazu gewöhnlich am wenigsten geeignet' ..." (GULL zitiert nach VANDEREYCKEN, VAN DETH, MEERMANN 1990, S.182). Daher wurde eine Krankenschwester nicht selten mit der Pflege der Patientin im Elternhaus beauftragt. Ebenso wurde eine Kommunikationsunterbrechung zwischen der erkrankten Tochter und der Primärgruppe, den Angehörigen und FreundInnen von GULL als notwendig erachtet (CREMER 1980, S.259).

LASÈGUE betonte die Bedeutung der Familie und insistierte auf deren Berücksichtigung bei der Behandlung. Man würde eine falsche Vorstellung von der Krankheit erwerben, wenn man ausschließlich die Patientin untersuchen würde. LASÈGUE beobachtete die enge Verbundenheit der Familienmitglieder untereinander.

Er machte jedoch keine darauf bezogenen konkreten Behandlungsvorschläge. Der Arzt solle behutsam vorgehen, nicht einschüchtern, da "... L'excès d'insistance appelle un excès de résistance [Ein Übermaß an Insistieren löst ein Übermaß an Widerstand aus, die Verfasserin (P.D.)] ..." (LASÈGUE 1873, S.393).

Er forderte nirgendwo explizit eine Parentectomie - eine therapeutische Trennung des erkrankten Kindes von der Familie, beispielsweise durch eine Einweisung in eine Klinik - doch zogen andere AutorInnen daraus diese praktische Schlußfolgerung. Eine Entfernung des anorektischen Kindes aus der Familie scheiterte gleichwohl an den immensen Kosten.

Der englische Arzt GREENHOW bestätigte, daß eine medizinische Behandlung nahezu sinnlos und wirkungslos sei. Eine psychotherapeutische Behandlung sei ebenso wie eine Veränderung der Umgebung notwendig (VANDEREYCKEN, VAN DETH, MEERMANN 1990, S.184ff). Als ergänzende Indikation wurden nahrungshaltige Einläufe empfohlen.

1873 wurde eine Diskussion entfacht, ob die Magersucht hysterisch oder nervös bedingt und ob sie nicht eher eine Krankheit des Geistes als des Körpers sei. Entsprechend wurden Empfehlungen bezüglich der Behandlung der Patientinnen gegeben.

HOVELL kritisierte den Mißbrauch des Begriffes "... Hysterie ..." in bezug auf Anorexie. Ärzte würden "... ständig von Hysterie sprechen, jedoch nichts davon verstehen und den Patienten falsch behandeln. Diese Ärzte sind vielleicht viel eher von einem 'Morbus hystericus' betroffen als ihre Patienten, meint der Verfasser ..." (HOVELL nach VANDEREYCKEN, VAN DETH, MEERMANN 1990, S.186). GULL hatte nicht die etymologische Bedeutung des Begriffes *Hysterie* (hystera = Gebärmutter) im Sinn, als er die Bezeichnung wählte. "... Gewiß stimme etwas nicht mit der 'nervösen Ausgeglichenheit' dieser Patienten und auch in ihrer Familie sei etwas verkehrt [...], doch das rechtfertige noch nicht die Behauptung, diese Patienten seien 'geistesgestört'. Wohl aber zeigten manche Patienten andere Symptome von Hysterie, ..." (GULL nach VANDEREYCKEN, VAN DETH, MEERMANN 1990, S.185).

Der berühmte französische Arzt CHARCOT (1825 - 1893) verwendete sowohl die Bezeichnung "... anorexie hystérique ..." als auch die der "... anorexie nerveuse ..." und plädierte für eine "... 'Isolierung' des Patienten, seine Entfernung aus der Umgebung, der die Krankheit entsprungen ist ..." (CHARCOT nach VANDEREYCKEN, VAN DETH, MEERMANN 1990, S.187, 192).

SOLLIER schloß sich dem Plädoyer CHARCOTs an und betonte, daß einzig und allein der Arzt die Führung übernehmen soll (SOLLIER nach VANDEREYCKEN, VAN DETH, MEERMANN 1990, S.189).

ROSENTHAL, ein Wiener Professor, achtete CHARCOTs Behandlungsweise, insbesondere die Trennung des "'... Kranken von seinen weichen, nachgiebigen Angehörigen [...], deren schlaffe Zügel die Opposition der leicht erregbaren, renitenten Anorektiker nicht zu beherrschen vermögen' ..." (ROSENTHAL zitiert nach VANDEREYCKEN, VAN DETH, MEERMANN 1990, S.192).

FREUD (1856 -1939) beachtete die A.n. in seinem umfangreichen Werk wenig.

> Die der Melancholie parallele Eßneurose ist die Anorexie. Die berühmte Anorexia nervosa der jungen Mädchen scheint mir (nach guter Beobachtung) eine Melancholie bei unentwickelter Sexualität zu sein. Die Kranke gab an, einfach darum nicht gegessen zu haben, weil sie *keinen Appetit* hatte, nichts anderes. Appetitverlust = im Sexualen Verlust von Libido. (FREUD 1986, S.97)

Die Psychoanalyse hielt er für keine geeignete Behandlungsmethode: "... Man wird nicht zur Psychoanalyse greifen, wenn es sich um die rasche Beseitigung drohender Erscheinungen handelt, also zum Beispiel bei einer hysterischen Anorexie ..." (FREUD 1942b, S.22).

In den USA wurde die A.n. lange Zeit mit der Neurasthenie verwechselt "..., 'die amerikanische Nervosität', die epidemisches Ausmaß annehmen sollte [...] Als wirksamste Therapie galt die Ruhekur (die aus Bettruhe und kräftiger Nahrung bestand) ..." (VANDEREYCKEN, VAN DETH, MEERMANN 1990, S.195f). MITCHELL (1829 - 1914), ein bedeutender amerikanischer Arzt, der als Neurasthenie-Kenner gilt, betonte, daß seine Patientinnen den Appetit völlig ignorierten, obwohl es an ihm nicht mangelte. Die Werke von CHARCOT waren MITCHELL bekannt. Da es sich dagegen seines Erachtens nicht um einen Appetitmangel handelte, konnte MITCHELL auch keine Verbindung zur A.n. (=Appetitmangel) herstellen. Erschwerend kam hinzu, daß CHARCOT die Anorexie mit Hysterie in Verbindung brachte.

In Deutschland fand die A.n. in der medizinischen Literatur vor dem Ersten Weltkrieg wenig Beachtung. Die Pubertätsmagersucht wurde zu dieser Zeit fälschlicherweise mit der SIMMONDS'schen Krankheit gleichgesetzt. Diese Hypophysenerkrankung, benannt nach dem Pathologen MORRIS SIMMONDS (1855 - 1925), führte zu medizinischen Eingriffen, die bei der A.n. contraindiziert sind.

Erst um die Jahrhundertwende war der Begriff der A.n. ein gängiger Fachbegriff in der medizinischen Literatur. Einigkeit bestand allerdings nicht bezüglich der Ursachen der Abmagerung und der Nahrungsverweigerung. Sie wurde interpretiert

- als hysterische Reaktion,
- als wahnähnliche Vorstellung oder
- als Besessenheit.

Als Behandlung wurde in erster Linie an Auffütterung - oft in Form einer Zwangsernährung - gedacht. Durch die Verwechslung der A.n. mit der SIMMONDS'schen Krankheit, wurden die Patientinnen beispielsweise mit Hormonen behandelt, um den vermeintlichen Mangel auszugleichen, gleichgültig ob diese Intervention Erfolg zeigte oder nicht.

> Das Angebot an therapeutischen Versuchen entsprach der überwiegend organisch orientierten Krankheitskonzeption dieser Zeit. Aus Literaturberichten der dreißiger bis fünfziger Jahre ist die Vielfalt der Behandlungsmethoden zu entnehmen (Bemis 1978): Vitamine, Insulin, Anabolika, Schilddrüsenextrakt, Nebennierenrindenextrakt oder Hypophysenextrakt, Corticosteroide und Sexualhormone oder Elektrokrampftherapie. Eine besondere Rolle spielte die Implantation von Kalbshypophyse. (GERLINGHOFF, BACKMUND, MAI 1988, S.150)

Ab 1945 wurde die A.n. zu den psychiatrischen Erkrankungen gezählt. Der psychiatrische Zweig der Medizin wurde stark von der Psychoanalyse in Theoriebildung und Behandlung geprägt. Die A.n. interessierte jedoch nur mäßig. Sie wurde auf unbewußte Phantasien und auf Angst vor einer oralen Schwängerung zurückgeführt (THOMÄ 1961, S.278).

In die psychoanalytische Theoriebildung wurden nach 1960 neue Impulse von HILDE BRUCH (1904 - 1984) eingebracht, die Körperschemastörungen von Anorektikerinnen untersuchte.

2.6 Waren die damaligen Fastenheiligen magersüchtig?

Die Geschichte der freiwilligen Selbstaushungerung geht von den religiös motivierten Fastenwundern über Wundermädchen und den Hungerkünstlern bis hin zu den heutigen anorektischen jungen Frauen und Männern. Die Symptome ähneln sich; gleichwohl unterscheiden sie sich in ihrer Bedeutung und sind nur auf ihrem soziokulturellen Hintergrund verstehbar und interpretierbar.

VANDEREYCKEN, VAN DETH und MEERMANN versuchen anhand von fünf Kriterien die geschichtliche Entwicklung vom 17. Jahrhundert an nachzuzeichnen. Diese fünf Themenkomplexe, auf die hin die Geschichte von ihnen beleuchtet wird, sind

- die Schlankheitsmonomanie,
- die problematische Pubertät und Adoleszenz,
- die Veränderungen im Familienleben,
- das veränderte Frauenbild und
- das veränderte Schönheitsideal.

Das Autorenteam kommt zu dem Schluß, daß "... oberflächlich betrachtet [...] Magersüchtige und Fastenheilige vielleicht vieles gemeinsam ..." haben, "... genau besehen trennt sie der gewaltige Unterschied zweier Welten ..." (VANDEREYCKEN, VAN DETH, MEERMANN 1990, S.234).

Das Fasten beziehungsweise die Nahrungsverweigerung bot Frauen ein Mittel zur Selbstbestimmung. Obwohl die Fastenheiligen, Wundermädchen, Hungerstreikenden und anorektischen jungen Frauen und Männer sich in mancherlei Hinsicht unterscheiden, haben sie doch einiges gemeinsam: sie verfügen über wenige Machtinstrumente. "... Aus diesen Gründen halten wir die Frage, ob Fastenheilige magersüchtig waren oder nicht, für irrelevant - vor allem wegen der Unvereinbarkeit zweier Welten: religiöser Sinn hier, medizinisch-wissenschaftliche Erklärung dort ..." (VANDEREYCKEN, VAN DETH, MEERMANN 1990, S.237).

2.7 Zusammenfassung und Ausblick

Es kann festgehalten werden, daß Fasten eine weit zurückverfolgbare Verhaltensweise ist. Viele Symptome, die mit der Nahrungsverweigerung einhergehen, sind mit den Anzeichen der zeitgenössischen anorektischen Frauen vergleichbar. Dennoch ist davon auszugehen, daß die Selbstaushungerung der damaligen Fastenheiligen, Wundermädchen und Hungerkünstler wesentlich anders motiviert war als die der heutigen Frauen.

Als Krankheitsbild wurde die Anorexie bereits 1689 von MORTON beschrieben. Seine Berichterstattung geriet jedoch in Vergessenheit bis 1868/1873 GULL und LASÈGUE in etwa zeitgleich das Syndrom in die medizinische Literatur einführten und die Vaterschaft für das klinische Krankheitsbild beanspruchten.

Die Anorexie wurde mit gleichartig verlaufenden oder ähnlich symptomatischen Krankheiten verwechselt. Vor der Entdeckung des nervösen Charakters der Krankheit galt die Anorexie als im wesentlichen körperlich verursacht. Einige Symptome verschwinden durch ausreichende Nahrungszufuhr, andere sind nervös bedingt und eher unabhängig vom Gewicht. Entsprechend bezogen sich die somatischen und medikamentösen Behandlungsvorschläge und -versuche vordergründig auf die Aufftterung der Erkrankten.

Erst seit 1945 zählt die A.n. zu den psychiatrischen Krankheiten. Dieser Zweig der Medizin wurde von der Psychoanalyse in Theoriebildung und Behandlung charakteristisch geprägt. Die Psychoanalyse gilt dennoch nicht als die Methode der Wahl bei einer psychogenen Magersucht

Bis zum Beginn des 20. Jahrhunderts lagen fast ausschließlich deskriptive Forschungsarbeiten vor. Durch SIMMONDS' Befunde waren die folgenden Forschungen endokrinologisch ausgerichtet. Ende der vierziger Jahre wurde die A.n. psychoanalytisch interpretiert.

Die sechziger Jahre verfolgten den Trend der Familiendynamik. Seit den siebziger Jahren werden moderne integrative Modelle favorisiert, die multidimensional orientiert sind (TROTT 1991). Diese berücksichtigen sowohl prädisponierende Faktoren (genetische, physiologische, psychologische) als auch das soziale Klima der Umwelt, die sich auf die Entwicklung der A.n. und anderer Phänomene begünstigend auswirken können. Endokrinologische Einflüsse und Persönlichkeitsveränderungen in der Pubertät können Probleme bewirken, die sich beispielsweise in kontrolliertem Eßverhalten manifestieren können.

3 Nosologie/Nosographie

Die Nosologie ist ein Zweig der Pathologie. Als Krankheitslehre beschäftigt sie sich mit der systematischen Einordnung und Beschreibung von Krankheiten, während die Nosographie die Charakteristika und den Verlauf einzelner Krankheitsbilder beschreibt.

Der Begriff *Anorexie* (gr. fehlendes Verlangen) bezeichnet im medizinischen Gebrauch Appetitlosigkeit und Herabsetzung des Triebes zur Nahrungsaufnahme. Der Begriff Anorexia *nervosa* soll demgegenüber darauf hinweisen, daß hier eine psychogene Ursache vorliegt (WURST 1982). Bei der A.n. handelt es sich nicht um Appetitlosigkeit, sondern um eine willentliche Nahrungsverweigerung gegen ein stark empfundenes Hungergefühl, einen seelisch bedingten Hungerstreik. Die gebräuchlichsten Synonyme sind *Pubertätsmagersucht*, *endogene Magersucht*, *psychogene Magersucht*, *weight phobia*, *Anorexia mentalis* (andere finden sich bei THOMÄ 1961, S.28f).

Mit A.n. wird eine schwere Störung des Eßverhaltens beschrieben, die fast ausschließlich Jugendliche, vorwiegend Mädchen und junge Frauen betrifft. Diese (Verhaltens-)Krankheit stellt ein schweres Leiden dar, das häufig zu chronischer körperlicher und psychosozialer Invalidität und nicht selten zum Tode führt.

Ätiologie (Gesamtheit der ursächlichen Faktoren, die zu einer bestimmten Krankheit geführt haben) und Pathogenese (Gesamtheit der an der Entstehung und Entwicklung einer Erkrankung beteiligten Faktoren) der A.n. sind bis heute nicht endgültig geklärt. Das Ursachenwissen ist zwar reichhaltig, erscheint jedoch unvollständig (MEERMANN 1981b, S.8). Ebenso ist es ungeklärt, ob es sich bei der A.n. um eine Krankheitsentität (einer einheitlichen, gegebenen Größe) handelt oder um ein Syndrom, das sich aus einer Vielzahl von Krankheitsuntergruppen zusammensetzt - wie dies heute auch bei anderen *klassischen* Krankheitsbildern angenommen respektive erkannt wird (KÖHLE, SIMONS 1986, S.601).

SCHÜTZE hat eine nosologische Gliederung der psychogenen Magersucht entworfen. Er ordnet in seiner Darstellung die A.n. und die somatogen bedingte Anorexie dem übergeordneten Anorexie-Syndrom unter. Psychiatrisch Erkrankte können anorektische Leitsymptome entwickeln, die im Mittelpunkt ihrer Krankheitserscheinung stehen. Diese unterscheidet SCHÜTZE von der psychogenen Magersucht. Einer Aufgliederung der psychogenen Magersucht in hyperorektische (mit Heißhungeranfällen) und anorektische Formen schließt sich eine Aufsplitterung in kindliche Magersucht, Präpubertätsmagersucht, Pubertätsmagersucht und Postpubertätsmagersucht an. Die letzten beiden werden jeweils unterschieden in eine anorektische Reaktion und in eine Kerngruppe. Im Unterschied zur A.n. versteht man unter einer *anorektischen Reaktion* lediglich ein Symptom und keine Krankheitseinheit (HÄNSEL 1985, S.23f). Die Kerngruppe untergliedert SCHÜTZE aufgrund ihrer Form in schizoide, hysteriforme, zwanghafte, depressive und eine Mischform (SCHÜTZE 1980, S.84ff).

MEERMANN und VANDEREYCKEN vertreten die Ansicht, daß es ein Kontinuum gibt von A.n. über Bulimarexie (eine bulimische Anorexie oder anorektische Bulimie; siehe ALLERDISSEN, FLORIN, ROST 1981, S.314ff; BOSKIND-LODAHL, SIRLIN 1985; BOSKIND-WHITE, WHITE 1986, 1991; Die heimliche Sucht, unheimlich zu essen 1985; HABERMAS, NEUREITHER, MÜLLER, HORCH 1987; VANDEREYCKEN, PIERLOOT 1981), Bulimia nervosa, bulimischer Adipositas bis hin zu Adipositas. Die beiden Autoren fordern "..., daß eine statisch/kategorische Nosologie, die [die, P.D.] Anorexia nervosa scharf von anderen Eß-/Gewichtsstörungen abgrenzt, aufgegeben werden muß ..." (MEERMANN, VANDEREYCKEN 1987, S.16).

Ein "Schema psychogener Eßstörungen" findet sich bei BACHMANN.

EßVERHALTEN	MERKMALE	THERAPIE	GEWICHT
1. Unproblematisches Eßverhalten	ausgewogenes Eßverhalten, keine psychische oder körperliche Abhängigkeit	keine	konstitutionelles Gewicht
2. Problematisches Eßverhalten	Essen wird als Beruhigungsmittel mißbraucht, Hunger wird als Aufputschmittel mißbraucht, vorwiegend psychische Abhängigkeit, Vorstufe zur Sucht	dauerhafte Regulierung des Eßverhaltens Bearbeitung der emotionalen Probleme	erhebliches Übergewicht oder Untergewicht
3. Süchtiges Eßverhalten	Eßexzesse, Hungerexzesse (Anorexia nervosa), Erbrechen, Bulimarexie körperliche Abhängigkeit im Sinne einer Sucht, typisch süchtige Abwehrmechanismen, extreme, emotionale Störungen, soziale Isolierung, schwere Organstörungen,	Entzug/Motivation Krankheitseinsicht psychotherapeutische Bearbeitung der Hintergründe der Sucht Reintegration lebenslange Abstinenz	extremes Übergewicht, extremes Untergewicht

Abb. 1: Psychogene Eßstörungen (aus: BACHMANN 1985, S.52)

Betroffene junge Frauen können zwischen den einzelnen Ausprägungen variieren: "... Im Gegensatz zur Wissenschaft, die in den meisten Fällen eine dichotome Sichtweise hat, um Krankheitsbilder sauber weiter unterteilen zu können, sind die Kliniker normalerweise gezwungen, die *statische* und *kategorische* Konzeptualisierung der Anorexia Bulimia nervosa als eine einheitliche Krankheit aufzugeben ..." (MEERMANN, VANDEREYCKEN 1987, S.3). So kann sich das Krankheitsbild beispielsweise verändern, während die zugrunde liegendem Probleme unverändert bestehen bleiben.

3.1 Das Krankheitsbild

Schon GULL charakterisierte das Krankheitsbild als ausgeprägte Magerkeit aufgrund chronischen Hungerns ohne irgendein Zeichen einer inneren Erkrankung. Die magersüchtigen Frauen klagen nicht über Beschwerden, haben keine Krankheitseinsicht, sind ruhelos und eigensinnig. Meist tritt sie bei jungen Frauen zwischen 15 und 23 Jahren auf, oft begleitet von Obstipation und Amenorrhoe (GULL nach SCHADEWALDT 1965; VANDEREYCKEN, VAN DETH, MEERMANN 1990; siehe auch Kapitel 2.4).

Die psychogene Magersucht zeichnet sich aus durch

- (asketische) Nahrungsverweigerung (bis hin zu hyperorektischen Formen der A.n.),
- Erbrechen,
- provozierte Durchfälle (bedingt durch Laxantienabusus und Diuretikaabusus, also den Mißbrauch von Abführmitteln und harntreibenden Mitteln),
- Amenorrhoe (oft schon vor der extremen Abmagerung),
- Obstipation (bedingt durch und gefolgt von Laxantienabusus),
- (keine) Hungerödeme (Ansammlung seröser Flüssigkeit im Gewebe; hierzu gibt es widersprüchliche Angaben in der Literatur),
- extreme Abmagerung und Kachexie,
- sekundäre Schädigungen innersekretorischer Organe,
- Hyperaktivität [mitbedingt durch den Mißbrauch von Appetitzüglern und anderen Weckaminen (stimulierende Kreislaufmittel)],
- phobische Angst, an Gewicht zuzunehmen,
- Krankheitsverleugnung.

Ein tödlicher Ausgang ist nicht selten.
(Angaben zum Krankheitsbild finden sich beispielsweise in BUDDEBERG, BUDDEBERG 1979; MEERMANN 1985; WURST 1982 und in vielen Übersichtsartikeln und fast allen Büchern über die A.n.)

Das äußere Erscheinungsbild der A.n. bei jungen Männern unterscheidet sich nicht von dem der weiblichen Betroffenen. Das Vollbild der Magersucht läßt die gleichen körperlichen Symptome erkennen (MESTER 1981, S.232).

Neben den tödlich verlaufenden oder therapieresistenten Fällen wird ein Kontinuum angenommen bis hin zu leichten Fällen der A.n. oder "... normalen Pubertätsvariationen mit Essens- und Menstruationsstörungen ..." (TOLSTRUP, BRINCH, ISAGER 1984, S.46).

Seit etwa den siebziger Jahren hat sich das Krankheitsbild erheblich gewandelt.

> Neben dem klassischen restriktiven Eßmuster der Nahrungseinschränkung bzw. -verweigerung etablierte sich in zunehmendem Maß das 'hyperorektische' bzw. 'bulimische' Eßverhalten, kenntlich vor allem durch hastiges Verschlingen großer Nahrungsmengen mit nachfolgendem Erbrechen, das die Körpergewichtsabnahme, um die es offensichtlich generell bei der 'Magersucht' geht, gewährleistet. Das asketische Junktim von Nahrungsverweigerung und Abmagerung gilt hier nicht. (ZIOLKO 1985, S.238f)

ARZ und KLOOS fassen die A.n. als Verhaltenskrankheit, als krankhafte Störung des Eßverhaltens auf (ARZ, KLOOS 1983, S.144).

PETZOLD beschreibt sie als eine psychogene Störung des Eßverhaltens (PETZOLD 1980, S.130) und MEERMANN und VANDEREYCKEN unterscheiden zwischen Störungen des Eßverhaltens und des Gewichts (MEERMANN, VANDEREYCKEN 1987, S.5f). HILDE BRUCH betont hingegen, daß die A.n. "... keine Gewichts- oder Diät-Krankheit ..." sei, sondern "'... eine Krankheit der inneren Selbstwahrnehmung, der inneren Verwandtschaftsgefühle und der Gefühle von Zufriedenheit. Das wahre Problem ist nicht das Gewicht und die Nahrung; das Problem liegt in dem Gefühl innerer Zufriedenheit, der Belohnung für alle Mühewaltung, und des Wohlbefindens ...'" (BRUCH 1990, S.108). Starke Selbstzweifel, ein fundamentales Gefühl von Unzulänglichkeit, Schwäche, Mittelmäßigkeit und Minderwertigkeit zeichnen anorektische junge Frauen aus. Sie sind davon überzeugt, daß andere sie verachten. Dieser empfundene Makel soll durch all ihre Bemühungen, ihrem Drang nach Perfektion und exzessivem Dünnsein verborgen werden (BRUCH 1990, S.21).

An Systemen orientierte (- der Begriff *System* wird an dieser Stelle als bekannt vorausgesetzt; die weniger mit systemischen Denkweisen vertrauten LeserInnen seien verwiesen auf SELVINI PALAZZOLI, CIRILLO, D'ETTORE, GERBELLINI, GHEZZI, LERMA, LUCCHINI, MARTINO, MAZZONI, MAZZUCCHELLE 1978, S.54ff; STIERLIN 1979 -), systemisch-ausgerichtete TherapeutInnen versuchen, das Etikett A.n. in Verhaltensweisen zu übersetzen und positiv zu konnotieren. Wenn die Familienmitglieder verstehen, daß *Krankheit Verhalten* ist, kann sie als Entscheidung angesehen werden. Es ist nicht länger ein psychiatrisches Problem (BOSCOLO, CECCHIN, HOFFMANN, PENN 1988, S.298). Auch MINUCHIN und seine Kollegen distanzieren sich von der Sichtweise, daß die A.n. eine Krankheit der einzelnen Patientin ist. Sie sei vielmehr eine Erkrankung an der Nahtstelle zwischen Patientin und den übrigen Familienmitgliedern (MINUCHIN, BAKER, ROSMAN 1981; siehe auch STEINHAUSEN 1979b, S.258).

Die Indexpatientin, diejenige, die das symptomatische Verhalten zeigt, entscheidet sich *autonom* - aus Mangel an anderen Machtinstrumenten -, in den Hungerstreik zu treten. Dieses Verhalten ist weitgehend selbstbestimmt. Gerade bei magersüchtigen jungen Frauen, die aus Familien stammen, die ihr Leben wesentlich als fremdbestimmt erfahren haben, stellt eine *Behandlung* eine Fortführung der Fremdbestimmung dar (KRÄMER 1988, S.178).

Selbstbestimmung und Selbstverantwortung wird anorektischen Frauen von den übrigen Familienmitgliedern und ÄrztInnen abgesprochen."... Ärzte verlangen die Macht, einem das eigene Urteilsvermögen nehmen zu können; sie wollen, daß man die Verantwortung für sich selbst aufgibt ..." (MARGOLIS 1985, S.50). Sie etikettieren das Verhalten mit dem Stempel einer Krankheit - hier der A.n. - und suchen nach Erklärungsmustern. Neben der Möglichkeit anorektisches Verhalten als weitgehend autonome Entscheidung und als Versuch einer Selbstheilung aufzufassen, verbreitet sich immer mehr die Idee, das Verhalten als Ausdruck einer Sucht zu interpretieren (EHLE 1991, S.155; GROSS 1985, 1991; LIEB 1991).

EHLE geht der Frage nach, "..., wodurch aus einem freiwilligen Fasten eine lebensbedrohende Sucht wird ..." (EHLE 1991, S.151ff). Sie untersucht drei Stadien der Suchtentwicklung: 1. Pseudoharmonie, 2. Gewöhnung und 3. Sucht.

Die betroffenen jungen Frauen werden zu Abhängigen und Behandlungsbedürftigen per Definition gemacht. Der Literatur nach zu urteilen, scheint sich dieses Suchtmodell und damit die Pathologisierung des abweichenden Verhaltens gegenüber dem anderen Erklärungsmodell durchzusetzen. "... Die Erklärung 'Sucht' setzt die Beschreibung und Definition des als Sucht zu definierenden Verhaltens voraus und enthält sie implizit ..." (HERWIG-LEMPP 1987, S.55).

Es stellt sich die Frage nach dem Sinn und Nutzen dieses abstrakten, theoretischen Erklärungsprinzips. Erklären kann es in Wirklichkeit nichts. Die Erklärung *Sucht* basiert vielmehr auf Konventionen, Übereinkünften zwischen WissenschaftlerInnen, die dazu dienen, ab einem gewissen Punkt mit dem Erklären aufhören zu können. Sie werden gesetzt und nicht gefunden (HERWIG-LEMPP 1987; LIEB 1990; MARGOLIS 1985; ZUR NIEDEN 1986b).

Ob es sich bei der A.n., der Mager*sucht* - oder allgemein bei nicht stoffgebundenen Süchten - um eine *Sucht* handelt und ob das Erklärungsprinzip *Sucht* von Nutzen ist, stellt, wie bereits oben erwähnt keine Wahrheits- oder Existenzfrage dar und wird in der Literatur ohne Resultat erörtert.

Die Alternative, anorektisches Verhalten als süchtiges oder neurotisches Verhalten zu interpretieren, wird auf dem Hintergrund des klassischen psychiatrischen Krankheitsbegriffs diskutiert.

> Demnach sind psychiatrische Krankheiten gekennzeichnet durch gleiche Ursache und Symptomatologie, gleichen oder ähnlichen Verlauf und entsprechendes Ansprechen auf Therapie. Bereits an dieser Stelle sei erwähnt, daß dieser klassische Krankheitsbegriff nicht einmal für die 'großen' psychiatrischen Krankheitsgruppen Gültigkeit besitzt. Psychiatrische Diagnosen sind vielmehr als mehr oder minder begründete Konventionen anzusehen. (CASPARI 1991, S.11)

(Siehe zur Sucht-Psychosomatik-Diskussion, zum Gesundheitsbegriff und zur Definition von Krankheiten CASPARI 1991; FRANKE 1989, 1990; GROSS 1991; HARTMANN 1988; IMHOF 1990; KRÄMER 1988, S.7-18; LEHMANN 1991; LIEB 1989, 1990; MERFERT-DIETE 1987, S.33ff; SCHÖNHERR 1984a; STENDER 1987; VANDEREYCKEN, VAN DETH, MEERMANN 1990.)

Einige AutorInnen sprechen von der "... Versuchtung ..." und von der "... Sucht zur Entdeckung neuer Süchte ..." (MAES zitiert nach HORSTKOTTE-HÖCKER 1987, S.23).

Andererseits wird argumentiert, daß jegliches Verhalten potentiell zur Sucht ausarten kann (SCHUMACHER 1988, S.66).

Neben dem Erklärungsmuster *Sucht(krankheit) - suchtkrank* ist ein Pleonasmus, ein Begriff mit doppelt ausgedrücktem Sinngehalt und heißt wörtlich *krankkrank* (LECHLER 1988, S.27) - wird mit dem der *psychosomatischen Krankheit* gearbeitet. Ist das Kernproblem der Süchtigen ihre Beziehung zu einem Teil ihrer Umwelt - dem Suchtmittel -, steht im Krankheitsbild psychosomatischer Patientinnen die Beziehung zu einem Teil ihrer Selbst im Vordergrund: dem psychosomatischen oder neurotischen Symptom (LIEB 1990, S.75). Dabei empfindet die Patientin sich deshalb als krank, weil sie ein Leiden hat, das sie los werden möchte. Das Erklärungsprinzip der *Psychosomatik* und das der *Sucht* bestehen nebeneinander; darin kann eine Chance, "... eine Quelle fruchtbarer Auseinandersetzungen und Erneuerungen ..." (LIEB 1990, S.79, siehe auch LIEB 1989 und den Exkurs: Prozeßphantasien ...) liegen. Es geht ja dabei nicht um den Sieg einer Grundhaltung.

3.2 Das Syndrom Anorexia nervosa

Eine "... Theorie der kulturgebundenen Syndrome ..." wurde von VANDEREYCKEN, VAN DETH UND MEERMANN (1990) entwickelt. In dieser Theorie betonen die Autoren, daß ein Syndrom nicht uneingeschränkt in der Bevölkerung auftritt, vielmehr die Symptome der Krankheit (des Syndroms) nur innerhalb eines gewissen spezifischen Kontextes, Bedeutung erlangen und nur innerhalb der psychosozialen Aspekte eines kulturellen Kontextes aufgefaßt und verstanden werden können. *Normalität* und *Unnormalität* hängen - und dies gerade bei psychiatrischen Phänomenen - erheblich von der Kultur ab und davon, welche Verhaltensweisen und Merkmale als auffällig gelten und diagnostiziert werden (können) (siehe Kapitel 3.3 und 3.5).

Syndrome werden als das Gesamtbild ungewöhnlicher, krankhafter, abweichender Verhaltensweisen und Merkmale (Symptome) verstanden.

Welche Symptome zum Krankheitsbild gewählt werden, ist nicht einheitlich. Sie basieren vielmehr auf Konventionen und Traditionen.

Dem Erkennen einer Normabweichung folgt die Etikettierung als Krankheit mittels einer Beschreibung von Symptomen und Symptomabfolgen während des Krankheitsverlaufs. Die entdeckten Symptome werden phänomenologisch beschrieben und sind somit implizit für die Diagnose vorgegeben, um diese ausgewählten Symptome aus einer Anzahl möglicher Beobachtungsdaten als faktische zu identifizieren. Sie können als Symptomverbände oder als hierarchisch konstruierte Bündelung zu Krankheitsbildern zusammengefaßt werden (HOPPE 1982, S.13ff).

Bei den Krankheitsbildern der A.n. handelt es sich um "... multideterminierte und multidimensionale Syndrome [...], die bei verschiedenen Menschen zu unterschiedlichen Zeiten aufgrund unterschiedlicher Gründe entstehen ..." (SCHMITZ 1988a, S.155). "... Nur eine *multidimensionale Sichtweise*, die sich aus somatischen, wie auch psychologischen und sozialen Faktoren und deren komplexem Zusammenspiel aufbaut, kann helfen, das anorektische Rätsel zu lösen ..." (MEERMANN, VANDEREYCKEN 1987, S.41). GERLINGHOFF, BACKMUND und MAI kritisieren die Verwendung von *multi-* im modernen Sprachgebrauch. Die Betonung von Komplexität ist weder neu, noch bewirkt sie etwas. Sie klingt unwiderlegbar und hat den Vorteil, sich nicht festlegen zu müssen (GERLINGHOFF, BACKMUND, MAI 1988, S.106ff).

Die A.n. ist nur faßbar als Kombination von verschiedenen, klassifizierten Symptomen (ERPEN 1990, S.26).

Diese werden in der Literatur - üblicherweise in somatische und psychische unterteilt - beschrieben. Obwohl heute nicht mehr bestritten wird, daß die A.n. primär psychisch bedingt ist, gibt es zahlreiche Untersuchungen, die sich für die medizinisch-körperlichen Veränderungen interessieren, die bei der A.n. auftreten (können).

Dabei ist von leitendem Erkenntnisinteresse, ob diese somatischen Veränderungen unterschieden werden können von den Folgen, die bei Untergewicht und -ernährung anderer Genese entstehen können.

Neuere Untersuchungen bestätigen die Vermutung, daß die somatischen Veränderungen größtenteils als Folge des Gewichtsverlustes und der Kalorienreduktion zu sehen sind und nicht in Verbindung gebracht werden können mit den *Krankheitsursachen*. Der hierdurch nicht zu erklärende Teil wird auf emotionale Belastungssituationen der prämorbiden Entwicklung, also auf beschwerliche Erfahrungen vor dem Ausbruch der Krankheit zurückgeführt (HERTZ, MOLINSKI 1986, S.29ff). Beispielsweise geht eine Amenorrhoe - einem Drittel nach WERNER-EILERT (1986, S.93f), zwei Drittel nach SCHÜTZE (1980, S.12) und 70 % nach BEMIS (nach HELLHAMMER 1981, S.45) - der Abmagerung voraus (GERLINGHOFF, BACKMUND, MAI 1988, S.127;

MESTER 1981, S.25; siehe zur Menstruationsverarbeitung bei Frauen mit A.n. VOß 1990).

3.2.1 Somatische Symptomatologie

Den somatischen Begleiterscheinungen und Konsequenzen wird dennoch eine hohe Bedeutung beigemessen.

Obwohl die körperlichen Befunde größtenteils auf die Unterernährung zurückzuführen sind, werden

1. die Einschränkung der Nahrungsaufnahme (teils restriktiv, teils mit Hilfe von Appetitzüglern)
   oder/und Laxantienabusus,
   oder/und Erbrechen,
2. die chronische Obstipation und
3. eine Amenorrhoe

als Kernsymptome der Erkrankung angesehen und zu einer Symptom-Trias zusammengefaßt.

Ein Demarkationspunkt, bei dessen Über- oder Unterschreitung von einer A.n. gesprochen werden kann, existiert nicht. Eine A.n. soll es auch ohne ausgeprägte Magerkeit geben (MESTER 1981, S.15ff; MÜLLER 1965, S.60). Ergänzend zum Mißbrauch und zur Abhängigkeit von Laxantien, Diuretika und Appetitzüglern wird ein Abusus von Medikamenten und Alkohol beobachtet, der das verbleibende Hungergefühl überdecken helfen soll.

Der Laxantienabusus führt wiederum zu Darmträgheit und zu chronischer Verstopfung.

Die Amenorrhoe läßt sich - wie bereits oben erwähnt - nicht als Auswirkung chronischer Unterernährung erklären.

Die Abmagerung und das Untergewicht gehen über in einen körperlichen Verfall, in eine Kachexie. Die Veränderungen, die sich daraufhin als Sparfunktionen des Organismus einstellen, werden (als sekundäre somatische Befunde) hier kurz zusammengefaßt:

- Äußerlich werden die Erkrankten oft als greisenhaft beschrieben. Die Haut wird trocken, schuppig, schilfrig grau. Es kann zu reversiblem Haarausfall kommen. Lanugo-Behaarung - eine flaumige, den ganzen Körper umgebende Behaarung - wird aufgrund der differentialdiagnostischen Bedeutung von einigen als Kardinalsymptom aufgefaßt. Finger- und Fußnägel werden leicht brüchig. Endokrinologische (innersekretorische, hormonelle) Untersuchungen weisen keine krankheitsspezifischen Befunde auf. Es stellt sich die Frage, ob sich die endokrinen Veränderungen, die feststellbar sind, als Folge der Mangelernährung erklären lassen (PIRKE 1981, S.41). Abhängig vom Kräfteverfall können sekundäre, reversible Verschiebungen festgestellt werden (OBERDISSE, SOLBACH, ZIMMERMANN 1965).

- Bei einigen Patientinnen wird ein hochgradiger Muskelschwund registriert. Die körperliche Leistungsfähigkeit bleibt jedoch bis ins fortgeschrittene Krankheitsstadium bestehen.
- Der Kreislauf und die Körpertemperatur werden auf *Sparflamme* gestellt. Als Folge von Bradykardie (verlangsamte Herztätigkeit), Hypothermie (abnorm niedrige Körpertemperatur), Akroasphyxie [anfallsweise auftretende Gefäßkrämpfe in den Akren (Händen, Füßen und Nase), die zu Durchblutungsstörungen und eventuell zu Akrozyanose (bläuliche Verfärbung der Akren) führen] kann es zu Frieren, Schwindel, Durchblutungsstörungen, Schwächegefühl, Kreislaufzusammenbruch und Herzversagen kommen.
- Die Säureproduktion des Magens wird gesenkt. Der Magen kann erschlaffen oder sich erweitern.
- Die vegetative Steuerung verändert sich von einer anfänglichen Hypersympathikotonie, einer erhöhten Erregung des sympathischen Nervensystems, bis zu einer vollständigen sympathischen Erschöpfung.
- Avitaminosen (Vitaminmangelkrankheiten) werden nicht beobachtet, auch keine wesentlichen Elektrolytverschiebungen. [Unter Elektrolyten versteht man Salze, Säuren und Basen (Kalium, Natrium und andere), die in wässrigen Lösungen in Ionen zerfallen. Diese regeln den Wasserhaushalt im Gewebe.] Andererseits werden Mineral- und Mangelsymptome sowie Störungen im Hormonhaushalt festgestellt. In der Literatur wird berichtet, daß bei Anorektikerinnen keine Ödeme entstehen. Einige bulimische Anorektikerinnen hingegen führen ihrem Körper Elektrolyte (beispielsweise Natrium und Kalium) zu, die dem Körper durch Erbrechen, Diuretika- und Laxantienabusus entzogen wurden; hierdurch können sich Ödeme bilden, die ansonsten eher als *untypisch* anzusehen sind.
- EEG (Elektroenzephalogramm; Aufzeichnung des Verlaufs der Hirnaktionsströmungen) -Veränderungen gelten als charakteristischer Befund.
- Von engeren Schultern und schmaleren Hüftpartien von Anorektikerinnen im Vergleich zu altersgleichen Frauen wird in der Literatur berichtet.
- Schlafstörungen können aufgrund körperlicher als auch seelisch-psychischer Befindlichkeit auftreten.
- Junge Frauen mit psychogener Magersucht weisen auf dem Höhepunkt ihrer Erkrankung, schon nach relativ kurzem Verlauf, sowohl einen inneren als auch einen äußeren Hydrocephalus (*Wasserkopf*, übermäßige Ansammlung von Zerebrospinalflüssigkeit, Liquor, das heißt Gehirnflüssigkeit) auf (ARTMANN, GRAU, SCHLEIFER 1984, S.54; MARCUS, BLANZ, LEHMKUHL, ROTHENBERGER, EISERT 1989, S.9; MESTER 1981, S.41).

- Bei bulimischen Anorektikerinnen können durch die Magensäure bedingte Zahnschäden entstehen. Die Speicheldrüsen schwellen an (TUMFART 1991).

Körperliche Symptome werden von anorektischen Frauen geleugnet. Einige Symptome sind aufgrund von Selbstmedikation nicht mehr medizinisch feststellbar. Die Beherrschung bestimmter körperlicher Symptome ist für das Selbstwertgefühl von großer Bedeutung. Der Körper und seine Funktionen können manipuliert werden. Darüberhinaus besteht die Möglichkeit, die Mitmenschen auf Distanz zu halten oder unter Umständen ÄrztInnen zu entmachten. Andere Symptome verändern sich mit dem Krankheitsbild (ein rein anorektisches, ein bulimarektisches, hyperorektisches, bulimisches Krankheitsbild) und variieren je nach Publikation der einzelnen Befunde. Es müssen folglich nicht alle aufgeführten Symptome obligatorisch auftreten oder erkannt werden.

Die körperliche Symptomatik wird weitgehend einheitlich beschrieben, während bei den seelischen, psychopathologischen Folgen widersprüchliche, sogar entgegengesetzte Beschreibungen vorliegen. Diese werden darauf zurückgeführt, daß sie schwer - und in der Regel nur retrospektiv - erfaßbar oder/und tatsächlich widersprüchlich sind.

Die Darstellung der Symptome wird im folgenden untergliedert in

- Die prämorbide Entwicklung (Symptome) - die Krankheitserscheinungen, die sich bereits vor dem eigentlichen Ausbruch der Krankheit manifestieren;
- Symptome nach Ausbruch der Erkrankung; und
- Befunde bei chronifiziertem Verlauf.

3.2.1.1 Die prämorbide Entwicklung (Symptome)

Allgemein ist zu bemerken, daß in der Literatur keine charakteristischen prämorbiden Persönlichkeitstypen bei Anorektikerinnen aufgeführt werden.

Als Kleinstkinder reagieren sie ausgeprägt trotzig und neigen zu aggressiven Reaktionen. Der Kontakt und die Kontakthäufigkeit zu Gleichaltrigen wird als dürftig und beschränkt eingeschätzt. Stattdessen wird die enge Bindung und Abhängigkeit von der Mutter betont (RICHTER 1965).

Die Kinder fallen auf durch außerordentlich gute Leistungen in der Schule und werden allgemein als strebsame, fleißige *Musterkinder* beschrieben. Die sparsame, übertrieben ehrgeizige Einstellung, das Perfektionsstreben und die Leistungsorientiertheit spiegeln die *Über*-Anpassung an die Anforderungen der Familie und der Umgebung wider.

Die von den Eltern beschriebene *perfekte Kindheit* meint wohl die passive, nicht protestierende Grundeinstellung und die von den Eltern gering eingeschätzte Triebhaftigkeit ihrer Kinder. Die übernormal hohe Angstbereitschaft gepaart mit mangelnder Spontaneität paßt zur Leistungsideologie und zum Perfektionsstreben (der Familie).

Die Unterwürfigkeit der *Musterkinder*, die strikte Moralität und perfekte Normalität wird als tiefe Störung der Ich-Integration in der Persönlichkeitsentwicklung interpretiert.

(Zahlreiche Beschreibungen von Eltern, LehrerInnen und anderen Bezugspersonen können als Quellen ergänzend zu wissenschaftlichen Berichten und Untersuchungen herangezogen werden; siehe auch Kapitel 3.6.)

3.2.1.2 Symptome nach Ausbruch der Erkrankung

Als Auslöser für Diäten und Nahrungsverweigerung werden in der Literatur (*Bagatell-*)Begebenheiten (Umzug, Krankheit, Heirat, Geburt eines Geschwisters) angegeben (WERNER-EILERT 1986).

Anfänglich wird positiv, oft mit Bewunderung auf diese Diäten der Anorektikerin reagiert, später mit Verwunderung und Erschrecken.

Mit fortschreitender Nahrungsverweigerung entwickelt sich ein psychopathologisches Krankheitsbild, das von einigen AutorInnen weitgehend einheitlich, von anderen VerfasserInnen sehr unterschiedlich beschrieben wird (siehe oben).

Die intellektuelle Abstraktions- und Leistungsfähigkeit bleibt weiterhin überdurchschnittlich. Das Streben nach guten Schulleistungen beruht mitunter erfahrungsgemäß auf elterlichen Anforderungen und auf Versagensängsten der Mädchen, den bestehenden Ansprüchen nicht gerecht werden zu können. Sie gönnen sich daher wenig Ruhepausen. Der Tagesablauf ist eher durch hohe Aktivität und hektische Freizeitgestaltung gekennzeichnet.

Im Kontrast zur Kachexie umgibt die magersüchtigen jungen Frauen ein Anschein von unerschöpfbarer Durchhaltefähigkeit. Erst im Endzustand können Erschöpfungszustände nicht mehr geleugnet werden.

Dieses Verleugnen körperlicher Signale (Erschöpfung, Hunger, Müdigkeit) ist krankheitsspezifisch und kann differentialdiagnostisch genutzt werden (siehe Kapitel 3.3, 3.4).

In der Literatur wird dieses Verleugnen mit Lügen verwechselt und als Betrügerei gewertet. Diese immer wiederkehrende These, daß magersüchtige Personen lügen, stellt sich als fragwürdig heraus (SEIFERT, LOOS 1987, S.155). Sogar namhafte Kliniker wie MEERMANN und VANDEREYCKEN fordern den Einsatz von Lügen-Skalen (MEERMANN, VANDEREYCKEN 1987, S.23). Dies wird von anderen WissenschaftlerInnen und KlinikerInnen heftig kritisiert. Es handele sich dabei um einen "... forschungsmäßigen und auch therapeutischen Machtkampf ...", bemerkt ERPEN (ERPEN 1990, S.42) und fragt "..., ob solche Skalen therapeutisch sinnvoll sind ..." (ERPEN 1990, S.160).

> Die Selbstbeobachtung der Patienten wird zur möglichen Fehlerquelle. Selbstbeobachtungen dürfen bezweifelt werden, das ist bekannt. Aber Zweifel an den Fragen, die gestellt werden, kommen nicht auf. Fragen wir vielleicht zu wenig oder fragen wir das Falsche, wenn wir einer Magersüchtigen keine Gelegenheit einräumen, auch über die positiven Seiten ihrer Erkrankung zu sprechen? (GERLINGHOFF, BACKMUND, MAI 1988, S.112)

Das AutorInnenteam GERLINGHOFF, BACKMUND und MAI fordert die Priorität des Verstehens der Krankheit anstatt eine technische Diskussion der Konstruktion von Lügen-Skalen zu führen.

Das Denken der anorektischen jungen Frauen dreht sich ständig um das Thema *Essen*. Sie beschäftigen sich mit der Nahrungszubereitung für die Familie, füttern andere, essen aber selbst nicht oder nicht in der Gemeinschaft. Sie horten Nahrungsmittel unnötigerweise.

Der Zusammenhang von Kleptomanie - ein auf seelisch abnormen Motiven beruhender Stehltrieb ohne Bereicherungsabsicht - und Magersucht wird in einigen Publikationen erwähnt (GERLINGHOFF, BACKMUND, MAI 1988, S.145; GROSS 1990, S.179). Für das Stehlen werden von den magersüchtigen jungen Frauen folgende Motive genannt: "... Rache, Ersatz für menschliche Zuwendung, Heißhungerattacken, Selbstbehauptung und Selbstbestätigung ..." (GERLINGHOFF, BACKMUND, MAI zitiert nach GROSS 1990, S.179). SCHEPANK berichtet, daß seit Jahren Staatsanwälte auf die Strafverfolgung von bei Lebensmitteldiebstählen ertappten anorektischen Mädchen verzichten (SCHEPANK 1991a, S.216).

Ebenso wie die Merkfähigkeit immer mehr nachläßt, können als Folgen längerer Unterernährung Überempfindlichkeiten gegen Licht und Geräusche sowie Konzentrationsschwäche registriert werden.

Anankasmen, Zwangsvorstellungen und -handlungen können in schweren Fällen in einer Verkehrung der Realität enden, derart, daß im *Essen* beispielsweise eine größere Gefahr gesehen wird als im *Sterben* (THOMÄ 1963, S.604f).

Widersprüchlich erscheinen die Einstellungen hinsichtlich des äußeren Erscheinungsbildes. Einerseits werden die jungen Frauen als pedantisch genau, sauber und ordentlich und (später) kontrastierend dazu als nachlässig betreffend Körperpflege und Kleidung beschrieben.

Gegenüber fremden, außerfamiliären Personen sind die jungen Frauen kaum in der Lage, irgendwelche Wünsche zu äußern. Sie wirken eher introvertiert. Kontrastierend zu dieser Zurückhaltung treten sie gegenüber der Mutter (oder/und dem Vater) egozentrisch und übersteigert anspruchsvoll auf.

Einerseits werden sie in der Literatur beschrieben als wenig gefördert in Richtung Eigenständigkeit, Selbständigkeit, Entscheidungsfähigkeit und als psychisch infantil.

Andererseits überraschen sie durch ein ausgesprochen intellektualisiertes, reifes Denken.

Gefühlswahrnehmungen und -reaktionen werden nur beschränkt zugelassen. Die jungen Frauen erscheinen labil, vereinsamt, ernst, depressiv (siehe zum Zusammenhang von Depression und A.n. HERPERTZ-DAHLMANN 1987; LÄSSLE 1987). Anfallsweise verschafft sich jedoch die untergründig vorhandene Vitalität in Form von aggressiven (Re-)Aktionen Raum. In den Publikationen werden sie einerseits in ihrer tragischen Vereinsamung als scheu, starr, selten weinend beschrieben; andererseits wird ein Bild von trotziger Eitelkeit vermittelt. Sie werden als empfindungslos, vergeistigt, weltfern, lebensschwach, avital, zart und zerbrechlich dargestellt und kontrastierend hierzu als vital, sthenisch (kraftvoll) und explosiv.

Kontakte zu *Freundinnen* sind oberflächlich und werden weniger. Es werden duale Beziehungskontakte bevorzugt neben innerfamiliären Beziehungen. Es scheint zu einem Verlust an Kontaktfreude und -fähigkeit zu kommen, der zu einem Rückzug auf sich selbst und zu einer vollständigen Isolierung führen kann.

In der Literatur wird von einem verminderten Hungergefühl und von Appetitverlust berichtet; andererseits wird dieser These widersprochen und dahingehend berichtigt, daß der Appetit und das Hungergefühl verleugnet werden (siehe oben). Es findet ein bitterlicher Kampf gegenüber den Körpersignalen statt. Dafür sprechen die (eruptiv) einsetzenden Heißhungeranfälle.

SELVINI-PALAZZOLI spricht in diesem Zusammenhang von einem "... als-ob ..." - Verhalten (SELVINI-PALAZZOLI 1984, S.114) und meint damit, daß die jungen Frauen sich verhalten, *als ob* sie beispielsweise keinen Appetit hätten. In Wirklichkeit aber kämpfen sie gegen ihre Körpersignale (Hunger, Kälte).

Die Gewichtsabnahme führt die anorektischen Heranwachsenden - ob mit oder ohne bulimischen Attacken - fast bis zur Skelettierung, ständig von dem Gedanken verfolgt, doch noch dick und fett zu sein oder zu werden.

Begleitet wird diese Gewichtsphobie von Körperschemastörungen (BRUCH 1965, 1982, 1990, 1991; GALLWITZ 1965), von denen nahezu die Gesamtheit der anorektischen Frauen betroffen sind. Einige von ihnen stellen ihren ausgemergelten Körper zur Schau und wirken narzißtisch, geltungssüchtig, arrogant und schamlos (siehe bezüglich Narzißmus SUGERMAN 1978).

Immer wieder wird in (wissenschaftlichen) Publikationen darauf hingewiesen, daß anorektische junge Frauen die Frauenrolle, ihre Sexualität und sexuelle Beziehungen ablehnen würden.

Bei der "... Unterernährungsneurose ..." tritt als eine Veränderung der Persönlichkeit und des Verhaltens, eine deutliche Verminderung der sexuellen Bedürfnisse auf (ZIMBARDO, RUCH 1978, S.256ff). Es fehlen jedoch Untersuchungen zu diesem Themenbereich (GERLINGHOFF, BACKMUND, MAI 1988, S.11, 115). GERLINGHOFF, BACKMUND und MAI machen auf die hohe Anzahl inzestuöser Beziehungen aufmerksam und fragen, inwieweit Vorbilder für eine gesunde, befriedigende Sexualität fehlen und inwieweit die sexuelle Entwicklung durch den sexuellen Mißbrauch behindert wurde (GERLINGHOFF, BACKMUND, MAI 1988, S.101ff; siehe dazu auch BASS, DAVIS 1990, S.196; Bundesministerium für Jugend, Familie, Frauen und Gesundheit 1989; HIRSCH 1990, S.84f; JUNGJOHANN 1990, 1991; KREBS 1987a, S.49f; LITTMANN 1992; MÄRTENS 1991; REINHOLD 1991; SCHULTE, BÖHME-BLOEM 1991, S.86; STEINHAGE 1989; VAN VUGT, BESEMS 1990; ZAHN 1989). Laut einer Meldung der deutschen Presseagentur (dpa) hängen krankhafte Eßstörungen vor allem mit ungewollten Annäherungen bis hin zur Vergewaltigung zusammen (Jede dritte Frau vergewaltigt? 1993; "Unter krankhaften Eßstörungen ..." 1991).

Ihre Körpermotorik ist geprägt durch ewige Unruhe, Hyperaktivität und Rastlosigkeit. Sie wirken steif-marionettenhaft, die Mimik starr bei spärlicher Gestik.

Der anfängliche Stolz auf die Abmagerung und die einsetzende Euphorie kippen um in Depression, wenn ersichtlich wird, daß Verweigerung nicht zu Autonomie, sondern zu Abhängigkeit und Fürsorge führt.

Die Gegenüberstellung von Anorexie und Askese verdeutlicht dies: Die Anorexie erbringt nur kurz andauerndes Selbstvertrauen. Danach endet sie in Depression und Verzweiflung. Sie transzendiert lediglich die Lebenssituation und die Lebensperspektive mittels der Symptomatik (KAPLAN 1988, S.54; siehe bezüglich Askese HOLBEIN 1992; ZIEGLER 1989, S.98ff).

Dagegen ist die Askese ein bewußter Versuch, die Gegebenheiten der materiellen Welt zu transzendieren, um höhere Bewußtseinsebenen zu erreichen (FELBERMAYER 1990, S.4ff).

Das *rechte Maß* zu finden, fällt anorektischen Menschen überwiegend schwer. Eine dualistische Aufspaltung (in gut und böse, oben und unten, Geist und Leib, Himmel und Erde, männlich und weiblich, Distanz und Nähe, Ratio/Logik und Emotion/Intuition, spirituelle Jenseitigkeit und sinnliche Diesseitigkeit, Vater im Himmel und Mutter Erde, himmlischer Geist und irdische Mutter) ist nicht selten. Bulimische Anorektikerinnen unterteilen Nahrungsmittel gewöhnlich in *gute* und *schlechte* (TUMFART 1991, S.87), wobei als Kriterium der Kaloriengehalt herangezogen wird. In den kontrollierten Phasen werden *gute* Lebensmittel bevorzugt gegessen. Für Heißhungerattacken ziehen sie die hochkalorischen - oft süßen - Speisen vor, die auch leicht(er) erbrechbar sind.

Diese dualistischen Spaltungstendenzen werden in Publikationen berücksichtigt und in verschiedenen Kontexten reflektiert.

GAST (1986) faßt beispielsweise die A.n. als *Körper-Geist-Spaltung* auf. Die irdische Welt - die Bedürfnisse und das Triebhafte - seien durch den Körper symbolisiert.

Der Geist, der Wille spaltet sich von ihm ab. *Ich bin nicht mein Körper. Ich bin weder müde, hungrig, kalt ...* Die Überaktivität und die Anorexie gelten als Sieg des Geistes über den Körper.

KLESSMANN und KLESSMANN reflektieren die "... Angst der Magersüchtigen vor dem Mittelmaß ..." auf dem Hintergrund von "... kollektiven Mustern ..." und archetypischen Spaltungen (KLESSMANN, KLESSMANN 1988, S.71ff). Sie vertreten die Ansicht, "..., daß die *individuellen Spaltungsmechanismen* von *Magersüchtigen* [...] nur als tradiert, auf kollektiven Vor-Prägungen basierend, verständlich werden können ..." (KLESSMANN, KLESSMANN 1988, S.72; siehe auch ELIAS 1976, Bd.I, S.262f; Kapitel 4.63 und 4.7 der vorliegenden Arbeit).

Das Verleugnen und das sich bewußte Entscheiden gegen die Befriedigung der Bedürfnisse (Hunger, Müdigkeit, Sexualität) gelten neben der Gewichtsphobie und dem stark gestörten Selbstwertgefühl als krankheitsspezifische Symptome. (Siehe weiterhin zum Thema Spaltung und Ganzheit: HOLTZAPFEL 1988, S.54ff; KLESSMANN 1988b; KLOSINSKI 1988b; KUTTER 1988; MAHLER 1988; OLBRICHT 1990; SCHROEDER 1988.)

3.2.1.3 Befunde bei chronifiziertem Verlauf

Ein Drittel der an A.n. erkrankten Heranwachsenden bleibt chronisch magersüchtig (LEIBOLD 1987, S.79; MADER 1986, S.15; siehe zum Vergleich der chronischen Magersucht mit dem sogenannten *KZ-Syndrom* EITINGER 1965).

Sie akzeptieren ein Mindestgewicht, das häufig geheimgehalten wird und [nach dem BROCA-Index, der Formel zur Berechnung des Körpersollgewichtes (in Kilogramm) aus Körperlänge (in Zentimeter) abzüglich 100] zu niedrig festgesetzt ist (zur Kritik am BROCA-Index siehe BORK 1992; Heilung für das sündige Körperlein 1988; PUDEL 1985c, S.65; SCHNEIDER-HENN 1988, S.78f; ZUR NIEDEN 1986c, S.159ff).

Die im letzten Unter-Kapitel beschriebenen krankhaften Verhaltensweisen verstärken sich beim chronifizierten Verlauf und weiten sich aus. BABA gibt an, daß sich die Hunger- und Durstgefühle schließlich ganz auflösen würden (BABA nach SCHÜTZE 1980, S.18). Andererseits haben sie Angst vor Gewichtszunahme durch unkontrolliertes Eßverhalten (MADER 1986, S.15).

LEYGRAF und WINDGASSEN stellten in einer in Münster durchgeführten Untersuchung fest, daß (zwanghaftes) Stehlen (von Nahrung) als Symptom bei Magersüchtigen auftreten kann und zwar insbesondere in Heißhunger-Perioden. Bei jüngeren Patientinnen würde das kleptomane Verhalten häufig suchtähnlichen Charakter annehmen ("Die Mediziner Norbert ..." (dpa-Meldung) 1991, S.56).

Im Gegensatz zu akut erkrankten Frauen erleben chronisch erkrankte ihr Verhalten als problematisch. Ihnen ist beziehungsweise wird bewußt, daß sie die Fähigkeit zu genießen verloren haben.

Sie erbrechen vermehrt, mißbrauchen regelmäßig Laxantien und Medikamente, um ihr Eßverhalten und Gewicht regulieren zu können. Mehrfachabhängigkeiten treten häufig auf (FICHTNER, SCHMITZ 1988; GEIER 1985; KIESELBACH 1985; LEIBOLD 1986, S.22ff; WIECHERN, GREDE 1985, S.5). Aus England wird berichtet, daß "... die Zahl der von 'Multi-Impulse-Bulimie'-Betroffenen [steigt, P.D.]. Es ist eine Kombination aus Eßstörungen, Alkohol- und Drogensucht" (Immer mehr Magersüchtige 1993, S.18).

Es konnten im Hinblick auf die Chronifizierung Überschneidungen mit der Bulimia nervosa im Sinne einer Bulimarexie und Übergänge zu anderen Krankheitsbildern (Zwangsneurose, Schizophrenie, Depression, manisch-depressiver Formenkreis und anderen Diagnosen) beobachtet werden.

"'... Neuere klinische Forschungen haben ergeben, daß Unterernährung, wenn harmonisch zusammengesetzt, vitamin- und mineralreich, keine biochemisch oder histologisch [mikroskopisch, anatomisch; Histologie = wissenschaftliche Lehre von den Körpergeweben, P.D.] feststellbaren Schäden, keinen Mißernährungszustand ergibt. Der Mensch hungert zwar, ist aber trotzdem *wohlernährt* ...'" (BIRCHER 1990, S.29). Vitamine, Mineralstoffe, Spurenelemente und Eiweiß werden jedoch von anorektischen Frauen meist zu wenig aufgenommen oder können durch künstlich herbeigeführtes Erbrechen oder/und Laxantienabusus nicht verwertet werden. Abgespanntheit, Konzentrationsschwäche, Nervosität, erhöhte Anfälligkeit für Krankheiten sind mögliche Folgen. Die allgemeine Belastbarkeit ist eher gering einzustufen. Gallenbeschwerden, Darmspasmen, Obstipation, Amenorrhoe bleiben erhalten.

Äußerlich kann sich bei innerer Abkapselung eine fortschreitende Verwahrlosung entwickeln.

Einige AutorInnen meinen in der Nahrungseinschränkung ihrer Patientinnen eine Todessehnsucht entdecken zu können, andere wiederum weisen auf das Fehlen einer manifesten Suicidalität hin (GAST 1986, S.19ff; GERLINGHOFF, BACKMUND, MAI 1988, S.11; LÖFFLER nach SCHÜTZE 1980, S.18; MACLEOD 1983; SWIENTEK 1990).

Partnerschaften und sexuelle Beziehungen werden weitgehend abgelehnt. Es fehlen jedoch Untersuchungen hierzu (GERLINGHOFF, BACKMUND, MAI 1988, S.115).

Allgemein bleibt anzumerken, daß die meisten Symptome, die in der Literatur erwähnt und ständig wiederholt werden, weitgehend nicht wissenschaftlich gesichert sind, oft Widersprüche beinhalten und im jeweiligen Kontext verschieden verstanden werden können. Als Beispiele seien genannt

- die Ablehnung von Sexualität und die gleichzeitig hohe Anzahl inzestuöser Beziehungen;

- Mortalitätsraten bis zu 18 % laut dem Diagnostischen und Statistischen Manual Psychischer Störungen [im folgenden abgekürzt mit DSM-III-R 1989 (dt.), S.98], bis zu 25 % nach GERLINGHOFF, BACKMUND, MAI (1988, S.134) und die Ungeklärtheit der Todesursache(n);
- Körperschemastörungen von anorektischen Frauen sind (dagegen) relativ gut erforscht; da nicht-anorektische Frauen auch Körperschemastörungen haben (können), relativiert sich auch dieses Symptom.

> Neuere Untersuchungen differenzieren das Bild weiter: Die Störung der Körperwahrnehmung bei A.n. ist kein durchgängiges, sondern nur in bestimmten Phasen der Krankheit zu beobachtendes Phänomen. Körpergewicht und Störung der Körperwahrnehmung stehen dabei wahrscheinlich nicht in einer linearen, sondern möglicherweise in einer kurvilinearen Beziehung (Button u.a., 1977). Ferner können entsprechende Phänomene auch bei Adipösen, bei Schwangeren - stärker im 4. als im 8. Monat - (Slade, 1977) und auch bei gesunden Mädchen in Pubertät und Adoleszenz - insbesondere im Alter von 10 - 11 Jahren - (Halmi u.a., 1977b) beobachtet werden. (STEINHAUSEN 1979a, S.157f)

KARREN verweist auf Patientinnengruppen, die sich ebenfalls durch Untergewicht auszeichnen (Bulimikerinnen, Neurotikerinnen, Schizophrene und Gesunde). Diese Personenkreise leiden ebenfalls an Körperschemastörungen (KARREN 1986, S.38ff).

Was ist *das Magersüchtige* an der Magersucht?

Die überwiegend in der Pubertät oder Adoleszenz beginnende Nahrungsverweigerung, das Ausbleiben der Menstruation, der Stolz auf eine Gewichtsabnahme, auch wenn die junge Frau skelettal abgemagert ist, gepaart mit einer Gewichtsphobie und Körperschemastörungen, das Ausbleiben jeglicher Klagen begleitet von einer Verleugnung aller seelischen und körperlich bedingten Symptome und entsprechender Verweigerung jeglicher Behandlung (Intervention in der akuten Phase) können (mehr oder weniger gebündelt) zum Syndrom gezählt werden. Geht die junge Frau zu einer ärztlichen Untersuchung, verkennen einige ÄrztInnen immer noch häufig die Bedingungen der Symptome. Eine ärztliche Betreuung und eine unvoreingenommene Untersuchung - mit EEG, EKG (Elektrokardiogramm; Aufzeichnung des Verlaufs der Herzaktionsströme), klinisch-chemischen Untersuchungen, Computertomogramm des Gehirns (CT) - sollte möglichst von ÄrztInnen, die Erfahrung mit anorektischen Patientinnen haben, durchgeführt werden. Diese erfahrenen MedizinerInnen erkennen eher Folgen der A.n. oder Überlagerungen mit anderen Krankheiten und können eine Verwechslung mit einem ähnlich symptomatischen Krankheitsbild frühzeitig in Erwägung ziehen sowie überflüssige Untersuchungen unterlassen (GERLINGHOFF, BACKMUND, MAI 1988, S.135; MEERMANN, VANDEREYCKEN 1987, S.11ff).

Diese gegenwärtig bevorzugte individuell-medizinische Sichtweise mit dem entsprechenden Symptombegriff unterscheidet sich erheblich von der komplexeren familien oder/und systemisch orientierten Perspektive. Privilegiert man diese historisch neuere Weltsicht, ist zu fragen, was denn den Unterschied der *dysfunktionalen* Familien (systeme) im Vergleich zu sogenannten *unauffälligen, gesunden, funktionalen* Familien(systemen) ausmacht. "... Die Störung eines einzelnen Familienangehörigen gilt als Symptom einer pathologischen Systemstruktur, pathologischer Spielregeln und familiärer Interaktionsmuster. Angenommen wird eine kreisförmige Wechselwirkung des Verhaltens aller Familienmitglieder. Die scharfe Trennung pathogener Bedingungen und ihrer Folgen, in Form von Symptomen, entfällt ..." (KARREN 1986, S.99).

Viele Publikationen wurden veröffentlicht über sogenannte "... psychosomatische Familien ..." (MINUCHIN, ROSMAN, BAKER 1981), "... inzestoide Familien ..." (BRAUN-SCHARM, FRANK 1989), "... zentripetale ..." und "... zentrifugale ..." Familien (SIMON, STIERLIN 1984; WEBER, STIERLIN 1989) und andere *Familientypologien* (SIMON, STIERLIN 1984); doch sind die Strukturen, Beziehungen untereinander, die Kommunikationsformen, -störungen und -dysfunktionen, die von WissenschaftlerInnen und KlinikerInnen *impressionistisch* beschrieben werden, nicht *spezifisch* für anorektische Familien (allenfalls für *psychosomatische Familien, Suchtfamilien*).

Ein bislang systematisch nicht erforschtes wissenschaftliches Gebiet ist das der Geschwister von anorektisch Erkrankten.

Während häufig nur eines der heranwachsenden Kinder anorektisch auf die spezifischen, dysfunktionalen Strukturen der Familie reagiert, stellt sich die Frage nach den Reaktionsweisen der Geschwister auf die entsprechenden Familienstrukturen. "... Entwickeln Geschwister von Magersüchtigen andere Auffälligkeiten, oder könnten wir von ihnen lernen, wie man erfolgreich mit pathogenen Familienbedingungen umgeht? ..." (GERLINGHOFF, BACKMUND, MAI 1988, S.115). Bereits 1963 betonte VINCENT in einer Arbeit zur Psychiatrie und Psychosomatik, daß "... gebannt auf die Mutter-Kind-Beziehung ..." geschaut wird und die Beziehung zum Vater, den Geschwistern und sonstigen Angehörigen vernachlässigt wurde (VINCENT nach PFLANZ 1965, S.149).

3.3 Die Diagnose

Es gibt bis heute keine international durchgängig akzeptierten diagnostischen Kriterien. Dies hängt unter anderem damit zusammen, daß die A.n. als Syndrom definiert wird, als eine Kombination verschiedener Symptome, die unterschiedlich beschrieben, gewichtet und katalogisiert werden können. Es bleibt den Diagnostizierenden und deren theoretischen, wissenschaftlichen Orientierungen überlassen, welche der Symptome und Symptomverbände sie betrachten und als Diagnosekriterien heranziehen.

Die Diagnoseerstellung der Krankheit *A.n.* aufgrund eines erstellten Kriterienkataloges basiert - wie bereits oben erwähnt - auf Konventionen. Es ist daher nicht verwunderlich, daß mit den ersten publizierten Kriterienkatalogen in den sechziger und siebziger Jahren heftige Diskussionen um die Angemessenheit einzelner Kriterien ausgelöst worden sind, die bis heute anhalten. Dies kann beispielsweise an der Tatsache erkannt werden, daß die DSM-Kriterien der American Psychiatric Association (im folgenden APA abgekürzt), 1989 (dt.) revidiert wurden und 1991 eine Neufassung des ICD-9 (International Classification of Diseases; ein von der Weltgesundheitsorganisation zusammengestellter fünfstelliger internationaler Klassifikationsschlüssel aller Krankheiten) - das ICD 10, F.50.0 Anorexia nervosa - erschienen ist (Internationale Klassifikation psychischer Störungen ICD-10 1991, S.186ff). Ein publizierter Entwurf lag bereits 1990 vor (ERPEN 1990, S.26f; FICHTER 1988; GERLINGHOFF, BACKMUND, MAI 1988, S.117f; SCHULTE, BÖHME-BLOEM 1991, S.53).

Die Kriterienkataloge der APA, der WHO, aber auch einzelner AutorInnen haben sich mit dem Wissen über das Krankheitsbild und den Erfahrungen mit Patientinnen und derem sozialen Umfeld im Laufe der Jahre verändert.

3.3.1 Diagnosekataloge

Einige der publizierten Diagnosekataloge seien mit der Literaturquelle genannt:

Diagnosekatalog von:		zitiert nach:
1.	THOMÄ (1963)	ERPEN 1990;
2.	BRUCH (1965)	BRUCH 1982, 1990; ERPEN 1990; GAST 1986; SELVINI PALAZZOLI 1984;
3.	DALLY (1969)	GERLINGHOFF, BACKMUND, MAI 1988; GAST 1986; HOPPE 1982;
4.	FEIGHNER et al. (1972)	GERLINGHOFF, BACKMUND, MAI 1988; HOPPE 1982; KARREN 1986; KÖHLE, SIMONS 1986; MEERMANN; VANDEREYCKEN 1987; MESTER 1981; STEINHAUSEN 1979a;
5.	GARROW et al. (1975)	HOPPE 1982;
6.	SCHULTE, TÖLLE (1975)	GAST 1986;
7.	THOMÄ (1977)	HOPPE 1982;
8.	ROLLINS, PIAZZA (1978)	HOPPE 1982;
9.	DALLY, GOMEZ (1979)	GAST 1986;
10.	ICD 9 (1979)	Diagnosenschüssel und Glossar psychischer Krankheiten 1979;

11.	APA: DSM-III (1980/dt. 1984)	APA: DSM-III 1984; GERLINGHOFF, BACKMUND, MAI 1988; KÖHLE, SIMONS 1986; MEERMANN, VANDEREYCKEN 1987;
12.	APA: DSM-III-R (1987/dt. 1989)	APA: DSM-III-R 1989; ERPEN 1990; GERLINGHOFF, BACKMUND, MAI 1988;
13.	BRUCH (1988)	BRUCH 1990;
14.	WHO: ICD 10 (1991)	ICD 10 (1991); Entwurf: FICHTER 1988; SCHULTE, BÖHME-BLOEM 1991;
15.	DSM-IV Entwurf (1993)	FICHTER, WARSCHBURGER 1995; JACOBI 1994.

Abb. 2: Diagnosekataloge (zusammengestellt von der Verfasserin, P.D.)

Einige der AutorInnen dieser Diagnosekataloge akzentuieren eher somatische Veränderungen, andere das psychische Erleben und das Verhalten von magersüchtigen Patientinnen. Viele KlinikerInnen beginnen mit sogenannten Ausschlußdiagnosen (GAST 1986, S.9). MESTER fordert, daß die Diagnose "... weder allein anhand somatischer Parameter, noch in einer Art negativer Beweisführung durch Ausschluß körperlicher Ursachen ..." zu erstellen ist (MESTER 1981, S.6).

ERPEN unterstützt die Empfehlung einer positiven Diagnose "..., d.h. daß man sich von der Einstellung und dem Verhalten der Patienten leiten läßt und darauf die Diagnose gründet und weniger nur auf gestörte Körperfunktionen achtet. Bei solchem positiven Vorgehen sollte es eigentlich leicht sein, die Magersucht richtig zu diagnostizieren ..." (ERPEN 1990, S.28).

Das Ziel einer guten Diagnostik ist die Früherkennung und damit das Ermöglichen einer frühzeitigen effektiven Intervention. Die Diagnosemanuale sind dagegen auf das Vollbild der A.n. ausgerichtet. Es werden Demarkationspunkte, Grenzwerte gesetzt, die für die Früherkennung wenig hilfreich sind.

Im folgenden werden die beiden Diagnosekataloge, die überwiegend im klinischen oder/und wissenschaftlichen Bereich Anwendung finden, dargestellt und erläutert. Wissenschaftliche Publikationen beziehen sich hinsichtlich der diagnostischen Kriterien in zunehmendem Maße auf die von FEIGHNER et al. (1972) für die klinische Forschung genannten Merkmale der A.n. (Siehe Abb. 3).

Dieses von FEIGHNER et al. erstellte Diagnosemanual blieb umstritten.

In Expertenkreisen wurde dem Alterskriterium (A) widersprochen (BÖNING 1983). Magersucht konnte bereits im Senium und nach der Menopause diagnostiziert werden. Eine genauere Umschreibung des Kriteriums "... Alter bei Erkrankung ..."(STEINHAUSEN 1979a, S.150), "... Beginn der Krankheit ..." (MEERMANN, VANDEREYCKEN 1987, S.8), "... Beginn der Erkrankung ..." (KARREN 1986, S.19), "... age of onset ..." (HOPPE 1982, S.18) wird nicht gegeben. Da sich nicht alle Symptome der A.n. gleichzeitig manifestieren (müssen) und das gesamte Vollbild der A.n.

möglicherweise erst in einem späteren Jahrzehnt beobachtbar ist, erscheint eine Altersbegrenzung als willkürlich (HOPPE 1982, S.19; MEERMANN, VANDEREYCKEN 1987, S.7; STEINHAUSEN 1979a, S.150; siehe auch Kapitel 3.5.4).

A Beginn der Krankheit vor dem 25. Lebensjahr.

B Anorexia mit Verlust von mindestens 25 % des ursprünglichen Körpergewichts.

C Eine verzerrte, verfestigte Einstellung gegenüber dem Essen, Nahrung oder Gewicht, die Hunger, Ermunterungen, Versicherungen und Drohungen mißachtet: z. B.

(1) Krankheitsverleugnung und Unvermögen, Ernährungsnotwendigkeiten zu erkennen;

(2) offensichtliches Genießen des Abnehmens mit offener Zurschautragung, daß die Essensverweigerung ein angenehmes Erlebnis ist;

(3) ein erwünschtes Körperbild von extremer Dünnheit mit offensichtlichen Beweisen dafür, daß es für die Patientin belohnend ist, dieses Ziel zu erreichen und zu halten;

(4) ungewöhnliches Horten und Behandeln von Nahrung.

D Nichtvorhandensein einer bekannten medizinischen Krankheit, die die Anorexie und den Gewichtsverlust ausgelöst haben könnte.

E Nichtvorhandensein einer anderen bekannten psychiatrischen Störung, besonders einer primären affektiven Störung, Schizophrenie, Zwangsneurose oder phobischen Neurose. (Unter der Annahme, daß die Nahrungsverweigerung allein nicht ausreicht, um als Zwangsneurose oder phobische Krankheit zu gelten.)

F Zumindest zwei der folgenden Manifestationen:

(1) Amenorrhoe,

(2) Lanugo,

(3) Bradykardie (andauernder Ruhepuls von 60 oder weniger),

(4) Perioden der Überaktivität,

(5) Episoden der Bulimie,

(6) Erbrechen (kann selbstherbeigeführt sein).

für die Diagnose der Anorexia nervosa sind A bis E notwendig.

Abb. 3: Diagnosekriterien (nach FEIGHNER et al. zitiert nach MEERMANN, VANDEREYCKEN 1987, S.8)

Das Kriterium des Gewichts (B) bedarf einer Diskussion. Es wird nicht nur als zu restriktiv angesehen, da Patientinnen trotz des psychopathologischen Bildes der A.n. nicht berücksichtigt werden, es ist in dieser Formulierung auch zu unscharf; erst der relative Bezug zur Altersnorm des Gewichts stellt ein objektives Kriterium dar. Ebenso werden durch dieses Unterscheidungsmerkmal Normal- und Übergewichtige zum anorektischen Personenkreis gezählt, wenn sie beispielsweise vor der Gewichtsabnahme ein hohes Ausgangsgewicht aufweisen konnten (GERLINGHOFF, BACKMUND, MAI 1988; S.120; GUTEZEIT 1981, S.180; HOPPE 1982, S.19; STEINHAUSEN 1979a, S.150).

Im englischen Katalog steht das Charakteristikum "... Anorexia ..." (zitiert nach HOPPE 1982, S.18). Da es sich nicht um einen Appetitmangel oder -verlust handelt, wurde dieser Begriff unterschiedlich (frei) übersetzt. Einige AutorInnen übernahmen "... Anorexia ..." (GERLINGHOFF, BACKMUND, MAI 1988, S.119; MEERMANN, VANDEREYCKEN 1987, S.8), andere umschrieben den Terminus mit "... es liegt eine Eßstörung als Ursache [...] vor ..." (STEINHAUSEN 1979a, S.150) oder mit "... Einschränkung der Nahrungsaufnahme, gefolgt von einem Gewichtsverlust ..." (KARREN 1986, S.19).

Die Kriterien C(1), C(2) und C(3) sind von recht zweifelhaftem diagnostischen Wert, da sie als "... voraussetzende und motivierende Faktoren jedweiligen Fastens betrachtet werden können ..." (HOPPE 1982, S.19).

Für MEERMANN und VANDEREYCKEN ist der C-Kriterienkomplex

> [...] mit Sicherheit der entscheidende Punkt bei der Diagnose und besteht aus verschiedenen Verhaltenscharakteristika, die eine Tendenz zum Dünnsein, Streben nach Dünnheit oder eine Gewichtsphobie ausmachen. Die Entscheidung, ob dieses zentrale Kriterium erfüllt ist, wird dadurch besonders erschwert, daß die Patientinnen dazu neigen, ihre Krankheit zu verleugnen, oder auch dadurch, daß sie sehr oft kaum Einsicht in ihre Krankheit zeigen. (MEERMANN, VANDEREYCKEN 1987, S.9)

Bei den Merkmalen D und E handelt es sich offensichtlich um Ausschlußdiagnosen (HOPPE 1982, S.19), die "... heute unbestritten..." (STEINHAUSEN 1979a, S.151) sind. Laut DSM-III-R (1989) können jedoch - neben der Diagnose einer Anorexie - andere Krankheiten diagnostiziert werden, die ähnliche Symptome aufweisen, zum Beispiel Schizophrenie und Bulimia nervosa; in diesen Fällen können beide oder mehrere Diagnosen vergeben werden (FICHTNER, SCHMITZ 1988; SCHMITZ 1989; SPITZER, GIBBON, SKODOL, WILLIAMS, FIRST 1991, S.34ff, 326f).

Die im Kriterium F vorgenommene Auflistung erscheint fragwürdig.

Amenorrhoe wird nicht von allen AutorInnen als diagnosebestimmend gewertet. Einerseits wird sie "... als herausragendes Diagnosekriterium betrachtet ..." (HOPPE 1982, S.19), andererseits gilt das Symptom als "... AN-irrelevant, weil das Auftreten und/oder Persistieren regulärer menstrualer Funktionen abhängig ist von einer gewissen Mindestfettspeicherung des femininen Körpers ..." (HOPPE 1982, S.19f).

Ob eine Amenorrhoe vorgefunden wird, hängt eher von dem Stadium ab, in dem sich die Untersuchte befindet. Es gibt sowohl leichte und mittelschwere *Fälle*, die niemals amenorrhoisch werden [MEYER (Diskussionsbeitrag zu OBERDISSE, SOLBACH, ZIMMERMANN) 1965, S.33].

KARREN führt die Amenorrhoe als obligates Symptom auf "..., das sich nicht durch chronische Unterernährung erklären läßt, sondern sogar Initialsymptom sein kann ..." (KARREN 1986, S.20).

Dieses Diagnosekriterium kann von

- männlichen Magersüchtigen,
- jungen Mädchen vor der Geschlechtsreife (primäre Amenorrhoe),

- Frauen nach der Menopause,
- schwangeren Frauen und
- Frauen, die orale Kontrazeptiva einnehmen,

nicht erfüllt werden (MEERMANN, VANDEREYCKEN 1987, S.9; SMIRNOFF 1958; STEINHAUSEN 1979a, S.151). Daher schätzen MEERMANN und VANDEREYCKEN dieses Kriterium als zweitrangig ein.

Lanugobehaarung und Bradykardie - ebenso wie Amenorrhoe und Krankheitsverleugnung - sind sehr bedeutsam für die Differentialdiagnose der A.n. von anderen ähnlich verlaufenden Krankheitsbildern; sie sind jedoch abhängig vom Ausmaß des Syndroms und gelten nicht als obligate Symptome (KARREN 1986, S.20; MESTER 1981, S.238; STEINHAUSEN 1979a, S.151).

MEERMANN und VANDEREYCKEN sehen Lanugobehaarung als ein "... unnötiges Kriterium [an, P.D.], da nur eine Minderheit der Patienten eindeutig Lanugo zeigt ..." (MEERMANN, VANDEREYCKEN 1987, S.10).

Bradykardie ist - ebenso wie niedriger Blutdruck oder Akrozyanose - als Folge einer schwerwiegenden Unterernährung zu werten (MEERMANN, VANDEREYCKEN 1987, S.10).

Auch Überaktivität, Heißhungerepisoden und Erbrechen sind zwar häufig zu beobachten, sind gleichwohl fakultative Symptome. Bestehende Hyperaktivität kann als Unterscheidungsmerkmal zu somatischen Erkrankungen herangezogen werden (MEERMANN, VANDEREYCKEN 1987, S.10). Dennoch gilt sie nicht als spezifisch für eine A.n. und "... kann als Begleitsymptom jedweiligen Fastens interpretiert werden ..." (HOPPE 1982, S.22). Ebenso können Heißhungerepisoden nach längerem Fasten erwartet werden.

KARREN weist darauf hin, daß mit Hilfe der letzten beiden Kriterien nicht eindeutig zwischen A.n. und Bulimia nervosa zu unterscheiden ist. Eine bulimische oder bulimarektische Person kann aufgrund dieser Kriterien als anorektische identifiziert werden (KARREN 1986, S.21).

Die Forderung, daß mindesten zwei der aufgeführten Merkmale vorliegen müssen, entpuppt sich als rein willkürliche Forderung!

Die chronische Obstipation, die als Kernsymptom der Erkrankung in der Literatur angesehen wird, findet in diesem Kriterienkatalog keinen Raum.

ÄrztInnen können - eventuell durch ergänzende Interviews und andere Hilfsmittel - relativ schnell eine A.n. diagnostizieren. Eine vorläufige Diagnose *A.n.* kann als Arbeitshypothese verstanden werden und gegebenenfalls während des Behandlungsprozesses revidiert werden (KARREN 1986, S.21).

ForscherInnen sollten hingegen auf verbindliche, diagnosebestimmende Kriterien festgelegt werden, um die Überprüfbarkeit und Vergleichbarkeit von Befunden, Prognosen, Katamnesen zu erleichtern. Der Vergleich einzelner Studien wird durch die derzeitige Handhabung der herangezogenen Kriterienkataloge erschwert. Daher wäre es von Vorteil, sich auf einen Kriterienkatalog für die wissenschaftliche Forschung zu einigen. Der Ansatz von FEIGHNER et al. ist in diesem Sinne ein positiver Schritt trotz aller Mängel (STEINHAUSEN 1979a, S.151f).

Ganz offensichtlich konnten sich die Kriterien von FEIGHNER und seinem Team dennoch nicht durchsetzen.

> Man kann bei einer kritischen Literaturdurchsicht mühelos feststellen, daß nahezu jeder Autor einer monographischen Arbeit über die AN eigene diagnostische Kriterien erstellt, oder aber auf die Angabe der seinen Kasuistiken zugrunde liegenden diagnostischen Kriterien ganz verzichtet, zumindestens aber eine eigene Gewichtung der Symptome vornimmt, die er seinen Fällen als diagnostisches Raster unterlegt. (HOPPE 1982, S.31)

Die Kritik von HOPPE betrifft noch weitere von ihm aufgeführte Diagnosemanuale. Er spricht in diesem Zusammenhang von "... mangelhafte[r] Konstruktvalidität ..." und meldet "... ganz erhebliche Zweifel an der Konklusivität und Generalisierbarkeit von sämtlichen Daten der vorliegenden, kaum noch überschaubaren AN-Literatur ..." (HOPPE 1982, S.32) an. "... Alle angeführten diagnostischen 'Kriterien' halten einer strengen methodischen Kritik nicht Stand. Es existiert keine AN-Diagnostik, die selbst bei liberalster Auffassung des Diagnosebegriffes diese Bezeichnung verdient. Dieser Zustand ist durchaus nicht nur auf die medizinisch-psychiatrische Diagnostik der AN beschränkt..." (HOPPE 1982, S.32). Von den von der APA veröffentlichten Diagnosekriterien wurde daher erwartet, daß diese Kriterien weitgehend akzeptabel seien und den Ansprüchen genügen mögen.

MEERMANN und VANDEREYCKEN ziehen aus praktischen und klinischen Gründen die von der APA herausgegebenen DSM-III Kriterien vor, die in Abb. 4 dargestellt und im Folgenden diskutiert werden (MEERMANN, VANDEREYCKEN 1987, S.10).

HALMI führt ein 6. Kriterium (F) an, das versehentlich im DSM-III fehlt: "... Amenorrhoe: primär oder sekundär länger als drei Monate ..." (HALMI zitiert nach KÖHLE, SIMONS 1986, S.606).

Die DSM-III Kriterien sind ausreichend für den medizinisch-klinischen Bereich. Für Forschungszwecke respektive zum Vergleich von Befunden sind sie jedoch nicht eng genug gefaßt. KÖHLE und SIMONS ziehen für diesen Zweck die Diagnosekriterien von FEIGHNER et al. vor (KÖHLE, SIMONS 1986, S.606).

A) Starke Furcht davor, dick zu werden, die bei fortschreitendem Gewichtsverlust nicht nachläßt.

B) Störungen des Körperschemas, z. B. die Angabe, sich 'dick zu fühlen', auch bei Gewichtsverlust.

C) Gewichtsverlust von mindestens 25 % des ursprünglichen Körpergewichts; bei unter 18jährigen können der Gewichtsverlust und die zu erwartende Gewichtszunahme nach Wachstumstabellen kombiniert werden, um auf 25 % zu kommen.

D) Die Weigerung, das Körpergewicht über dem nach Alter und Größe berechneten minimalen Normalgewicht zu halten.

E) Keine bekannte körperliche Störung, die für den Gewichtsverlust verantwortlich gemacht werden könnte.

Abb. 4: Diagnostische Kriterien der Anorexia nervosa (aus: Diagnostisches und statistisches Manual psychischer Störungen. DSM-III 1984, S.77f)

Die aufgeführte Fassung von 1980/1984 ist eine bereits revidierte. Dieser Entwurf sollte durch eine rein beschreibende Psychopathologie und *theoriefreie* Darstellung für möglichst viele KlinikerInnen und WissenschaftlerInnen Anwendungsmöglichkeiten bieten (SCHULTE, BÖHME-BLOEM 1991, S.30f).

Durch die Gegenüberstellung des DSM-III und der revidierten Fassung DSM-III-R in Abb. 5 sollen die impliziten Unterschiede verdeutlicht werden.

Der Gewichtsverlust (Kriterium 3/1980/1984) hat den diagnostischen Wert als eigenständiges Charakteristikum verloren und wird an dieser Stelle beispielhaft zur Erläuterung des Merkmals 1 (1987/1989) aufgeführt. Der Grenzwert von *mindestens 25 %* (Kriterium 3/1980/1984) wird enorm reduziert und der Erläuterung angefügt.

Die Amenorrhoe (Kriterium 4/1987/1989), die nun (nach dem "... versehentlichen Fehlen ..." (HALMI zitiert nach KÖHLE, SIMONS 1986, S.606) ergänzend als Diagnosekennzeichen herangezogen wird, hat "... nur eingeschränkte praktische Bedeutung ..." [GERLINGHOFF, BACKMUND, MAI 1988, S.123; - zur weiteren Kritik an dem Kriterium *Amenorrhoe* siehe die Anmerkungen zum Diagnosemanual von FEIGHNER et al.: Charakteristikum F(1)].

In der revidierten Fassung des DSM-III werden Verhaltensmerkmale, die Einstellung der Krankheit und das Erleben der magersüchtigen Heranwachsenden stärker betont (ERPEN 1990, S.27f; GERLINGHOFF, BACKMUND, MAI 1988, S.123). Für ERPEN stellt dieses Diagnoseinstrumentarium eine Hilfe für die Erstellung einer positiven Diagnose dar (ERPEN 1990, S.28).

Der DSM-IV Entwurf unterscheidet sich gegenüber den älteren Versionen durch die Berücksichtigung zweier Untertypen

1. asketischer Magersuchttyp ('*restricting type*'). Hier liegen keine 'Freßattacken' oder '*Purging behaviour*' (selbstinduziertes Erbrechen oder Laxantienmißbrauch, Diuretikaeinnahme) vor.

2. bulimische Magersucht (*'purging type'*). Hier liegen zusätzlich zu den Magersuchtssymptomen 'Freßattacken' und *'Purging behaviour'* (selbstinduziertes Erbrechen, Mißbrauch von Laxantien oder Mißbrauch von Diuretika) vor.

(Fichter, Warschburger 1995, S.458)

DSM-III 1984	DSM-III- R 1989
4. Die Weigerung, das Körpergewicht über dem nach Alter und Größe berechneten minimalen Normalgewicht zu halten. 3. Gewichtsverlust von mindestens 25 % des ursprünglichen Körpergewichts; bei unter 18jährigen können der Gewichtsverlust und die zu erwartende Gewichtszunahme nach Wachstumstabellen kombiniert werden, um auf 25 % zu kommen.	1. Das Körpergewicht wird absichtlich nicht über dem derKörpergröße oder dem Alter entsprechenden Minimum gehalten, d.h. Gewichtsverlust auf ein Gewicht von 15 % oder mehr unter dem zu erwartenden Gewicht bzw. während der Wachstumsperiode Ausbleiben der zu erwartenden Gewichtszunahme mit der Folge eines Gewichts von 15 % oder mehr unter dem erwarteten Gewicht.
1. Starke Furcht davor, dick zu werden, die bei fortschreitendem Gewichtsverlust nicht nachläßt.	2. Starke Angst vor Gewichtszunahme oder Angst vor dem Dickwerden, obgleich Untergewicht besteht.
2. Störung des Körperschemas, z. B. die Angabe, sich 'dick zu fühlen', auch bei Gewichtsverlust.	3. Störung der eigenen Körperwahrnehmung hinsichtlich Gewicht, Größe oder Form, d.h.die Person berichtet sogar im kachektischen Zustand, sich 'zu dick zu fühlen', oder ist überzeugt, ein Teil des Körpers sei 'zu dick', obgleich ein offensichtliches Untergewicht besteht.
	4. Bei Frauen Aussetzen von mindestens drei aufeinanderfolgenden Menstruationszyklen, deren Auftreten sonst zu erwarten gewesen wäre (primäre oder sekundäre Amenorrhoe). (Bei Frauen liegt eine Amenorrhoe vor, wenn die Menstruation nur bei Gabe von Hormonen, z. B. Östrogenen, eintritt.)
5. Keine bekannte körperliche Störung, die für den Gewichtsverlust verantwortlich gemacht werden könnte.	

Abb. 5: Gegenüberstellung des DSM-III (1980/dt. 1984) und des DSM-III-R (1987/dt. 1989) (die Gegenüberstellung des DSM-III (1984, S.77f) und des DSM-III-R (1989, S.99) in dieser Form ist von der Verfasserin, P.D.; weitere Gegenüberstellungen von Diagnosekatalogen finden sich bei Franke 1993 und dies. 1994)

Es kann an dieser Stelle nicht auf die weiteren Diagnosemanuale, die in der Abb. 2 aufgeführt sind, eingegangen werden. Die interessierten LeserInnen mögen sich an der folgenden Literatur orientieren: Böning 1983; Bruch 1965, 1982, 1990; Dellisch 1977; Erpen 1990; Fichter, Meermann 1981, S.17ff; Fichter, Warschburger

1995; GARFINKEL, KAPLAN 1986; GAST 1986; GERLINGHOFF, BACKMUND, MAI 1988; HOPPE 1982; JACOBI 1994; KRÄMER 1988; MACLEOD 1983; SCHULTE, BÖHME-BLOEM 1991; SELVINI PALAZZOLI 1984; THOMÄ 1963, 1981.

In der Praxis - so wird in der Literatur immer wieder betont - kann eine Diagnose relativ leicht gestellt werden. Das anorektische Verhalten (SELVINI-PALAZZOLI 1965, S.96) und die "... magersüchtige Fehlhaltung ..." (WILLENBERG 1987, S.147) bieten für die gemeinsame Diagnosefindung verläßliche Orientierungspunkte. Die Diskussion um die Festlegung diagnostischer Kriterien kann aus diesem Blickwinkel als ein Problem der Wissenschaften beziehungsweise der Forschung angesehen werden.

3.3.2 *Einschätzungsinstrumente*

Ergänzend zu den Diagnoseschlüsseln wurden in den letzten Jahren vermehrt Methoden zur Erfassung von Körperschemastörungen, Selbst- und Fremdeinschätzungsskalen und andere Instrumente entwickelt, die der Erstellung, Unterstützung und Absicherung der Diagnose gelten. Vermehrt werden Instrumente für Forschungszwecke entwickelt und eingesetzt (MEERMANN 1983). Sie sollen für prognostische und katamnestische Untersuchungen vergleichbare Daten und Einschätzungen erbringen. MEERMANN und VANDEREYCKEN führen für das Einsetzen von (Forschungs-) Instrumenten sowohl

(1) klinische als auch
(2) wissenschaftliche Zwecke an (MEERMANN, VANDEREYCKEN 1987, S.23).

Da das Verleugnen von anorektischen Symptomen krankheitsspezifisch ist, wurden Fremdeinschätzungsskalen für die Eltern oder/und für den Partner/die Partnerin entwickelt (MEERMANN, VANDEREYCKEN 1987, S.23; REMSCHMIDT, HEINSCHER 1986, S.100; Kritik dazu äußern ERPEN 1990, S.42, S.160; GERLINGHOFF, BACKMUND, MAI 1988, S.112).

Erste Methoden zur objektiven Messung einzelner Symptome - zum Beispiel der körperlichen Hyperaktivität - werden im klinischen Bereich bereits angewendet.

Es ist im Rahmen dieser Arbeit nicht möglich, auf alle (teil)standardisierten Instrumente einzugehen. Bei der steigenden Anzahl von Instrumenten können nur wenige berücksichtigt werden. Die interessierten LeserInnen seien beispielshalber auf die folgenden publizierten Skalen verwiesen:

BACHMANN 1985, S.46f (Fragebogen zur Anorexie); LÄSSLE 1987, S.138ff (Standardisiertes Tagebuch); MEERMANN, VANDEREYCKEN 1987, S.11 (Allgemeines medizinisches Interview einer Patientin mit einem Gewichtsproblem); dies., S.20 (Das anorektische Verhalten - Entwurf für ein klinisches Interview); dies., S.22 (Ein Entwurf für die familiendiagnostische Einschätzung); dies., Anhang 1.1 (Analogskalen-Messung); dies., 1.2 [Eating Attitudes Test (EAT)]; dies., 1.3 [EDI Münster: Selbstbeurteilungsfragebogen für Eßstörungen (dt. Übersetzung des EDI: Eating Disorders Inventory)]; dies., 1.4 (ABOS Münster: Beobachtungsskala für anorektisches Verhalten für Eltern/Partner); dies., 1.5 [Body Attitude Test (BAT) Fragebogen zur Einstellung zum eigenen Körper]; PUDEL 1985a, S.14ff (Haben Sie ein Gewichtsproblem?); STRAUß, APPELT 1983 (Ein Fragebogen zur Beurteilung des eigenen Körpers); Strukturiertes klinisches Interview für DSM-III-R 1991; TSCHUSCHKE, VOLK 1983 (Oraler Optimismus Fragebogen und Oraler Pessimismusfragebogen von KLINE und STORY) und andere (JACOBI 1994, S.161f).

3.3.3 Familiendiagnostik

Da sich die A.n. in der Regel in einem Alter manifestiert, in dem die Jugendlichen noch in der Familie leben, kann es sinnvoll sein, die Familie mit in den Diagnose- und Interventionsprozeß einzubeziehen. Obgleich eine Familienorientierung immer mehr BefürworterInnen findet, sieht die Umsetzung - je nach theoretischer Grundorientierung - recht verschieden aus. Mit den herkömmlichen individualpsychologischen Methoden sind Familienstrukturen nicht erfaßbar. Die traditionelle medizinische Diagnostik und deren Terminologie lassen die Interaktionen, Strukturen und Beziehungen unberücksichtigt. Die bevorzugte Methode, eine Familie in ihren Interaktionen, Beziehungen und Kommunikationsmustern zu untersuchen, besteht darin, sie über einen längeren Zeitraum zu beobachten und (strukturiert) zu befragen.

MEERMANN und VANDEREYCKEN empfehlen, alle Mitglieder zu einem diagnostischen Interview einzuladen. Einen Entwurf für eine familiendiagnostische Einschätzung, nach dem KlinikerInnen das Interview gliedern können, veröffentlichten sie 1987 (MEERMANN, VANDEREYCKEN 1987, S.22). Dieser Leitfaden umfaßt neben Fragen zu demographischen Familiendaten zwei Frageblöcke. Ein Komplex erfragt die hauptsächlichen Probleme aus der Sicht der einzelnen Familienmitglieder, der andere versucht die Nähe der Beziehungen innerhalb der Familie zu eruieren. Die Beziehungen zum außerfamiliären Personenkreis und zu Verwandten werden im letzten Fragenblock mitberücksichtigt. Die Autoren beziehen zwar die Familie und das soziale Umfeld für das Erstellen einer Diagnose mit ein, gehen aber nicht von einem systemisch orientierten Ansatz aus. Die traditionelle Diagnose und Etikettierung des Symptomträgers wird lediglich auf der Basis einer breiter gefächerten diagnostischen Erhebung gestellt.
SELVINI PALAZZOLI ist an einer Beschreibung von Index-Patientinnen weniger interessiert. Es wird von ihr eine Diagnose der Familie als einem totalen System, einschließlich der TherapeutInnen angestrebt. Sie gibt allerdings zu bedenken, daß sie und ihre

MitarbeiterInnen von einem befriedigenden System der Familiendiagnostik noch weit entfernt sind (SELVINI PALAZZOLI 1984, S.236f).

Formen der systemischen Diagnostik sind beispielsweise der Aufbau einer Familienskulptur (SCHWEITZER, WEBER 1982) und zirkuläres Fragen.

Für den Fall, daß nicht alle Familienmitglieder, Verwandte und andere außerfamiliäre Bezugspersonen zu einem gemeinsamen Interview bereit sind - oder aus anderweitigen Gründen verhindert sind -, empfiehlt BRUCH, Briefe von ihnen schreiben zu lassen, in denen sie schildern sollen, "... was nach ihrer Meinung die Krankheit verursacht habe ..." (BRUCH 1982, S.135). Obgleich die Verleugnung für die A.n. als symptomatisch angesehen wird, findet das Pendant im Familienbemühen, nämlich Probleme, Schwierigkeiten und Konflikte zu bagatellisieren und zu leugnen, kaum Beachtung. Können die Probleme innerhalb der Familie oder unter dem Elternpaar nicht mehr abgetan werden, wird versucht, sie als durch die A.n. verursacht darzustellen (BRUCH 1982, S.138).

Der zentrale Konflikt, sich mit Hilfe des Hungerstreiks aus den bindenden Kräften der Familie zu befreien und autonom(er) zu werden, verdeutlicht, daß es sich nicht um eine Krankheit des Individuums handelt, sondern um ein Symptom gestörter Familienbeziehungen. Ob die Strukturen und das Leugnen von Problemen in *anorektischen* und *nichtanorektischen* Familien vergleichbar oder gänzlich anders sind, ist bislang nicht beobachtet worden (KARREN 1986, S.25f). HÄNSEL faßt die diagnostischen Kriterien der A.n. in einer Abbildung zusammen:

Eßverhaltensstörungen in Form von zeitweiliger Nahrungsverweigerung bzw. Nahrungsbegrenzung, gelegentliche Eß-Durchbrüche.

Erbrechen und Abführmittelmißbrauch mit dem Ziel der Gewichtsbegrenzung bzw. Gewichtsminderung.

Deutlicher Gewichtsverlust bzw. bewußt stark erniedrigt gehaltenes Körpergewicht und starker Widerstand gegen Gewichtszunahme.

Chronische Verstopfung.

Ausbleiben der Menstruation, Libidoverlust.

Körperliche Folgeerscheinungen der Kachexie.

Verzerrte Einstellung zu Essen, Körpergewicht und Körperschema.

'Leugnung' des Krankheitswertes der Störung, Aktivitätssteigerung, hektisches Getriebensein.

Spezifische Beziehungsstörungen, autistisches Verhalten.

Narzißtische Persönlichkeitsstörungen, depressive Verstimmungen.

Enge Bindungen des Krankheitsbeginns an Pubertät und Adoleszenz.

Charakteristische Störungen der Familienbeziehungen.

Abb. 6: Diagnostische Kriterien der A.n. (aus: HÄNSEL 1985, S.23)

3.4 Differentialdiagnosen

Die Differentialdiagnostik beschäftigt sich mit der Unterscheidung der A.n. von anderen Krankheiten. Es können sowohl körperliche als auch psychische Krankheiten verwechselt werden.

Einige der Kriterien, die differentialdiagnostisch von Bedeutung sind, wurden bereits genannt: Leugnung des Krankheitswertes der Symptome; die nach außen hin demonstrierte fehlende Krankheitseinsicht; der Stolz auf den Gewichtsverlust; die anorektische Idealbildung; das beharrliche Abnehmen-Wollen; die Lanugobehaarung (, wenn sie besteht); der Negativismus der Kranken; ihre Einsichtslosigkeit für die Schwere ihres Zustandes; die Zurückweisung jeglicher Hilfe. Der tiefreichende Wunsch, abzunehmen, und die Furcht vor einer Gewichtszunahme oder gar Übergewicht besteht in der Regel nicht bei einer nicht-anorektischen Gewichtszunahme. Das anorektische Idealbild, das extrem abgemagert und gewichtsreduziert ist, kann durch Fragen nach dem Wunschgewicht, leicht exploriert werden (SCHMITT 1987, S.129, S.132; SELVINI PALAZZOLI 1984, S.48).

3.4.1 Seelische Krankheiten

Eine statische Trennung der A.n. von anderen Eß- und Gewichtsstörungen soll aufgegeben werden zugunsten eines dynamischen und dimensionsorientierten Modells. MEERMANN und VANDEREYCKEN (1987, S.5f) wollen mit diesem von ihnen vertretenen Modell betonen, daß die Symptomatik, das heißt das Erscheinungsbild der Krankheit sich verändern kann - die A.n. kann in eine andere Eß- und Gewichtsstörung übergehen und vice versa -, ohne daß die zugrundeliegenden Probleme Veränderung erfahren. Ausgelöst werden kann ein solcher Wechsel von der A.n. zu einer anderen Eß- oder Gewichtsstörung spontan oder durch ärztliche Intervention(en): beispielsweise durch die Beobachtung bulimischer, adipöser (fettleibiger) Mitpatientinnen oder durch Zwangsernährung, die eine Bulimarexie, Bulimia nervosa oder Adipositas auszulösen vermag.

Auch GERLINGHOFF, BACKMUND und MAI ziehen eine gemeinsame Betrachtung der A.n. und der Bulimia nervosa vor, "... nicht zuletzt weil uns andere ungelöste Probleme der unter Eßstörungen leidenden Patienten viel bedeutsamer erscheinen als kategorielle Differenzierungen ..." (GERLINGHOFF, BACKMUND, MAI 1988, S.127). Die AutorInnen sprechen sich wie MEERMANN und VANDEREYCKEN gegen statische Diagnoseschemata aus und betonen das "... Wandern der Symptome ..." (GERLINGHOFF, BACKMUND, MAI 1988, S.127). Der Vorteil dieses dynamischen, dimensionalen Modells liegt eindeutig in der Infragestellung eingefahrener Denkgewohnheiten über sogenannte abgrenzbare Krankheiten (BACHMANN 1985, S.52;

GERLINGHOFF, BACKMUND, MAI 1988, S.127; MEERMANN, VANDEREYCKEN 1987, S.5f; WAGNER 1989, S.27).

Der A.n. am nächsten kommen neben den im DSM-III-R nicht näher bezeichneten Eßstörungen (DSM-III-R 1989, S.103) die Bulimarexie, die Bulimia nervosa (siehe dazu die ICD-10 1991, S.188 und den ICD-10-Entwurf in SCHULTE, BÖHME-BLOEM 1991, S.34) und die atypische Bulimia nervosa, die Bulimia nervosa mit Normal- oder Übergewicht (ICD-10 1991, S.189f; siehe ebenda S.34: ICD-10-Entwurf zur Bulimia nervosa mit Normalgewicht und das DSM-III-R 1989, S.99-101).

In Abb. 7 wird die Magersucht der Bulimie gegenübergestellt.

Neben dieser Differentialdiagnose sind ebenso Fälle von Anorexie abzugrenzen, "... die nicht vor dem Dickwerden Angst haben, sondern die aus ideologischen Gründen Nahrung [...] ablehnen ..." (BRÄUTIGAM, CHRISTIAN 1981, S.252). Beispiele gibt es dazu laut Literatur in Indien. Sehr untergewichtige Gläubige verweigern die Aufnahme von Speisen mit Fleisch der heiligen Kühe. Diese Gruppe wird nicht zum anorektischen Personenkreis gezählt.

Anorektische Reaktionen sind Symptome, die Ausdruck verschiedener Krankheiten sein können. Dabei kommen beispielsweise seelische Krisen und Depressionen in Betracht. Es können jedoch auch Vorformen von später sich manifestierenden Eß- und Gewichtsstörungen sein (FEIEREIS 1989, S.105; HÄNSEL 1985, S.23f; KÖHLE, SIMONS 1986, S.608).

Eine sekundäre, neurotische oder reaktive Anorexie kann in jedem Lebensalter - ausgelöst durch Demütigungen oder Versagensgefühle - auftreten (SELVINI PALAZZOLI 1984, S.48).

Die chronische Anorexie beginnt in jungen Jahren (Kindheit) und kehrt phasenweise bis zum Lebensende wieder.

Das Kauen-Ausspucken Syndrom kann als eine Form von Bulimie oder als eine Vorform einer manifesten Eß-Sucht angesehen werden (MEERMANN, VANDEREYCKEN 1987, S.17).

Es ist ebenso an Medikamentenmißbrauch respektive an Polytoxikomanien (Abhängigkeit von mehreren süchtigmachenden Drogen) zu denken (LEIBOLD 1987, S.40ff; PETZOLD 1980, S.131).

Magersucht (A.n.)	Bulimie (Bulimia nervosa/Bulimarexie)
nicht aufhören können, nicht zu essen; Hypophagie (mangelnde Nahrungsaufnahme; ca. 800 kcal/Tag);	nicht aufhören können zu essen; (episod.) Hyperphagie (erhöhte Nahrungsaufnahme bis 55000 kcal/Tag);
Abnehmen wollen; Dünnsein als Ziel; Dünnsein müssen; krankhafte Angst vor virtuellem *Dicksein*; Angst vor Dickwerden durch erwarteten Kontrollverlust bezüglich Essen; Kontrollzwang; Angst vor Kontrollverlust;	nicht zunehmen wollen; (reales) *Dicksein* wird toleriert resp. intendiert, auch abgelehnt und vermieden; Angst vor dem Dickwerden durch tatsächlichen Kontrollverlust; Kontrollverlust;
Untergewicht (25 - 40 % unter Normalgewicht/unter 80 % des Idealgewichts);	Normal- (Über-)Gewicht, Idealgewicht;
Kachexie;	Gewichtsschwankungen (in oder um Normbereich);
Unzufriedenheit mit Körperbild ausgeprägt; Störung des Körperbildes;	kaum;
sind sich weniger der psychologischen Gestörtheit bewußt;	sind sich der psychologischen Gestörtheit stärker bewußt;
kein Leidensdruck; kein Krankheitsgefühl; keine Krankheitseinsicht;	großer Leidensdruck; oft Krankheitsgefühl; Bewußtsein, an Krankheit zu leiden;
Verleugnung;	Schuldgefühl;
keine Klagen über mangelnde Nahrungsaufnahme;	Klagen über Vielessen-müssen;
geringes Therapiebedürfnis; keine Anstrengungen, den Zustand zu verändern: geringe Compliance (Bereitschaft der Patientinnen, Hinweise und Verordnungen der ÄrztInnen zu befolgen;	starkes Therapiebedürfnis; Bemühen um Veränderung (Appetitzügler, Diät, Selbsthilfegruppe) gute Compliance;
Amenorrhoe obligatorisch; Fehlen der Periode ca. 80 %;	gelegentlich; unregelmäßig oder fehlende Periode ca. 25 %;
große Verteilung in der Mittelschicht /Oberschicht	
Alter: etwas früher, jünger meist in der Pubertät	etwas später, älter

ständige gedankliche Beschäftigung mit Nahrung, Gewicht und Körperfülle;	
Hungergefühle werden nicht wahrgenommen (oder geleugnet);	quälendes Hungergefühl;
Erbrechen als fakultatives Symptom;	Erbrechen als Hauptsymptom;
distanziert, isoliert gegenüber dem sozialen Umfeld;	kontaktfreudig;
weniger Erfahrung als Gleichaltrige bezüglich Sexualität;	keine Unterschiede zu gleichaltrigen Gesunden bezüglich Sexualität/Erfahrung;
Askese; sexuelles Desinteresse;	Verwahrlosung, aktiveres Sexualverhalten;Abusus von Medikamenten etc.;
weniger;	deutlich verminderte Impulskontrolle (Drogen, Akoholabusus, Diebstahlshandlungen, Suicidversuche, Stimmungslabilität);
90 - 95 % weiblich	mehr als 80 % weiblich;
ca. 1 - 3 % aller Mädchen vor der Hochschulreife zeigen prä-klinische Symptome;	5 - 13 % der Collegebesucherinnen zeigen prä-klinische Symptome;
häufige Umwandlung in chronische Bulimia nervosa (ca. 40 %);	manchmal Umwandlung in eine chronische einschränkende A.n.;
trotziger Triumph;	konsekutive Scham, Schuld, Selbstverurteilung;
Mortalität (bis zu 21 % im Längsschnitt);	———

Abb. 7: Schematische Gegenüberstellung von Charakteristika der A.n. und der Bulimia nervosa (zusammengestellt von der Verfasserin, P.D., nach folgenden Literaturquellen: Feiereis 1989, S.103; Meermann, Vandereycken 1987, S.4; Potreck-Rose, Koch, Sturm 1987; Schäfer 1988, S.14f; Ziolko 1985, S.241)

3.4.2 *Psychiatrische Krankheitsbilder*

Folgende psychiatrische Krankheitsbilder sind zu berücksichtigen und differentialdiagnostisch von der A.n. abzugrenzen:

Psychotische Zustandsbilder/Schizophrenien: Während einer Psychose können Betroffene Stimmen hören, die das Essen verbieten oder vor vergifteter Nahrung warnen. Während dieser wahnähnlichen Zustände können sie sehr abmagern. Eine Schizophrenie ist jedoch nicht mit Hyperaktivität verbunden.

Neben einer paranoiden Schizophrenie ist eine Diagnose einer sekundären Anorexie möglich (ERPEN 1990, S.34; KÖHLE, SIMONS 1986, S.609; MEERMANN, VANDEREYCKEN 1987, S.16; THOMÄ 1963, S.601).

Depressionen/Depressive Zustände: Depressiv verstimmte abgemagerte Patientinnen weigern sich nicht zuzunehmen; sie leiden an ihrem Zustandsbild und fühlen sich krank. Anorektisches - zum Beispiel hyperaktives - Verhalten entspricht nicht dem von depressiven Menschen (ERPEN 1990, S.34; KÖHLE, SIMONS 1986, S.609; MEERMANN, VANDEREYCKEN 1987, S.16; SELVINI PALAZZOLI 1984, S.48).

Neurotisch und reaktiv bedingte psychosomatische Störungen des oberen Verdauungstraktes: Dazu zählen psychogenes Erbrechen, psychogene Übelkeit, Globusgefühl, neurotische Schluckstörungen und andere. Die Weigerung zu essen ist nicht freiwillig, sondern Folge funktionaler Störungen (ERPEN 1990, S.38; FEIEREIS 1989, S.105; GAST 1986, S.11; KÖHLE, SIMONS 1986, S.608; MEERMANN, VANDEREYCKEN 1987, S.17f; SELVINI PALAZZOLI 1984, S.48; THOMÄ 1963, S.601).

Zwangsneurotische Zustände: Zwangsneurosen, Putz- und Waschzwänge können mit Erschöpfungszuständen und daraus resultierender Abmagerung einhergehen (ERPEN 1990, S.39; THOMÄ 1963, S.601).

3.4.3 *Körperliche Krankheiten*

Tuberkulose, bösartige Tumoren, hormonelle und endokrinologische Störungen oder eine hypophysär bedingte Anorexie somatogenen Ursprungs, die im Laufe der Krankheit in eine Kachexie übergehen kann, sind in aller Regel leicht durch die differentialdiagnostischen Kriterien (siehe oben) von der A.n. zu unterscheiden. Die A.n. war - bedingt durch einen Bericht von SIMMONDS, der 1914 veröffentlicht wurde - in Deutschland ins Schattendasein gerückt. Ein Hypophysenschwund wurde für Abmagerungen und Kachexien verantwortlich gemacht und verdrängte so die *psychogene* A.n. Die sogenannte SIMMONDS'sche Krankheit oder SIMMONDS'sche Kachexie hatte durch die organische Erklärung die Erkrankung in den Bereich des Akzeptablen gerückt (GERLINGHOFF, BACKMUND, MAI 1988, S.146ff).

Anorexia nervosa	SIMMONDS'sche Krankheit
psychoneurotische Tendenzen;	keine psychoneurotischen Tendenzen;
Krankheitsbewußtsein/-einsicht fehlt	Krankheitsgefühl sehr ausgeprägt
lebendig, unruhig, rastlos;	apathisch;
willentliche Nahrungsverweigerung	Appetitverlust ohne affektive Beteiligung
lediglich Ausbleiben der Monatsregel (Amenorrhoe);	Verlust der Sexualfunktionen, der Genitalien und der sekundären Geschlechtsmerkmale;
Verteilung über die Geschlechter (männlich : weiblich): 1 : 11,5	4 : 7
Alter: 14 - 40 Jahre (je nach Literatur auch früher oder später);	20 - 50 Jahre
psychopath. Umweltkonflikte, Trauma (Vorgeschichte);	Geburtsschock (als Vorgeschichte);
normale oder kleine Sella turcica (*Türkensattel,* Knochenvertiefung, in der die Hypohyse liegt);	Tumorbefunde an Hypophyse;
Kachexie (typisch);	häufig anfänglich normalgewichtig; erst in den letzten Monaten schwere Kachexie;
durchschnittliche Dauer: 1 - 10 Jahre	15 Jahre
Leitsymptom: Anorexie;	nur im Spätstadium;
Symptome: sekundäre Geschlechtsbehaarung meist erhalten; Lanugobehaarung verstärkt; Hypotonie (Erniedrigung des Blutdrucks);	echte Körperschwäche; sekundäre Geschlechtsbehaarung deutlich vermindert; Haupthaar schütter;
Vasoneurose (vegetative Dystonie); trophische (die Ernährung des Gewebes betreffend) Hautstörungen; geringe Osteoroporose (Schwund des festen Knochengewebes und Vergrößerung der Markräume);	Zahnausfall; troph. Störungen der Haut; Blässe;
neurovegetative Symptome; Magen-Darm-Spasmen; Splanchnomikrie, spez. dynamische Wirkung: normal;	Splanchnomikrie (abnorme Verkleinerung der Eingeweide);

Abb. 8: Gegenüberstellung der differentialdiagnostisch relevanten Kriterien (zusammengestellt von der Verfasserin, P.D., nach: GAST 1986, S.10; THOMÄ 1961, S.44).

Anorexien endokrinen Ursprungs sind durch das psychopathologische Bild der Erkrankten leicht von dem der A.n. zu unterscheiden. Junge magersüchtige Frauen sind weder stumpf noch apathisch. Sie bleiben vielmehr rege und energisch. Bei Patientinnen mit der SIMMONDS'schen Kachexie oder der SHEEHANschen Krankheit ist der Wunsch nicht vorhanden noch mehr abzunehmen. Sie verweigern auch keine ärztliche Intervention (SELVINI PALAZZOLI 1984, S.48).

Die differentialdiagnostischen Charakteristika der A.n. und der SIMMONDS'schen Kachexie sind in Abb. 8 gegenübergestellt.

Einige internistische Krankheiten - wie beispielsweise die Colitis ulcerosa (eine schwerwiegende Entzündung des Dickdarms mit Eiterung und Geschwürbildung) oder die Ileitis terminalis (eine chronischen Entzündung im Bereich der letzten Ileumschlinge, dem unteren in den Dickdarm übergehenden Abschnitt des Dünndarms) - können zu ähnlichen Zustandsbildern führen. Eine Doppeldiagnose ist möglich (BRÄUTIGAM, CHRISTIAN 1981, S.252; zur Differentialdiagnose internistischer Krankheiten siehe auch: FEIEREIS 1989, S.105ff; HOPPE 1982, S.33ff; KÖHLE, SIMONS 1986, S.607; KÖHLER 1987, S.45; PETZOLD 1980, S.131; das DSM-III-R (1989, S.98) führt ebenfalls Differentialdiagnosen an ohne eine Doppeldiagnose auszuschließen; Falldarstellungen diesbezüglich finden sich in SPITZER, GIBBON, SKODOL, WILLIAMS, FIRST 1991).

3.5 Epidemiologie

Untersuchungen in verschiedenen Populationen ergeben eine Prävalenz (das heißt eine zu einem gegebenen Zeitpunkt oder einem definierten Zeitraum bestehende Häufigkeitsrate einer Krankheit) von 1 : 800 bis zu 1 : 100 mit Hilfe des Diagnoseschlüssels der APA (DSM-III-R 1989, S.98).

LEIBOLD schätzt zwei Millionen Menschen, die von einer suchtartigen Form des Eßverhaltens betroffen sind (LEIBOLD 1987, S.15), während die Allgemeine Ortskrankenkasse (AOK) nur "... etwa 500.000 Betroffene [angibt, P.D.], die an massiven Störungen leiden ..." (Satt und zufrieden? 1989, S.2).

60.000 anorektische junge Frauen werden in den alten Bundesländern vermutet. Jede siebte Pubertierende sei ein *Risikofall.* Über 1 % der 16 - 30jährigen Frauen seien betroffen von einer bulimischen Anorexie (Schrei aus der Tiefe des Bauches 1985, S.56; KARREN 1986, S.23).

Bei einer Literaturdurchsicht finden sich weitgehend ähnliche Untersuchungsbefunde:

- 1/100 Mädchen in der Pubertät erkranken (GERLINGHOFF, BACKMUND 1989, S.15);

- 1/100 erkranken an A.n. und 4/100 seien gefährdet oder/und hätten leichtere Symptome (MADER 1986, S.15; Satt und zufrieden? 1989, S.5);
- 0,1/100 junger Männer in der Adoleszenz erkranken (CRISP et al. 1976 nach KÖHLE, SIMONS 1986, S.609);
- 3 - 5/100.000 der Bevölkerung leiden an einer Anorexie (STIERLIN 1982b, S.9);
- 1 - 5/1.000.000 Einwohner respektive 15/100.000 der 15 - 25jährigen Frauen seien betroffen von einer A.n. (BECKER, LÜDEKE 1978, S.92; BRÄUTIGAM, CHRISTIAN 1981, S. 246; KÖHLE, SIMONS 1986, S.609; PETZOLD 1980, S.131; PFLANZ 1965, S.147);
- 0,24 - 1,6/100.000 Erkrankungen an A.n. gibt es in der Bevölkerung und 1/100 der Risikopopulation der 16 - 18jährigen jungen Frauen werden angegeben (GUTEZEIT 1981, S.178);
- 3 - 8 % aller Frauen zwischen 15 und 30 Jahren leiden unter krankhaften Eßstörungen (Unter krankhaften Eßstörungen ... 1991);
- mindestens jede 10. Frau im Alter von 15 - 50 Jahren hat eine schwere Eßstörung (LEIBOLD 1987, S.15; MADER nach MERFERT-DIETE 1987, S.32; STEIN 1987, S.1).

Sichere Inzidenzraten (Rate der neu Erkrankten in einem definierten Zeitraum) und Prävalenzraten sind nicht anzugeben, da die A.n. häufig *falsch* diagnostiziert wurde und wird (bedingt durch Verleugnung) und viele Übergangsformen existieren (FICHTER, FOUKI 1981, S.56ff; PFLANZ 1965, S.146).

Etliche Frauen werden nicht als anorektisch diagnostiziert und heilen *spontan* ohne ärztliche Hilfe. Die nicht erkannte A.n. kann in ihrem weiteren Verlauf übergehen in eine andere Abhängigkeit, in Depression oder eine andere Erkrankung, die - erst einmal diagnostiziert - die (ursprüngliche) Krankheit verdeckt.

Hohe Dunkelziffern vermuten nahezu alle AutorInnen. Von einer *Zunahme*, einer *Verdreifachung* oder gar einer *Epidemie* wird berichtet (ARZ, KLOOS 1983, S.150; BRUCH 1990, S.19; GAST 1986, S.8; GERLINGHOFF, BACKMUND 1989, S.15; GUTEZEIT 1981, S.178; KARREN 1986, S.23; LEIBOLD 1987, S.15; PUDEL 1985c, S.66; STIERLIN 1982b, S.9). SCHEPANK hält dagegen, daß hierzu keine wissenschaftlichen Befunde vorliegen. Lediglich sei ein Prävalenzanstieg für die Bulimarexie plausibel (SCHEPANK 1991a, S.216).

Die Zunahme der Behandlungsinzidenz sagt wenig darüber aus,

- ob das Krankheitsbild zahlenmäßig zugenommen hat,
- ob die Diagnose öfter gestellt wird,
- ob die Erkrankten sich eher Hilfe suchen oder
- ob durch die Errichtung spezieller Kliniken erst Behandlungsmöglichkeiten aufgetan wurden, die bislang fehlten.

Die uneinheitlichen Diagnoseschlüssel erfassen unterschiedlich große Gruppierungen von bereits betroffenen und gefährdeten Menschen, die sich zahlenmäßig in Statistiken niederschlagen (können).

Die Frage bleibt offen, ob die Zahlen der Neuerkrankten kumulativ den bisher Erfaßten zuaddiert werden oder, ob die Erkrankungsinzidenz gesondert nur für Neuerkrankte errechnet wird.

SCHIFFER befürchtet eine wesentlich weitere Ausbreitung in der Bevölkerung.

> Der Preis in Form von Symptomen infolge der Abwehr ist gestiegen - und zwar drastischer als uns z. B. die Kliniken für Eßgestörte, die wie Pilze aus dem Boden schießen, signalisieren können. Die Symptome des klinifizierten Individuums stellen so nur die Spitze des Eisberges dar, weil die kollektive und damit als 'normal' identifizierte Eß-Brech-Mentalität [...] für uns nicht 'klinisch relevant' sind. (SCHIFFER 1990, S.98)

Dies bestätigt die *Nationale Verzehrstudie*, in der von jungen Frauen berichtet wird, die "... übertreiben [würden, P.D.]: 50 Prozent der 15 - 25jährigen essen zu wenig ..." (Die Nationale Verzehrstudie nach LANG 1991).

Ein Test an amerikanischen SchülerInnen im Alter von 8 - 13 Jahren ergab, daß sich 37 % bemühten, "... durch Kalorienreduzierung und Diäten, durch Körpertraining, aber auch durch bewußt herbeigeführtes Erbrechen 'Idealformen' anzunehmen ..." (SCHATZ 1990, S.22). Über die Gefahren *antrainierter* Eßstörungen waren sie durchweg nicht informiert.

Die Zahlen erschrecken: 50 % der Mädchen und jungen Frauen essen zu wenig und unsere amerikanischen *Vorbilder* reduzieren bereits im Alter von 8 - 13 Jahren dermaßen ihre Nahrungszufuhr und ihr Gewicht, daß sie unbewußt auf eine Eßstörung zusteuern.

Es drängt sich die Frage auf, ob es sich bei diesen Verhaltensweisen um Vorboten für Eßkrankheiten, um eine "... kollektive Neurose ..." (LEHMANN 1985, S.6) oder noch um *normales* kollektives Eßverhalten handelt. Laut PUDEL gibt es kaum noch Frauen, die auf ganz natürliche Weise mit Essen umgehen können (Deutscher Forschungsdienst 1989, S.275).

Es scheinen verschiedene Ursachen zum Syndrom der A.n. hinzuführen. Denn einst waren es nur wenige Frauen, die die "... originelle Entdeckung ..." machten, während die A.n. "... heute eine geradezu modische Reputation erworben ..." hat (BRUCH 1990, S.19).

> Es ist nicht ungewöhnlich, von jungen Mädchen zu erfahren, daß sie ein Interesse daran bekunden, 'es zu versuchen', nachdem sie einen Film über *Anorexia* gesehen haben oder wenn sie im Rahmen ihrer Studien mit einem wissenschaftlichen Projekt in Biologie zu tun bekommen. Dies ist ein blasser Abglanz jener *Anorexia* vor zwanzig

Jahren, deren Ziel es war, einzigartig zu sein, und läßt vermuten, daß soziale Faktoren die Verbreitung der Störung beeinflussen. (BRUCH 1990, S.19)

ISHIKAWA vermutet ebenfalls eine Verflechtung der A.n. mit sozialen Faktoren "..., und zwar dem Zeitgeist, der sozialen Struktur, den ökonomischen Verhältnissen der Zeit usw. ..." (ISHIKAWA 1965, S.154).

3.5.1 Epidemiologie: Kultur, Zivilisation und die Andere Welt

Magersucht ist eine Krankheit, die ohne Gesellschaft nicht denkbar ist (GERLINGHOFF, BACKMUND, MAI 1988, S.12).

In der Literatur ist unbestritten, daß die A.n. in den westlichen Zivilisationsländern vorkommt. Ob sie sich in den Ländern der *Anderen Welt* - den sogenannten *Entwicklungsländern* - entwickeln kann, ist umstritten (PFLANZ 1965, S.147). KLESSMANN glaubt nicht an das Vorkommen der A.n. bei *primitiven* Völkern. "Die sogennanten primitiven Völker [...] kennen [...] keine Pubertäts-Magersucht ..." (KLESSMANN 1988a, S.81). Auch ISHIKAWA grenzt das Auftreten der A.n. auf die Länder der westlichen Industriegesellschaften ein (ISHIKAWA 1965, S.146f; GAST 1986, S.6).

KÖHLE und SIMONS berichten - bezugnehmend auf FICHTER -, daß die A.n. in Ländern der Dritten Welt wie in Nigeria und Malaysia selten zu sein scheint (KÖHLE, SIMONS 1986, S.610).

HOCH teilt mit, daß sich in Nordindien drei Patientinnen mit A.n. unter rund 1360 psychiatrischen Fällen befanden (HOCH nach PFLANZ 1965, S.147).

In westlichen Kulturen ist die A.n. offensichtlich häufiger als in Ländern anderer Kulturen, in denen sie keine Rolle spielt (GERLINGHOFF, BACKMUND, MAI 1988, S.15; PFLANZ 1965, S.147).
In unter Nahrungsmittel leidenden Kulturen fallen echte anorektische Personen äußerlich nicht auf. Sie könnten keinen Eindruck auf ihre Landsleute machen. Die A.n. hätte in diesen Kulturen eine andere Bedeutung, aber keinen Krankheitswert (KARREN 1986, S.22; KÖHLE, SIMONS 1986, S.610; PETZOLD 1980, S.131; PFLANZ 1965, S.147).

"... Aus Japan wird ein 'drastischer' Anstieg seit 1981 gemeldet. In Schweden, Großbritannien, Hongkong, Südafrika, Australien und Kanada ist ebenfalls eine Zunahme zu verzeichnen ..." (Eßstörungen 1990, S.4). Die Lebensbedingungen einer Überflußkultur werden als notwendige Voraussetzung der Möglichkeit, an einer A.n. zu erkranken, erwogen (BERTH 1991, S.37; BRUCH 1982, S.14; KÖHLE, SIMONS 1986, S.610; SCHMIDBAUER 1974, S.12), während MESTER auf die Kriegssituation gegen Ende des Zweiten Weltkrieges hinweist, in der die Ernährungslage schlecht aussah, und die Manifestation dieses psychosomatischen Leidens keinesfalls ausgeschlossen war

(MESTER 1981, S.220). Nach dem Zweiten Weltkrieg vermehrte sich allerdings die Zahl der an A.n. Erkrankten auffällig (ISHIKAWA 1965, S.154).

In den Ländern der *Anderen Welt* ist die Jugendphase relativ kurz, während sie in den westlichen Kulturen bedingt durch die ausgiebige Ausbildungsphase sehr lang ausfallen kann (KLESSMANN 1988a, S.81).

MESTER merkt an

> [...], daß es in den sogenannten Entwicklungsländern die Erscheinung der Acceleration nicht oder doch nur in viel geringerem Grade gibt. Aus diesen Staaten fehlen aber auch Berichte über das Vorkommen der psychogenen Magersucht. Vielleicht läßt sich das nicht nur dadurch erklären, daß große materielle Not, der Hunger nach dem täglichen Brot, eine solche 'Symptom- oder Neurosenwahl' gar nicht zuläßt. [...] Unharmonische Reifungsabläufe, wie sie infolge der Acceleration wahrscheinlich relativ öfter auftreten als früher, können die psychobiologische Gesamtentwicklung des Individuums in der kritischen Phase der Adolescenz stark behindern. Das wäre ein indirekter, dem Anschein nach über mutative Veränderungen ablaufender Einfluß der zunehmenden Industrialisierung und Urbanisierung in 'modernen' Staaten. Viele dieser Zusammenhänge sind noch unklar. (MESTER 1981, S.220)

Als soziale Bedingungen werden folgende erachtet:

- Körperschemastörungen; sie entwickeln sich nicht nur im Rahmen einer individuellen Reifung, sondern werden durch die Realität, durch familiäre, gesellschaftliche und kulturelle Vorstellungen mitgeprägt (PFLANZ 1963; ders. 1965, S.147).
- kulturell bestimmte Idealvorstellungen beziehungsweise *Imperative* (WAGNER 1987) über das Aussehen des weiblichen Körpers (KÖHLE, SIMONS 1986, S.610; MEERMANN, VANDEREYCKEN 1987, S.65). Von BREMM (1987, S.10) wird der hohe Stellenwert der Schlankheit in unserer Gesellschaft bei der Pathogenese der A.n. betont (siehe auch BICK 1980; BROWNMILLER 1986, 1987, S.46f; Eßstörungen 1990, S.4; Freunde gefragt 1989; GILBERT 1991; JUST 1988, S.14; LUCZAK 1990; MADER 1987b; ROHRBACH 1987, S.143; T. 1989). Es gilt bei diesen Überlegungen zu bedenken, daß die Anzahl der Fälle, die existieren mögen, in denen anorektische Mädchen einem schlanken Schönheits-Ideal nacheifern, vergleichsweise gering ist (GERICKE 1989, S.20; GERLINGHOFF 1985; GRAUER, SCHLOTTKE 1987; Wenn Hungern zur Leistung wird 1992). Ebenso ist daran zu denken, daß es schon Anorexie gab, bevor Schlankheit zur Mode wurde (BOURCILLIER 1992, S.41).

> Einige Autoren haben versucht, die Anorexia nervosa auf das Schönheitsideal der westlichen Gesellschaften, das knabenhaft schlanke Mannequin zurückzuführen. Selbst wenn es Fälle gibt, bei denen Mädchen diesem vielfältig und wirkungsvoll dargebotenen Vorbild nacheifern, so genügt dies nicht, um eine Anorexia nervosa auszulösen oder entstehen zu lassen. Längst nicht alle Patientinnen streben einem Schönheitsideal nach, nur wenige versuchen sich besonders attraktiv zu kleiden oder sonst dem Manne-

quinleitbild nahezukommen, wenn auch nur wenige ungepflegt erscheinen. (PFLANZ 1965, S.148)

PETZOLD stellt die These auf, daß die A.n. ubiquitär auf der ganzen Welt zu finden sei (PETZOLD 1980, S.131).

Die meisten AutorInnen, die von der Existenz der A.n. auch in den sogenannten Ländern der Dritten Welt ausgehen, beziehen sich auf die Mitteilung aus Indien - auf den Artikel von PFLANZ (1965). Diese Nachricht wird nicht selten verallgemeinert und auf andere Länder implizit übertragen.

Auffällig ist die Hervorhebung des Unterschiedes des Auftretens der Magersucht bei *der dunkelhäutigen Bevölkerung*, die seltener an A.n. erkranken (würden) als ihre *weißen* US-Mitbürgerinnen (BRÄUTIGAM, CHRISTIAN 1981, S.246; JORES 1976b, S.277). Leider fehlen Angaben dazu,

- ob die Studie rassistisch orientiert angelegt war;
- ob das vermehrte Auftreten das Ergebnis der "... modischen Reputation ..." (BRUCH 1990, S.19) der *weißen* Bevölkerung entspricht;
- ob die Nähe der *dunkelhäutigen* Bevölkerung zu ihrem Körper einer Erkrankung entgegenläuft; oder
- ob die *dunkelhäutige* Bevölkerung anderen Schönheitsidealen nacheifert (siehe auch GERLINGHOFF, BACKMUND, MAI 1988, S.13).

In der ursprünglichen Form des Zusammenlebens im Kibbuz gab es keine A.n. Erst mit der Annäherung an die klassisch-westlich orientierten, patriarchalen Familienstrukturen, in denen die Rolle(n) für Frauen relativ festgeschrieben und auf die Aufgaben wesentlich auf die Erziehung der Kinder und die Haushaltsführung reduziert wurde(n), fand die A.n. Nährboden für ihre Entwicklung (GERLINGHOFF, BACKMUND, MAI 1988, S.217).

Frauen haben - um als *gesund* zu gelten - eher geringer bewertete Verhaltensweisen zu übernehmen - die bei Männern durchaus als *krank* bezeichnet werden können. In der heutigen *Männergesellschaft* gilt daher schon als *normale Krankheit* zum weiblichen Geschlecht zu gehören (BURGARD 1983).

Frauen haben sich dünne zu machen, haben kein Anrecht auf einen gleichwertigen Platz. Die A.n. stellt eine Möglichkeit des Protests und der Pervertierung des aberkannten Anrechts auf Selbstbestimmung dar.

Die angeführten Phänomene unterstützen die Theorie der kulturgebundenen Syndrome von VANDEREYCKEN, VAN DETH und MEERMANN (1990).

3.5.2 *Die Bindung der Anorexia nervosa an bestimmte Sozialschichten*

Die meisten AutorInnen vertreten die Meinung, daß anorektische Jugendliche vorwiegend aus höheren Sozialschichten stammen (GAST 1986, S.6; GERLINGHOFF, BACKMUND, MAI 1988, S.13; KARREN 1986, S.24; LEIBOLD 1987, S.21; STEINHAUSEN 1979a, S.153; WIRSCHING, PETERMANN 1982, S.43ff).

Die sozialen und familialen Bedingungen werden beschrieben. Berichtet wird von

- "... privilegierten, ja sogar luxuriösen häuslichen Umständen ..." (BRUCH 1982, S.14);
- "... privilegierten, stabilen Familien ...", von großem Wohlstand und gesellschaftlicher Prominenz (BRUCH 1990, S.153);
- von materiellem Wohlstand, "... Sicherheit für eine ungewisse Zukunft ..." durch abgeschlossene Versicherungen "... für alles [...], was überhaupt versichert werden kann ..." (GERLINGHOFF, BACKMUND, MAI 1988, S.49);
- von Patientinnen, die "... fast ausnahmslos aus einer sozial stabilen und wirtschaftlich gesicherten Umgebung kommen ..." (THEANDER nach MESTER 1981, S.153 ; siehe auch ISHIKAWA 1965, S.154).

Zur Illustration soll dies genügen.

Kinder aus den unteren sozialen Schichten neigen eher zu Übergewicht (LEIBOLD 1987, S.21).

Gegenwärtig geht der Trend hin zu einer schichtunabhängigen Verteilung der Anorexie. Mitbedingt wird diese Entwicklung dadurch,

- daß die unteren Schichten - bis auf Ausnahmen - nicht mehr Hunger leiden müssen und ausreichend zu Essen haben,
- die Mittelschicht breiter wird und
- seit Ende des Zweiten Weltkrieges gravierende gesellschaftliche Umstrukturierungen stattgefunden haben, die die tradierten Verhaltensweisen und Normen ins Wanken gebracht haben (GAST 1986, S.6; PETZOLD 1980, S.131f).

Es ist zu vermuten, daß schichtspezifische Werte und Verhaltensweisen das Aufkommen der A.n. beeinflussen. Oft arbeiten sich Familien über Generationen in die nächst höhere soziale Schicht hoch. Es entspricht der Verunsicherung, daß sie Wert auf die (rigide) Erfüllung und das Einhalten dieser Normen und (Leistungs-)Anforderungen legen, die der höheren Schicht entsprechen, damit sie nicht auffallen.

Die sich über (drei) Generationen zuspitzende Entwicklung - die systemisch orientierte *Mehrgenerationenhypothese* - besagt, daß die Großelterngeneration noch in einem stark strukturierten, oft patriarchalisch ausgerichteten Milieu gelebt hat, während die Elternfamilie schon gesellschaftlichen Veränderungen unterworfen worden ist, die zum

Verlassen der erlernten Normen und Werte führten. Die aus dem Traditionsbruch resultierende Unsicherheit dieser Generation führte in vielen Familien zu angepaßtem, konformen Verhalten und zu einer entsprechenden Außenorientierung.

Diese Außenorientierung, Außenlenkung, Unsicherheit und Ambivalenz ist bei anorektischen Jugendlichen klar erkennbar (MASSING, REICH, SPERLING 1992; MESTER 1981, S.152ff, S.213ff; PEAL 1975, 1977; PETZOLD 1980, S.131f; SCHMIDT 1985a; SELVINI PALAZZOLI 1984, S.278ff; SELVINI PALAZZOLI, BOSCOLO, CECCHIN, PRATA 1977b).

> Die Loslösung der Familie aus der herkömmlichen festen Einbettung in eine Gemeinde, die relativ starke soziale Isolierung, in die die Familie infolgedessen gerät, und weitere mit einer Verstädterung verbundene Umstrukturierungen sind als Faktoren anzusehen, durch die eine 'pathogene Atmosphäre' geschaffen wird. (MESTER 1981, S.154f)

Die Hauptsorge gilt unter diesen Umständen der Sicherung des Familienverbundes, der Solidität, Kontinuität und der Integration der Familie. Dies geht in der Regel auf Kosten der Freiheit des einzelnen Individuums.

> Ein Familiensystem ist zum Tode verurteilt, wenn es eine so starre homöostatische Tendenz zeigt, daß es selbst die geringste positive Rückkopplung von inneren oder äußeren Reizen (rigides morphostatisches Familiensystem) ausschließt. Andererseits wird es aufhören, (als System) zu existieren, wenn es sich so undifferenziert auf Veränderungen einläßt, daß es seine Daseinsberechtigung verliert (Auflösung der Familie). (SELVINI PALAZZOLI 1984, S.284)

Familien mit einem anorektischen Mitglied setzen hartnäckigen Widerstand jeglichen von innen oder von außen kommenden Reizen, die Veränderungen fordern könnten, entgegen.

Die A.n. birgt in sich Widersprüche. Sie ist ein Symbol für das Autonomiebestreben. Andererseits schützt die *Krankheit* - besser gesagt das anorektische Verhalten - vor Veränderungen, fordert aber auch eine Krise der Familie heraus (SELVINI PALAZZOLI 1984, S.286).

Die A.n. ist derzeit überrepräsentiert in den höheren sozialen Schichten mit einem Trend zur Nivellierung, zur schichtübergreifenden Verteilung. Die Krankheit entwikkelt sich jedoch nicht spontan, sondern über Traditionsbrüche, bevorzugt in den westlichen Industrieländern.

3.5.3 Die Verteilung über die Geschlechter

Die A.n. ist eine Erkrankung, die überwiegend bei jungen Mädchen auftritt. Viele AutorInnen geben ein Verhältnis von 10 : 1 an (ARZ, KLOOS 1983, S.149; BECKER, LÜDEKE 1978, S.92; LEIBOLD 1987, S.15; PETZOLD 1980, S.131).

Nach dem von der APA herausgegebenen DSM-III-R sind ca. 95 % der an Magersucht Erkrankten weiblich. GERLINGHOFF, BACKMUND und MAI geben an, daß 90 - 95 % junge Frauen seien (GERLINGHOFF, BACKMUND, MAI 1988, S.13). MESTER stellte 49 Untersuchungen, die zwischen 1931 und 1976 erhoben wurden zur Geschlechterrelation zusammen und erhielt ein Resultat von 6,4 % männlicher Patienten (MESTER 1981, S.229). KARREN ergänzte diese Publikationen um eine Untersuchung von 1981, die keine Veränderung im Geschlechtsverhältnis ergab (KARREN 1986, S.32f). KÖHLE und SIMONS fanden Zahlen von 5 : 2 bis 15, 20 oder auch 30 : 1 (KÖHLE, SIMONS 1986, S. 610).

GAST stellte ebenso eine Prävalenz von 20 oder 30 : 1 fest (GAST 1986, S.6; siehe auch BRÄUTIGAM, CHRISTIAN 1981, S.248). GAM konnte hingegen keine männlichen Patienten mit einer klassischen Ausprägung kennenlernen (GAM 1986, S.104).

Daß die A.n. beide Geschlechter betrifft, wird gegenwärtig nur noch von einigen AutorInnen bestritten. HOPPE ist einer dieser wenigen VertreterInnen: "... Ich selbst bezweifele - bei Zugrundelegung üblicher diagnostischer AN-Kriterien - an ein 'echtes' Auftreten dieser Störung bei männlichen Pat.! ..." (HOPPE 1982, S.2; Fußnote 1).

MESTER entgegnet dieser Annahme: "... Selbst bei enger Fassung des nosologischen Begriffs und sehr kritischer Auslegung der diagnostischen Voraussetzungen ist aber unbestreitbar, daß die psychogene Magersucht bei Knaben und jungen Männern ausnahmsweise auftritt ..." (MESTER 1981, S.227). MESTER fragt, ob nicht das Geschlechterverhältnis sogar verfälscht wird aufgrund des noch stärkeren Gebrauchs des Abwehrmechanismus der Verleugnung und dem noch stärkeren sich-Sträuben des männlichen Magersüchtigen, die Rolle des Patienten anzunehmen. Ergänzend wehren sich gegebenenfalls ÄrztInnen unbewußt, einen diagnostischen Verdacht auf A.n. zu äußern, so daß der Anteil möglicherweise unterschätzt wird (MESTER 1981, S.139).

Es ist zu vermuten, daß die Bedeutungen, die Funktionen, der Sinn und der Krankheitsgewinn der A.n. im männlichen verschieden sind von dem im weiblichen Geschlecht. Die Beeinflussung der äußeren männlichen Geschlechtsmerkmale ist sehr gering, während die weiblichen Geschlechtsmerkmale durch die Anorexie recht gut zu manipulieren sind (ARZ, KLOOS 1983, S.149). Die nächtlichen Pollutionen (unwillkürlicher Samenerguß im Schlaf) können bei einer Erkrankung an einer A.n. ausbleiben. Das Versiegen der Samenproduktion kann möglicherweise als Äquivalent zur Amenorrhoe betrachtet werden (HOGAN et al. nach MESTER 1981, S.244).

Die Verteilung über die Geschlechter kann durch verschiedene Faktoren mitbegünstigt und mitbegründet sein (MESTER 1981, S.240 - 248; ZIEMER 1989).

Einerseits sind gesellschaftliche Faktoren zu berücksichtigen, wie beispielsweise "... die deutlich schwächere Position und Rolle der Frau innerhalb der westlichen Zivilisation gegenüber der Rolle und Position des Mannes ..." (PETZOLD 1980, S.131). Das

Schlankheits- respektive Schönheitsideal wird momentan eher von Mädchen angestrebt. Andererseits ist die Anzahl der anorektischen Mädchen, die diesem Ideal nacheifern, gering einzuschätzen. Sie versuchen sich nicht besonders attraktiv zu kleiden, sondern scheinen das Ideal eher zu pervertieren (PFLANZ 1965, S.148). "... Ausschließlich verhaltenstherapeutisch arbeitende Ärzte neigen vielleicht besonders zur Überschätzung der Wirkung, die ein solcher modischer Sog bereitet ..." (MESTER 1981, S.240).

Mädchen werden eher an die Familie und da insbesondere an die Mutter gebunden. Zudem werden Autonomie und Selbständigkeit weitgehend unterbunden. Söhne erfahren in ihrer Entwicklung weniger und seltener derartige Einschränkungen wie Töchter (ARZ, KLOOS 1983, S.149; MESTER 1981, S.245).

Mütter können ihren Töchtern kaum ein Vorbild oder eine erstrebenswerte Rolle vorleben. Es lohnt sich nicht eine erwachsenen Frau zu werden und zu heiraten oder eine Bindung mit einer Partnerin/einem Partner einzugehen (BRUCH 1982, S.45ff; KREBS 1987b; MESTER 1981, S.245ff; WINKELS 1991).

(Junge) Frauen sind durch gravierende Probleme der Rezeptivität und Abhängigkeit weitaus mehr betroffen als Männer. Als ambivalent, bedrohlich und herbeiphantasiert können die Bindung an eine Geschlechtspartnerin/einen Geschlechtspartner und an ein Kind empfunden werden, als ein "... Sich-ausliefern-Müssen ..." und als ein "... Wieder-abhängig-Werden ..." (MESTER 1981, S.245).

Es ist auch daran zu erinnern, daß Mädchen wesentlich häufiger (sexuell) mißbraucht werden als Jungen. Schätzungen zufolge sind 50 % aller eß- und magersüchtigen Frauen in ihrer Kindheit sexuell mißbraucht worden. 50 - 80 % der in der Kindheit mißbrauchten Überlebenden *wählen* den Weg in eine Abhängigkeit (Drogenabhängigkeit, Bulimie, A.n. oder andere) (KREBS 1987a; Beiträge aus der sich anschließenden Diskussion: MERFERT-DIETE, S.50).

Die rasche, unübersehbare Umwandlung des Körpers in der Pubertät verunsichert viele Mädchen und löst bei ihnen Ängste aus. Sie müssen sich mit dem sich verändernden Körper auseinandersetzen, sich mit ihm identifizieren und in ihr Selbstbild integrieren.

Davon sind männliche Heranwachsende viel weniger betroffen. Pubertäre Reifungsschwierigkeiten begegnen ihnen erst einige Jahre später, in einem Alter, in dem sie sich besser mit den Konflikten auseinandersetzen können und in dem sie bereits eine größere Stabilität erworben haben.

Die psychosexuelle Entwicklung bei Jungen verläuft nicht so kompliziert wie bei Mädchen (MESTER 1981, S.245).

Erwogen wird die unterschiedliche Toleranz gegenüber unzureichender Ernährung, die je nach Geschlecht voneinander abweicht.

Menschen haben ein unterschiedliches Streßempfinden (BERTH 1990, S.54ff). Junge Frauen reagieren in Streßsituationen, unter seelischer Belastung und bei psychischen Störungen häufiger und stärker mit Appetitverlust (MESTER 1981, S.243). (Obwohl es sich bei der A.n. keinesfalls um einen Appetitverlust handelt, bringt MESTER dieses Argument mit in die Diskussion.) Abnehmen bedeutet wiederum Streß (FUCHS 1989, S.179).

PUDEL und PUDEL und JUNG stellten eine signifikante Abweichung in der Nahrungsaufnahme zwischen männlichen und weiblichen Personen fest; dabei reagieren letztere häufiger mit vermehrter (siehe beispielsweise Rollende Brocken 1989) oder verminderter Nahrungsaufnahme (GUTEZEIT 1981, S.179).

Diese eher individuelle Betrachtung kann ergänzt werden durch die systemisch orientierte Mehrgenerationenperspektive (MESTER 1981; PETZOLD 1980; SELVINI PALAZZOLI 1984; STIERLIN 1980).

Die - sicherlich nicht umfassend - aufgeführten Faktoren bleiben mehr oder minder vage und können nur zusammen, unter der Annahme einer multivarianten Verursachung und der Annahme mehrerer koinzidierender Bedingungen, das Phänomen der Verteilung über die Geschlechter bei der A.n. erklären helfen.

3.5.4 Alterstypische Verteilung

Die Pubertätsmagersucht manifestiert sich überwiegend, wie es bereits der Name vermuten läßt, in der Pubertät oder in der Adoleszenz: im Alter zwischen 15 und 25 Jahren (BECKER, LÜDEKE 1978, S.92; BRÄUTIGAM, CHRISTIAN 1981, S.246; GERLINGHOFF, BACKMUND, MAI 1988, S.13; MADER 1986, S.13). SELVINI PALAZZOLI möchte die Bezeichnung A.n. und Pubertätsmagersucht reserviert wissen für Mädchen, die sich in der Phase der Vorpubertät oder Pubertät befinden (SELVINI PALAZZOLI 1984, S.42). KÖHLE und SIMONS berichten von Publikationen, die Erkrankungen auch nach dem 25. Lebensjahr und vor dem 10. Lebensjahr anführen. Die beiden Häufigkeitsgipfel seien jedoch um 14 und um 18 Jahre (KÖHLE, SIMONS 1986, S.610).

Männliche Heranwachsende erkranken gegenüber weiblichen deutlich früher: während sich die A.n. bei Knaben im Alter von 11 Jahren manifestiert, tritt die Erkrankung bei Mädchen überwiegend im 17. und 18. Lebensjahr auf (KÖHLE, SIMONS 1986, S.610).

Auch KARREN und MESTER finden ein früheres Manifestationsalter bei männlichen gegenüber weiblichen Klientinnen vor (KARREN 1986, S.34; MESTER 1981, S.231). Dieser Befund widerspricht zwar nicht, kollidiert aber mit der - im letzten Unterkapitel 3.5.3 gemachten - Annahme, daß männliche Heranwachsende erst später reifen. Sie befinden sich bereits in einer stabileren Phase, wenn sie sich mit Konflikten und Reifungsschwierigkeiten auseinandersetzen müssen.

Die Wurzeln der A.n. sind bis in die Kindheit zurückzuverfolgen. Oft ist neben individuellen Faktoren ein familiendynamischer Hintergrund offensichtlich, der bis in die großelterliche Herkunftsfamilie zurückführt. Zu den individuellen und familiären Problemen kommen in der Phase der Pubertät und Adoleszenz erschwerende Anforderung hinzu; zu denken ist beispielsweise an

- die Identitätssuche,
- die Ablösung von den Eltern,
- die Übernahme von (mehr) Verantwortung,
- den Aufbau von Beziehungen außerhalb der Familie und andere Aufgaben, für die die magersüchtigen Mädchen nur schlecht vorbereitet worden sind (GERLINGHOFF, BACKMUND 1989, S.15-17).

"... Wenn formuliert wird, die Anorexia nervosa falle 'in die Spanne zwischen Pubertät und Erwachsenwerden' (Fey u. Hauser 1970), stellt sich aus psychiatrischer Sicht bereits die Frage, ab wann das Erreichen endgültiger Reife angenommen werden kann bzw. was mit 'Erwachsensein' gemeint ist ..." (MESTER 1981, S.82).

Die akute A.n. setzt überwiegend in der Phase der Pubertät ein; sie kann sich das Leben lang, dauerhaft in kritischen Phasen entwickeln und manifestieren. In der Literatur finden sich, neben der chronischen Form, die sich in jedem Alter entwickeln kann (LEIBOLD 1987, S.38), verschiedene Altersangaben:

- Verschiedene frühkindliche Kasuistiken finden sich bei SAGEBIEL, HÖNECKE, RICHTER, UNGER, STEINHAUSEN (1981) und SPECHT (1965).
- LEIBOLD berichtet von einer Altersgruppe von 15 -55 Jahren (LEIBOLD 1987, S.15).
- Eine Altersverteilung von 11 Jahren bis zum 34. Lebensjahr fanden MESTER und KARREN unter ihren Patientinnen (KARREN 1986, S.34; MESTER 1981, S.68).
- Die jüngste Patientin von ERPEN stand zeitlich noch vor der Menarche; andere Patientinnen wurden erst im Alter von über 60 Jahren anorektisch. Nach ERPENs Dafürhalten, kann sich eine A.n. in allen krisenanfälligen Lebensabschnitten ausbilden (ERPEN 1990, S.66f).
- BRUCH berichtet rückblickend, daß die älteste Patientin zu Krankheitsbeginn 49 Jahre alt war und daß jüngere Patientinnen der frühen Pubertät seltener würden (BRUCH 1990, S.28).
- CLAUSER unterscheidet Anorexieformen der verschiedenen Altersstufen voneinander:
  1. Das Verweigern der Brust als Vorform der A.n.;
  2. Die juvenile Magersucht, verstanden als nervöse Unterernährung im Kindesalter;
  3. A.n.; Pubertätsmagersucht;

4. Nachpubertäre Fälle der A.n.: postpartuale Magersucht;
5. Klimakterische Anorexien;
6. Anorexia senilis im Greisenalter (CLAUSER nach GAST 1986, S.6f).

- Der Diagnoseschlüssel DSM-III-R geht von einer Verteilung aus, die von der Vorpubertät bis zu einem Alter von 35 Jahren streut, gewöhnlich jedoch in der frühen bis späten Adoleszenz beginnt. (Siehe dazu das Kapitel 3.3 Diagnose, 3.3.1 Diagnosekataloge. Einige dieser Kriterienkataloge machen Alterseinschränkungen, die dadurch eine Diagnose einer späteren oder sehr frühen Erkrankung erschweren oder gar ausschließen.)
- Der Krankheitsbeginn orientiert sich im wesentlichen an der Nahrungsablehnung. Zuweilen zeigen andere Symptome die Entwicklung einer A.n. schon wesentlich früher an. DELLISCH führt ein 7jähriges Mädchen mit einer infantilen Form der A.n. an. Er vermutet, daß sich eine A.n. über Monate oder Jahre anbahnt und es nur einer Krisensituation bedarf, um manifest zu werden (DELLISCH 1977, S.136).

> Eine obere Altersgrenze für die unbedingt typischen Fälle einer psychogenen Magersucht festzulegen fällt schwer. Diese Demarkation läßt sich nur weitgehend willkürlich ziehen. Auch im 4. Lebensjahrzehnt gibt es noch Ersterkrankungen, die durchaus dem Vollbild der Anorexia nervosa entsprechen. Allerdings sind sie sehr rar. (MESTER 1981, S.76)

WILLENBERG entgegnet, daß es sich "... nicht um seltene Ausnahmen handelt, sondern eine recht große Zahl ..." der Patientinnen ausmacht (WILLENBERG 1983, S.305). BÖNING nennt als Beispiel psychogener Anorexien im Senium den 81jährigen ANDRÉ GIDE, der vom Leben gesättigt, anorektisch wurde (BÖNING 1983, S.175).

Anorexien bei alten Menschen können durch konfliktreiche, krisenhafte Lebenssituationen ausgelöst werden. Die Spätmanifestation ist dabei keine "... müßige Zahlenspielerei [...], sondern hat auch Konsequenzen für die Behandlung dieser Fälle ..." (MESTER 1981, S.82).

Die Fragen,

- ob die außerpubertäre Magersuchten typisch oder vergleichbar sind,
- ob sie die charakteristischen Symptome aufweisen,
- ob sie einen ähnlichen Krankheitsverlauf haben und
- ob die zugrundeliegenden innerpsychischen Vorgänge die gleichen sind,

verneint JORES pauschal (JORES 1976b, S.282; GAST 1986, S.7).

3.6 Die prämorbide Entwicklung

Es würde ein verzerrtes Bild erzeugen, würde einzig und allein die Patientin beschrieben werden, ohne die Familie, das Umfeld, die Traditionen, den Zeitgeist und die Kultur zu berücksichtigen. Der Sinn und die Funktion der A.n. würde mißverständlich wirken. In diesem Kapitel werden daher die Familienmitglieder: Indexpatientin, Mutter, Vater und die Geschwister *einzeln* betrachtet; der Gesamtfamilie wird ein Extra-Unterkapitel gewidmet, um in einem weiteren, den Sinn, die Funktion und das Verstehen der A.n. auf dem Hintergrund der familiären - und gesellschaftlichen - Situation zu beleuchten.

Die prämorbide Entwicklung scheint keinesfalls so einheitlich zu verlaufen, wie bei der Monoformie der manifesten Symptomatik vermutet werden könnte. Die Gruppe ist heterogener als das übliche Bild erwarten läßt. (Dies gilt ebenso für die Eltern.) Es gibt nicht *die* Magersüchtige oder *die* prämorbide Entwicklung.

GERLINGHOFF, BACKMUND und MAI schreiben, daß es "... über lange Wegstrecken einer anorektischen Entwicklung durchaus problematisch [ist P.D.], von einer Krankheit zu sprechen. Der Beginn der Krankheit ist unscharf und ihr Ende kaum zu definieren ..." (GERLINGHOFF, BACKMUND, MAI 1988, S.107). Desgleichen ist es nicht möglich, klar und eindeutig typische Merkmale von anorektischen Patientinnen zu beschreiben (GUTEZEIT 1981, S.191; MESTER 1981, S.85). Wenn trotz dieser Einschränkungen, ein Bild der prämorbiden Entwicklung einer Indexpatientin wiedergegeben wird, so, weil grobe Trends und Übereinstimmungen in der Literatur aufzufinden sind.

3.6.1 Die Indexpatientin

In der angegebenen Literatur wird die Indexpatientin als zuverlässig, sensibel, scheinbar problemlos beschrieben. Sie bevorzugt möglichst vorstrukturierte Situationen, ist wenig spontan und kreativ und zeichnet sich durch eine gute Konzentrationsfähigkeit aus. Eine eher intellektuell-ausgerichtete Willenssteuerung läßt emotionale - insbesondere aggressive Reaktionen - vermissen. Die Gefühle werden kontrolliert und unterdrückt. Sie empfindet sich nicht um ihrer selbst willen geliebt, sondern ausschließlich geachtet aufgrund ihrer guten Leistungen in der Schule, in Sport und in anderen Bereichen. Äußerlich wirkt sie tadellos, angepaßt, gewissenhaft, perfekt, brav, gehorsam bis zur Gefügigkeit. Eine hohe Intelligenz (FLECK 1988; FLECK, LANGE, THOMÄ 1965, S.92) und viel Fleiß machen sie zu einer glänzenden Schülerin. Ihre Interessen sind bevorzugt geistig orientiert. Mit asketischen Idealen verachtet sie alles körperlich Triebhafte. Sie bekämpft das weibliche Heranreifen ihres Körpers, das Aufblühen ihrer Sexualität und das Erwachsenwerden (HANISCH, HERMANNS 1990, S.123; HARRES 1991, S.30; ZAHN 1990). In ihr macht sich ein Gefühl der Ohnmacht breit, angesichts der sich steigernden Anforderungen (der Weiblichkeit), welches sie leicht verwundbar erscheinen läßt: sie fühlt sich ausgeliefert, manipuliert und versucht sich durch ein Streben nach möglichst absoluter Autonomie zu schützen. Die Vorstellung einer gewöhnlichen, normalen, mittelmäßigen Existenz bereitet ihr Unbehagen. Die bisweilen *arrogant* erscheinende Fassade wird von vielen Menschen verurteilt, ohne den Selbstschutz durch dieses Verhalten zu reflektieren.

Mädchen, die eine *normale* Diät machen, unterscheiden sich von denjenigen, die anorektisch werden. Es geht bei letzteren um schwerwiegende Identitätsfragen. Sie haben erhebliche Selbstwertzweifel und ein gestörtes Verhältnis zu ihrem Körper. Von zuhause können sie sich schwer lösen, orientieren sich an elterlichen Botschaften, an Tugenden, Vorstellungen, an dem, was *man* macht, was *sich gehört.*

Die charakterlichen Ich-Störungen der Patientinnen seien weitgehend auf eigentümliche Einengungen, auf unbewußte elterliche Verhaltensstereotypien, auf fortwährende Bevormundung zurückzuführen (MESTER 1981, S.185).

Die magersüchtigen Heranwachsenden haben Schwierigkeiten, ihre Identität zu finden und leiden an Zukunftsängsten. Diese schwerwiegenden Probleme trifft man bei Mädchen, die Diät leben nicht an (KLESSMANN in WOLF 1990, S.24).

GERLINGHOFF und BACKMUND heben hervor, daß die A.n. viel Kraft und Energie erfordert. Aus diesem Grund werden antriebsarme und schwächliche Personen nicht an Magersucht erkranken.

> [...] wenn aus dem Hungergefühl das Bewußtsein erwächst, etwas Elitäres zu sein - spätestens dann ist der Umschlag zur Magersucht vollzogen. Ab diesem Zeitpunkt fangen die Magersüchtigen an, sich ihre eigenen Gesetze zu schaffen, sie entfernen sich immer mehr von der realen Welt. (GERLINGHOFF, BACKMUND 1989, S.59)

An äußeren Maßstäben sich orientierend, werden die prämorbiden identifizierten Patientinnen durchgängig als brave, asymptomatische Kinder mit Wohlverhalten beschrieben. Nach STEINHAUSEN sei die kindliche Primärpersönlichkeit gekennzeichnet durch Perfektionismus, Ehrgeiz, Leistungsorientiertheit, Gewissenhaftigkeit und Verantwortungsbewußtsein, sowie durch soziale Ängste und Zwanghaftigkeit (STEINHAUSEN 1979a, S.153).

SELVINI PALAZZOLI fand vor dem Ausbruch der Magersucht

> [...] in jedem Fall Anzeichen einer Ich-Depression, etwa in Gestalt eines vorübergehenden Gefühls der Unwirklichkeit; Langeweile; das Gefühl, anders zu sein als andere und insbesondere als die Schulkameradinnen, die viel kindischer oder viel älter zu sein scheinen; ein Gefühl von Isolierung und eine dunkle Ahnung von Hilflosigkeit und Nutzlosigkeit. (SELVINI PALAZZOLI 1984, S.110)

Schon früh versuchen sie ihr niedriges Selbstwertgefühl zu kompensieren, indem sie sich "... an alle sogenannten Sicherheiten, wie Leistung, Ordnung und Pflichterfüllung ..." (GERLINGHOFF, BACKMUND 1989, S.17) klammern und verbergen - quasi als

Selbstschutz - ihre Selbstunsicherheit hinter einer häufig arrogant anmutenden Fassade.

Diese Kinder entwickeln Antennen für die Bedürfnisse anderer und für das, was andere von ihnen erwarten. ALICE MILLER beschrieb diese magersüchtigen *Kinder mit Antennen* in ihrem Buch "Am Anfang war Erziehung" (MILLER 1983, S.130ff).

"... Empathie, Versorgungsbereitschaft, Mütterlichkeit, Anteilnahme und Verständnisbereitschaft waren die frauentypischen Merkmale einer Erziehungsideologie, in der die heute eß- und magersüchtigen Frauen aufwuchsen, - und sind es noch ..." (KRÄMER 1988, S.32).

Da Trotz und Widerspruch die Eltern kränken und eine Abwendung vom Kind rechtfertigen könnten, lernt es, diesem drohenden Verlust der Zurückweisung seitens der Eltern durch konformes Verhalten vorzubeugen. Eine fortschreitende Perfektionierung dieser Art von Selbstverleugnung, bedingt eine Haltung, die die kindlichen Bedürfnisse übergeht und die eigenen - enttäuschten, wütenden, negativ konnotierten - Gefühle unterdrückt.

Das "... heillos überforderte ..." Kind (KRÄMER 1988, S.32f) wird nicht gefragt, was es fühlt oder empfindet, wenn es brav gehorcht. Außenorientiert fragt es sich eher, was es spüren und fühlen *sollte*. Da die Heranwachsende sich nicht mit ihren echten Gefühlen vertraut machen konnte, wird sie es in der Pubertät besonders schwer haben (KRÄMER 1988, S.28ff; MILLER 1983, S.145).

Eßgestörte Mädchen können kaum zwischen den Ansprüchen der Außenwelt und ihren eigenen unterscheiden. Ihre diffusen Ich-Grenzen erschweren ihnen, Rollen und Positionen einzunehmen, ohne sich selbst zu verlieren (KREBS 1987a, S.43; MESTER 1981, S.289).

Wo es keine eigenen Grenzen gibt und wo das Kind ständig Übertretungen, Übergriffe, Mißachtungen von Grenzen erfährt, kann es keine Eigenständigkeit und keine Autonomie entwickeln, nicht einmal das Gefühl davon. Ohne Grenzen kann es sich nicht als Ganzes oder als Einheit fühlen, kein Selbstgefühl entwickeln.

Das (kleine) Kind erfüllt das Leben der Mutter, ist ihre Erfüllung. Die Mutter zu verlieren, würde bedeuten, sich selbst zu verlieren.

> Die Paradoxie, jemand zu werden, der man nicht sein will und nicht werden können, wer man sein will, wird gelöst durch den Rückzug in eine innere Welt, in der man selbst mächtig sein kann und weiblich zugleich. Identität, die nicht lebbar ist, wird nach innen, in die innere Erlebniswelt verlagert: [...] (KRÄMER 1988, S.88)

Das Mädchen wächst mit dem Widerspruch auf: "... 'Du sollst dich nicht ändern, also tu, was ich will, um meinem Bild von dir zu entsprechen' vs. 'Du sollst das werden, was du bist. Tu was du willst, um deinem Bild von dir ähnlich zu werden' ..."

(KRÄMER 1988, S.54; siehe ferner zum Thema *double-bind* BATESON 1981; KATKIN 1980; MADELUNG 1989; WATZLAWICK, BEAVIN, JACKSON 1990).

Es wird offen Ablösung und Selbständigkeit gefordert und verdeckt - unterschwellig Anpassung und Abhängigkeit gewünscht. In einer Familienatmosphäre, die keinen Raum zur Entwicklung läßt, die das weibliche *double-bind*, Kind zu bleiben, aber erwachsen zu werden, weitergibt, die keinen Raum für Veränderungen läßt, geschieht folgendes: "... Die Geschlechtsrollenidentifikation stellt Anforderungen, die Veränderung implizieren. Für jemanden, der nicht gelernt hat, sich als einen wahrzunehmen, der sich verändert, ist diese Vorstellung ein Schock, besonders wenn körperliche Signale anzeigen, daß Veränderung bereits erfolgt. Leugnen ist nicht mehr möglich ..." (KRÄMER 1988, S.80).

Die Verwischung der Grenzen zwischen den Generationen in Form von ungewollten sexuellen Annäherungen, Vergewaltigung(en) und einer über Jahre anhaltenden, inzestuösen Beziehung ist in der prämorbiden Entwicklung von später neurotisch Gestörten und Suchtgefährdeten regelmäßig zu finden (KONITZER-FEDDERSEN 1991; Unter krankhaften Eßstörungen ... 1991; VOGT 1991).

Das Mädchen wird mit in die sexuelle Problematik der Eltern oft dadurch einbezogen, daß sie mit ihr konfrontiert wird und zur Vertrauten eines Elternteils wird. Häufig ist es die Mutter, die versucht, die Fähigkeiten des Vaters zu entwürdigen und seinen Einfluß auf die Familie einzuschränken. Das Mädchen wird so für zahlreiche Bedürfnisse der Mutter mißbraucht. Es baut mithin von sich aus den Kontakt zum Vater ab und isoliert ihn.

Viele Übergriffe gehen vom Vater aus, der seine Tochter als eine Art *Ersatzfrau* betrachtet. "... Unter diesem Gesichtspunkt läßt sich vieles von der Magersuchtssymptomatik als eine Art 'Abwehrreaktion gegenüber dem Vater' deuten, also als wirkungsvolle *Maßnahmen gegenüber dem drohenden Durchbruch inzestuöser Regungen ...*" (MESTER 1981, S.171). Das Mädchen wird auf vielfältige Art und Weise zwischen den Eltern hin- und hergezerrt, an einen Elternteil gebunden, mißbraucht, ohne als eigenständige Person - als Kind - geachtet zu werden.

Schon früh lernt das Mädchen durch Sauberkeitstraining, willkürlichen Fütterungszeiten und zwangsweiser Ernährung, daß ihr Körper nicht ihr gehört, daß vielmehr die Mutter Kontrolle über sie ausübt. Durch die äußere Kontrolle kann sie keine Eigenverantwortung, keine Eigenständigkeit entwickeln.

Das spätere Nicht-Essen wird zum sichernden Verhaltensmuster; es ermöglicht ihr ein Erleben von Eigenständigkeit (HAMMER 1978, S.68; HERRIGER 1989, S.82; KRÄMER 1988, S.43).

DEEGENER führt die folgenden Punkte an, die für viele Patientinnen zutreffend sein sollen:

a) können nicht schmusen, wehren Körperkontakt ab,
b) Mangel sexueller Aufklärung und triebfeindliche Familien,
c) wollen lieber Junge sein; Ekel vor Periode; Ablehnung der weiblichen Rolle und der körperlichen Entwicklung zur Frau,
d) Eltern vermuten sexuelles Trauma als Auslöser der Erkrankung,
e) äußerst leicht erweckbare Schuldgefühle der Patientinnen gegenüber ihren Müttern, verbunden mit starken Wiedergutmachungstendenzen,
f) soziale Isolierung, auch als Folge der Angst vor Versuchssituationen,
g) z.T. ausgeprägte Eifersucht gegenüber den Geschwistern,
h) Schwangerschaftsängste,
i) Trennung der Eltern wird von den Patientinnen oft ausgeprägt als durch sie mitverschuldet erlebt,
j) Hyperaktivität und Betriebsamkeit u.a. als Mittel, um andrängende sexuelle (und aggressive) Impulse abzuwehren. (DEEGENER 1982, S.297)

Diese hier kurz skizzierten, aufgelisteten Punkte sind weder vollständig, noch treffen sie auf alle magersüchtigen Heranwachsenden zu. Den Gemeinsamkeiten stehen zahlreiche individuelle Unterschiede gegenüber.

Ausgelöst wird die Magersuchtsentwicklung meist durch Ereignisse und Erlebnisse, die zu einem Zentralkonflikt führen. Dieser basiert einerseits auf der (beschriebenen) prämorbiden Persönlichkeitsentwicklung und -struktur der Patientin und andererseits auf den in der Pubertät oder Adoleszenz auftretenden allgemeinen Entwicklungsbelastungen (SCHÜTZE 1980, S.68). Solche Auslöser haben nichts mit Ursachen zu tun, sondern sind im Sinne einer Weichenstellung zu interpretieren (GERLINGHOFF, BACKMUND, MAI 1988, S.63; SCHÜTZE 1980, S.76).

Bei einigen Jugendlichen entsteht der Eindruck, allgemeine Anforderungen und Konflikte seien Auslöser für die Erkrankung. Oft stehen die auslösenden Situationen in keinem Verhältnis zur Symptomatik (BECKER, LÜDEKE 1978, S.93). Bei anderen Jugendlichen seien kritische Lebensereignisse als Auslöser plausibel nachzuweisen (GERLINGHOFF, BACKMUND, MAI 1988, S.64; WERNER-EILERT 1986). Da die spezifischen Ereignisse, die dem Krankheitsbeginn vorausgehen, unterschiedlich erhoben und ausgewählt wurden, sind die Untersuchungen schwer vergleichbar (WERNER-EILERT 1986).

In der Literatur sind beispielhaft folgende krankheitsauslösenden Ereignisse aufgeführt:

- verletzende und demütigende Bemerkungen über das äußere Erscheinungsbild; Neckereien wegen prämorbiden fülligen Körperformen,
- familiäre Probleme, Konflikte,
- Ortswechsel, Umgebungswechsel, Auszug,
- Eheprobleme oder Trennung der Eltern, Tod oder Krankheit eines Elternteils,
- Krankheit oder Tod eines nahen Verwandten,

- berufliche (Examen) oder sportliche (Wettbewerb) Konkurrenz oder Leistungssituationen,
- emotional belastende Situationen (Beginn von Beziehungen zum anderen Geschlecht; sexuelle, erotische Kontakte),
- Heirat, Schwangerschaft der Patientin oder eines Geschwisters (STEINHAUSEN 1979a, S.153; WERNER-EILERT 1986).

ZIOLKO zählt einige Konfliktbereiche auf, die bei männlichen Jugendlichen zum Ausbruch der A.n. geführt haben sollen. "... So nannte er neben intensiven Bindungen an die Mutter, Bruderneid oder allgemein schweren Verwöhnungsschäden auch die Dekompensation unter dem Druck eines anstrengenden Studiums und den Wunsch, durch die Symptome Mitleid und Geborgenheit zu erheischen ..." (ZIOLKO nach MESTER 1981, S.260).

3.6.2 Die Mutter

Die typische Magersuchtsmutter gibt es ebensowenig, wie die typische Magersüchtige. Den Gemeinsamkeiten stehen die zahlreichen individuellen Unterschiede gegenüber.

Der Mutter gelingt es nicht, ihre Tochter so zu akzeptieren, wie sie wirklich ist. Die Bedürfnisse ihres Kindes, wenn sie von der Mutter erspürt werden, werden selten als berechtigt gelten gelassen. Es erweist sich vielmehr als Problem der Mutter, die Tochter aus der Symbiose, die sie mit ihr bildet, zu entlassen. Stattdessen behauptet sie zuweilen, die Gefühle, Bedürfnisse, Wünsche und Regungen besser zu kennen und zu begreifen als die Tochter selbst (MESTER 1981, S.167).

Die falsche Einschätzung, Zurückweisung oder Negierung der Gefühle der Tochter entsprechen etwa der Zwangsfütterung als einer möglichen Grenzverletzung. Der Tochter bleibt es verwehrt, ihre eigene Identität zu entwickeln. Sie bleibt vielmehr eine Kolonie der Mutter (HAMMER 1978, S.139).

Wenn die unausweichliche Aufgabe ansteht, sich von den Eltern zu lösen, die bislang alles besser zu wissen schienen, wird der Mangel an Individuation offensichtlich. Von dem Mädchen wird die Situation von starker Unsicherheit, Inkompetenz und Angst begleitet. Die nicht nachlassenden Einmischungen der Eltern - hier insbesondere der Mutter - vermitteln der Tochter ein Gefühl eigener Ohnmacht und Unselbständigkeit. Selbst wenn das Mädchen begonnen hat, die Schwelle zum Erwachsenenleben zu überschreiten, scheint die Mutter unfähig zu sein, ihr Bild, das sie sich von der Tochter gemacht hat, der Realität anzupassen. Die Mutter reguliert Ruhe-, Schlafens-, Essenszeiten und nicht zuletzt sogar die sexuellen Interessen ihrer Tochter. Selbstbewußtsein und Stolz können sich auf dieser Grundlage nicht entwickeln (MESTER 1981, S.183). Wie oben bereits angedeutet, wird die Kolonialherrschaft beziehungsweise Kolonialisierung aufgrund des mangelnden Selbstbewußtseins der Mutter ausgeübt. Dieser Mangel kann im Extremfall zur A.n. der Tochter führen.

Die Pubertätskrise, die bei anderen Heranwachsenden zur Ablösung von den Eltern führt, wirft die magersüchtige Tochter auf die Familie und allgemein auf die Beziehung zur Mutter zurück. Diese paradoxe Situation, in der die Tochter durch Nahrungsverweigerung Autonomie erreichen will, führt auf Seiten der Mutter zu *Fütterungsbemühungen*, das heißt zu einer Zuwendung, die die Tochter zu fliehen sucht. Zudem liefert sie sich durch die lebensbedrohliche Krankheit wiederum der Mutter - oder einer sie pflegenden Ersatzperson - aus, was konträr dem angestrebten Ziel entgegensteht (KRÄMER 1988, S.103).

STEINHAUSEN charakterisiert die Mutter-Persönlichkeit einerseits als dominant, restriktiv und leistungsbezogen, andererseits als ängstlich, nervös, überprotektiv und hypochondrisch. Erhöhte Raten von Neurosen und Depressionen seien auffällig ebenso wie Migräne, phobisches Vermeidungsverhalten und Neigung zu chronischen rezidivierenden körperlichen Erkrankungen (GUTEZEIT 1981, S.191; STEINHAUSEN 1979a, S.153f).

Mütter werden in der Literatur regelmäßig als pathogenetische Faktoren diskutiert.

WILLI entwarf das Bild der *narzißtischen* Mutter (WILLI 1975, S.70ff):

> Das Kind wird auf die Paradoxie eingeschliffen: 'Ich bin nur ich selbst, wenn ich nach dem Bild der Mutter bin, wenn ich aber so bin, wie ich mich fühle, bin ich nicht ich selbst.' [...] Unter solchen Bedingungen kann das Kind kein eigenes Selbst entfalten. Jeder Mut zur Identität wird entwertet. Die Folgen sind Selbstunsicherheit, schwaches Selbst, unsichere Selbstgrenzen, Minderwertigkeitsgefühle usw. (WILLI 1975, S.71)

> In der Regel nehmen die Mütter das Kind nur als einen Teil ihrer selbst wahr. Diese Beziehungsform läßt sich nicht mehr aufrechterhalten, sobald das Kind in die Autonomieentwicklung kommt, [...] sich von der Mutter absetzen will [...] Sie entwickeln Strategien, die das Kind daran hindern, sich als eigenes Selbst erleben zu können. (WILLI 1975, S.70)

RICHTER (1969) beschrieb das Kind als *Substitut* der Mutter.

Die *schizophrenogene* Mutter wurde von SIMON und STIERLIN entdeckt und wie folgt charakterisiert: "... Eine Mutter, die nicht in der Lage ist, zwischen ihrem Selbst und dem ihres Kindes eine klare Grenze zu ziehen und zwischen ihren eigenen Bedürfnissen und Gefühlen und denen des Kindes zu unterscheiden ..." (SIMON, STIERLIN 1984, S.305; siehe auch die Beschreibungen der *schizophrenogenen* Mütter seitens den Mailänder Schulen).

Heutzutage ist von der sogenannten *Magersuchtsmutter* die Rede. In seinem neueren Werk fragt WILLI "... - neigt man damit nicht dazu, den Einfluß der Mütter überzubewerten? Weshalb soll sich die Empathie (das Einfühlungsvermögen) der Mütter in den letzten Jahrzehnten so grundlegend verändert haben, daß es zu so gravierenden gesellschaftlichen Veränderungen gekommen ist? ..." (WILLI 1989, S.17). Dabei geht WILLI davon aus, daß sich narzißtische Störungen - unter anderen auch die A.n. - in unserer Gesellschaft rasch ausbreiten.

Sind die hier skizzierten Mütter vergleichbar? Verfügen sie über ähnliche Eigenschaften und Defizite?

GERLINGHOFF, BACKMUND und MAI "... glauben, daß die Gemeinsamkeiten darin liegen, daß es ihnen an Selbstwertgefühl und eigener Identität mangelt und sie deshalb darauf angewiesen sind, ihr Leben ausschließlich für andere und damit aus anderen zu leben ..." (GERLINGHOFF, BACKMUND, MAI 1988, S.37). Das Anliegen der AutorInnen ist es nicht, die Mütter als ursächlichen Faktor hervorzuheben und das Kind als pathogenen Faktor abzulösen. Sie wollen vielmehr Zusammenhänge erkennen, die für das Krankheitsverständnis und für die therapeutische Arbeit von Bedeutung sein können. Auf die Gefahr des linear-kausalen Denkens sei an dieser Stelle ausdrücklich hingewiesen.

Die Sozialpsychologie hat gelehrt, daß Kinder ihr Verhalten und ihre Persönlichkeit nicht nach einer Person ausrichten, sondern nach dem Vorbild mehrerer Personen formen. "... Wenn man sich auf die Mutter-Tochter-Beziehung beschränkt, schließt man mehrere wichtige Themen aus ..." (BOSKIND-WHITE, WHITE 1991, S.13).

STIERLIN und WEBER machten auf unterschwellige Konflikte in der Herkunftsfamilie der Mutter aufmerksam. Die Mutter des anorektischen Mädchens fühlte sich oft gegenüber einem Geschwister massiv benachteiligt. Da diese Rivalität nicht offen ausgelebt werden durfte, wurde sie durch überprotektives Verhalten kompensiert. Häufig empfindet die Mutter Ähnlichkeiten zwischen ihrer Tochter und ihrer Schwester. Es kann sich daraus eine ambivalente Beziehung der Tochter gegenüber entwickeln, wobei das konfliktreiche Potential durch überbesorgtes Verhalten abgewehrt wird (STIERLIN, WEBER nach SCHMIDT 1985a, S.123).

3.6.3 Der Vater

Die Väter werden von FRANK, STEINHAUSEN und GUTEZEIT als eher passiv, überängstlich, perfektionistisch und sozial isoliert beschrieben. Erhöhte Raten an depressiven Syndromen, an Alkoholismus, an Magen- und Lebererkrankungen und eine Neigung zu phobischem Vermeidungsverhalten seien feststellbar (FRANK 1988, S.245; GUTEZEIT 1981, S.182, 191; STEINHAUSEN 1979a, S.154).

GERLINGHOFF, BACKMUND und MAI charakterisieren die Väter als leistungsorientiert, karrierebewußt. Die Väter würden für den sozialen Aufstieg hart arbeiten und immer noch höher hinausstreben. Zufrieden seien sie nicht. Angst vor Veränderungen und Unsicherheiten lassen die Väter an Traditionen und Konventionen rigide festhalten und stellen sich somit nicht den Anforderungen und dem Wandel der Zeit, in der sie leben. Sie versuchen dem gängigen Klischee des starken Mannes zu entsprechen und ihren Idealen nahezukommen: Jugendlichkeit, Dynamik, Stärke, Erfolg, Sachlichkeit und - wenn möglich - Emotionslosigkeit. Von ihren Frauen erwarten sie, daß diese sie vor den alltäglichen Angelegenheit mit Kindern, Haushalt, Verwandtschaft und anderen Problemen verschonen. Mütter geben Vätern oft keine Möglichkeit, in den Bereich der Kindererziehung einzudringen.

Der Vater wird mehr und mehr isoliert (WEBER, STIERLIN 1989, S.54). SELVINI PALAZZOLI bezeichnet ihn als "... emotional nicht vorhanden ..." (SELVINI PALAZZOLI 1984, S.55). Er "... wird im allgemeinen von seiner Frau überschattet und heimlich oder offen von ihr herabgesetzt. Immer wenn er sich zu behaupten versucht, sucht die Mutter die Unterstützung der Kinder, indem sie das unschuldige Opfer spielt ..." (SELVINI PALAZZOLI 1984, S.55).

Eine Tochter beschreibt ihre Familiensituation folgendermaßen:

> 'Mein Vater reagiert meistens gar nicht. Er sagt nichts, zieht sich zurück, kann nicht sprechen, hat praktisch keine Art, sich zu äußern. Er wirkt so, als gehöre er überhaupt nicht zu unserer Familie. Er ist ernst, manchmal müde, vor allen Dingen im Vergleich zu meiner Mutter, die voller Energien ist. Gegen sie hat er keine Chance. [...]' (GERLINGHOFF, BACKMUND, MAI 1988, S.30)

Väter spielen eine große Rolle für die später magersüchtigen Töchter. Sie sehnen sich nach einer emotionalen Beziehung zu ihrem Vater, die sie jedoch in einen Konflikt geraten läßt. "... Denn sie haben die Warnung der Mutter im Ohr, Männer (und das bedeutet: auch Väter) seien (sexuell) unbeherrscht und ließen sich gehen ..." (WEBER, STIERLIN 1989, S.65). Außerdem läßt das erotische Interesse an ihren Töchtern einige Väter zu inzestuösen Absichten und Handlungen kommen (MESTER 1981, S.170f; RITZENTHALER-SCHÜTZE 1987a, b, S.72ff).

Inzestuöse Beziehungen zwischen Vätern und Töchtern werden - wie bereits oben erwähnt - vermehrt in Zusammenhang mit der Entwicklung von Eßstörungen gebracht (siehe die Beiträge aus der anschließenden Diskussion des Vortrages von KREBS 1987a, S.49f; "Unter krankhaften Eßstörungen ..." 1991, S.58; weitere Literaturangaben siehe oben).

3.6.4 Die Geschwister

Angaben zu Geschwistern sind in der Literatur noch weniger aufzufinden als solche über Väter, sieht man sowohl von demographischen Daten (etwa Stellung in der Geschwisterreihe, Geschlecht) als auch von Ergebnissen aus der Zwillingsforschung ab (zur Zwillingsforschung siehe beispielsweise HEIGL-EVERS, SCHEPANK 1982; HOFMANN, KIND 1980; SCHEPANK 1982, 1991b). Eine systematische Untersuchung fehlt zu diesem Themenbereich (GERLINGHOFF, BACKMUND, MAI 1988, S.115). Die Geschwister des magersüchtigen Mädchens sind nicht so familienorientiert und -abhängig, was dennoch nicht besagt, daß diese sich unauffällig entwickeln würden.

> Etwa 5 % der Geschwister, die wir kennengelernt haben, hatten eine Anorexia oder Bulimia nervosa, weitere 20 % waren manifest psychisch krank mit Depressionen, Alkohol- und Drogenabhängigkeit. Eine Vielzahl der Geschwister hatte psychische Probleme, die nicht so ohne weiteres ins Auge fallen, wie niedriges Selbstwertgefühl, Beziehungsstörungen und Leistungsversagen. Einige waren für einige Zeit untergetaucht, andere hatten sich Randgruppen wie etwa Jugendsekten angeschlossen. (GERLINGHOFF, BACKMUND, MAI 1988, S.41)

Die anorektische Jugendliche ist nicht selten ein Einzelkind. Hat sie aber eine Schwester in einem annähernd gleichen Alter, ist deren Beziehung zueinander vermutlich ambivalent und spannungsgeladen: einerseits besteht eine starke Zuneigung, andererseits eine starke Rivalität und Eifersucht. "... Die Beziehung der Magersüchtigen zu anderen Geschwistern werden als 'leidenschaftliche Rivalitäten um die Gunst von Eltern, Lehrern und Freunden' (C. Eggers 1980, 596) geschildert ..." (BLANCK 1988, S.94). Diese Schwierigkeiten zwischen den Geschwistern dürfen aufgrund des Familien-Credos, das Harmonie verlangt, nicht zugegeben werden. Es wird vielmehr versucht, die Beziehung als freundschaftlich harmonisch und problemlos darzustellen. Die Geschwisterrivalität ist oft über Generationen hinweg aufzufinden, vermehrt auf der Seite der Mutter, wobei die magersüchtige Tochter mit der vorgezogenen Schwester der Mutter identifiziert wird.

> Insgesamt scheint die später Magersüchtige ständig mit der Frage beschäftigt, ob ihre Schwester, die (zumindest in den Augen der Patientin) weniger tat und tut, die sich weniger anstrengen mußte, nicht doch mehr geliebt und geschätzt wurde und wird als sie selbst. Hier geht es um die Frage der gleichen und gerechten Behandlung, aber auch um die Möglichkeit von Betrug und Verrat. (WEBER, STIERLIN 1989, S.55)

Das magersüchtige Mädchen hat gegenüber den Geschwistern ein starkes Gefühl zu kurz gekommen zu sein. Gegenüber den Brüdern fühlt es sich nicht als vollwertig angesehen.

3.6.5 Die familiäre Situation

Der gegenwärtige Trend geht fort von der Betrachtung der innerseelischen Strukturen des einzelnen Individuums zur *ganzheitlichen* Sichtweise, zum *System* Familie. Dieser Kontext darf allerdings nicht auf die Familie beschränkt bleiben, sondern muß den soziokulturellen und -ökonomischen Rahmen miterfassen (SIMON 1983).

Es werden Kommunikations- und Beziehungsstrukturen untersucht, mit dem Ziel, Besonderheiten (psychosomatischer) Familien herauszufinden. Dabei stellt sich die

Frage, wie eine gesunde funktionale Familie definiert respektive als Idee konstruiert werden kann, und ob es *psychosomatische Familien* gibt. Wenn ja, schließt sich die Frage an, ob *Magersuchtsfamilien* dazuzuzählen sind.

WEBER und STIERLIN antworten auf die letzten beiden Fragen mit einem vorsichtigen ja. Eine idealtypische Konstruktion - in Form von Bildern, Kriterien, Schemata - mit Übergängen, Mischtypen und Wechselbeziehungen zu anderen Familien könnten erstellt werden (WEBER, STIERLIN 1989, S.71).

SPERLING und MASSING beschrieben spezifische Magersuchtsfamilien mit den charakteristischen zwei Aspekten:

1. eine besondere Rollenkonstellation und
2. eine eigentümliche - als pathogen anzusehende - Familienideologie.

Die Rollenverteilung wird als einseitig beschrieben. Die jeweilig dominante Person der Familie - meist weiblichen Geschlechts - konzentriert auf sich die geballte Autorität.

Die Familienideologie ist geprägt von einem sinnes- und triebfeindlichen Leistungsideal. SPERLING und MASSING sprechen sogar von "... einer Art Leistungsperversion ..." (SPERLING, MASSING 1972, S.361).

Die Familien werden regelmäßig als asketisch rein umschrieben; es herrscht eine regelrechte "... Verzichtsideologie ..." (KÖHLE, SIMONS 1986, S.613f; SPERLING 1965; SPERLING, MASSING 1972; WEBER, STIERLIN 1989, S.37).

KÖHLE und SIMONS lassen es offen, "... wie weit es berechtigt ist, in einem spezifischen Sinn von einer 'Magersuchtsfamilie' (Sperling und Massing, 1972) und nicht allgemeiner von einer 'psychosomatogenen Familie' (Minuchin 1974 a, b) zu sprechen ..." (KÖHLE, SIMONS 1986, S.614).

MINUCHIN, ROSMAN und BAKER ordnen anorektische (neben asthmatischen und diabetischen) Familien den *psychosomatischen* Familien zu (MINUCHIN, ROSMAN, BAKER 1981, S.11). Als transaktionale Muster arbeiteten die Autoren Merkmale heraus, die für psychosomatische Familien eigentümlich sein sollen:

1. Verstrickung,
2. Überfürsorglichkeit,
3. Starrheit,
4. fehlende Bereitschaft beziehungsweise Fähigkeit zu Konfliktlösungen,
5. drei Formen der Konflikvermeidung durch Einbeziehung des Kindes,

5.1 Triangulation,
5.2 Koalition mit dem Kind,
5.3 Umleitung des Konfliktes

(MINUCHIN, BAKER, ROSMAN 1981, S.43ff; siehe auch HUBSCHMID 1979, S.181f).

1974 hatten MINUCHIN und seine Mitarbeiter nur von vier Merkmalen von psychosomatischen Familien gesprochen. Vereinzelt finden sich in neueren Publikationen (beispielsweise in WEBER, STIERLIN 1989, S.45) noch diese nicht vervollständigten Symptome.

STIERLIN sprach von *zentripetalen Familien.* Er bezeichnete sie jedoch später als *Bindungsfamilie.* Dazu zählt er vor allem Familien mit psychosomatischen, insbesondere anorektischen Jugendlichen ("Das ist soziales Dynamit" 1992, S.86).

BEAVERS Familientypologie orientiert sich an Gesichtspunkten der jeweils gezeigten Kompetenz, Entwicklungsfähigkeit und Entwicklungsrichtung. Familien mit einem magersüchtigen Kind seien zu zentripetalen Familien gehörig. Er lehnt sich damit an STIERLINs Konzept an (WEBER, STIERLIN 1989, S.45).

Zu den Kennzeichen *zentripetaler Familien* zählen nach KELSEY-SMITH und BEAVERS:

a) Starre familiäre Außengrenzen.
b) Autonomie und Trennungsbestrebungen sind eingeschränkt, dem Zusammenhalt wird hohe Bedeutung beigemessen.
c) Die Mitglieder richten ihre Wünsche nach Befriedigung emotional hochbesetzter Bedürfnisse auf die Familie, die Außenwelt wird als bedrohlich erlebt.
d) Konflikte werden vermieden.
e) Die elterliche Koalition ist im Ganzen effektiv. Die Eltern haben Beziehungen nach dem Muster von Dominanz/Unterwerfung.
f) Worte haben einen hohen Stellenwert.
g) Die Familien kommen zur Therapie, neigen aber dazu, die Probleme an die Therapeuten abzugeben.

(KELSEY-SMITH, BEAVERS nach WEBER, STIERLIN 1989, S.46)

Die aufgeführten Charakteristika treffen - bis auf die Kriterien e) und f), die nicht als typisch erachtet werden - auf viele Magersuchtsfamilien zu. Die Merkmale können als Folge oder/und als Ausdruck der Familienbeziehung interpretiert werden; sie können jedoch auch als einander bedingende Faktoren in einem sich gegenseitig bindenden Beziehungsszenarium verstanden werden (WEBER, STIERLIN 1989, S.46).

Der zentrale Unterschied zwischen Magersuchtsfamilien und (anderen) psychosomatischen Familien ist der, daß am Anfang einer A.n. immer der Entschluß zu hungern steht. Daraus erwächst ein dramatisches Szenarium, ganz im Gegensatz zur verzweifelten, hoffnungslosen Atmosphäre (anderer) psychosomatischer Familien.

Neben den Unterschieden und Gemeinsamkeiten von *Magersuchtsfamilien* und *psychosomatischen Familien* sind Familien mit bulimischen Jugendlichen beschrieben worden ("Das ist soziales Dynamit 1992, S. 86; WEBER, STIERLIN 1989, S.67ff).

Während in anorektischen Familien versucht wird, Konflikte stets zu vermeiden, werden sie in Familien mit einer bulimischen Tochter eher offen, aggressiv und lautstark ausgetragen. Es ist daher wenig(er) verwunderlich, daß sich diese Familien eher trennen als die zentripetalen Bindungsfamilien mit einem anorektischen Familienmitglied.

Die bulimische Tochter versucht, den Perfektionsansprüchen und Prinzipien ihres Vaters gerecht zu werden - selbst wenn die Familie getrennt lebt oder der Vater verstorben ist.

Da das anorektische Verhalten alters- und entwicklungsmäßig früher auftritt als das bulimische, ist die psychosexuelle Entwicklung bei den bulimischen Heranwachsenden durchweg fortgeschritten(er). Konflikte können sich durch konkurrente Positionen - beispielsweise dem Vater gegenüber - zur Mutter entwickeln. Andererseits möchte die Tochter die Mutter in ihren Emanzipationsbestrebungen dem Vater gegenüber unterstützen.

In *anorektischen Familien* wird mehr Wert auf die Sorge um die Gesundheit und auf Leistung gelegt als in *bulimischen Familien*, in denen das äußere Erscheinungsbild und der gesellschaftliche Erfolg vorrangig sind. Dadurch kann die Konzentration auf die Äußerlichkeiten - wie schlanke Figur und attraktives Äußeres - in bulimischen Familien mitbegründet werden.

In Abgrenzung zur gleichfalls gebundenen *schizo-präsenten* Familie, die sich durch aufgeweichte, verwaschene Beziehungsrealität und einer folglich unklaren Abgrenzung von Positionen, Erwartungen und Gefühlen auszeichnet, weisen Magersuchtsfamilien eine verhärtete Realität und ein hartes Familien-Credo auf. Die Entwicklung von Botschaften in Magersuchtsfamilien ist qualitativ verschieden von den Disqualifikationen in schizo-präsenten Familien, die einen Einigungsprozeß verhindern (KÖHLE, SIMONS 1986, S.616ff; SELVINI PALAZZOLI 1984; WEBER, STIERLIN 1989, S.73f).

Bei den Idealtypen, die von den verschiedenen AutorInnen jeweils beschrieben wurden, handelt es sich nicht um typische Familien, sondern um typische Beziehungsmuster, die sich durch Umgestaltung von Regeln, Werten, Beziehungskonstellationen ändern, annähern und ineinander verwandeln können.

Einige kritische Stellungnahmen zu den oben angeführten Versuchen, *anorektische* Familien zu beschreiben, werden im folgenden kurz skizziert.

WERNER-EILERT resümiert, daß keine einheitliche Familienstruktur in Familien mit einer A.n.-Patientin herausgearbeitet werden konnte (WERNER-EILERT 1986, S.98).

GAM (1986) steht der Betitelung *anorektische Familie* kritisch gegenüber. Diese Benennung führe zu Mißverständnissen und impliziere einerseits, daß die gesamte Familie gestört sei und andererseits wir in der Lage wären, eine solche klar zu beschreiben. "... Es ist nicht beurteilbar, inwieweit sich die meisten Familien mit anorektischen Patienten signifikant von 'normalen Familien' unterscheiden, wobei letztgenannter Begriff fragwürdig ist ..." (GAM 1986, S.106). GERLINGHOFF, BACKMUND und MAI halten fest "..., daß sich weder die 'normale' noch die 'kranke' Familie zweifelsfrei und eindeutig definieren läßt ..." (GERLINGHOFF, BACKMUND, MAI 1988, S.26).

Möglicherweise pathogen wirkende Besonderheiten von Familien, in denen ein Mitglied an A.n. erkrankte, führten alle zu nicht-signifikanten, wenig eindrucksvollen, schwer abschätzbaren Ergebnissen (MESTER 1981, S.155).

THOMÄ stellt die These auf "..., daß in jeder Familie eine Anorexia nervosa bei einer Tochter auftreten kann ...". Er wendet selbst ein, dies ginge "... vielleicht etwas zu weit ...". Ihm scheint seine provokativ erscheinende Behauptung "... aber aus wissenschaftlichen und praktisch-therapeutischen Gründen notwendig ..." zu sein (THOMÄ 1981, S.271).

Wenn es auch nicht *die* magersüchtige Familie gibt, sind doch einige Charakteristika, Merkmale und Verhaltensweisen beschrieben worden, die vermehrt in Familien, in denen eine Tochter an Magersucht erkrankte, festgestellt worden sind. Unbeantwortet bleibt dabei die Frage, ob sich die Merkmale und Verhaltensweisen infolge der Erkrankung ausgebildet haben oder ob sie bereits vor Erkrankungsbeginn bestanden.

Ob es sich bei *Magersuchtsfamilien* (primär) um *psychosomatische* oder/und um *Suchtfamilien* handelt oder ob sie übereinstimmen, wird in der Literatur, nicht explizit diskutiert.

STEINHAUSEN beschreibt den familiären Hintergrund:

> Bei äusserlich geordneten Verhältnissen und vornehmlicher Zugehörigkeit zur sozialen Mittelschicht bzw. oberen Mittelschicht besteht überwiegend eine pathologische Familienatmosphäre mit ausgeprägt pathologischen Verhaltensweisen gegenüber Essen und Gewicht, exzessiver Bindung von Patient und einem Elternteil bzw. ausgeprägt negativen Gefühlen zwischen Patient und einem Elternteil, ungewöhnlicher Vulnerabilität bei anscheinend normalen Lebensereignissen und eine Tendenz zu ungewöhnlicher Nähe, Loyalität, Einmischung und ungenügender Grenzziehung zwischen den Generationen. Die Eltern stehen vielfach in einer abnormen Beziehung zueinander, sind in etwa 3,4 % selbst mit einer A.n. oder häufiger mit Übergewichtigkeit oder gastrointestinalen Störungen [Magen und Darm betreffende Störungen, P.D.] belastet (Halmi u.a., 1977) und weisen selbst Merkmale einer psychischen Störung auf. (STEINHAUSEN 1979a, S.153)

STEINHAUSEN stellt abschließend fest

> [...], dass die hier aufgelisteten Merkmale der prämorbiden Entwicklung bei A.n. trotz ihrer beobachteten Häufung keine obligaten Konstellationen darstellen. Insbesondere die Familienpathologie ist weit und unspezifisch und erfährt in den Phasen zwischen Anfang, Prozess und Heilungsstadium der Krankheit jeweils variierende Akzente. (STEINHAUSEN 1979a, S.154)

Magersuchtsfamilien fehlt es oft an einer klaren Hierarchie, einer klaren Führungsstruktur (SELVINI PALAZZOLI 1984, S.241f; WEBER, STIERLIN 1989, S.47; ZUNDEL 1987). Machtkämpfe können sich dadurch im Untergrund entwickeln, die an den Familienwerten und -regeln, an Verbundenheit, Loyalität, Harmonie, Zusammenhalt und Opferbereitschaft orientiert sind und sich zu einem Wettstreit entwickeln, beispielsweise wer sich am meisten opfert, sich am meisten kontrolliert oder die Bedürfnisse am besten unterdrücken kann (BOSZORMENYI-NAGY 1976).

Autonomie und Selbstverwirklichung werden als Verrat und Egoismus verurteilt und unterdrückt. Der Machtkampf wird von dem Familienmitglied gewonnen, der am meisten gibt und sich am meisten aufopfert. SELVINI PALAZZOLI spricht von einer ausgeprägten "... Märtyrer-Neigung ..." (SELVINI PALAZZOLI 1984, S.287).

GERLINGHOFF, BACKMUND und MAI geben zu bedenken, daß diese Familien eine Fülle von Eigenschaften aufweisen, die mehr oder weniger wertvoll erscheinen mögen, was jedoch nicht das Problem sei. Dies läge tiefer.

> Es hat nach unserer Überzeugung damit zu tun, wie Menschen, Vater und Mutter und Kinder miteinander umgehen. Es hat damit zu tun, wie die guten Eigenschaften der Familie gelebt, von einem zum anderen vermittelt, transportiert werden. Ob z. B. geliebt oder Liebe verteilt wird; ob Leistung ein Prinzip darstellt oder gelockt wird; ob Ehrgeiz belohnt oder der Mangel an Ehrgeiz bestraft wird. (GERLINGHOFF, BACKMUND, MAI 1988, S.55)

Auffällig in Magersuchtsfamilien ist die Orientierung nach außen. Es wird nach Maßstäben erzogen, die denen der Umgebung entsprechen - den Wertvorstellungen von Ordnung, Leistung, Bildung, Anerkennung und anderen Sitten -, hinter denen die situativen und individuellen Bedürfnisse, Belange und Gefühle zurückzustehen haben. Die Familienmitglieder verstecken sich hinter Masken und Rollen, verhalten sich, wie *man* sich laut Verpflichtung, Traditionen, imaginären Vorstellungen verhält und entpersonifizieren damit ihre Emotionen. Damit wird der Außen- und Fremdorientierung und -steuerung mehr Wert beigemessen als der Selbststeuerung (GERLINGHOFF, BACKMUND, MAI 1988, S.55f).

Verdeckte, nicht offene Koalitionen innerhalb der Magersuchtsfamilien können zu unüberbrückbaren Spaltungen führen und einer Ko-Individuation und Ko-Evolution entgegenwirken. Eine häufige Form dieser problematischen oder pathologischen Konstellation ist die Verbindung eines Elternteils mit dem Kind gegen den anderen Erwachsenen. Diese Strukturen sind problematisch, da die Bevorzugung eines Familienmitglieds dem Familien-Credo widerspricht (WEBER, STIERLIN 1989, S.49; ZUNDEL 1987).

Durch das Leben im *double-bind* und in Abhängigkeit von den Eltern, die vermeintlich immer (besser) wußten, was für die Heranwachsende richtig ist, die jede Entscheidung für sie (mit)beschlossen haben, wird Eigenständigkeit und damit der Ablösungsprozeß verhindert. Der Gedanke an Trennung ist dabei gleicherweise für das Mädchen als auch für die Eltern bedrohlich. Die Magersuchtserkrankung schützt alle Beteiligten vor einer Entwicklung und schafft Bedingungen für ein Familienleben in gegenseitiger Abhängigkeit (GERLINGHOFF, BACKMUND, MAI 1988, S.65).

Die A.n. bietet der Tochter vermeintlich Schutz vor einer Trennung der Eltern.

"... Niemals bin ich Eltern begegnet, die eine reife emotionale Beziehung verband, obwohl ein oberflächlicher Beobachter oft den entgegengesetzten Eindruck gewinnen konnte ..." (SELVINI PALAZZOLI 1984, S.54f). Unterschwellig leben die Eltern in einem ständigen Spannungsfeld, auch wenn sie sich nicht auf offene Zankereien einlassen. Eher streiten sie über völlig belanglose Themen und lenken ihre Aggressionen um (SELVINI PALAZZOLI 1984, S.54f).

Durch das Bestreben (offene) Konflikte zu meiden und diese mittels diffuser Spannungen zu entschärfen, wird eine Trennung der Eltern umgangen.

> Sogenannte 'Broken-home-Konstellationen' finden sich eher unterdurchschnittlich oft. Es drängt sich sogar der Eindruck auf, daß die *Eltern die eheliche Gemeinschaft häufig auch dann noch aufrechterhielten, wenn sie voneinander kaum noch etwas erwarteten* und sich ihre Partnerschaft eigentlich nur noch auf Lebenslügen gründete. Reputation spielt eine große Rolle. (MESTER 1981, S.170)

ALICE MILLER machte darauf aufmerksam, daß viele psychosomatische Erkrankungen eine neue Wendung in der Behandlung bekamen, als das Schicksal der Eltern (zum Beispiel im Zweiten Weltkrieg) in die Überlegungen miteinflossen. Gerade solche Erlebnisse der Eltern, über die nicht gesprochen, die aber durch Blicke und Verhalten weitergegeben wurden, konnten bei der Inszenierung der Krankheit als mögliche Antwort auf Fragen, auf die die Eltern nur mit Schweigen geantwortet haben, gedeutet werden (MILLER 1981, S.226f; MÜLLER-HOHAGEN 1988; SCHMIDT 1985a, S.123).

"... In grob vereinfachtem Bild wäre die Pubertätsmagersucht als letzter Ausdruck einer Fehlentwicklung zu betrachten, die schon im Hause der Großeltern vorbereitet wurde ..." (MESTER 1981, S.187; siehe auch SCHMIDT 1985a, S.122f). Die Eltern selbst sind *Opfer* komplexer Beziehungsstrukturen, an denen wiederum ihre Herkunftsfamilien beteiligt waren und noch sind. (Einfache *Opfer-Täter-Konstellationen* im linearen, kausalen Sinne sind hiermit selbstverständlich nicht gemeint.) Eine Patientin meinte dazu: "... 'Ich bin der Überzeugung, daß sich die Magersucht in meiner Familie von Generation zu Generation fortentwickelt hat und bei mir dann schließlich zum Ausbruch gekommen ist' ..." (GERLINGHOFF, BACKMUND, MAI 1988, S.26f). Viele AutorInnen betrachten mittlerweile die Pubertätsmagersucht als eine Entwicklung, die sich über drei - oder mehr - Generationen anbahnt und sich immer mehr zuspitzt (MASSING, REICH, SPERLING 1992; MESTER 1981; PETZOLD 1979, S.222; SCHMIDT 1985a, S.122ff; SELVINI PALAZZOLI 1984; SIMON, STIERLIN 1984; SPERLING, MASSING 1972; TRÖSCHER-HÜFNER 1990; WEBER, STIERLIN 1989).

3.6.6 Funktionen der Magersucht

Auf diesem skizzierten Hintergrund soll versucht werden, einige Funktionen des magersüchtigen Verhaltens aufzuzeigen und den Sinn der A.n. zu verdeutlichen. Es gibt, wie schon erwähnt, nicht *die* Indexpatientin, *die* Mutter, *den* Vater, *die* Geschwister und auch nicht *die* Familie - ebensowenig *die* A.n., *die* prämorbide Entwicklung, *die* Symptome oder *die* Diagnosekriterien.

Wiederum können hier nur Möglichkeiten aufgezeigt werden, die die Symptome und das Syndrom A.n. jeweils für eine Indexpatientin, für Familienmitglieder, für die Familie als Ganzes oder als System und für die Gesellschaft erfüllen können. Ebenso können je nach theoretischem Blickwinkel (tiefenpsychologisch orientierter, feministisch orientierter ...) einem Symptom unterschiedliche Bedeutungen zukommen. Erst im Laufe einer (therapeutischen) Aufarbeitung werden mögliche Bedeutungen der Handlungen und Verhaltensweisen erschlossen, die dem Selbst und seinem Gegenüber entgehen (GERLINGHOFF, BACKMUND 1989, S.23; KRÄMER 1988, S.95; MESTER 1981, S.86). Die therapeutische Behandlung hat unter anderem das Ziel, die in Behandlung befindliche Person für die individuellen Botschaften, die hinter der A.n. und ihren Symptomen stehen, zu sensibilisieren. Denn die Motive des Abnehmens et cetera sind längst "... durch ganz persönliche, wenn auch abwegige Ideale ..." abgelöst (GERLINGHOFF, BACKMUND 1989, S.32). Ein Akzeptieren der negativen sowie der *positiven* Aspekte der Symptome ist für ein Verständnis notwendig (GERLINGHOFF, BACKMUND, MAI 1988, S.112).

Ein Ziel therapeutischer Interventionen ist daher, andere Wege aufzuzeigen, besser mit dem Leben zurechtzukommen (EPSTEIN 1989, S.45).

Weder ist die A.n. eine "... 'Krankheit', man 'bekommt' sie nicht wie einen Schnupfen ..." (EDWARDS 1989, S.84), noch ist das Syndrom ansteckend. "... Es ist erlerntes Verhalten. Was allerdings ansteckend wirkt, ist die Weitergabe der Methode und deren Anpreisung als Patentlösung für Gewichtsprobleme ..." (BOSKIND-WHITE, WHITE 1991, S.52).

Es gehört die mehr oder weniger bewußt getroffenen Entscheidung dazu, nicht mehr ausreichende Nahrung aufzunehmen und bei sich zu behalten. "... Nicht von Krankheit ist [...] die Rede, sondern vom Verständnis für eine spezifische Art zu leben [...] die Magersucht [ist, P.D.] 'eine Art, zu sein, ein Lebensstil, eine Möglichkeit, mit dem Leben fertig zu werden' ..." (EDWARDS, LAWRENCE zitiert nach VON SODEN 1990, S.11). Magersucht kann so gesehen als eine Art "... Lebensstil ..." (ORBACH 1987, S.66), als eine "... kreative Neuinszenierung ..." (WILLENBERG 1983, S.312) verstanden werden, die zugleich die "... weibliche Zerbrechlichkeit parodiert ..." (ORBACH 1979, S.139).

Die magersüchtige Tochter erfüllt die Forderungen der Eltern - und der Gesellschaft - einerseits und lehnt sie gleichzeitig durch Übertreibung und Verzerrung ab.

> Insofern enthält die drastische Änderung des Aussehens, das 'Sich-Entstellen' durch die Magersucht, auch einen verzweifelten Versuch, sich einerseits den elterlichen Forderungen absolut zu beugen und liebenswert zu bleiben, sich andererseits jedoch gleichzeitig diesen Forderungen dadurch zu entziehen, daß ihre Erfüllung karikaturhaft übertrieben und in absurde Ausmaße verzerrt wird. (MESTER 1981, S.111)

Dies ist kein offener Protest, keine Rebellion, sondern eine Absage an das soziale Umfeld, von dem die Heranwachsende nichts mehr erwartet (MESTER 1981, S.90) und von dem sie möglichst unabhängig werden möchte.

> Hilflos nahm das Kind in sich auf, was ihm als für seine Entwicklung zuträglich dargeboten wurde. Weitgehend ohne Protest schluckte und verdaute es alles Angebotene. Das Resultat wird in der Krankheit offenkundig, die in krassem Gegensatz zu dem früheren Wohlverhalten steht. (MESTER 1981, S.90)

> Warum münden solche schweren Adolescentenkrisen nicht in offenen Protest und Rebellion? [...] weil die Jugendlichen [...] unfähig bleiben, sich kämpferisch mit der Welt auseinanderzusetzen. Hintergründig zeichnet die Jugendlichen, die an einer Magersucht erkranken, ein lähmendes Gefühl der eigenen Ohnmacht und mangelnden Effektivität aus, das ihr Denken und Planen ebenso behindert wie ihr Handeln. (MESTER 1981, S.211)

Der Auffassung, Magersucht sei ein Ausdruck dafür, immer ein Kind bleiben zu wollen (MEYER 1986, S.80) oder ein "... 'kleines Mädchen' zu werden um 'dem Patriarchat' zu gefallen ..." (CHERNIN nach EDWARDS 1989, S.97), steht die Hypothese entgegen "..., derzufolge Magersucht eher eine Form der Rebellion ist, ein Nicht-Mitspielen-Wollen, ein Protest" (EDWARDS 1989, S.98).

Die A.n. kann verstanden werden als ein Streben nach Unabhängigkeit und absoluter Autonomie (MESTER 1981, S.96). Als eine Krankheit der Selbstachtung (BRUCH 1990, S.61) und der Selbstwahrnehmung - und nicht des Gewichts! (BRUCH 1990, S.108) -, als eine multifaktorielle, existentielle Krise (BOURCILLIER 1992, S.62), als Identitäts- und Existenzkrise mit einem Wendepunkt, der Chancen bietet und Gefahren birgt (ERPEN 1990, S.63f) als auch als "... Krankheit zum Tode ..." (KIERKEGAARD 1986) kann die Magersucht ebenso gesehen werden.

Die Unzufriedenheit und die Störungen im Selbstkonzept werden auf den Körper übertragen (BRUCH 1990, S.19f) und dort bekämpft (ORBACH 1987, S.22). In der Äußerlichkeit und Körperlichkeit wird nun Halt und Sicherheit gesucht. Der (weibliche) Körper wird zum Schauplatz des Protestes, zum Kampfplatz um Kontrolle. Die anorektische Jugendliche versucht, eigene Bedürfnisse zu kontrollieren, zu verstecken (ORBACH 1987, S.21) und das schwache Ich zu stärken und zu schützen (GERLINGHOFF, BACKMUND, MAI 1988, S.106).

Das magersüchtige Mädchen begeht an ihrem eigenen - oftmals als enteignet empfundenen - Körper eine (Art) Vergewaltigung durch Aushungern. (Therapeutische) Interventionen wie Sonden- oder Zwangsernährung stellen eine Form von Entmündigung, Infantilisierung, Enteignung und erneute Vergewaltigung der jungen Frau dar (KRÄMER 1988, S.178; MARGOLIS 1985, S.50). Sie wird als Kind behandelt, so daß sie weniger bedrohlich und gefährlich erscheint. Ihr schlechtes Betragen wird kurz abgehandelt, ihre Meinung ist nicht gefragt, irrelevant; sie ist schlicht unreif (ORBACH 1987, S.26f).

Die Nahrungsverweigerung ist ein Zurückweisen von Gefühlen und Bedürfnissen und wird subjektiv als Schritt in die Unabhängigkeit erlebt (ORBACH 1987, S.240).

Auf der individuellen Ebene von Verständnis und Sinn zu bleiben, würde den gesellschaftlichen, politischen Hintergrund vernachlässigen. Dieser wird von feministischen Vertreterinnen aufgedeckt. Immerhin sind bis zu 95 % der Magersüchtigen weiblich. Die Psychologie der Magersucht zu erforschen ohne die sozialen Implikationen zu berücksichtigen, hieße die gleichen Fehler zu begehen, die die (anorektischen) Frauen auch begingen und begehen, nämlich die *Ursache* in der Person zu suchen und nach individuellen Veränderungen Ausschau zu halten. A.n. ist kein psychiatrisches Problem, sondern ein politisches (EDWARDS 1989).

"... Zweifellos leben Frauen in einer kollektiven Krise ..." (FRÜHMANN 1985b, S.42). Diese beinhaltet neben der Möglichkeit eines letalen Ausgangs auch ein Potential von Veränderungen in Richtung eines Wachstums.

ORBACH wehrt sich gegen die Reduzierung der A.n. "... auf eine physiologische Störung, auf ein rein seelisches Problem oder auf ein soziologisch erklärbares Phänomen ...", da sich die Verengung dieser Interpretation der Sichtweise der Chance verschließt "..., die Magersucht als Metapher für unser Zeitalter zu begreifen ..." (ORBACH 1987, S.172).

Als eine extreme Reaktion auf bedeutende gesellschaftliche Umwälzungen der letzten 40 Jahre im Leben von Frauen (zum Beispiel bezüglich Kindererziehung, Elternschaft, Rollenerwartungen, Ausbildung und Beruf) wird die Entwicklung einer Magersucht gesehen. Diese symbolisiert die Suche nach Sicherheit, Halt, Schutz, Ordnung und vor allem Eindeutigkeit angesichts dieser großen Verwirrung. Sie ist ein Versuch, Beständigkeit zu schmieden, wo kaum eine existiert (ORBACH 1987, S.44ff).

Magersucht kann somit - aus feministisch orientierter Sicht - als eine komplizierte Reaktion auf verworrenen gesellschaftliche Identität interpretiert werden.

> Bei der These, daß es sich bei der Magersucht um eine Störung in der Pubertät handelt, wird etwas anderes unhinterfragt vorausgesetzt: Die erwachsene Frau hat angeblich keine Probleme mit ihrer Weiblichkeit. Die Weigerung der Magersüchtigen, sich ihrer gesellschaftlich definierten Rolle anzupassen, wird als krankhaft an sich betrachtet. Und nicht als äußerst komplizierte Reaktion auf eine verworrene gesellschaftliche Identität. (ORBACH 1987, S.27)

Der weibliche Körper wird als Objekt mißbraucht, dient der (emotionalen) Versorgung, der Befriedigung und dem Verkauf. Der Körper der Frau wird ihr, der Frau enteignet, er gehört ihr nicht (mehr allein). *Jede* Frau muß für sich einen Weg suchen, in diesem Repertoire von Bedeutungen, mit und in ihrem Körper zu leben. Diese allgemeine Verunsicherung macht sich die Mode-, Diät-, Kosmetik- und Schönheitsindustrie zunutze, denn "... für die Frau ist der Körper ihr Schlüssel zur Welt ..." (ORBACH 1987, S.92).

Das A.n.-Syndrom kann als ein (vorläufiges) Ergebnis einer Entwicklung in einer patriarchal-strukturierten Gesellschaft aufgefaßt werden, "... einer Entwicklung, die durch (für alle Frauen gültige) patriarchal-gesellschaftliche Strukturzusammenhänge nicht nur determiniert, sondern auch - und das ist wesentlich - *strukturell* geprägt ist ..."(GAST 1986, S.2).

(Es geht in diesem Kontext um die Dominanz von *Männern* und nicht von *Vätern*. Der Terminus *Andrarchat* erfaßt den Sachverhalt besser als der Begriff *Patriarchat* (MENNELL, SIMONS 1989, S.30). Um keine unnötigen Verwirrungen zu stiften, wird dennoch im weiteren Text die konventionelle Benennung *Patriarchat* beibehalten.)

Die Ambivalenz gegenüber dem Frausein betrifft in unserer Gesellschaft alle Mädchen und Frauen. In der Magersucht findet sie ihren Niederschlag. "... Sie stellt eine Rebellion gegen die Feminisierung dar, und diese Form der Rebellion beinhaltet sowohl eine Ablehnung als auch eine Übertreibung des Idealbildes ..." (ORBACH 1979, S.139). Als eine Art von Auflehnung gegen das Rollendiktat wurde sie in den sechziger Jahren von der Mode übernommen "... und - indem sie zum Stil erklärt wurde funktionalisiert (Twiggy); der Kampf um Autonomie wurde somit nicht ernst genommen und aus heutiger Sicht gesehen, der Lächerlichkeit preisgegeben" (GAST 1986, S.XIII; RITZENTHALER-SCHÜTZE 1987c, S.10).

Sie wird dennoch als Ausdruck der Ablehnung der weiblichen Rolle, der Verweigerung und Auflehnung gegenüber der männlichen Unterdrückung *gewählt* (DECKELMANN 1986, S.87).

Während DECKELMANN Untergewicht als "... Ausdruck von Ablehnung der weiblichen Rolle ..." interpretiert (DECKELMANN 1986, S.87), widersprechen GERLINGHOFF und ihre Mitarbeiter: "... Die Behauptung Magersucht bedeute Ablehnung der weiblichen Rolle, trifft nicht zu ..." (GERLINGHOFF, BACKMUND, MAI 1988, S.103). BOSKIND-WHITE und WHITE zweifeln ebenso - aufgrund von neueren Untersuchungsergebnissen - die traditionelle Hypothese der "... Ablehnung der Weiblichkeit ..." an (BOSKIND-WHITE, WHITE 1991, S.44f). Dabei ist allerdings der "... Begriff der Weiblichkeit zu differenzieren und die Betroffenen in und mit ihrer spezifischen Entwicklung aus dem patriarchal organisierten Kontext, also ihrer Welt als Frau zu verstehen ..." (GAST 1986, S.2; siehe auch FRANK-RIESER 1985).

Der Gedanke, "... eine ganz gewöhnliche Frau zu sein - eine Frau wie jede andere auch ..." ist für magersüchtige Heranwachsende unerträglich (MESTER 1981, S.105). Das *Normale, Durchschnittliche, Brave, Angepaßte, Eingeordnete* (GRAF 1985, S.89), das *Gewöhnliche* (nicht: *die Frau*) wird bei dem Gedanken abgelehnt. Diesen Sachverhalt betonen auch KLESSMANN und KLESSMANN in ihrem Werk mit dem Untertitel *Die Angst vor dem Mittelmaß*. "...Wir wiesen schon darauf hin, daß auch in der 'Minderwertigkeit' Grandiositäts-Phantasien des Besonderen stecken - das 'Schlechte' ist immer noch das 'Bessere' - als die normale Nichtigkeit ..." (KLESSMANN, KLESSMANN 1988, S.121).

Wenn auch in jedem einzelnen *Fall* zu entscheiden gilt, welcher Aspekt eher zutreffend ist, so kann doch allgemein festgehalten werden, daß die *Eßprobleme* vieler Frauen, Lösungsstrategien für andere Probleme darstellen und damit positive Funktionen übernehmen (BRUCH 1990, S.118; ORBACH 1986, S.208).

Es gibt viele Funktionen, die die A.n. erfüllen kann. Einige sind nachfolgend aufgeführt. Jede Betroffene hat jedoch ihre eigenen, individuellen Funktionen der Krankheit und dem Lebensstil zugedacht.

> Natürlich können sich diese Funktionen kombinieren und, vor allem im Verlauf der Krankheit, wandeln:
> Magersucht
> als Schönheitsideal
> als Leistungsbeweis
> als Kontrollmaßnahme
> als Alibi in bezug auf Leistung
> als Alibi für Unglücklichsein
> als Ausdruck für etwas Besonderes, Einmaliges
> als Macht und Stärke
> als Ausdruck von Opposition
> als Möglichkeit, sich von der Familie abzugrenzen
> als Lebenssinn und -inhalt
> als Flucht vor der realen Welt
> als Ausdruck von Leiden
> als Möglichkeit, sich zu zerstören
> als etwas Vertrautes
> als Suche nach Zuwendung und Liebe
> als Schutz vor dem Erwachsenwerden
> als Schutz vor Weiblichkeit
> als Schutz vor Sexualität
> als Möglichkeit, sich wahrzunehmen
> als ein Weg, die innere Leere auszufüllen
> als Unabhängigkeit
> als Ersatz für Freunde und Liebe ...
> (GERLINGHOFF, BACKMUND 1989, S.31f)

Die jungen Frauen versuchen ihre Unzufriedenheit, ihre Ängste und Defizite durch die Magersucht zu kompensieren und ihre Probleme zu lösen. Die Anorexie erfüllt anfänglich Sehnsüchte, Wünsche und Bedürfnisse, führt jedoch nicht zum Ziel, zur Identität, Autonomie, Macht und Stärke. Letztendlich macht sie hilflos, ohnmächtig, abhängig und schwach. Auch der erhoffte Lebenssinn kann in der Magersucht nicht gefunden werden. Dies Leben ist nicht vital; es zerstört und tötet, endet in Erstarrung und Zwängen. Magersucht kann weder Freunde, Zuwendung noch Liebe ersetzen und führt immer weiter weg von der Gruppe der Gleichaltrigen (GERLINGHOFF, BACKMUND 1989, S.27f).

Magersucht hat nichts (mehr) damit zu tun, abzunehmen um eine *bessere* Figur zu bekommen und dem gängigen Schönheitsideal zu entsprechen (GERLINGHOFF, BACKMUND 1989, S.32). Die eigentliche Eßstörung kann in Anbetracht der Fülle von Problemen, Störungen und Schwierigkeiten im emotionalen Bereich und im zwischenmenschlichen Kontakt als ein unwesentliches Begleitsymptom in den Hintergrund treten (GERLINGHOFF, BACKMUND 1989, S.30).

> 'Normales' Abnehmen ist, wenigstens teilweise, in der Anpassung an patriarchale Erwartungen begründet. Magersucht hingegen schließt zwar auf die ihr eigene paradoxe Weise eine gewisse Konformität in mancher Hinsicht mit ein, ist aber im wesentlichen ein Versuch, sich zu behaupten, ein Streben nach Autonomie, nach Selbstbewußtsein und Überwindung des verunglimpften weiblichen Körpers. (EDWARDS 1989, S.98)

Vielen jungen Frauen gibt die Anorexie Sicherheit und Halt. Von diesem Standpunkt aus betrachtet, ist es verständlich, daß die meisten Jugendlichen nicht von etwas kuriert werden wollen, was sie gar nicht als Krankheit empfinden (GERLINGHOFF, BACKMUND, MAI 1988, S.113). Die süchtigen Verhaltensweisen schützen einesteils das Selbst, stabilisieren es und erfüllen zum anderen die Funktion der

> [...] Verteidigung und Behauptung seiner situativen Anpassungsgewohnheiten, auch und gerade gegenüber der interpersonellen Befremdung gegenüber seinem Verhalten. Gerade die äußere Ablehnung des Süchtigen kann sein Verhalten verstärken, da es ihm das Gefühl von Eigen-Sinn ermöglicht, gerade im Erleben der Abgrenzung zu anderen. (KRÄMER 1988, S.96)

"... Ich gefalle, also bin ich ..." (OLIVIER 1987, S.86). Diesem *weiblichen* Leitgedanken stellt OLIVIER das eher *männliche* Pendant "... Ich denke, also bin ich ..." (DESCARTES) gegenüber.

Indem sich magersüchtige junge Frauen weigern zu gefallen und es ablehnen, begehrt zu werden, grenzen sie sich von Gleichaltrigen ab. Die magersüchtigen Heranwachsenden sind Frau *für sich* und nicht *für die anderen*, lehnen die Blicke auf ihren Körper als Objekt ab und beweisen damit ein höheres intellektuelles Niveau als ihre Altersgenossinnen, die sich zu den begehrenswerten Frauen einreihen und sich in der

Wahl zwischen Körper und Geist zugunsten des Körpers aussprechen (OLIVIER 1987, S.86f).

Das Medium - der weibliche Körper - bleibt Thema: einmal durch seine Schönheit gefallend (GRIFFIN 1987, S.105), ein andermal durch seine Krankheit beunruhigend. Die junge Frau will nicht "... das werden, was der 'andere' will, das wir sein sollen, das ausdrücken, was 'er' denkt ..." (OLIVIER 1987, S.178f).

Das nachdrückliche Verlangen zu schweigen, erfüllen sie ebenso: sie protestieren schweigend und hilfesuchend mit ihren Körpern. Somit erfüllt die Magersucht auch die folgenden Funktionen: Sie ist Hilferuf, Suche und Protest (EIKENBUSCH 1985, S.141).

Der Nahrungsverzicht wird in der Literatur meist als Ausdruck der Verweigerung oder/und als Suche nach Zuwendung interpretiert.

Nach MESTER erfüllt die Nahrungsverweigerung eine mehrfache Funktion:

> Sie stellt eine Vergeltungsmaßnahme dar, entspricht gleichzeitig aber auch einer Bußhandlung, sie schafft außerdem ein Überlegenheitsgefühl, wobei der Machtbeweis nicht nur dem eigenen Ich, sondern vor allem auch der Mutter erbracht wird. Schließlich dient sie aber auch dazu, das stets als Bedrohung erlebte Gefühl des Kontroll- und damit des Ich-Verlustes fernzuhalten. (MESTER 1981, S.98)

Die Suche nach Zuwendung in Form von Bewunderung, Liebe, Fürsorge und Mitleid kann der magersüchtigen Heranwachsenden bewußt machen, daß sie wahrgenommen wird. Wenn sie an ihrem Minderwertigkeitsgefühl krankt und sich dann *dünn macht*, weil sie sich selbst (zu) wenig Gewicht beimißt, glaubt sie vielleicht eher liebenswert zu sein (LANGSDORFF 1985, S.31).

EDWARDS hebt die folgenden Funktionen der Magersucht hervor:

> Sie vermittelt das sehnsüchtig erwünschte Gefühl, etwas beherrschen und bewirken zu können; sie hilft, das zerbrechliche Selbstwertgefühl aufrechtzuerhalten (da sowohl Schlankheit als auch Selbstbeherrschung in unserer Gesellschaft hoch geschätzt werden); sie macht es leichter, sich von anderen zurückzuziehen (denn Beziehungen drehen sich oft um Essen und Trinken), und ermöglicht, den Schwierigkeiten mit Sexualität und Nähe auszuweichen. Außerdem verhindert die zwanghafte Beschäftigung mit dem Essen und dem Gewicht (teilweise eine normale, gesunde Reaktion auf Hungergefühle), daß über wichtigere, schwierigere Fragen nachgedacht werden muß. (EDWARDS 1989, S.84f)

Neben der Möglichkeit, aus unangenehmen Situationen zu fliehen und der, *nein* sagen zu können, betont LAWRENCE, daß das Symptom hilft, Zeit zu strukturieren und, daß es das Bedürfnis nach einem eigenen Bereich, nach etwas, was nur ihr gehört, erfüllt (LAWRENCE 1986, S.115).

Der Übergang von der Kindheit in die Adoleszenz wird von den prä-magersüchtigen Jugendlichen nicht nur als Identitätskrise sondern (auch) als existentielle Krise erlebt, wahrscheinlich weil sie sehr geschützt aufwachsen, sich eher als unselbständig erleben und im Vergleich zu Gleichaltrigen und den an sie herangetragenen Aufgaben mit einem unzureichenden Verhaltensrepertoire ausgestattet sind. Mangels identitätsfördernder Fähigkeiten, versucht die Heranwachsende durch ihre Symptome, mit Hilfe ihrer körperlichen Seinsweise ihre Identitätsbalance aufrechtzuerhalten (BLANCK 1988, S.42). Auch wenn es sich dabei um eine Form von *Selbstbehandlung* handelt, bedeutet es nicht selten eine Entwicklung zu schwerer Abhängigkeit, die zu weiteren Krisen führt (BOJANOVSKY 1982, S.7f).

Die Heranwachsenden bleiben dem familiären Bezugssystem auf diese Weise erhalten, während die Pubertätskrise in *gesunden* - im Sinne von funktionalen - Familien zu einer Ablösung der Jugendlichen von der Elternbeziehung führt (KRÄMER 1988, S.102f).

Die Entwicklung einer Krankheit kann hierbei die Funktion eines Moratoriums, eines (Entscheidungs-)Aufschubs erfüllen. Als Körpermoratorium bietet die A.n. gleichzeitig eine Art Schutzhaft, verschiebt anstehende, beängstigende Erfahrungen in unbestimmte Zukunft und läßt die junge Frau durch das Fehlen von Erlebnissen keine alternativen Beziehungsstrukturen erschließen. Der Schutzraum wird zum Exil und führt in die Isolation (BECK 1985, S.16f; GERLINGHOFF, BACKMUND 1989, S.25; KRÄMER 1988, S.150; MACLEOD 1983, S.84f, S.138).

Den Zusammenhang von Identität, Autonomie und der A.n. stellt MACLEOD heraus, indem sie sich auf ERIKSON beruft

> Er kommt zu dem Schluß, daß der Vorgang der Identitätsbildung die Ich-Identität eines Individuums zu unterstützen scheint, solange es sich ein Element willentlichen Zögerns und autonomer Entscheidung bewahren kann. Das Individuum muß in der Lage sein, sich davon zu überzeugen, daß der nächste Schritt von ihm abhängt und daß es, unabhängig davon, wo es verweilt oder hingeht, immer die Wahl hat, fortzugehen oder die entgegengesetzte Richtung einzuschlagen, wenn es sich dafür entscheidet. (ERIKSON nach MACLEOD 1983, S.84)

Die gegensätzlichen Tendenzen, zu wollen und auch nicht zu wollen, beschreibt GRAF in einer Passage:

> Ich fühlte zwei Personen in mir. Die eine ist äußerst widerspenstig, kompromißlos, verschlossen, einsam, ausgeflippt, aber auch depressiv, sie will noch ein Baby bleiben und wehrt sich mit allen Mitteln gegen das Erwachsenwerden.
> Die andere will, daß ich das Studium aufnehme und endlich erwachsen werde. Sie möchte dem Baby helfen, seine Widerstände gegen das Erwachsenwerden zu überwinden. (GRAF 1985, S.89)

Die Schwächung oder partielle Vernichtung von Identität wird als existentielle Krise erlebt. Die magersüchtige Frau versucht, durch das Suchtmittel (Essen/Fasten) diesen Prozeß zu verdecken um das fehlende Identitätsgefühl abzuschwächen um ein Überleben zu ermöglichen. Abstinenz im Sinne von Symptomfreiheit ist aus diesem Grunde kein Ausweg (GEIER 1986, S.230).

Die Balancierung der 'personalen' und 'sozialen' Identität (L. Krappmann) ist vom Gefühl der Unsicherheit, der geistigen Not, der Existenzangst begleitet; die Flucht [in die Sucht, P.D.] wird von einem Zustand der Langeweile und Verlassenheit, der Sinnlosigkeit und Leere vorbereitet. Das Suchtproblem ist aufs engste mit den Fragen der Selbstfindung, Sinnfindung, Sinndeutung und Sinnverwirklichung verbunden. (FRÖHLINGSDORF 1981b, S.1; siehe auch HÖFFE 1988)

Sie haben nicht gelernt, ihr *Selbst* zu spüren oder zu definieren; es fehlt ihnen an Selbstgefühl (DEGEN 1985, S.98).

Neben diesen Möglichkeiten und Funktionen kann die A.n. zu vielerlei sekundären Krankheitsgewinnen führen, sei dies in Form von Rücksichtnahme oder einer Erweiterung des Repertoires an Machtmitteln in der Auseinandersetzung mit Verwandten, Bekannten oder anderen Personen (BATTEGAY 1982, S.23).

Selbst dann, wenn die Magersucht mehr oder weniger nur noch Qual bedeutet, halten viele an ihr fest. Das Leben mit der Magersucht stellt wenigstens etwas Vertrautes dar, wodurch die Betroffene sich durchzusetzen, abzugrenzen und auszudrücken vermag.

'[...] Ich betrog mich weiter und hielt eisern an der sogenannten Stärke, der Sicherheit, dem Lebenssinn und -inhalt fest. Ich konnte die Schmerzen über den Verlust all der Jahre, die ich mit dieser Krankheit verbracht hatte, nicht ertragen. Ich hätte zugeben müssen, daß ich im Vergleich zu Gleichaltrigen noch gar nicht gelebt hatte.' (Eine magersüchtige Frau nach GERLINGHOFF, BACKMUND 1989, S.27)

Nicht alle betroffenen jungen Frauen benutzen ihre Symptome auf eine eindeutige Weise. Es ist jedoch notwendig herauszufinden, wenn die magersüchtige Frau Hilfe sucht, welche Aufgaben die Symptome ihr abnehmen.

Sowohl im individuellen Einzelfall als auch im Laufe der Geschichte der A.n. können sich die Funktionen der Symptome verändern und sich ein Bedeutungswandel der Krankheit abzeichnen. Noch vor einigen Jahren gab es magersüchtige Jugendliche mit der Überzeugung, sie allein hätten die Magersucht für sich erfunden (GERLINGHOFF, BACKMUND 1989, S.27; zur bulimischen Form der A.n. siehe BOSKIND-WHITE, WHITE 1991, S.49ff). Entsprechend versuchten sie die Krankheit geheim zu halten. Mit gehäuftem Auftreten der A.n. "... hat sie sich heute eine gerade modische Reputation erworben ..." (BRUCH 1990, S.19). Gegenwärtig geht es weniger um die Überzeugung, allein die Magersucht für sich entdeckt zu haben, sondern eher um Rivalität bezüglich des Gewichts im Sinne von *Wer wiegt am wenigsten?*

Ob die Funktionen, die die A.n.-Symptome erfüllen, bei männlichen Jugendlichen andere sind als bei weiblichen, wird in der Literatur meist nicht diskutiert. Die interessierte LeserInnenschaft sei auf die relativ wenigen Publikationen verwiesen, die implizit der Fragestellung nachgehen (ARGELANDER 1985; BÖDEFELD 1991, S.163f; DETTMERING 1977; DÜHRSSEN 1965; FELS 1983; FICHTER, KEESER 1980; JUNKER 1989; KÜNZLER 1965; LECHMANN 1991; Magersüchtige Jungen 1991; MARTIN,

DAUNER 1978; MESTER 1981; MISEK, KEHRER 1981; SPITZER, GIBBON, SKODOL, WILLIAMS, FIRST 1991; TUCHELT 1993).

Schaut man auf die Familie als System, erfüllt das Symptom einen Zweck (SCHRETTER 1981). Das anorektische Verhalten und die Indexpatientin übernehmen im Beziehungsgefüge *Funktionen.*

In der Familie beeinflussen und bedingen sich die Verhaltensweisen einander und (nur) BeobachterInnen vermögen einem Verhalten *Funktionen* beizumessen.

Gemäß der Systemtheorie werden Festschreibungen, Krankheiten, Symptome und Eigenschaften in Verhaltensweisen *verflüssigt* (SCHMIDT 1985a, S.119f; SIMON, WEBER 1988a). Durch das Verflüssigen setzen systemisch orientierte TherapeutInnen das symptomatische Verhalten in einen interaktionistischen Kontext, in dem das Verhalten eingebettet ist. Sie fragen beispielsweise: Wann wird das Verhalten gezeigt?, Wann nicht?, Wer reagiert wie?, Wie ist der zeitliche Ablauf?, Wer ist anwesend?, Was tut die Mutter, wenn die Tochter nach dem Essen aufsteht und die Mutter denkt, sie wolle auf die Toilette gehen, um zu erbrechen?

Das symptomatische Verhalten übernimmt die *Funktion*, das Familiengefüge in Homöostase zu bringen oder diese zu erhalten. Die A.n. lenkt von den eigentlichen Schwierigkeiten ab, hilft diese zu verleugnen, indem alle Probleme auf die Magersucht zurückgeführt werden können (BLANCK 1988, S.96). Folglich wird viel über das Verhalten der identifizierten Patientin geredet, während die Eltern nicht eindeutig Stellung bezüglich ihrer Partnerschafts-Konflikte beziehen. Durch den Krankheitsprozeß bedingt, rücken die Familienmitglieder wieder enger zusammen, grenzen sich stärker nach außen und weniger differenziert nach innen ab. Dieses Bemühen um Familienzusammenhalt ist einer Individuation - verstanden als Fähigkeit und Bereitschaft eigene Ziele zu definieren und durchzusetzen - wenig zuträglich (WEBER, STIERLIN 1989, S.32f). Auch ist das familiäre Harmoniestreben wenig geeignet, die Spannungen und Ambivalenzen zu ertragen.

Einerseits kann das symptomatische Verhalten der Indexpatientin unter dem Gesichtspunkt betrachtet werden, daß es mitunter den Entwicklungsstand der Familie zementiert und somit vorerst Sicherheit, beispielsweise vor der Auseinandersetzung mit anstehenden (eigenen) Entwicklungsaufgaben, bietet. Entsprechend können sich Spielregeln entwickeln, denen alle Familienmitglieder gehorchen, die das symptomatische Verhalten mithervorbringen und aufrechterhalten und die somit das vorhandene Entwicklungspotential blockieren.

Andererseits ist das Verhalten der Symptomträgerin oftmals "... wie ein Protest des noch 'gesündesten Mitglieds' gegen die Starrheit und Fixierung des Gesamtsystems ..." (PETZOLD 1979, S.223).

Die *Funktionen* können in der systemischen Familienberatung beispielsweise durch zirkuläres Fragen umkreist und hypothetisch beschrieben werden. Paradoxe Interventionen (positive Konnotationen, Symptomverschreibungen), die auf die Spielregeln Einfluß ausüben, stellen das Verhalten in einen anderen Kontext, so daß es nicht mehr die gleiche *Funktion* erfüllen kann. Insofern erfolgt eine perspektivische, kontextabhängige Interpretation psychosomatischer Störungen.

Dahinter steht die Annahme, daß die symptomatischen Verhaltensweisen aufgegeben werden, wenn es gelingt, grundlegende Regeln des Systems, die mit ihnen in Verbindung stehen, zu verändern (MADANES 1981; SCHMIDT 1985a, S.120).

Unabhängig davon, ob die Indexpatientin allein oder das System Familie eine Beratung oder Therapie aufsucht, es bleibt die Aufgabe des TherapeutInnen-Teams, mit der identifizierten Patientin respektive mit der Familie herauszuarbeiten, welche *Funktionen* das symptomatische Verhalten übernimmt.

Es konnte in diesem Abschnitt nur ein Teil der möglichen *Funktionen* des anorektischen Verhaltens beschrieben werden. Wesentlich ist es, die Spannbreite der Möglichkeiten zu berücksichtigen und bei der therapeutischen Intervention die positiven Aspekte - auch wenn sie nicht unmittelbar zu erkennen sind - in die Überlegungen miteinzubeziehen.

3.7 Zusammenfassung

In diesem 3. Kapitel wurde aufgezeigt, daß es ein Kontinuum von tödlich verlaufenden, therapieresistenten Fällen der A.n. gibt bis hin zu leichten, normalen Pubertätsvariationen mit Essens- und Menstruationsstörungen.

Das Krankheitsbild ist im wesentlichen geprägt durch Nahrungsverweigerung, Amenorrhoe, Obstipation, Kräfteverfall, Abmagerung, Hyperaktivität, Angst dick zu sein oder zu werden und mangelnder Einsicht in die Schwere der Erkrankung. Dahinter verbirgt sich ein grundlegendes Gefühl der Unzulänglichkeit, starken Selbstzweifeln und Unzufriedenheit.

Als Folge der Nahrungseinschränkung und Unterernährung stellen sich vielfältige somatische Symptome ein. Ebenso werden die Gedanken und die Gefühle, das Verhalten der Selbstbetroffenen - und in der Folge der Bezugspersonen - beeinflußt.

Die Diagnosekataloge erfassen nur das Vollbild der A.n. und nützen der präventiven Erfassung und prophylaktischen Arbeit wenig. Die Kriterien sind im wesentlichen auf die somatischen Parameter ausgerichtet. Sie erscheinen oft willkürlich gesetzt und bleiben bis heute umstritten.

Aus der Systemschau betrachtet, wird die A.n. als ein Verhalten interpretiert, das auf eine dysfunktionale Systemstruktur mit pathologischen Spielregeln und entsprechenden Interaktionsmustern hindeutet.

Neben den Diagnosekatalogen (DSM-III-R, ICD-10 und anderen) wurden in den letzten Jahren weitere Methoden zur Erfassung entdeckt, die einer Unterstützung und Absicherung der Diagnose dienen sollen. Fremdeinschätzungsskalen und familiendiagnostische Methoden werden vermehrt berücksichtigt.

Systemisch orientierte TherapeutInnen haben bislang noch keine befriedigenden Formen der Diagnose entdeckt.

Differentialdiagnostisch ist die A.n. von seelischen und körperlichen Krankheiten abzugrenzen, die als Begleitsymptome magersüchtige Erscheinungen ausbilden. Es wurden differentialdiagnostische Kardinalsymptome dargestellt, anhand deren eine Diagnose erleichtert werden kann.

Epidemiologisch wurde herausgestellt, daß wesentlich mehr Frauen als Männer betroffen sind. Einem extremen Standpunkt zufolge gibt es keine männlichen Anorektiker. Die A.n. ist kulturgebunden und bildet sich vornehmlich in den höheren Sozialschichten aus. Ihre Bedeutung erlangt sie im wesentlichen in Überflußgesellschaften, in denen nicht gehungert werden muß. Der Trend geht jedoch hin zur Nivellierung, zu einer schichtenübergreifenden Verteilung.

Prinzipiell kann sich die Magersucht in jeder kritischen Situation ausbilden. In der Phase der Pubertät und Adoleszenz kommt es wegen entwicklungsbedingter Veränderungen regelmäßig zu Krisen, die bedingt durch die prämorbide Entwicklung, Persönlichkeitsfaktoren, familiären und gesellschaftlichen Bedingungen den Weg in eine psychogene Magersucht ebnen können.

Die prämorbide Entwicklung verläuft keinesfalls einheitlich. Ebenso ist es nicht möglich, klare und eindeutige typische Merkmale der anorektisch identifizierten Heranwachsenden, ihrer Mutter, des Vaters oder der Geschwister herauszuarbeiten. Es sind lediglich grobe, vereinfachende Übereinstimmungen in der Literatur vorzufinden.

Es wurden von systemisch orientierten FamilientherapeutInnen Versuche unternommen, Magersuchtsfamilien zu charakterisieren. Einige transaktionale Muster sind häufig in Familien, in denen eine Tochter an Magersucht erkrankte, festgestellt worden. Unbeantwortet bleibt dabei die Frage, ob sich die Charakteristika und Verhaltensweisen infolge der Erkrankung ausgebildet haben oder ob sie bereits vor Erkrankungsbeginn bestanden haben.

Dem anorektischen Verhalten werden vielfältige Funktionen zugeschrieben. Sie reichen vom wohlangepaßten Verhalten bis zum offenen Protest. In der therapeutischen Beziehung müssen die dem anorektischen Verhalten jeweilig zugedachten Funktionen individuell herausgearbeitet werden. Viele dem Symptom zugeschriebene Aufgaben sind der betroffenen Frau nicht bewußt. Das Eßproblem kann in Anbetracht der Fülle von Problemen, Störungen und Schwierigkeiten im emotionalen Bereich und zwischenmenschlichen Kontakt als ein unwesentliches Begleitsymptom in den Hintergrund treten.

4 Ätiologie

In diesem Kapitel werden nicht nur reduktionistische Erklärungsansätze behandelt, wie es die Überschrift nahelegt, sondern auch *ätiologische im weiteren Sinne*. Der reduktionistischen Sichtweise von Welt stehen die modernen Systemwissenschaften, wie etwa die Kybernetik, die allgemeine Systemtheorie, Informationstheorie und Spieltheorie gegenüber. Von ihnen leitet sich auch der Begriff *systemisch* her. Auf menschliche Systeme angewandt bedeutet *systemisch* vor allem: statt eingleisiger linearer Ursache-Wirkungs-Folgen zirkulär vernetzte Bedingungsgefüge erkennen (SELVINI PALAZZOLI, CIRILLO, D'ETTORE; GERBELLINI, GHEZZI, LERMA, LUCCHINI, MARTINO, MAZZONI, MAZZUCCHELLE, MICHELE 1978, S.52ff). "... Das Tun des einen erweist sich als das Tun des anderen ..." (STIERLIN 1987; ders. 1982a). Wenn im folgenden der Begriff *Ätiologie* verwendet wird und nichts Einschränkendes angefügt ist, ist von *Ätiologie im weiteren Sinne* die Rede.

Eine noch so schlüssige Diagnose einer A.n. läßt keine Aussage über die Ätiologie der Magersucht zu. Ätiologie und Pathogenese sind bislang ungeklärt (HOPPE 1982, S.47; KÖHLE, SIMONS 1986, S.601). Es gibt zwar mehrere ätiologische Konzeptionen; von ihnen ist dennoch keine allgemein anerkannt. Viele Hypothesen wurden aufgestellt und versucht mit Hilfe von Untersuchungen zu belegen. Die Mehrzahl der Fragen blieb unbeantwortet und offen (BRÄUTIGAM, CHRISTIAN 1981, S.249). Kein einzelner Faktor reicht allein aus, das Syndrom zu erklären (MEERMANN, VANDEREYCKEN 1987, S.41). Weder konnte *die* (alleinige) Ursache der A.n. gefunden werden, noch *die* Theorie der Entstehungsbedingungen erarbeitet werden (MESTER 1981, S.86). Es können nur Zusammenhänge aufgezeigt werden, die die *Symptomwahl* verständlich(er) machen.

In diesem Kapitel werden daher einige notwendige Bedingungen [beispielsweise *die Gesellschaft* (GERLINGHOFF, BACKMUND, MAI 1988, S.12)] und verschiedene Faktoren (somatische, psychologische und soziale) genannt, deren Gewichtungen eine große Variationsbreite aufzeigen (SCHÜTZE 1980, S.73).

Diese multidimensionale Sichtweise, die unter anderem von MEERMANN und VANDEREYCKEN vertreten wird (MEERMANN, VANDEREYCKEN 1987, S.41), kommentieren GERLINGHOFF, BACKMUND und MAI (, die ebenfalls biologische, soziokulturelle, familiendynamische und persönlichkeitsspezifische Faktoren berücksichtigen,) kritisch: "... Multidimensional ist das neue Schlagwort, mit dem Vorteil, nichts festlegen zu müssen. Die Betonung von Komplexität bei der Entstehung der Anorexie ist auch nicht neu, hat aber bisher kaum etwas bewirkt ..." (GERLINGHOFF, BACKMUND, MAI 1988, S.109). Dieses multikonditionale Bedingungsgefüge ist bei jeder Form von Abhängigkeit gegeben. Und es bleibt mühsam, dieses Geflecht von auslösenden, aufrechterhaltenden und mitwirkenden Faktoren im Einzelfall zu entwirren (LUNGERSHAUSEN 1988, S.94). HELLHAMMER, LEUSBROCK, MEYER, MÜLLER, die eine multikausale psychosoziale Beeinflussung postulieren, fürchten sogar, daß diese "... in jedem Fall zu einer Desorientiertheit des Klienten führt ..." (HELLHAMMER, LEUSBROCK, MEYER, MÜLLER 1980, S.347).

Es kann nicht darum gehen, stereotype Erklärungsversuche anzustreben (HÄNSEL 1985, S.40; JONAS 1983, S.67), die für die betroffenen Frauen (und Männer) zutreffen. Es scheint sinnvoller zu sein, den individuellen Erkrankungsweg der betroffenen Personen zu erfahren und die individuelle Genese der Magersucht zu erfassen (BECHT 1985, S.80). Die wesentlichen Motive, die zum A.n.-Syndrom führten, bleiben der magersüchtigen Person nur zum Teil bewußt (MESTER 1981, S.86) und können oft erst im Rahmen einer Therapie geklärt werden (GERLINGHOFF, BACKMUND 1989, S.57).

Neben Einflüssen aus dem Bereich der Persönlichkeit, der Sexualität, der Körperwahrnehmung und der Gewichtseinschätzung werden auch gesellschaftliche Bedingungen und familiäre Einflüsse als wesentliche und krankheitsbegünstigende Aspekte hervorgehoben. Für jeden genannten Bedingungsbereich lassen sich bei den jeweiligen VertreterInnen einleuchtende Überlegungen finden, wobei sich die Perspektiven eher ergänzen, als daß sie in einem alternativen Bezug zueinander stehen. Es bleibt jedoch anzumerken, daß die jeweiligen Überlegungen mit dem Konzept der beobachtenden Person variieren, so daß ein und derselbe Bereich aus zum Beispiel verhaltenstheoretisch orientierter Perspektive eine andere Berücksichtigung erfährt als etwa unter Einbeziehung tiefenpsychologisch orientierter Theorieansätze.

Vereinfachende "... 'Pappkameraden' wie die anorexogene 'Rabenmutter' sollten [...] künftig der Mottenkiste analytischer Deutungskunst angehören ..." (DEGEN 1985, S.99). Die Magersucht einzig und allein als Resultat einer Verschwörung des Kapitalismus oder eines übersteigerten Männlichkeitswahns zu beschreiben, ist ebenso wenig hilfreich wie die Behauptung, daß sie ausschließlich auf Traumata der frühen Kindheit zurückzuführen sei oder ein ausschließlich medizinisches Problem darstellt.

Seitens der Psychologie kann eine *multikausale* psychische Mitbedingtheit der Symptomatik der A.n. postuliert werden, ohne den Einfluß unmittelbarer und mittelbarer Faktoren (biologische, soziokulturelle, familiendynamische, persönlichkeitstypische, konstitutionelle) generell abschätzen zu können (siehe in bezug auf die Bulimarexie JOHNSON, PURE 1986).

Systemisch orientierte TheoretikerInnen und BeraterInnen vermuten, daß Symptome dort entstehen, wo der Schritt zur anstehenden Regeländerung durch die bremsende Wirkung der Angst - verstanden als wirksame, bremsende Energie - nicht vollzogen wird, wo am Alten festgehalten wird anstatt Neues zu wagen (VON SCHLIPPE, ESSEN 1982, S.239).

4.1 Soziokulturelle Einflüsse

Wie ist es möglich, daß Hunderttausende von Frauen (und Männern) unabhängig voneinander - anfänglich ohne von der Existenz ihrer *Krankheit* überhaupt etwas zu wissen - annähernd gleiche Symptome entwickeln, die wir unter das Syndrom der A.n. zusammenfassen?

Es sei hier schon angemerkt, daß sich diese Frage nicht abschließend beantworten läßt.

GERLINGHOFF, BACKMUND und MAI nehmen als notwendige Bedingung für Krankheit - und insbesondere hier der A.n. - strukturierte Beziehungen zwischen Menschen an. Normen und Wertsysteme müssen vorhanden sein. Eine Magersucht ohne Gesellschaft sei nicht denkbar (GERLINGHOFF, BACKMUND, MAI 1988, S.12). Die AutorInnen zeigen keine direkten Bezüge auf zwischen einzelnen *Fakten* und dem Auftreten der Anorexie; sie versuchen vielmehr in einer Rückschau auf die letzten Jahrzehnte, ein sich entwickelndes Klima skizzenhaft zu beschreiben. Sie berichten

- von der Zunahme der Freizeit in den westlichen Industrienationen;
- von dem (gesellschaftlichen) Verlust der Tugenden Fleiß, Arbeitsamkeit, Mühsal und Festhalten an diesen Werten durch die konservativen Familien des gehobenen Mittelstandes;
- von der Ausdehnung der Adoleszenz durch verlängerte Ausbildungszeiten bis ins dritte Lebensjahrzehnt (und darüber hinaus);
- von einem neuen Typ von Jugendlichen: "... ein junger Mensch mit intellektueller Freiheit, sexuell eigenständig und nach dem Gesetz erwachsen mit achtzehn Jahren, aber wirtschaftlich abhängig, vom Wohlstand umgeben, jedoch mit unsicheren Perspektiven für die persönliche Zukunft und die der Generation ..." (GERLINGHOFF, BACKMUND, MAI 1988, S.14).
- von dem Bedürfnis nach Sicherheit in bezug auf Lebensführung, Partnerschaft und Berufswahl und der gleichzeitig starken Verunsicherung, ob sie das Richtige gewählt haben und dem Zweifel an der Richtigkeit eigener Gefühle;
- von dem Problem des Umgangs mit Unsicherheiten und der Notwendigkeit, Unsicherheiten ertragen zu lernen, und dem Fehlen geeigneter Vorbilder; dies führte zu Protestbewegungen, aber auch zu Fluchttendenzen (Sekten, Drogen), andererseits wurden Dienstleistungen für die Psyche angeboten: "... Ein glückliches Seelenleben ist diesen Angeboten zufolge genauso machbar und käuflich zu erwerben wie körperliche Fitness und Gesundheit ..." (GERLINGHOFF, BACKMUND, MAI 1988, S.16).

- von dem grundlegenden Wandel der Einstellung gegenüber Sexualität: einerseits die Liberalisierung und Aufklärung, andererseits die Scham über persönliche Wünsche, Gefühle, Ängste und Sehnsüchte zu sprechen;
- von dem zunehmenden Gesundheitsbewußtsein. Nach den Entbehrungen des Krieges und der sich anschließenden *Freßwelle* der fünfziger Jahre breitet sich eine kalorienbewußtere Ernährung aus, die insbesondere in den höheren sozialen Schichten auf fruchtbaren Boden fällt. Deren Ideal kann nun umschrieben werden mit: schlank, attraktiv, dynamisch und erfolgreich. "... Der Drang nach Schlankheit war besonders ausgeprägt bei jungen Frauen der oberen sozioökonomischen Gruppierungen. Ihre Idealvorstellungen vom weiblichen Körper sind gegen den Trend junger Frauen der Allgemeinbevölkerung gerichtet ..." (GERLINGHOFF, BACKMUND, MAI 1988, S.18).
  Die jungen Mädchen finden in der Rolle der Mutter kein akzeptables Vorbild mehr. Dies kann mit der Nichtakzeptanz des traditionellen Rollenverständnisses der Frau, mit Unsicherheiten und Ängsten vor Anforderungen zusammenwirken und eine Magersuchtsentwicklung begünstigen;
- von gesellschaftlich wirksamen Vorurteilen gegen Frauen, von Mißbrauch an ihnen und Gewalt gegen sie, die sich in Form von Eßstörungen manifestieren können;
- vom Übergang zur modernen (Klein-)Familie;
- von der Kindererziehung als Leistung der Frau, der *Mutterliebe* und dem Dualismus der Mutter- und Frauenrolle (BADINTER 1984, S.273ff). "... Die Gedanken, die Elisabeth Badinter hier formuliert, sind für viele Familien besonders der oberen kulturellen Schichten noch tabuisiert. Und gerade in solchen Familien, in denen Konservieren, das Bewahren überkommener Rollenverteilungen und Moralvorstellungen zum Wertsystem gehört, entsteht Magersucht ..." (GERLINGHOFF, BACKMUND, MAI 1988, S.23).

Auf diesem nach GERLINGHOFF, BACKMUND und MAI skizzierten soziokulturellen Hintergrund erscheinen einige Versuche, die Entstehung und Verbreitung der A.n. zu erklären verständlich(er). Je nach theoretischer Ausrichtung werden Faktoren (Ernährung, Mutterrolle, Sexualität und andere) ins Blickfeld gerückt, aus dem Kontext herausgeschält und als bedeutsam, ursächlich für die Entwicklung der A.n. betitelt.

Ging das medizinische Krankheitsmodell in seiner ursprünglichen Fassung davon aus, daß ein einzelner spezifischer Faktor die eigentliche Ursache einer folgenden Erkrankung darstellt und für sich allein ausreicht, den Krankheitsprozeß voll gültig zu erklären, kann heute mit Sicherheit behauptet werden, daß eine einzelne *ursächliche* Bedingung nicht ausreicht, die Entstehung der Magersucht auszulösen oder zu erklären.

Heißt es in Alltagstheorien beispielsweise, daß

- die Heranwachsenden nicht erwachsen werden wollen,
- die Mädchen nicht so werden wollen wie ihre Mütter,
- die Mädchen die ihnen zugedachte Rolle ablehnen (Haushaltsführung, Kinderversorgung),
- sie schön, schlank, sexy sein sollen/wollen (siehe dazu Kapitel 3.6.6 Die Funktionen der Magersucht),

so berechtigen diese Vereinfachungen nicht zu Ableitungen von Erklärungsansätzen (GAßMANN 1988, S.26).

Andere Alltagstheorien rücken die Eltern der betroffenen Jugendlichen in den Mittelpunkt des Interesses (siehe Kapitel 3.6 Die prämorbide Entwicklung).

Da die Aufgabe der Kindererziehung - in den westlichen Industrieländern zumindest - der Mutterrolle zugedacht ist, lasten einige AutorInnen die Verantwortung für das Erkranken des Kindes der Mutter an. Es wird ihr vorgeworfen, *nicht gut genug* ["... not good enough mothering ..." (WINNICOTT nach SCHNEIDER-HENN 1988, S.17] oder zu ambivalent (HERRMANN 1985, S.137) gewesen zu sein.

THOMÄ kritisiert dies als "... kurzsichtige ätiologische Überlegung ..." (THOMÄ 1963, S.603). Bezugnehmend auf HARTMANN ordnet THOMÄ diese Simplifizierung, daß die Mutter nicht immer *gut* gewesen und für das spätere Unheil verantwortlich zu machen sei, in die Reihe der "... Theorien durch Reduktion ..." ein (THOMÄ 1961, S.282).

Dem Vater wird dagegen mäßiger bis keinerlei Einfluß auf die Entwicklung einer A.n. beim Kind zugesprochen (HUBERTY 1990). Andere AutorInnen richten gerade ihren Vorwurf an die Väter, die psychisch oder/und physisch abwesend gewesen seien (BÖDEFELD 1991, S.157).

Viele AutorInnen sehen die A.n. als eine Reaktion auf eine unbewältigte *psychophysische Reifungskrise* an (BREUER 1983, S.55; SCHÜTZE 1984). KUHN spricht von einer *autochthonen Reifungskrise* (KUHN 1986, S.80), während MESTER den Begriff der *Selbstwertkrise* (MESTER 1981, S.128) favorisiert. Die Mädchen wären zwanghaft versucht, Bestätigung zu erlangen bis zur völligen Selbstaufgabe.

Als eine "... krankhafte Bewältigung der Lebenskrise ..." wertet BOJANOVSKY (1982, S.7f) die Entwicklung einer Magersucht.

HURRELMANN (1991) geht in seinem Aufsatz über eine von ihm durchgeführte Repräsentativstudie - mit Jungen und Mädchen im Alter von 12 - 17 Jahren - auf die geschlechtstypischen Unterschiede in der Verarbeitung von Alltagsbelastungen ein. Erhebliche Spannungen und Krankheitssymptome bei Mädchen und jungen Frauen führt er auf die frühzeitige Festlegung auf die traditionelle Geschlechtsrolle *Frau* und die damit einhergehende Unterdrückung von Unruhen und Ängsten in Problemsituationen zurück. Heranwachsende Mädchen verfügen über eine Charakteristik, die sich - im Vergleich zu Jungen - durch

- eine höhere Sensibilität,
- ein geringeres Selbstwertgefühl und
- häufigere Unzufriedenheit mit dem eigenen Gesundheitszustand auszeichnet.

HURRELMANN sieht wichtige Ursachen sowohl

- in den übertriebenen schulischen Leistungserwartungen der Eltern,
- in mangelnder Zuwendung,
- in Problemen bei der Anerkennung in der peer-group als auch
- in Hektik im Freizeitbereich.

Wenn die daraus resultierende Überbelastung und ihre Signale keine Beachtung erfahren, besteht die Gefahr des Mißbrauchs von Medikamenten und Drogen. Es liegt - der Studie zufolge - eine eindeutige Beziehung zwischen Enttäuschungs- und Mißerfolgserlebnissen und dem Konsum von legalen und illegalen Substanzen vor. Auf die Frage, welche zusätzlichen Faktoren, Bedingungen und Aspekte dazukommen müssen, um eine A.n. zu *wählen*, geht die Studie nicht (explizit) ein.

Eine *gewählte* Magersucht kann die Situation der gegenwärtigen Generation(en) widerspiegeln, in einer *Beziehungsfalle* oder/und zugleich in einer *Identitätsfalle* zu sitzen und vor die Ambivalenz der Wahl zwischen der klassischen Frauenrolle und der Berufsrolle gestellt zu sein.

Exkurs: Weltbild, Wissenschaftsphilosophie, Paradigmenwechsel. (Lineare, reduktionistische Erklärungsansätze und ganzheitliche, systemische, prozessuale Modelle)

(Der Exkurs bezieht sich größtenteils auf die Werke von CAPRA 1988, 1992; COLEGRAVE 1992; "Die Wende wird kommen!" 1983 und GROF 1991, 1992.)

Die *reduktionistischen* Erklärungsansätze entstanden in der Zeit, als DESCARTES und NEWTON ein Weltbild prägten, das mit den Begriffen *linear*, *rationalistisch* umschrieben werden kann. Das wissenschaftliche Denken entspricht diesem aus dem 17. Jahrhundert stammenden kartesianisch-NEWTONschen Modell noch immer weitgehend.

Vor 1500 lebten die meisten Menschen in kleinen, zusammenhängenden Gemeinschaften. Die Beziehungen untereinander und zur Natur wurden als organisch erfahren. Das Individuum ordnete seine Bedürfnisse denen der Gemeinschaft unter, mit der der Einzelne im wechselseitigem Abhängigkeitsverhältnis sein Leben gestaltete.

Die organische Weltsicht, die Vorstellung von einem lebenden und spirituellen Universum ist von Aristoteles und der Kirche wesentlich beeinflußt worden und beruhte auf einem Leben mit der Natur, auf Glauben und Vernunft zugleich. Das Hauptziel der Wissenschaften bestand im Verstehen der Naturerscheinungen, im Herausarbeiten ihres Sinns, ihrer Bedeutung und Rolle. Ethik war eng verknüpft mit wissenschatlichem Denken. Es wurde Wissenschaft zum Ruhme Gottes betrieben - und nicht, um die Natur zu beherrschen.

Im 16./17. Jahrhundert änderte sich diese Weltsicht radikal. Aus der mittelalterlichen Vorstellung entwickelte sich das Bild der Welt als Maschine. Es galt nun mit Hilfe von neuen Forschungsmethoden, der Mathematik und analytischen Denkmodellen, die Weltmaschine - in Teilen - zu beschreiben. Das Zeitalter der wissenschaftlichen Revolution verbindet sich mit Denkern wie BACON, KOPERNIKUS, GALILEI, NEWTON und DESCARTES. Die wissenschaftliche Forschung änderte sich tiefgreifend. Der Glaube an eine mögliche Gewißheit wissenschaftlicher Erkenntnis war die Grundlage der kartesianischen Philosophie.

Seit BACON war das Ziel, Wissen zu erwerben. Die Beherrschung und die Kontrolle der Natur, der Weltmaschine löste das mittelalterliche Ziel der Wissenschaft ab und lief der einst vorherrschenden - heute würde gesagt werden *ökologischen*, *ganzheitlichen* - Weltsicht zuwider.

Erst im Laufe des 20. Jahrhunderts, nach etlichen neuen Forschungserkenntnissen (Relativitätstheorie, Quantentheorie) wurde deutlich, daß die Vorstellung einer *harten* exakten Naturwissenschaft, die auf lineare Paradigmata aufbaut, zu revidieren ist.

Der sich neu etablierende Ansatz betrachtet das Universum als ein dynamisches Gewebe von untereinander verbundenen Geschehnissen. Die Struktur dieses Gewebes wird bestimmt durch die Gesamtübereinstimmung und durch die wechselseitige Bedingtheit der - jeweils nicht fundamentalen Eigenschaften der - Teilchen. Da diese untereinander von Prinzipien bestimmt werden, die im Falle der Erforschung abhängig sind von den gewählten Methoden, beeinflußt die Forschung selbst die materiellen Strukturen. Diese beobachtete Struktur erweist sich als Spiegelung der Strukturen unseres Bewußtseins.

Heute werden (wieder) vermehrt die Zusammenhänge und Abhängigkeiten von Geschehnissen deutlich sichtbar und spürbar. Ökologische, ökonomische, politische, nukleare Krisen und Katastrophen spiegeln sich im individuellen Befinden, in emotionalen Krisen und in Erkrankungen wider.

In allen frühzeitigen Epochen galt Krankheit als Störung des gesamten Menschen. Der Körper, der Geist und das Selbstbewußtsein wurden im gesellschaftlichen Kontext und in Abhängigkeit von Beziehungen zum Kosmos und zu den Gottheiten zusammengehörig gesehen. Diese Krankheit wurde als Störung oder Disharmonie der Gemeinschaft aufgefaßt. Entsprechend wurde nicht nur der erkrankte Mensch (heute würde gesagt werden die/der *SymptomträgerIn*) behandelt; die Heilung selbst galt als

Anliegen der gesamten Gemeinschaft. So verwundert es auch nicht, daß in einigen Gemeinschaften, alle zugehörigen Mitglieder zum Diagnoseprozeß hinzugezogen wurden.

> Die Diagnose wird oft in Anwesenheit der ganzen Dorfbevölkerung gestellt und kann Streitigkeiten, Diskussionen und Fehden zwischen Familien hervorrufen, wobei man sich überhaupt nicht mehr um den Patienten kümmert. Die ganze Prozedur ist vornehmlich ein gesellschaftliches Ereignis, bei dem der Patient nur Symbol eines Konflikts innerhalb der Gemeinschaft ist. (CAPRA 1988, S.343)

DESCARTES' strikte Trennung von Körper und Geist veranlaßte die Konzentration - insbesondere in der medizinischen Wissenschaft - auf die *Körpermaschine*. Dies zog ein Desinteresse an psychologischen, gesellschaftlichen und umweltmäßigen Aspekten nach sich.

Der Mensch wurde reduziert auf eine (Körper-)Maschine, die bei einer Störung oder einer Fehlfunktion einer Reparatur bedurfte, die auf das funktionsuntüchtige (Körper-)Teil beschränkt blieb. Diese Art von Behandlung galt ausschließlich der Bekämpfung von Krankheiten. Eine Erkrankung ohne physiologische Störung ist in diesem biomedizinischen Modell nicht definiert.

Durch die fachliche Spezialisierung der Ärztin oder des Arztes und durch die Konzentration auf immer kleinere (Körper-)Teile verliert die Ärztin oder der Arzt den Blick dafür, daß es sich bei den Ratsuchenden um menschliche Wesen handelt. Es wird beklagt, daß ÄrztInnen Krankheiten behandeln, aber kein Interesse am Menschen zeigen. Die behandelnde Ärztin oder der behandelnde Arzt verschreibt überwiegend Medikamente um die erkannte Fehlfunktion zu korrigieren.

Neben der Vergabe chemischer Substanzen oder/und eines physischen Eingriffs wurden von einigen ÄrztInnen - heute würde gesagt werden - Entspannung und Meditation empfohlen. Der Einfluß auf das Immunsystem durch die psychische Befindlichkeit war ihnen schon damals bewußt.

Die wohl bekannteste Gegenbewegung zur reduktionistisch-mechanischen Sichtweise war die Homöopathie. In der homöopathischen Therapie wird Ähnliches durch Ähnliches geheilt. Das Interview zwischen Ärztin/Arzt und Patientin erfährt eine derart starke Betonung, daß das verordnete Heilmittel dabei oft nur noch als Krücke dient.

Auch in der Psychiatrie wurden organische Ursachen für alle seelischen Krankheiten gesucht, anstatt sich gleicherweise auf die psychologischen Dimensionen zu konzentrieren. Diese Sichtweise wurde zudem verstärkt, als es Ärzten gelang für einige Krankheiten organische Ursachen zu identifizieren.

Erst Jahre später entdeckte FREUD das *Unbewußte* und erstellte alternative Ansätze über das Entstehen psychischer Krankheiten.

Die sich herausbildenden Hauptströmungen der Psychologie - der Strukturalismus, der Behaviorismus und die Tiefenpsychologie/die Psychoanalyse - beruhten auf dem kartesianischen Paradigma und den NEWTONschen Vorstellungen von Realität. Der Behaviorismus war die Psychologie par excellence, eine Psychologie ohne Bewußtsein. Geistige Phänomene wurden auf beobachtbares Verhalten reduziert.

Gesundheit wurde mit (mechanischem) Funktionieren gleichgesetzt. Damit kann dieses Modell dem Phänomen *Heilen* nicht gerecht werden. *Heilen* muß die Wechselwirkungen zwischen körperlichen, psychischen und umweltbedingten Faktoren reflektieren.

Das biomedizinische Modell, das auf dem kartesianisch-NEWTONschen Paradigma aufbaut, genügt seit langem nicht mehr den gesellschaftlichen Erwartungen. Das Schwergewicht (der heutigen Medizin) liegt in der Notfallmedizin (in zumeist technischen und chirurgischen Eingriffen) und in der Forschung nach Impfstoffen und Antibiotika; vernachlässigt worden ist das gesamte Gebiet der Prävention (beispielsweise der Ernährung), die Vielzahl sozialer und umweltbedingter Aspekte, die Patientinnen (selbst) als menschliche Wesen und entsprechende präventive, alternative Behandlungsmöglichkeiten, die bei den Selbstheilungskräften der Patientinnen ansetzen.

Neben dem hier in unserer Kultur vertretenen abendländischen biomedizinischen Modell gibt es in vielen Kulturen medizinische Überlieferungen (beispielsweise indische, chinesische und japanische), nach denen praktiziert wird. Das Vorgehen nach diesen Überlieferungen ist im Gegensatz zum biomedizinischen Modell ganzheitlich (zumindest der Theorie nach).

Von der chinesischen Medizin kann die hiesige sich beispielsweise einiges zunutze machen. Die chinesische Philosophie wurde stark beeinflußt vom Taoismus, vom Konfuzianismus und von der Theorie von Yin und Yang. Sie ist nicht von kausalen Beziehungsmustern geprägt, sondern vielmehr von "... korrelativem Denken ..." (NEEDHAM nach CAPRA 1988, S.349).

> '[...] Etwas geschieht vielmehr deswegen, weil die Position der Dinge im ständig bewegten zyklischen Universum ihnen eine Eigenschaft verleiht, die ihr Verhalten unausweichlich macht. Würden sie sich nicht auf jene besondere Weise verhalten, dann verlören sie ihre relative Position innerhalb des Ganzen (die sie zu dem gemacht hat, was sie sind), und sie würden zu etwas anderem, als sie sind'. (NEEDHAM nach CAPRA 1988, S.349)

Die chinesische Philosophie betrachtet den menschlichen Körper und Geist nicht als getrennte Systeme. Erkrankungen äußern sich der chinesischen Medizin zufolge, wenn das Individuum ins Ungleichgewicht gerät, beispielsweise bedingt durch Schlafmangel, Mangel an Bewegung, durch Disharmonie mit der Familie oder der Gemeinschaft. Während des Lebens schwankt das Individuum ständig; es befindet sich in einem dynamischen Gleichgewichtszustand. Gesundheit und Krankheit werden nicht scharf getrennt. Beide gelten als natürliche Teile eines Kontinuums. Jede Patientin wird individuell möglichst umfassend von der Ärztin oder vom Arzt auf ihren beziehungsweise seinen Gesundheitszustand befragt, untersucht, in ihren Beziehungen zur Umwelt diagnostiziert und behandelt. Gesundheit gilt als subjektive Erfahrung. Entsprechend gilt das subjektive Empfinden und Wissen, die subjektive Erfahrung und Erkenntnis der Ratsuchenden ebensoviel wie rationales deduktives Denken.

> Die richtige Einschätzung subjektiver Erkenntnis ist sicherlich etwas, was wir vom Osten lernen könnten. Seit den Tagen von Galilei, Descartes und Newton ist unsere Kultur so sehr von rationalem Wissen, Objektivität und Quantifizierung besessen, daß wir im Umgang mit menschlichen Werten und menschlicher Erfahrung unsicher geworden sind. (CAPRA 1988, S.357)

Von den Therapien werden die jeweils mildesten bevorzugt: Massagen, Kräuterbrennung, Akupunktur oder andere. Diese werden nicht symptombezogen verordnet, sondern gelten als Hilfe zur Wiederherstellung des Gleichgewichts.

Das für unsere Kultur neu aufzustellende medizinische Modell muß den Ansprüchen der Ganzheitlichkeit gerecht werden. Insbesondere ist an eine neue Sichtweise von *Gesundheit(en)* und *Erkrankung(en)* zu denken. Von der individuellen (Teil-)Sichtweise muß Abstand genommen werden. Wir müssen lernen in systemischen und prozessualen Zusammenhängen zu denken und zu leben.

Gesundheit und Krankheit sind relative Begriffe von Zuständen des Wohlbefindens, die als fortlaufende Geschehnisse betrachtet werden müssen. Was als *gesund* oder als *krank* gilt, variiert von Kultur zu Kultur. Der soziokulturelle Zusammenhang beeinflußt darüberhinaus, wie das Verhalten der Menschen aussieht, wie sie sich verhalten, wenn sie gesund respektive krank sind. Dieses Phänomen ist ein multidimensionales, abhängig von voneinander abhängigen psychischen und sozialen Aspekten. Das subjektiv stärkste Gefühl von Gesundheit stellt sich ein, wenn diese Dimensionen gut ausgeglichen und integriert sind, wenn der Mensch sich mit sich selbst physisch und psychisch in Einklang befindet. Um gesund zu sein und zu bleiben, muß der Einzelne seine Autonomie bewahren, gleichzeitig jedoch in der Lage sein, sich in ein umfassenderes größeres System harmonisch einzufügen und zu integrieren. Eine sinnvolle Bewertung von Gesundheit/Erkrankung müßte neben der individuellen auch die der Gesellschaft einbeziehen, müßte ebenso soziale (Krankheits-) Erscheinungen (gewalttätiges, rücksichtsloses Verhalten, Verbrechen, Drogenmißbrauch, Unfälle, Selbstmord) berücksichtigen. Diese umfassendere Sichtweise würde aufzeigen, daß die Medizin nicht zwangsläufig die Gesundheit wiederhergestellt hat oder wiederherstellen kann (RICHTER 1978).

Krankheit kann - neben Anzeichen psychologischer und sozialer Art - als ein Indiz für Disharmonie und Ungleichgewicht des Organismus angesehen werden. Das umfassendere (soziale und ökologische) System scheint gegenwärtig ernsthafte Gesundheitsprobleme zu haben, wenn sich den Symptomen, psychologischen und sozialen Krankheitsbildern zugewendet wird: besorgniserregende Zunahmen an Abhängigkeits-/

Suchterkrankungen (stoffgebundene und stoffungebundene), Verbrechen, Gewalt, Terrorismus, Selbstmord, nukleare, ökologische Katastrophen und weitere [VON SCHLIPPE, ESSEN 1982; STIERLIN 1983; STIERLIN spricht auch angesichts der ökologischen Konflikte und des Christentums in der Welt von der *Weltfamilie* (STIERLIN 1982a)].

> Unser Empfinden, gesund oder heil zu sein, beinhaltet zugleich das Gefühl physischer, psychischer und spiritueller Integrität, des Gleichgewichts zwischen den verschiedenen Komponenten des Organismus sowie zwischen dem Organismus und seiner Umwelt. Dieses Gefühl für Integrität und Gleichgewicht ist unserer Kultur verlorengegangen. Die mittlerweile alldurchdringende mechanistische Weltanschauung und unser einseitiges, materialistisches und '*Yang* orientiertes' Wertsystem, das die Grundlage unserer Weltanschauung bildet, haben ein starkes Ungleichgewicht und viele Symptome mangelnder Gesundheit erzeugt. (CAPRA 1988, S.257)

Erkrankungen können entsprechend als Folge eines Ungleichgewichts und von Disharmonie angesehen werden. Die fehlende Möglichkeit der Integration kann vor allem dann zu (psychischen) Erkrankungen führen, wenn die Sinneswahrnehmungen nicht richtig bewertet und integriert werden können.

Bei anhaltender Unausgeglichenheit kann es zu Streßreaktionen kommen, die zu verstärkter Unbeweglichkeit führt. Streß hält in der hiesigen, westlichen Kultur langfristig an, da die Menschen ihren Körper nicht mit unseren Gewohnheiten und gesellschaftlichen Verhaltensregeln vereinbaren können. Krankheit gilt als Ausweg, als bewußter oder unbewußter Problemlösungsversuch.

Der Begriff *Erkrankung* umfaßt in der Systemschau soziale Erscheinungen wie physisches und psychisches Verhalten, Gewalttätigkeit, rücksichtsloses Verhalten (siehe oben). Die *Heilung* einer Krankheit eines ratsuchenden Menschen muß deshalb nicht zwangsläufig gesund machen.

Es ist notwendig zwischen dem Erkrankungsbild und dem Ursprung der Erkrankung zu unterscheiden, ansonsten macht es keinen Sinn von einer erfolgreichen Therapie zu sprechen.

Eine erfolgreiche Intervention muß die Selbstheilungskräfte des erkrankten Menschen anerkennen und ihn auf mehreren Ebenen des Geist-Körper-Systems ansprechen. Diese multidimensionalen Bemühungen erfordern ein Team aus unterschiedlichen Fachdisziplinen.

"... Nach dem Systembild der Gesundheit ist jede Erkrankung ihrem Wesen nach ein psychisches Phänomen, und in vielen Fällen läßt sich der Vorgang des Krankwerdens am erfolgreichsten durch eine Methode wieder rückgängig machen, die physische und psychologische Therapien miteinander verbindet ..." (CAPRA 1988, S.403).

Schamanen arbeiteten ehemals mit dem kreativen und gemeinschaftlichen - nicht (nur) mit dem individuellen - Unbewußten. Sie wendeten eine Vielzahl von Methoden an, um die (körperlichen) Probleme des erkrankten Menschen in einen größeren Zusammenhang zu integrieren. Schamanische Rituale umfaßten Gruppenarbeit, Psychodrama, Traumdeutung, Suggestion, Hypnose, gelenkte Imagination und psychedelische Therapie.

Auf viele Behandlungsformen, Methoden und Therapien der Schamanen wird heute zurückgegriffen.

Die Verordnung einer ausgewogenen Ernährung, von Diäten, Pflanzenheilmitteln und schließlich der Verschreibung von Medikamenten wird ergänzt oder teils ersetzt durch (präventive) Methoden der (Tiefen-)Entspannung (Autogenes Training, Tiefenmuskelentspannung, Yoga, Meditation, Imagination, Visualisierung), verschiedener Atemtechniken und -therapien, Gestalt- und Körperarbeit. Unterschiedliche westliche und östliche Methoden -, die auf der Ego-, biosozialen-, existentiellen- und transpersonalen Ebene einzuordnen sind, - wurden versucht, in psychologische Modelle zu integrieren.

Von TherapeutInnen wurde vermehrt die Erfahrung gemacht, daß Störungen ihren Ursprung in einem Zusammenbruch sozialer Bindungen haben. Gruppen- und Familientherapien sind bei diesen Störungen eher indiziert und werden von systemisch orientierten TherapeutInnen bevorzugt gewählt (bezüglich der Indikationsentscheidung siehe beispielsweise BOMMERT, HENNING, WÄLTE 1990; BUDDEBERG, BUDDEBERG 1979).

Es bleibt festzuhalten, daß die Modelle zur Erklärung der Realität (A.n.) nicht selber die komplexe Realität darstellen oder erfassen, sondern vielmehr ihr mehr oder weniger nahekommen und sie besser oder schlechter erklären können. WissenschaftlerInnen müssen den Umfang reduzieren. Die Auslese, die sie vornehmen, wird vom vorherrschenden Paradigma und dem Überzeugungssystem der ForscherInnen (mit)bestimmt. Einerseits kann kein einzelnes Paradigma die gesamte Realität erklären, andererseits lassen sich für beobachtbare Fakten und erhobene Daten verschiedene Paradigmen zur Erklärung, Deutung und Interpretation heranziehen. Jedes Paradigma ist relativ und keines sollte mit der Wahrheit über die Realität verwechselt werden. Jedes eröffnet Möglichkeiten der Entdeckung neuer (Problem-)Bereiche und engt zugleich den Definitionsbereich ein. Sie legen die Methoden fest und setzen Qualitätskriterien für Lösungen. Jedoch waren weder die alten Paradigmen noch ihre Theorien eigentlich falsch. Die Übertragung dieser auf andere, weitere Bereiche war jedoch nicht sinnvoll und nicht angemessen.

Zur Zeit befindet sich die Meschheit in einer Situation, in der sich neue Ergebnisse nicht mehr in das alte Denkmodell eingliedern und sich nicht mit dem Weltbild vereinbaren lassen. Das alte mechanistische Weltbild mitsamt seinen Paradigmen gilt in einigen wissenschaftlichen Zweigen (exemplarisch in der Physik) schon lange als überholt, in anderen Bereichen - insbesondere in denen, die sich mit dem Menschen als Forschungsgegenstand beschäftigen - als wissenschaftlich. Folglich konnten und können sich beispielsweise die Psychologie, die Psychiatrie und die Medizin nicht mehr den rapiden Veränderungen anpassen.

Ein grundlegender Paradigmenwechsel ist notwendig geworden. Einige ForscherInnen hoffen, daß das neue Paradigma die Kluft zwischen der Weisheit des alten und östlichen Denkens und der westlichen Psychologie und Psychiatrie überbrücken hilft.

Die nun folgenden Erkärungsansätze mögen mit dem Wissen über den historischen Hintergrund gelesen werden. Ihre Reichweite ist oft schon durch den definierten Problembereich, durch den Wissenschaftszweig und durch deren Fragestellungen begrenzt.

4.2 Genetische Ansätze

Eine genetische Vererbung - besser gesagt eine Disposition - für anorektisches Verhalten wird von HEIGL-EVERS, SCHEPANK (1982), HERPERTZ-DAHLMANN (1988), HOFMANN, KIND (1980) und SCHEPANK (1991b) vermutet. Mit Hilfe von Zwillingspaar-Kasuistiken versuchen die AutorInnen, ihre Annahme zu stützen. "... Eßstörungen bei eineiigen Zwillingen [...] treten in 87 Prozent der Fälle bei beiden auf, zweieiige Zwillinge reagieren nur zu 27 Prozent gleichartig ..." (ZAHN 1990). DEGEN führt für die Anorexia folgende Zahlen an: "... Die Wahrscheinlichkeit, daß der genetische Doppelgänger eines erkrankten eineiigen Zwillings die Diagnose Anorexia teilt, beträgt je nach Studie zwischen 35 und 56 Prozent. Bei zweieiigen Zwillingen beläuft sich diese Konkordanz gerade einmal auf fünf Prozent ..." (DEGEN 1993).

MESTER fragt dennoch kritisch: "... Falls sich deutlicher herausstellen sollte, daß genetisch weitergegebene Eigenschaften tatsächlich eine wesentliche Bedeutung für die konstitutionelle Bereitschaft besitzen, auf deren Boden sich unter bestimmten Umständen eine Magersuchtsentwicklung anbahnt, schlösse sich unverzüglich die Frage nach der Natur dieser Prädisposition an ..." (MESTER 1981, S.145).

Das vorliegende Datenmaterial reicht nicht aus, die etwaige Bedeutung von Erbeinflüssen abzuleiten und zu diskutieren. Die Vermutungen bleiben zunächst weitgehend spekulativ (FEIEREIS 1989, S.87f).

MESTER bevorzugt die Bezeichnung "... Pseudoheriditätt ..." (MESTER 1981, S.139) und begründet seine Entscheidung, bezugnehmend auf EHRENWALD damit "..., daß ja weniger die fertigen Symptomverbände, denen wir eine nosologische Bezeichnung erteilten, innerhalb einer Familie weitergegeben werden, sondern vielmehr fehlangepaßte Einstellungen und Haltungen (Ehrenwald 1960) ..." (MESTER 1981, S.139).

Einige unterstützende Argumente für einen nicht-(ausschließlich) genetischen Erklärungsansatz sind im folgenden angedeutet:

- Die relativ hohe Prozentzahl gleichzeitigen Auftretens von Eßstörungenn bei eineiigen Zwillingen kann auf alternative Weise (ergänzend) erklärt werden. Zu denken wäre beispielsweise an Identitätskrisen, die bei eineiigen Zwilingen andere Ausmaße annehmen können. [Viele Zwillinge tragen identische Kleidung, Brillen unnd und Accessoires, fahren die gleichen Fahhräder und sind kaum zu unterscheiden. Dennoch wird bei der ätiologischen Herleitung nicht auf Heridität zurückgegriffen.]
- Beide (eineiige) Zwillinge sind nur ausnahmsweise zugleich von einer A.n. betroffen.
- Dispositionen führen nicht unweigerlich zu einem tatsächlich auftretendem Verhalten, zu den angelegten Eigenschaften oder zum Auftreten einer Krankheit.
- Das familiale Umfeld (Eltern, Großeltern, Geschwister ...) verfügt über ein Repertoire an co-abhängigem Verhalten (siehe Kapitel 4.8.4) und bietet somit ein nährendes Umfeld.
- Essen, Aussehen, Figur sind Themen, die in diesen Familien oft im Mittelpunkt stehen. Mutter oder/und Schwester halten regelmäßig Diät, achten auf ihre *Figur*.
- Wenn die Tochter von der A.n. *geheilt* wurde, erkrankt nicht selten ein anderes Familienmitglied an einer (anderen) Krankheit.
- Das Anbahnen der Magersucht zieht sich immer wiederkehrend über mehrere Generationen hin, bis sie zum Ausbruch kommt.

Mit den genetischen Anlagen erfolgt keine Determination des späteren Verhaltens. "... Die Reaktion der sozialen Bezugspersonen (Eltern, Verwandte, Gleichaltrige usw.) und die Einschätzungen in der Öffentlichkeit bilden während des gesamten Lebenslaufs den Kontext für die Entwicklung der Persönlichkeit, so sehr sie auch genetisch geprägt sein mag ..." (HURRELMANN 1991, S.20).

Die genetisch determinierten Magersuchtserkrankungen, beispielsweise hypothalamisch bedingte Funktionsstörungen, zählen eher zum Spektrum der Krankheiten, die differentialdiagnostisch von einer A.n., einer psychisch bedingten Anorexie, abzugrenzen sind.

4.3 Medizinwissenschaftlich orientierte Erklärungsansätze

Exemplarisch für medizinische Sichtweisen werden im folgenden Kapitel der orthomolekulare Ansatz, das Streß-Diathese-Modell und die Setpoint-Theorie skizziert.

4.3.1 Der Orthomolekulare Ansatz

Unter der Überschrift "Fehlernährung macht süchtig!" (SCHMIDSBERGER 1990, S.36) berichtet SCHMIDSBERGER über den *Orthomolekularen Ansatz* in den Medizinwissenschaften. "... Diese Schule bemüht sich um das richtige Verhältnis biochemischer Einheiten im Organismus. Ihre Entgleisungen haben unter anderem psychische Störungen und damit erhöhte Suchtbereitschaft zur Folge. Man spricht von *'maskierten' Mangelkrankheiten* an Vitaminen und Mineralien ..." (SCHMIDSBERGER 1990, S.36). VertreterInnen dieser Schule, wie HIPPCHEN, gehen so weit, die Unterversorgung mit B-Vitaminen - besonders dem Vitamin B3 - zum Hauptgrund für Drogenkonsum zu erklären. HOFFER ergänzt seine These: "... Die Suchtkrankheiten werden nicht beherrschbar sein, so lange Fehlernährung mit denaturierten Kohlenhydraten nicht als entscheidende Ursache akzeptiert wird ..." (HOFFER nach SCHMIDSBERGER 1990, S.36).

Der Zusammenhang von *vollwertiger Ernährung* und Gesundheit wurde schon zu Anfang des 19. Jahrhunderts von GRAHAM beschworen. Er stellte drei Gesundheitsgebote auf: "... Vollkornbrot, Gymnastik und sexuelle Abstinenz ..." (GRAHAM nach VANDEREYCKEN, VAN DETH, MEERMANN 1990, S.222). Den *Graham-Crackers* folgten *Kellog's Cornflakes*, die ironischerweise erst richtig beliebt wurden, "... als man sie einzuckerte, ein Verstoß gegen den 'Kult' der gesunden Ernährung ..." (VANDEREYCKEN, VAN DETH, MEERMANN 1990, S.222).

Nach dieser Orthomolekularen Theorie müßten gerade in Zeiten der (Hungers-)Not, der Drogenkonsum und die Anzahl der Suchtgefährdeten und -abhängigen Menschen zunehmen. Insbesondere in den sogenannten Entwicklungsländern wäre mit erhöhtem Suchtpotential zu rechnen, während zum Beispiel in den europäischen Ländern die Bevölkerung weniger gefährdet sein dürfte.

Dieser Schule zufolge müßten Anorektikerinnen aufgrund von *maskierten Mangelkrankheiten* parallel zu ihrer Magersucht von Alkohol, Tabletten und anderen Drogen abhängig werden oder stark gefährdet sein. Niacinmangel (Vitamin B3) kann demgegenüber verursacht werden durch chronischen Alkoholmißbrauch, Leberzirrhose und durch langanhaltende Durchfälle (KÜLLENBERG 1991, S.35).

Der Orthomolekulare Ansatz kann nicht erklären, weswegen gerade eine A.n. und keine andere Abhängigkeit *gewählt* wurde. Im weiteren vermag er nicht schlüssig aufzuzeigen, weshalb wesentlich mehr Frauen als Männer von einer Eßstörung (insbesondere der A.n.) betroffen sind.

Dieser medizinwissenschaftlich orientierte Erklärungsansatz findet in der pädagogisch-psychologischen Fachliteratur keine Beachtung. Es bleibt ungeklärt, ob der Mangel am Vitamin B-Komplex zu einer Anorexie führen kann oder ob das symptomatische Verhalten (Fehlernährung und selbstinduzierte Durchfälle) zur Vitamin B3-Unterversorgung beiträgt.

4.3.2 *Das Streß-Diathese-Modell*

Das *Streß-Diathese-Modell* wurde von PUDEL und seiner Arbeitsgruppe experimentell untersucht. Sie gingen davon aus "..., daß das Appetitverhalten [sic!, P.D.] unter Streßbedingungen unterschiedlich beeinflußt wird. Leichtere Streßsituationen führten eher zu vermehrter, stärkere zu verminderter Nahrungsaufnahme ..." (GUTEZEIT 1981, S.178f). Unter Berücksichtigung, daß Mädchen und Frauen in Streßsituationen signifikant häufiger mit abweichendem Eßverhalten reagierten, leitete das Team um PUDEL die Berechtigung ab, zur Erklärung der Genese der A.n. vom *Streß-Diathese-Modell* ausgehen zu können.

Durch die in der Pubertät entstehenden Identitätsprobleme und -konflikte und je nach wahrgenommener Kompetenz, gemeisterten Situationen, Konstitution, Reifungssituation und prämorbider Persönlichkeit kann diese Zeit als mehr oder weniger *stressig* und beängstigend erlebt werden und - unterschiedlich begründbar - zum Fasten führen. Diese Nahrungsreduktion führt in der Regel zu einer Verminderung, während die Nahrungsaufnahme zu einem Anstieg von Angst führt. "... Von diesem allgemeinen Erklärungsmodell könnten sowohl anorektische Reaktionen, wobei der Akzent auf den besonderen Streßbedingungen liegt, als auch die primäre Anorexia nervosa, die eher auf der prämorbiden Persönlichkeit im Zusammenhang mit Konstitution und Reifungssituation beruht, abgeleitet werden ..." (GUTEZEIT 1981, S.179).

Inwieweit hängt das von PUDEL und seiner Arbeitsgruppe erforschte *Appetitverhalten* mit dem Syndrom der A.n. zusammen, bei dem es gerade nicht um Appetitverlust geht, sondern eher um ein erbittertes Kämpfen gegen das Gefühl von Hunger und Appetit?

Der allgemeine Verweis auf die prämorbide Persönlichkeit, die Konstitution und Reifungssituation (siehe oben), läßt den Wert der Theorie verflachen.

Ob Mädchen und Frauen in anderen Ländern oder/und zu anderen Zeiten ohne einen Überfluß an Nahrungsmitteln ebenso reagieren, wie die Versuchspersonen in PUDELs Experimenten, ist unklar.

4.3.3 Die Setpoint-Theorie

Die *Setpoint-Theorie* postuliert ein *natürliches Gewicht*, einen physiologischen Eichstrich, Fixpunkt, den keine Diät verstellen kann. Diese Theorie geht davon aus, daß der Körper Möglichkeiten zur Verfügung hat, dieses Gewicht durch Regulative konstant zu halten (MOHR 1990).

Diäthalten führt nicht zum gewünschten Erfolg, das Körpergewicht auf Dauer zu reduzieren, sondern zwingt den Körper zur Verteidigung. Deshalb erhöht er im Anschluß der Diät sein Gewicht (KINZL, BIEBL 1989).

Die Schwierigkeiten dieses Erklärungsansatzes ergeben sich aufgrund der Unspezifität, da ein Konstrukt angenommen wird, ohne erklären zu können, *welche* physiologischen, biochemischen und neurophysiologischen Mechanismen das Gewicht konstant halten können und *wie* dies geschehen kann beziehungsweise soll.

PUDEL stellt die These auf, daß wenn "... wir uns von den Vorstellungen vom 'Idealgewicht' lösen könnten, wenn ein Mensch sein persönliches Set-Point-Gewicht ohne Diätrestriktionen akzeptieren könnte, dann wären manche Belastungen zwischen Ernährung und Psyche gemildert oder gar behoben ..." (PUDEL 1985b, S.85).

Vernachlässigt wird in diesem Zusammenhang, daß hauptsächlich Mädchen und Frauen angehalten werden, sich zu kontrollieren, um der modischen Idealfigur nahezukommen. Der Diät-Terror beispielsweise der Illustrierten wendet sich ganz bewußt an die Zielgruppe der Frauen. Diäthalten gehört mit zum Alltag heranwachsender Frauen. So wird in der Frauenzeitschrift Brigitte (22/91) auf die Frage einer Mutter "... Meine Tochter macht Diät - ist sie gefährdet? ...", die Antwort gegeben, daß das Fasten erst gefährlich wird, wenn die junge Frau nicht mehr aufhören kann (BÖDEFELD 1991, S.165). Diesem "... kollektiven Diätverhalten ..." (PUDEL 1985b, S.83) steht der Rat von PUDEL entgegen, sich weniger zu kontrollieren. Dem Kontrollverlust, der zur Definition süchtigen Verhaltens zählt, dadurch zu begegnen, sich weniger zu kontrollieren, erscheint paradox oder zynisch. Gerade anorektische Heranwachsende haben massive Ängste vor Kontrollverlust. Die Setpoint-Theorie "... scheint von der Sehnsucht getragen zu sein, der Mensch sei noch so instinktgeregelt, daß eigentlich ein 'sinnloser' Freßdurchbruch im Normalfall nicht geschehen kann. Bulimische Frauen wären demnach degenerierte, menschliche Wesen, bei denen ein Regelkreis nicht mehr funktioniert ..." (SCHULTE, BÖHME-BLOEM 1991, S.43). Da bei anorektischen Frauen ein Regelkreis auch nicht funktionsfähig ist, müßte die Folgerung des AutorInnenteams auf diese Population übertragbar sein.

Dem Setpoint-Gewicht steht das Normgewicht (Normal- und Idealgewicht) gegenüber. (Siehe zum *angemessenen* Gewicht die Kritik von ZUR NIEDEN 1986a,

S.151ff; dies. 1986c, S.159ff; SCHNEIDER-HENN 1988, S.78f; WESTENHOEFER, PUDEL 1990).

"... Dieses Idealgewicht reflektiert eher das kosmetisch-ästhetische Gewichtsideal der Gesellschaft, ohne eine zwingende sozialmedizinische Notwendigkeit für jedes Individuum zu besitzen. Im übrigen sollte das Broca-Referenzgewicht im Einzelfall nur als Orientierungsmarke angesehen werden ..." (PUDEL 1985c, S.65).

Es soll an dieser Stelle darauf hingewiesen werden, daß die Orientierungswerte aus einer rassistischen Studie stammen; die Werte des Idealgewichts entstammen einer Lebensversicherungsstudie, die nur so vor statistischen Fehlern strotzt [GAßMANN 1988, S.23; ZUR NIEDEN 1986c, S.159ff. In den Massenmedien ist die Diskussion über die *Kilo-Prämie* wieder neu entfacht. Dr. Karsten Vilmar, Präsident der Bundesärztekammer fordert die *Kilo-Prämie* für Übergewichtige (siehe "'Kilo-Prämien' stoßen einhellig auf Ablehnung" 1991 als auch die Leserbriefe diesbezüglich vom 29.7. und 7.8.1991).].

Die in diesem Kapitel skizzierten medizinwissenschaftlich orientierten Erklärungsansätze (- weitere Ansätze finden sich in den Werken von JACOBI, PAUL 1986; PAUL 1987; PUDEL 1985c; PUDEL, MAUS 1990; PUDEL, PAUL 1988; SCHULTE, BÖHME-BLOEM 1991, S.42ff; WITTCHEN, BLESER, FRICKE 1988, S.96ff -) suchen vornehmlich nach somatischen Defekten. Magersucht ist jedoch eine psychische - besser gesagt psychosomatische - Erkrankung mit somatischen Begleiterscheinungen.

Das Positive einiger Erkärungsansätze ist in den Regelmechanismen des Körpers - dem Regelsystem im kybernetischen Sinne - zu suchen. Der Körper kann sich eigendynamisch auf die wenige ihm zur Verfügung stehende Nahrung einstellen, so daß ab einem bestimmten *kritischen* Gewicht, dieses kaum noch unterschritten werden kann.

Dieses Wissen kann von ÄrztInnen und PsychotherapeutInnen genutzt werden. In ihrer Arbeit sind sie nicht unbedingt oder nicht sofort angehalten, die betroffene Person zur Zwangsernährung einzuweisen, was den therapeutischen Prozeß ansonsten unnötig belasten könnte.

Ebenso können die Kenntnisse in der Ernährungserziehung und -beratung genutzt werden. Einen ätiologischen Ansatz im engeren oder im weiteren Sinne bieten sie dagegen nicht.

4.4 Tiefenpsychologisch orientierte Ansätze

PsychoanalytikerInnen sehen A.n. als eine orale Störung, sexuelle Störung oder als eine Form der Regression an und ordnen sie den Neurosen oder den Psychosen zu oder unter (OVERBECK 1988c, S.168ff).

Traumatische Erfahrungen mit der Mutter in der oralen Phase bedingen eine orale Fixierung und eine ambivalente Beziehung zu ihr. Das Kind wird nicht zu selbst initiiertem Verhalten ermutigt und seine Bedürfnisse nicht befriedigt. Es entwickelt keine Autonomie und kein Identitätsgefühl, fühlt sich von der Umwelt kontrolliert und kann sich nicht von der Mutter lösen. Die Bewältigung pubertärer Aufgaben wird dadurch erschwert. Einerseits will sich das Kind von der Mutter lösen, andererseits auch in ihrer Obhut bleiben. Den Erwartungen der Eltern (Ersatzfrau des Vaters; Vervollständigung des Lebens der Mutter) entsprechend, fühlt sich die Tochter für die Eltern mitverantwortlich und paßt sich den Erwartungen weitgehend an. Durch Einstellungen und Verhaltensweisen der Mutter wird der pubertäre Konflikt hinsichtlich der Geschlechtsidentität, der Sexualität und dem Verhältnis zum anderen Geschlecht gefördert. Ein angstauslösender Konflikt (Trennung von den Eltern, Trennung der Eltern, Bemerkungen über die Entwicklung ihres Körpers) kann in einer Krisenzeit zu einer Regression auf die orale Ebene führen. Dabei kann es zu Symptombildungen kommen (Abwehr sexueller Trieb-Impulse, Amenorrhoe, Hyperaktivität, Nahrungsverweigerung). Sie werden als Rache und Vergeltungsmaßnahme an der Mutter interpretiert und geben der Tochter ein Gefühl der Selbstkontrolle und der Ich-Identität. Ob die Körperwahrnehmung so sehr gestört ist, daß das anorektische Mädchen weder Hungergefühle noch sexuelle Impulse bemerkt, oder ob diese abgewehrt werden müssen und das Mädchen auf eine orale Ebene zurückfällt, darüber besteht bislang noch keine eindeutige Aussage seitens der VertreterInnen psychoanalytischer Ansätze.

Aufrechterhalten werden die Symptome durch die Zufriedenheit, die das anorektische Mädchen aus der Kontrolle über sich und die Umwelt schöpft. Die Neigung der Familie, Schwierigkeiten zu leugnen, unterstützt dies zudem.

KARREN faßt die Annahmen zur Ätiologie der A.n. aus der Sicht psychoanalytisch orientierter Ansätze in einem Schaubild zusammen (siehe Abb. 9).

In diesem Kapitel wurde nicht zwischen den verschiedenen tiefenpsychologisch orientierten Erklärungsansätzen unterschieden, obwohl diese beispielsweise die Mutter-Kind-Beziehung und die Vergangenheit und Gegenwart verschieden gewichten. Es sei jedoch auf die Vielzahl tiefenpsychologisch orientierter Erklärungsversuche hingewiesen, die sich mit der Pathogenese der A.n. auseinandersetzen. Die interessierten LeserInnen seien verwiesen auf die Publikationen und Kasuistiken von ALEXANDER 1977, S.56ff; ARGELANDER 1985; DEEGENER 1982; DÜHRSSEN 1950, 1965; FELDMANN 1965, 1977; LEHMKUHL, LEHMKUHL, POUSTKA 1984; MOSER 1989; OLIVIER 1987; RODE 1979; SCHNEIDER-HENN 1988; SOMMER 1955; THOMÄ 1961, 1963, 1981; WOODMAN 1987. Ältere Veröffentlichungen von SELVINI PALAZZOLI und STIERLIN sind ebenfalls den psychoanalytisch orientierten Erklärungsansätzen zuzuordnen, während die der letzten Jahre systemisch ausgerichtet sind.

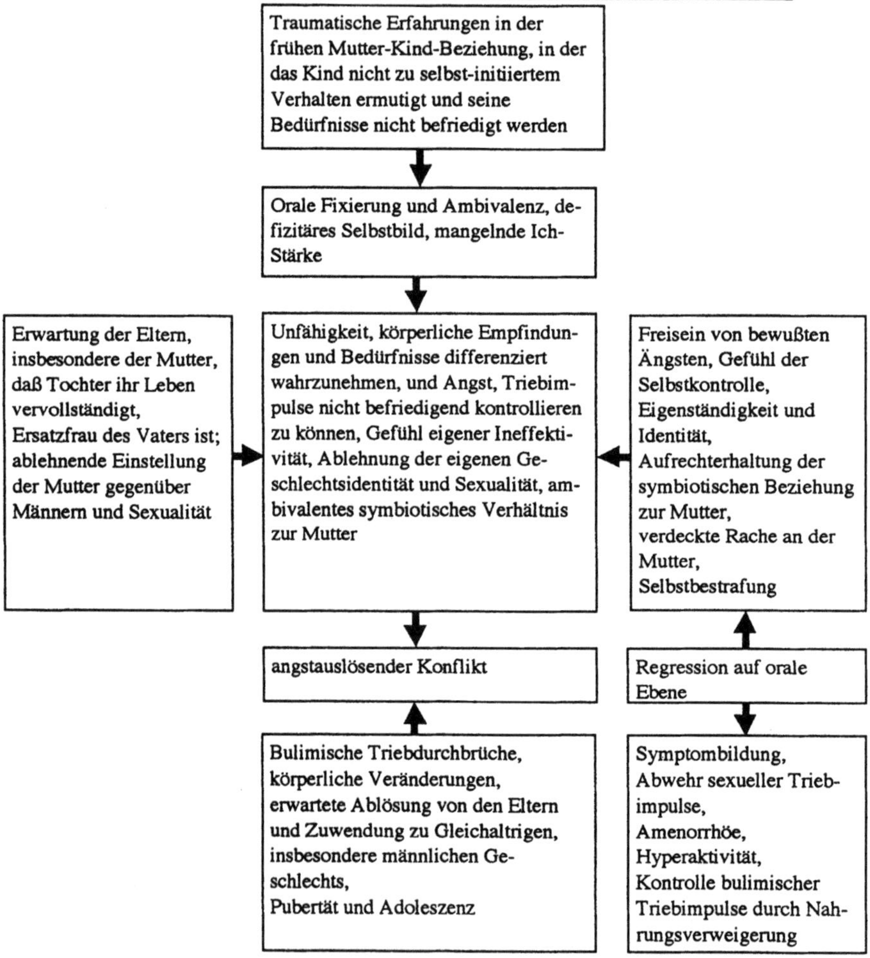

Abb. 9: Annahmen zur Ätiologie der Anorexia nervosa aus psychoanalytischen Ansätzen (aus: KARREN 1986, S.56)

Im folgenden Abschnitt wird der Ansatz von HILDE BRUCH, die sich als erste intensiv um die Psychotherapie von anorektischen Patientinnen bemüht hat und die als höchste Autorität auf diesem Gebiet gilt, exemplarisch dargestellt. Bis zu ihrem Tod (1984) arbeitete sie fortwährend mit einem den Bedürfnissen ihrer Patientinnen entsprechenden, modifizierten Ansatz.

4.4.1 Analytisch orientierter Ansatz von BRUCH

BRUCH geht explizit in ihrem Buch mit dem Titel "Eßstörungen" auf das alte und neue Weltbild, die jüngeren wissenschaftlichen Konzepte und deren Begrifflichkeit (Systemtheorie, Kybernetik, Feedback und weiteren Fachtermini) ein. Sie äußert darin ihr Erstaunen darüber

> [...], wie wenig sich diese wachsende Kenntnis komplexer biologischer Transaktionen in der klinischen Literatur über Fettsucht und Anorexia nervosa widerspiegelt, obwohl wir in der psychosomatischen Medizin generell einen Wechsel vom linearen Modell der Kausalität zum zyklischen Modell beobachten können. Krankheit wird hier als das Resultat von untereinander zusammenhängenden Faktoren im physiologischen, psychologischen und umgebungsbedingten Erleben eines Individuums angesehen. Obgleich es üblich geworden ist, von den multiplen Einflußgrößen zu sprechen, [...] konzentriert sich die Mehrzahl der Forschungsberichte [...] auf den einen oder anderen Aspekt als dem 'Grund' für diesen Zustand. (BRUCH 1991, S.18)

BRUCH stellte in ihren älteren Publikationen drei Bereiche psychischer Funktionsstörungen heraus:

1. Schwere Störungen im Körperbild;
2. Fehldeutungen von inneren und äußeren Reizen - insbesondere des Hungererlebens;
3. ein Gefühl der Ineffektivität, des Unvermögens, der Hilflosigkeit und ein Gefühl, in ihrem Leben nichts ändern zu können (BRUCH 1982, S.16f; dies. 1991, S.114ff).

Entgegen diesen früheren Überlegungen neigt die Autorin in ihrem letzten Werk zu der Ansicht "..., diese Merkmale unter einem allgemeineren Stichwort zusammenzufassen und darzustellen, nämlich als Ausdruck eines defekten Selbstkonzepts, der Angst vor innerer Leere oder Schlechtigkeit, vor etwas, das unter allen Umständen verborgen bleiben muß ..." (BRUCH 1990, S.20).

Die anorektischen Mädchen lernten schon in ihrer frühen Kindheit, sich gemäß den erspürten Erwartungen und Bedürfnissen anderer zu verhalten. Sie entwickelten eine außergewöhnliche Sensibilität und Antennen für die Bedürfnisse und Wünsche anderer, denen sie willfährig gegenüberstehen und denen sie nach Möglichkeit nachzukommen versuchen. Eltern berichten regelmäßig von der unkomplizierten Kindheit der braven Mädchen. Es erfährt viel Lob und Anerkennung für ihren Gehorsam und ihr Wohlverhalten. Durch das Ausrichten ihres Verhaltens an den Wünschen anderer, gewinnt sie einerseits Sicherheit im Umgang mit Menschen, verliert andererseits langsam den Kontakt zu ihren eigenen *echten* Wünschen und Gefühlen. Die daraus resultierende Angst, sich spontan und natürlich zu geben, wird hinter einer Fassade von Perfektion und Belobigung versteckt. Diese hält den Anforderungen der Pubertät und der Adoleszenz, den verändernden Rollen(erwartungen) nicht stand.

Vielen anorektischen Jugendlichen wurde ab der frühen Kindheit zu wenig Zeit gegeben, ihre körperlichen Sensationen - beispielsweise als Hunger, Durst, Müdigkeit - zu identifizieren. Ihre Mütter stillten die von ihnen (fehl)interpretierten Bedürfnisse zu rasch und gaben dem Kind damit zu verstehen, daß sie über dessen Bedürfnisse (besser) Bescheid wissen, daß sie wissen, was es fühlt, braucht und denkt. Da der Körper und seine Bedürfnisse unter dem Einfluß der Mutter (und später auch anderer) erlebt wird, wird er als nicht wirklich eigener erlebt. Der Beginn der Körper-Geist-Spaltung wird hier vermutet.

BRUCH erklärt das spezifische Unvermögen, die Unfähigkeit, körperliche Empfindungen zu identifizieren recht einfach: "... Während ihrer Kindheit sind Anorektikerinnen nicht ermuntert worden, in ihrer verbalen Kommunikation oder in ihrer Weltanschauung ehrlich und genau zu sein. Statt dessen wurden sie durch Belobigung ermutigt, eine künstliche Fassade vorzuzeigen ..." (BRUCH 1990, S.27).

Durch die wohlgemeinte und doch höchst aufdringliche Fürsorge der Eltern bedingt, bildet sich beim Kind ein nur schwaches Selbstwertgefühl. Mira, eine magersüchtige junge Frau beschreibt ihre Unsicherheit: "... 'Ich habe nie gewußt, daß von mir erwartet würde, ich zu sein. Ich wußte nicht, wie ich sein sollte.' ..." (Mira nach BRUCH 1990, S.56). Sie erlebte ihre Gefühle nur durch ihre Mutter.

> 'Durch sie erlebte ich Glück, Erregung, Traurigkeit - ich hatte nie ein von ihr unabhängiges Gefühl. [...] Meine Gefühle müssen beglaubigt werden, damit ich weiß, daß ich sie habe. Ich glaube, ich verhalte mich wie ein Spiegel, der unter gegebenen Umständen das widerspiegelt, was von mir erwartet wird. Wenn man von mir erwartet, daß ich weinen soll, dann weine ich.' (Mira nach BRUCH 1990, S.56f)

Der tiefverwurzelte Glaube, keine eigene Persönlichkeit, keine eigenständige Identität zu besitzen, drückt sich darin aus, sich lediglich als Widerspiegelung der Ansichten anderer und sich selbst als leer zu erleben.

Die Mädchen erfahren sich als hilflos, passiv erduldend der Umwelt ausgeliefert, als jemand dem Dinge widerfahren. Bedeutungen im Kontakt mit anderen können sie oft nicht erkennen oder nicht richtig einschätzen. "... Sie leiden an einem ständigen Gefühl der Einsamkeit oder dem Gefühl, von anderen nicht respektiert zu werden, oder daß sie gekränkt oder heruntergemacht werden, obwohl die reale Situation diese Elemente gar nicht enthält ..." (BRUCH 1991, S.316).

Das abnormale Eßverhalten tritt erst in einem späten Stadium der Krankheit auf. Dieses Verhalten wird von BRUCH verstanden als "... ein verzweifeltes Bemühen, die zugrunde liegenden Probleme zuzudecken oder eine Abwehr gegenüber völliger Desintegration aufzubauen ..." (BRUCH 1991, S.314).

Hinter diesem Symptom verstecken sich zugrundeliegende Störungen des Selbstkonzepts, Probleme im Umgang mit Autonomie, der Entscheidung und Manipulation, die Unfähigkeit, Hunger und Körperempfindungen zu erkennen und ein nicht ausgebildetes Bewußtsein das Leben zu leben.

Eine Betroffene beschreibt ihre Störungen prägnant in einem Brief an BRUCH:

> '[...] Mit besonderer Deutlichkeit erinnere ich mich an vier Dinge, die Sie mir sagten: 'Aushungern ist *nicht* Autonomie'; 'Felice, Sie *können* wählen - verschwenden Sie diese Möglichkeit nicht an Trivialitäten wie Nahrung'; 'Passivität ist die schärfste Form von Manipulation' und 'Sie haben die Wahl - Sie können aller Welt demonstrieren, wie furchtbar Ihre Eltern waren; Sie können aber auch Ihr eigenes Leben leben'. (Felice nach BRUCH 1991, S.342f)

Die Unzufriedenheit mit sich selbst und ihrem Leben projizieren die Heranwachsenden auf ihren enteigneten Körper, der sich in der Pubertät entwicklungsgemäß verändert. Bedingt durch den Wunsch nach Kontrolle des Körpers und seiner Forderungen, behandeln sie ihn als nicht zu ihr gehörigen Fremd-Körper. Sie können sich mit ihrem Körper nicht identifizieren.

Das in der Kindheit gezeigte extrem gefügige Verhalten und das Gefühl, sie müßten ihren Eltern unbedingt gefallen, werden von BRUCH als Indizien gesehen "..., daß ein Kind in Not und nicht nur nicht selbstbewußt genug war ..." (BRUCH 1990, S.36).

Die Heranwachsenden glauben, nicht gut genug zu sein, nicht respektiert und gemocht zu werden, keinen Platz in der Familie und der Gesellschaft beanspruchen zu dürfen. Und sie haben eine enorme Angst davor, daß sie den familiären und gesellschaftlichen Aufgaben und Anforderungen nicht gewachsen sind. Durch das Reduzieren ihres Körpers auf kindliche Formen und Proportionen erhalten sie erfahrungsgemäß viel Aufmerksamkeit von ihren Eltern. Doch ihr Ziel ist eigentlich ein anderes. Sie wollen als erwachsene und unabhängige Person angesehen und anerkannt werden. Sie verwechseln in diesem Zusammenhang den Wunsch nach echter Unabhängigkeit mit ihrer Isolierung.

Andererseits wollen sie keineswegs als *normal* gelten. Sie sind vielmehr von einer Angst erfüllt, daß sie, würden sie ihre *Krankheit aufgeben*, nichts mehr haben. Die Mädchen wollen auf keinen Fall an Gewicht zunehmen. Die Hungergefühle werden daher umgedeutet und als wünschenswert betrachtet. Die Nahrungskontrolle gibt ihnen - neben dem anfänglich durch das Fasten ohnehin entstehende berauschende Empfinden - eine Ahnung von Stolz und "... das Gefühl, daß ihre Persönlichkeit einen Kern besitzt und daß sie Zugang zu ihren Empfindungen haben" (BRUCH 1982, S.23).

Auffällig - und einhergehend mit dem Wunsch zu gefallen - ist, daß anorektische Heranwachsende nicht offen ihre Gefühle (beispielsweise der Wut, Traurigkeit) aussprechen, sondern sie "... irgendwie durch Handeln zeigen ..." (BRUCH 1990, S.75). Sie gelten als Meisterinnen im Verschleiern von Gefühlen. "... Wahrscheinlicher manifestieren ihre Gefühle sich als das Ausbleiben von Gewichtszunahme oder als Schweigen in Therapiesitzungen. Doch Patientinnen verschleiern ihre Gefühle auf unterschiedliche Weise ..." (BRUCH 1990, S.137). Die Frage nach Ehrlichkeit spielt in diesem Kontext eine erhebliche Rolle. Das Gegenstück zur Angst, die Überzeugung, daß die junge Frau nicht wert sei, gemocht zu werden, wie sie ist, ist eine falsche Vorstellung und so gut wie eine Lüge. Die grundlegende Entstellung liegt in der mangelnden Fähigkeit, die Welt um sich herum realistisch einzuschätzen. Daher sind die Mitteilungen über ihre Wahrnehmungen keine bewußten Lügen, sondern Teil der Krankheit.

Die Eltern der anorektischen Heranwachsenden kommunizieren mit ihren Kindern gewohnheitsgemäß eher indirekt und verwirrend. Insgesamt ist die Art und Weise des Miteinander-Umgehens als problematisch einzuschätzen. "'... Wir nennen es 'familiäre Verstrickung', bei der jeder mit jedem anderen verwickelt ist. Und das ist bei Familien mit Magersüchtigen charakteristisch. Die Kinder wachsen nicht in echter Unabhängigkeit, mit Selbstvertrauen und Selbststeuerung heran, und sie fühlen sich außer Kontrolle ...'" (BRUCH 1990, S.177).

Die meisten Mädchen haben das Gefühl, ihren Eltern gefallen und den schulisch-beruflichen Vorstellungen der Eltern nachkommen zu müssen, auch wenn diese mit den eigenen Bedürfnissen, Wünschen und Sehnsüchten in Konflikt liegen. Die wirklich hohen Erwartungen, die überehrgeizigen Pläne der Eltern üben einen derartigen Druck auf die Tochter aus, daß die Möglichkeit, eine gesunde Einstellung zu gewinnen, für sie nicht gegeben ist.

Insbesondere in der Zeit der Pubertät und der Adoleszenz finden sich viele der hier beschriebene Verhaltensweisen auch bei nicht anorektischen jungen Frauen wieder.

Die existentielle Krise anorektischer Jugendlicher unterscheidet sich von der entwicklungsbedingten Reifungskrise durch ihre psychischen Funktionsstörungen, durch ihr fundamentales Gefühl der Unzulänglichkeit, Mittelmäßigkeit, Minderwertigkeit und der Überzeugung, für andere verächtlich zu sein. Die A.n. ist, obgleich ihres

> [...] dramatischen manifesten Erscheinungsbildes - in ihren grundlegenden Strukturen nicht spezifisch, sondern [ähnelt, P.D.] anderen Störungen in der Adoleszenz. Bei der *Anorexia* ist das Nichtessen ein sehr spätes Stadium in einer Fehlentwicklung insgesamt. Einige Jugendliche, die in dem gleichen Dilemma sind, finden den Ausweg im Überessen als Abwehr gegenüber ihrem Gefühl von 'Leere' und 'Nichtssein'; andere schwanken zwischen Phasen von Bulimie und Anorexie. Die Mehrzahl wählt in dem Prozeß der Selbstsuche andere Mittel und Wege, die nicht die Funktion des Essens einschließen. (BRUCH 1991, S.356)

BRUCH modifizierte die von FREUD beschriebene Theorie zur Ätiologie der Pubertätsmagersucht. Während das *reduktionistische* Konzept FREUDs den Ursprung der Pathogenese vorwiegend in der Angst vor oraler Schwängerung, verinnerlichtem Kannabalismus, Ablehnung von Sexualität und Schwangerschaft, Peniswunsch oder -neid und als oraler Protest gegen die Eltern sieht, erweitert BRUCH das Bedingungsgefüge der als *ursächlich* angesehenen Faktoren.

BRUCH blieb bis zu ihrem Tod dem Individuum als *Symptomträger* mehr verbunden als dem System (Familie, Gesellschaft), obwohl sie sich mit dem familiären und gesellschaftlichen Umfeld in ihrem letzten Buch auseinandersetzt.

4.5 Verhaltenstheoretisch orientierte Erklärungsansätze

VertreterInnen verhaltenstheoretischer Erklärungsansätze setzen Symptom und Störung gleich. Die A.n. wird von ihnen als phobische Vermeidung einer Gewichtszunahme oder von Nahrungsmitteln gedeutet und als Störung des Eß- und Sozialverhaltens und des Körperschemas beschrieben.

Die Entwicklung einer Anorexie kann - nach BASLER, OTTE, SCHNELLER, SCHWOON (1979, S.95) - mit Hilfe von zwei Lernmodellen erklärt werden: mit dem Modell der Angstreduktion und dem der sozialen Durchsetzung. Im ersten Modell liegt die Angst vor dem Erwachsenwerden zugrunde; im zweiten wird das Hungern der Heranwachsenden unter dem Aspekt des sozialen, operanten Verhaltens betrachtet. Ergänzend können Körperwahrnehmungsstörungen die Ausbildung einer A.n. begünstigen.

Die A.n. gilt als Verhaltensmuster, das, wie jedes andere Verhalten auch, gelernt und beibehalten wird. Das Verhalten wird durch die Reaktionen der Umwelt (insbesondere der Eltern und FreundInnen) aufrechterhalten und verstärkt.

Dem Hungern wird überwiegend mit Fürsorge begegnet. Durch die beachtenden Reaktionen werden die unerwünschten Verhaltensweisen verstärkt. Die hungernden Heranwachsenden lernen, verstärkt durch die Reaktionen der Umgebung, diese zu beeinflussen und zu kontrollieren.

In einer jeweils individuellen Kombination wirken prädisponierende Stimuli und auslösende Faktoren, somatische und behaviorale Merkmale der anorektischen Jugendlichen und aufrechterhaltende Faktoren zusammen.

HAUTZINGER (1980) beschreibt die Entwicklung der A.n. durch klassische und operante Konditionierung und durch Modellernen. Kognitive Prozesse werden dabei berücksichtigt. Er nimmt an, daß gestörtes Eßverhalten (A.n.) qualitativ nicht von *normalem* Eßverhalten unterschieden werden kann, sondern sich quantitativ bestimmen läßt.

Ein kognitives Ätiologiemodell sieht die A.n. als Resultat der Gedanken vor allem über die Bedeutung des Körpergewichts. Berücksichtigt werden in umfangreicheren Modellen folgende Themenbereiche:

I. Probleme bezüglich Essen und Gewicht
(Einstellungen zum Körper; verwirrende körperliche Gefühle; ständige Beschäftigung mit Essen; Heißhunger, Erbrechen, Abführmittel; Hyperaktivität und Probleme mit der Freizeit; Mangel an Verständnis)
II. Probleme mit der eigenen Person
(Angst erwachsen zu werden; Perfektionismus; Teilnahmslosigkeit; Gefühle der Minderwertigkeit; emotionale Unbestimmtheit; Stimmungsschwankungen)
III. Probleme mit anderen Personen
(Abhängigkeit; Zurückhalten von Gefühlen; Mangel an Selbstsicherheit; Probleme zu Hause; Mangel an sozialen Kontakten, sexuelle Probleme)
("Anorexia und Bulimia nervosa - Psychotherapie und Selbsthilfe -" 1991, S.22ff).
[Interessierte LeserInnen seien auf den kognitiven Ansatz von SCHMITT und WENDT (1983) verwiesen, die eine Analyse typischer Denkstile und systematischer Denkfehler bei pubertätsmagersüchtigen Mädchen durchgeführt und mit gesunden Jugendlichen verglichen haben. Ferner untersucht die Studie von GARNER und BEMIS (nach MEERMANN, VANDEREYCKEN 1987, S.52ff) irrationale Ideen von magersüchtigen Jugendlichen.]

Die Einfachheit der Erklärung ist bestechend! Die Bezeichnung *Eßstörung* kennzeichnet jedoch eine gefährliche Tendenz, aus der Vielzahl von Symptomen, die die A.n. charakterisiert, die für die BeobachterInnen offensichtliche somatische, behaviorale Störung herauszustellen und emotionale und kognitive Faktoren zu vernachlässigen (- ausgenommen sind lediglich die explizit genannten kognitiven Ätiologiemodelle -).

Die Umweltbedingungen werden zwar von der Verhaltenstheorie mitreflektiert, sind aber auf Familien und einen Kreis von Bezugspersonen reduziert. Gesamtgesellschaftliche Bedingungsfaktoren werden vernachlässigt oder nicht berücksichtigt.

Die Verhaltensetikettierung der A.n. als *dysfunktional* kann erst im Vergleich mit einem sozial gesetzten Maßstab als solche identifiziert werden. Das anorektische Verhalten könnte ebenso eine adäquate Reaktion auf eine *dysfunktionale* Umwelt sein. Es wäre auch denkbar, daß die Magersucht eine bewußte Aktion ist, um Einfluß auf die Umwelt zu nehmen. SCHRÖDER sieht die Anorexie unter diesem Aspekt auch als eine "... Form des Protestes ..." (SCHRÖDER 1977, S.105) an.

Den traditionell verhaltenstheoretisch orientierten Erklärungsansätzen wird insbesondere vorgeworfen, sie seien in ihren ätiologischen Annahmen ahistorisch und in ihrem Menschenbild reduktionistisch. Sie beschränken sich auf beobachtbares Verhalten, betrachten *mentale* oder *psychische* Dimensionen, *Geist* oder *Ideen* als nicht existente

Einheiten, die erfunden wurden, um Scheinerklärungen zu liefern (SKINNER 1973, S.31ff). Diese Vorwürfe treffen auch auf einen Teil der Erklärungsansätze der A.n. zu (siehe die Kritik von CAPRA 1988, S.185ff; GROF 1991, S.178, 183, 308f; KARREN 1986, S.87ff). Die verhaltenstheoretisch orientierten Ansätze sind von der ätiologischen Seite her von geringerer Bedeutung als von der therapeutischen (SZITTNICK 1986, S.92).

Im folgenden Kapitel wird der Ansatz von MEERMANN und VANDEREYCKEN exemplarisch dargestellt. MEERMANN hat sich seit Jahren theoretisch und praktisch mit der A.n. auseinandergesetzt. Er veröffentlichte viele Artikel und Bücher und leitet in Bad Pyrmont eine psychosomatisch Klinik.

MEERMANN und VANDEREYCKEN gehen über den traditionellen Ansatz hinaus und berücksichtigen kognitive als auch emotionale Faktoren.

4.5.1 Der kognitiv-behavioristische Ansatz von MEERMANN und VANDEREYCKEN

MEERMANN und VANDEREYCKEN vertreten einen Denkansatz, der von ihnen als "... kognitiv-behavioristischer ..." (MEERMANN, VANDEREYCKEN 1987, S.50) bezeichnet wird. "... Damit meinen wir einen auf den modernen Lerntheorien basierenden, primär behavioristischen Ansatz [...], der behaviorale, organismische, soziale und kognitive Prozesse während der Entwicklung, des Verlaufs, wie auch während der Therapie der Krankheit berücksichtigt ..." (MEERMANN, VANDEREYCKEN 1987, S.50).

Die Autoren beziehen sich auf drei Hauptaspekte:

1. auf kognitive Defizite,
2. auf Körperwahrnehmungsstörungen und
3. auf falsche Problemlösungsstrategien.

1. Kognitive Defizite

Eines der größten Probleme - insbesondere für KlinikerInnen - sehen die Autoren in dem Phänomen der Verleugnung. Verleugnung kann bedingt sein, "... durch bewußte Negierung, durch (unbewußte) psychologische Abwehr, durch eine kognitive Störung, oder durch eine (sich verändernde) Kombination dieser Mechanismen ..." (MEERMANN, VANDEREYCKEN 1987, S.51).

Zumindest teilweise kann sie auch auf den Zustand der Alexithymie (Unvermögen, Gefühle hinreichend wahrzunehmen und richtig zu beschreiben) zurückgeführt werden. Der Terminus geht (laut MEERMANN, VANDEREYCKEN 1987, S.51) auf NEMIAH zurück, der dieses Charakteristikum als ein gemeinsames Kennzeichen von vielen psychosomatisch Erkrankten herausstellt. Er hält es für möglich, daß die zu diesem Personenkreis zählenden anders erleben aufgrund eines gestörten oder nicht vorhandenen neuralen Apparates (siehe BIEBL 1986, S.10).

Durch langandauerndes Hungern, durch Kräfteverfall und begleitende kognitive Beeinträchtigungen kann der Zustand der Alexithymie entstehen. In diesem Zustand empfinden die Erkrankten "... es als sehr schwer, Emotionen in Worten auszudrücken und scheinen entweder unfähig zu sein, die körperlichen Veränderungen (und damit zusammenhängende Phantasien), die Emotionen bei den meisten Menschen begleiten, zu erkennen, oder aber einfach zu erleben ..." (MEERMANN, VANDEREYCKEN 1987, S.51).

Bezugnehmend auf BRUCH (1982, S.65f) heben die Autoren hervor, daß die magersüchtigen Jugendlichen sich so benehmen, als ob sie auf einem frühen Entwicklungsniveau stehengeblieben wären. Ihr Denkstil und Wertsystem entspricht der Phase, die PIAGET die Phase der vorbegrifflichen oder konkreten Operationen, die Periode der Egozentrizität genannt hat. Die Fähigkeit zu formalen Operationen, zu abstraktem Denken und selbständiger Einschätzung und Beurteilung, die sich in der Phase der Adoleszenz herausbildet, scheint bei ihnen mangelhaft entwickelt oder gestört zu sein oder gänzlich zu fehlen.

GARNER und BEMIS arbeiteten typische irrationale Ideen magersüchtiger Heranwachsender heraus. Am häufigsten machen die Jugendlichen Fehler in der Argumentation bedingt durch

- ihr dichotomes Alles-oder-Nichts-Denken (Denken in extremen und absoluten Begriffen),
- Personalisierung/Personalifizierung und Selbst-Referenz (die egozentrische Interpretation von unpersönlichen Ereignissen oder die Überbewertung von die Person betreffenden Ereignissen), und
- abergläubisches Denken (Glaube an Ursache-Wirkung-Beziehung zwischen absolut unabhängigen Ereignissen) (GARNER, BEMIS nach MEERMANN, VANDEREYCKEN 1987, S.52ff).

Studien, die die kognitiven Beeinträchtigungen durch den Entwicklungs- und Sozialisationsprozeß und durch das Hungern selbst systematisch untersuchen, fehlen bislang.

2. Körperwahrnehmungsstörungen

Mit den kognitiven Verzerrungen gehen Überschätzungen der Körperdimensionen einher. Eine 100prozentig korrekte Einschätzung der eigenen Körpermaße ist allerdings bei nicht-anorektischen Jugendlichen ebenfalls nicht die Norm. In unserer Kultur wird der bedeutendste Teil unseres Körpers, der Kopf, größenmäßig auch von gesunden Menschen überschätzt. MEERMANN und VANDEREYCKEN nehmen an, daß "... eine gewisse Tendenz zum Überschätzen physiologisch und psychologisch sinnvoll ..." sei (MEERMANN, VANDEREYCKEN 1987, S.54).

Ob der Grad der Körperwahrnehmungsstörungen als Prädiktor für den Krankheitsverlauf herangezogen werden kann, gilt als noch nicht gesichert. Ausgeprägte Körperwahrnehmungsstörungen korrelierten in Untersuchungen mit Therapie-Mißerfolg, mit einer geringeren Zunahme an Gewicht, mit dem Verlust interner Kontrolle, mit Neurotizismus, mit periodischem oder regelmäßigem Erbrechen, mit sexueller Unreife und mit einer stärkeren Verleugnung. Ob die Körperwahrnehmungsstörungen bei anorektischen Jugendlichen "... ein sekundäres Ergebnis der physischen Ausmergelung, ein individueller psychologischer Kompensationsmechanismus im Sinne einer Vermeidung von kognitiver Dissonanz, oder aber das psychopathologische Symptom einer Grundkrankheit ist, die bis jetzt nur ungenau beschrieben und bekannt ist, ..." (MEERMANN, VANDEREYCKEN 1987, S.55), bleibt ungeklärt.

3. Die falsche Problemlösungsstrategie

Das Hungern wird von anorektischen Heranwachsenden als Problemlösungsstrategie eingesetzt. Die Selbstachtung soll erhöht und die Selbstkontrolle, die durch die Pubertätskrise aus dem Gleichgewicht geraten ist, wiedererlangt werden. Durch die Besorgnis der Bezugspersonen wird den Hungernden ein Gefühl von Kontrolle über das Umfeld vermittelt.

Eltern wird zudem eine negative Modellfunktion vorgehalten. Insbesondere durch das dominierende, ängstliche, überbehütende, intellektualisierende Verhaltensmuster der Mütter, würden den heranreifenden Töchtern wenig Anstöße für eine positive Definition ihrer Geschlechtsrolle gegeben werden.

In der Kindheit konnten die Mädchen ihr Wohlverhalten und das Erbringen guter Leistungen durch Anerkennung der Eltern und das Gefühl von Selbstachtung verstärken. Ab der Pubertät tritt an die Stelle der Leistungsanforderungen die körperliche Reifung, nur daß diese unwillkürlich einsetzt, nicht direkt beeinflußbar und kontrollierbar ist. Die Erfahrung mangelnder oder gänzlich fehlender Kontrolle kann zu einem Gefühl von Hilflosigkeit führen. [MEERMANN, VANDEREYCKEN beziehen sich bei diesen Ausführungen auf SCHRÖDER (1977, S.95ff). Das Konzept der *Erlernten Hilflosigkeit* stammt von SELIGMAN (1979). SWIENTEK bezieht sich explizit auf seine Thesen (SWIENTEK 1990, S.57ff).]

> Während vorher die konditionierten Stimuli (CS) Leistung und gutes Benehmen zu der konditionierten Reaktion (CR) Selbstachtung geführt haben, treten jetzt aversive CS (z. B. in Form von Hänseleien über die Figur der Patientin) auf. Als Ergebnis wird das Problemverhalten (R_1 = Gewicht verlieren) ausgelöst.
> Dieses Verhalten R_1 wird dann durch operante Verstärker aufrechterhalten: Einerseits wird das Verhalten von Gewicht dadurch positiv verstärkt, daß man attraktiver wird

> (zumindest aus der Sicht der Patientin) und danach wird Abnehmen negativ verstärkt, wenn die Auszehrung eine Möglichkeit bietet, aus sozialen, besonders zwischengeschlechtlichen Kontaktsituationen flüchten zu können. Diese operanten Verstärker bekräftigen weiterhin selbstkontrollierendes Verhalten (R_2), durch das die Patientin gleichzeitig auch Macht und Kontrolle über ihre Familie und das soziale System bekommt, in dem sie lebt. Schließlich werden alle Nahrungsmittel, die Kalorien enthalten oder auch nur einfach alle Mahlzeiten und Situationen, in denen zusammen gegessen wird, aversive Stimuli oder Stimulusvorstellungen, die echte Gefühle der Abscheu erzeugen können, die wiederum den Prozeß des Hungerns verstärken. (MEERMANN, VANDEREYCKEN 1987, S.56)

Das Prozeßmodell von OTTE, BASLER und SCHWOON unterteilt das symptomatische Verhalten auf zwei Verhaltensebenen (V_1, V_2) und zwei Erfahrungsebenen (E_1, E_2).

Der Zyklus
E_1: Gefühl der Unfähigkeit →
V_1: Soziale Inkompetenz →
E_2: Angst und Übelkeitsgefühle; gedankliche Besessenheit mit Essen →
V_2: Zentrales anorektisches Verhalten wird durch die familiäre Situation ausgelöst.

Durch anorektisches Verhalten können die meisten Jugendlichen anstehende Aufgaben umgehen und ihre Ängste verdrängen. In Abwesenheit anderer Verhaltens- und Problemlösungsstrategien, tritt ein Lernprozeß ein, der zu Bestätigung und zu Angstreduktion führt.

Der scheinbare Lösungsweg führt zu einem Zustand *kognitiver Dissonanz*. Auch wenn die Jugendlichen sich nicht unwohl fühlen, wissen sie doch, daß sie sich in einer gefährlichen Verfassung befinden. Sie definieren die Kriterien und Normen für Gesundheit, Wohlbefinden, Aussehen subjektiv um. Dadurch wird ein Prozeß eingeleitet, der zu Körperschemastörungen führt.

4.6 Soziologische Zugänge

In diesem Kapitel sollen gesellschaftliche Bedingungen reflektiert werden, die von soziologischen Ansätzen für die Erklärung anorektischen Verhaltens erwogen werden. Beispielhaft für soziologische Sichtweisen werden drei Erklärungsansätze vorgestellt: gesellschaftliche Wurzeln der Sucht, feministisch orientierte Erklärungsansätze und der Prozeß der Zivilisation.

4.6.1 *Gesellschaftliche Wurzeln der Sucht. Soziologische Überlegungen (RENN)*

Süchtiges Verhalten wird oft definiert als *vollkommen festgelegtes Verhalten*. Gesellschaftlichen Faktoren käme in diesem Fall keinerlei potentielle Erklärungskraft zu. Eine psychische oder physische Abhängigkeit wäre für die Erklärung süchtigen Verhaltens eine hinreichende individuelle Bedingung.

Entgegen diesen eher individuell orientierten Erklärungsansätzen gibt es solche, die die ursächlichen Faktoren eher im gesellschaftlichen Bedingungsgefüge vermuten (BASTIAANS 1963).

Über die gesellschaftlichen Wurzeln der Sucht gibt es bislang keine umfassende oder eigenständige Theorie.

In soziologischen Theorien wird süchtiges Verhalten oft mit *abweichendem Verhalten* gleichgesetzt und mit Konzepten abweichenden Verhaltens erklärt. Die implizite Annahme, süchtiges Verhalten wäre zugleich abweichendes Verhalten und die Übertragung auf allgemeine theoretische Konzepte blieb jedoch nicht unumstritten und gilt als nicht gerechtfertigt (GAßMANN 1988, S.16ff; OVERBECK 1988a, S.179ff).

(Dem Begriff *abweichendes Verhalten* kommt im Soziologischen keine Bewertung zu, außer der, daß Verhalten als abweichend von der Gesellschaft definiert wird, weil es nicht dem Verhalten der Mehrzahl, des Durchschnitts beziehungsweise der Norm entspricht. In einer Gesellschaft gilt ein bestimmtes Verhalten als abweichend, in einer anderen nicht.)

RENN (1984, 1988) stellt allgemein die Frage nach den gesellschaftlichen Wurzeln der Sucht. Inwieweit kann individuelles (abweichendes, Sucht-)Verhalten durch gesellschaftliche Faktoren miterklärt werden? Er stellt die Hypothese auf "..., daß Suchtentwicklung das Ergebnis eines Prozesses ist, in dem nicht nur das individuelle Verhalten einer Person von Bedeutung ist, sondern gerade gesellschaftliche Faktoren wesentlich mitbeteiligt sind ..." (RENN 1988, S.123).

Eine Suchtentwicklung vollzieht sich im Spannungsfeld von Individuum und Umwelt. Gesellschaftliche Faktoren nehmen Einfluß auf die personale Lebenslage und können in einer Krisensituation als Initialzündung einer Suchtentwicklung fungieren.

Werte, Normen und Traditionen als gesellschaftliche Rahmenbedingungen einer solchen Initialzündung bilden den *klimatischen Hintergrund* einer Suchtentwicklung und ein bestimmtes *Normklima* einer Gesellschaft.

Keineswegs muß davon ausgegangen werden, daß alle Mitglieder einer Gesellschaft gleichermaßen suchtgefährdet seien.

Treffen die - meistenteils im Laufe der Sozialisation erlernten - personalen Dispositionen in Form von Verhaltensdefiziten und entsprechenden Bedürfnislagen mit speziellen materiellen und sozialen Umweltbedingungen zusammen, können Konstellationen entstehen, die die Wahrscheinlichkeit eines Suchtmittelmißbrauchs erhöhen. Je nach individuellem Verhalten, gesellschaftlichen Reaktionen, sozialen Regulativen/Sanktionen und individuellen Gegenreaktionen kann sich eine Eigendynamik entwickeln, die sich suchtfördernd oder -hemmend auswirken kann.

Suchtentwicklung geht von der Situation aus, in der süchtiges Verhalten noch nicht vorliegt. In der Spanne zwischen Konsum, Mißbrauch und Abhängigkeit liegen die Wirkungsmöglichkeiten gesellschaftlicher Faktoren. In frühen Stadien der Suchtentwicklung ist die Wirkungsbreite gesellschaftlicher Faktoren größer als in späteren. In dieser Spanne vollzieht sich die sogenannte *Suchtkarriere*, verstanden als "... Abfolge von individuellen Verhaltensweisen und gesellschaftlichen Reaktionen hierauf ..." (BERGER, LEGNARO nach RENN 1988, S.121).

Gesellschaftliche Faktoren umfassen gesellschaftliche Normen, Werte, Traditionen, Interaktionen in der Familie, am Arbeitsplatz, in der Freizeit, institutionelle Regelungen, sozioökonomische Verhältnisse und andere Sachverhalte in der sozialen Umwelt. Diese Faktoren als solche lösen keinen Suchtmittelmißbrauch aus. Es sind vielmehr die Änderungen gesellschaftlicher Faktoren (Umbruch, Umzug, Flucht, Arbeitslosigkeit), die als *kritische Lebensereignisse* (FILIPP 1981) das psychische Gleichgewicht des Individuums gefährden und je nach spezifischem Erleben solcher Änderungen einen Suchtmittelkonsum oder -mißbrauch auslösen können.

Die Adoleszenz ist das typische Alter beginnenden Suchtmittelkonsums. Die meisten Jugendlichen verlassen die sicheren Orte der Schule und der Familie und erleben Unsicherheiten bezüglich ihrer Lebensorientierung, die nicht selten zu Konflikten mit den Eltern über die eigene Lebensgestaltung führen. Diese Unsicherheits- und Umbruchphase mit derartigen Umweltveränderungen können konsumauslösende Momente darstellen.

Junge Frauen bevorzugen vermehrt die *Droge* Nahrung beziehungsweise Hungern. Nahrungsmittel sind jederzeit verfügbar. Sie sind nicht nur legal und überall erhältlich, sondern für das alltägliche Überleben unverzichtbar.

In der Umbruchphase der Pubertät werden durch die einsetzenden körperlichen Veränderungen, Verunsicherungen erfahren. Das Schönheits- und Schlankheitsideal, das insbesondere ab der Pubertät bestimmend wirkt, lenkt junge Mädchen dahin, auf ihr Äußeres zu achten. Viele Heranwachsende suchen Orientierungshilfen bei ihren Eltern, bei FreundInnen, in Zeitschriften und anderen Medien. Je nach Informationen und Reaktionen, Erfahrungen und Einstellungen der Heranwachsenden und der Personen aus dem sozialen Umfeld kann ein Diätverhalten begünstigt, der Objektcharakter des weiblichen Körpers betont und als der (traditionellen) Rolle der Frau zugehörig betrachtet werden.

Entschließt sich die Heranwachsende ein paar Pfund abzunehmen, kann dies ein erster Schritt in die Suchtentwicklung sein.

"... Kollektives Diätverhalten ..." (PUDEL 1985b, S.83; WESTENHOEFER, PUDEL 1990, S.151) und *Suchtverhalten* können als mehr oder weniger *normal* angesehen werden.

"... Nach *Hurrelmann* (1987, S.36-55) ist normdistanziertes Verhalten in mehr oder weniger ausgeprägter Form für die Lebenslage von Jugendlichen typisch. Drogenkonsum, der eine solche Normdistanz symbolisiert, ist somit normal ..." (HURRELMANN nach RENN 1988, S.112f).

In ihrer Lebensorientierung haben die heutigen weiblichen Jugendlichen selten Vorbilder. Mit ihren Müttern können sich die meisten nicht identifizieren. Den Vorstellungen, den erwarteten Zielen und Belastungen als berufstätige Frau, Mutter, Hausfrau, Ehefrau fühlen sie sich oft nicht gewachsen.

Viele Lebensbedingungen, Werte, Normen und Traditionen sind brüchig geworden und werden in Frage gestellt. Veraltete patriarchale Strukturen, traditionelle Rollenverteilungen, Arbeits(platz)bedingungen und andere soziale Sachverhalte sind im Wandel begriffen oder müssen reformiert werden.

Dieser gesellschaftliche Umbruch gefährdet vor allem das psychische Gleichgewicht weiblicher Heranwachsender durch den Mangel an geeigneten Vorbildern (MOULTON 1979). Diese Krise bietet sowohl Chancen als auch die Gefahr einer Suchtentwicklung.

"... Die dem Mißbrauchsverhalten zugrunde liegenden Störungen sind primär den Negativfolgen des sozialen Wandels anzulasten. Erst in zweiter Linie sind änderbare Faktoren, wie z. B. Fehlerziehung, mitschuldig ..." (FRANKE 1977, S.45).

4.6.2 Feministisch orientierte Erklärungsansätze

Feministisches Denken gewährt die Möglichkeit einer Reflexion auf der Meta-Ebene. Von einigen Vertreterinnen wird versucht, reduktionistische, gesellschaftlich orientierte als auch systemische Denkmodelle mit feministischem Denken zu vereinbaren (HARE-MUSTIN 1979; KRÜLL 1987a, b). Größtenteils lehnen sich feministische Ansätze an sozialwissenschaftliche Modelle an. Ergänzend stützen sie sich jedoch oft auf psychoanalytisch orientierte Thesen (GAST 1986).

Das feministische Denken stellt das herkömmliche Verständnis von Wissenschaft in Frage. Es übt Kritik am Objektivitätsanspruch von Wissenschaft, an der Trennung von Subjekt und Objekt, an der Forderung nach Rationalität der wissenschaftlichen Erkenntnis und an der Forderung nach Wertneutralität (KRÜLL 1987a).

Probleme, Krisen und Krankheiten werden von Feministinnen letztendlich auf die Teilung der Welt in die zwei biologischen Geschlechter zurückgeführt. Die Lösung vermuten sie in der Aufhebung der Trennung der Welt nach dem Geschlecht. Frauen und Männer müssen jeweils als ganze Personen gesehen werden (FELDMANN-VOGEL 1990, S.17).

Gesundheit und *Krankheit* werden von Feministinnen auf dem gesellschaftlichen Hintergrund (Bedingungen, Verhältnisse, Erwartungen, Normen et cetera) reflektiert (URBAN 1987).

In patriarchalisch-strukturierten Gesellschaftsformen orientiert sich das Verständnis von *Gesundheit* am Verhalten des Mannes, während *normales*, *gesundes* Verhalten von Frauen als *krank* gilt (BÖHM 1987).

Frau-sein macht krank, so lautet die These von einigen Feministinnen. Der Erklärungswert kann mehr in der Diskriminierung der Frau oder mehr in der Übernahme der weiblichen Geschlechtsrolle gesehen werden. Frauen sind ärmer, machtloser, erleben dadurch mehr Unsicherheit, Hilflosigkeit, Abhängigkeit und gewinnen daher weniger Selbstachtung. Passivität, Hingabe, Unterwerfung, Selbstaufgabe stellen eher weibliche, *unmännliche* Charakterisierungen - nach dem traditionellen Rollenklischee - dar. Der mit diesen Attributen einhergehende Identitätskonflikt oder gar -verlust ist nicht nur für *Sucht* charakteristisch, sondern prinzipiell für die Situation von Frauen (EICHENBAUM, ORBACH 1984b; PREIHERR 1991, S.32).

Psychische Störungen werden nach diesem Erklärungsansatz als Reaktionen auf die konkreten gesellschaftlichen Verhältnisse interpretiert. Aus ihren Sozialisationserfahrungen leiten Frauen Problembewältigungsstrategien ab, indem sie die an sie gestellten Erwartungen übererfüllen und pervertieren.

Bestimmte psychische, psychosomatische Störungen können der These zufolge als Ausdruck, Folge oder/und zumindest im Zusammenhang mit der weiblichen Sozialisation, der Geschlechterrollen-Erwartungen, -benachteiligung und der gesellschaftlichen Situation von Frauen gesehen werden (BELOTTI 1975; BILDEN 1980; DEGENHARDT 1979; FREUD 1973a; GRABRUCKER 1985; HAGEMANN-WHITE 1984, 1987; HAUG 1987; HIRSCHAUER 1989; LEHR 1972, 1978; LEWONTIN, ROSE, KAMIN 1988, S.105ff; LIEBAU-BRANDS, ZWAKA 1987; MOULTON 1979; MÜHLEN-ACHS 1991; SCHENK 1979; SCHEU 1977; SCHMERL 1982; STEIN-HILBERS 1984a, b; TRAUTNER 1979, 1987). Bei der Erklärung, Diagnosestellung, bei der Bestimmung von Therapiezielen, bei der Wahl der Therapiemöglichkeiten und bei der Durchführung der Therapie ist es notwendig, diesen Zusammenhang zu sehen und zu berücksichtigen.

Als symptomspezifisch für eine A.n. werden - neben einem gestörten Eßverhalten - die folgenden Merkmale von Feministinnen eingeschätzt: mangelndes Selbstbewußtsein, Unselbständigkeit, Konflikt- und Aggressionsscheu, Opferhaltung und sexuelle Störungen (KARREN 1986, S.71ff). Die Anorexie wird in diesem Zusammenhang als frauenspezifische (Über-)Lebensstrategie, als Gestaltungsversuch, als Reaktion auf gesellschaftliche Lebensbedingungen und als Reaktion auf die *innere Kolonialisierung* (siehe Kapitel 3.6.2), als Ablehnung der weiblichen Rolle, als Lösungsversuch, als Auflehnung gegenüber männlicher Unterdrückung, als Verweigerung, als Kriegserklärung an das Schönheits- und Schlankheitsideal, aber auch als Pervertierung, Übererfüllung und Streben nach perfekter Anpassung interpretiert (BIERMANN-RATJEN 1988).

Einerseits wird die A.n. eher als *Gefallen-Wollen*, als Konformitätsleistung und Anpassung verstanden, andererseits als eine Form der Rebellion. Protest, Widerstand, Sich-Behaupten, Streben nach Autonomie und Selbstbewußtsein, Überwinden des verunglimpften weiblichen Körpers spiegeln eher das aktive Potential wider.

ORBACH interpretiert das anorektische Verhalten als Reaktion auf die Stellung der Frau innerhalb der Gesellschaft (ORBACH 1979, S.148) und wertet ihr Verhalten als einen Lösungsversuch, aus einem Komplex gesellschaftlich bedingter und individuell erlebter Probleme zu entfliehen. Dabei begreift sie die übermäßige Schlankheit als eine "... Parodie auf die weibliche Zerbrechlichkeit ..." (ORBACH 1979, S.139). Eßsucht wird von ihr verstanden als individueller Protest gegen die Ungleichheit der Geschlechter. In diesem Zusammenhang stellen medizinische Maßnahmen keinen Beitrag zur Lösung des Problems dar, sondern sind selbst ein Teil des Problems (ORBACH 1979, S.157). Solange die Therapie beziehungsweise Behandlung als Aufgabe von MedizinerInnen und ÖkotrophologInnen angesehen wird, schaut man weiterhin an den die Störung auslösenden Zusammenhängen und somit an den ernsten Problemen von Frauen vorbei (MERFERT-DIETE 1987, S.34).

Die Unterdrückung des Hungergefühls entspricht der Unterdrückung der weiblichen, sexuellen Bedürfnisse von Seiten der Gesellschaft oder/und der Familie. Die hohe Leistungsmotivation folgt aus dem inneren Zweifel an sich selbst, anders gesagt an der eigenen Existenzberechtigung als Frau.

Eine andere feministische Sichtweise deutet die anorektische Symptomatik als Versuch, gesellschaftliche und familiäre Erwartungen zu erfüllen und gleichzeitig in Frage zu stellen (WEDEL nach VORDERBRÜGGE, GROTH 1981, S.182). Die traditionelle Frauenrolle mit der Aufgabe, die Bedürfnisse und Wünsche zu erfüllen, schließt die Befriedigung eigener nicht mit ein. Zu einem Mitmenschen *nein* zu sagen, könnte möglicherweise ein *ja* zu sich selbst bedeuten. Für viele Frauen beinhalten diese Situationen angstauslösende Momente. Viele Frauen verurteilen ihre eigene Bedürftigkeit und ihre Bedürfnisse als selbstsüchtig, gierig, egoistisch - seien es Bedürfnisse nach Ruhe, Zeit für sich selbst oder nach Nahrung (EPSTEIN 1989, S.57).

BOSKIND-LODAHL deutet die Symptomatik als übertriebenes Streben nach Anpassung. Eigene Wünsche und Bedürfnisse werden verleugnet. Die geringe Selbstachtung wird ergänzt durch die Abhängigkeit von der Bestätigung anderer, insbesondere durch

Männer. BOSKIND-LODAHL macht keine Unterschiede in der Ätiologie von Eßstörungen (BOSKIND-LODAHL nach KARREN 1986, S.72f).

BOSKIND-WHITE und WHITE halten die Frauen, mit denen sie bislang gearbeitet haben, nicht für körperlich oder seelisch krank, sondern vielmehr für benachteiligt, da ihnen die Mittel fehlen, über die Männer seit ihrer Kindheit verfügen (BOSKIND-WHITE, WHITE 1991, S.12f).

Die Herabsetzung weiblicher Werte trägt ihres Erachtens zur gewaltigen Ausbreitung von Eßstörungen bei. Sie wehren sich dagegen, die Mütter als die Übeltäterinnen zu entlarven und heben sich dadurch von anderen feministisch orientierten Ansätzen - zum Beispiel von dem von ORBACH vertretenen Ansatz - ab, die die Unfähigkeit der Mütter betonen (ORBACH 1987, S.57). BOSKIND-WHITE und WHITE beurteilen diese Verallgemeinerung als "... kurzsichtig, destruktiv und ungerecht ..." (BOSKIND-WHITE, WHITE 1991, S.87). Sie warnen jedoch auch vor erneutem "... ' Schubladendenken' ..." (BOSKIND-WHITE, WHITE 1991, S.97).

EDWARDS interpretiert anorektisches Verhalten als eine verzweifelte Möglichkeit, mit den Problemen fertig zu werden, die mit der Bildung einer sich selbst respektierenden, autonomen Persönlichkeit einhergehen. Die junge Frau erlebt sich als hilfloses Produkt der Eltern und anderer gesellschaftlicher Einflüsse, als Marionette, programmiert, um anderen zu gefallen. Das gibt ihr das lähmende Gefühl, auf nichts Einfluß nehmen zu können. Dies ist charakteristisch für Magersucht (EDWARDS 1989, S.84f).

Gegen KIM CHERNINS Interpretation von Anorexie als "... Ausdruck für den Wunsch, ein 'kleines Mädchen' zu werden, um 'dem Patriarchat' zu gefallen ..." (CHERNIN nach EDWARDS 1989, S.97f), setzt EDWARDS ihr Verständnis von Magersucht als eine Form der Rebellion oder des Protests, ein Nicht-mitspielen-Wollen (EDWARDS 1989, S.98).

COOPER schätzt das anorektische Verhalten als Versuch ein, Selbstbestimmung zu erlangen und auszuüben, als Bemühen, das Machtverhältnis der magersüchtigen Frau zu anderen Personen abzuwandeln und als Anstrengung, das Leben zu ändern (COOPER 1989, S.164).

Während DECKELMANN die Ablehnung der weiblichen Rolle betont, sowie die Verweigerung und die Auflehnung gegenüber der männlichen Unterdrückung hervorhebt (DECKELMANN 1986, S.87), verneint GAST diese Betrachtungsweise. Es

> [...] geht der Konflikt der Betroffenen nicht im mindesten darum, nun Mann, Erwachsene oder Kind sein zu wollen. Ziel und Inhalt ihres Ringens ist vielmehr, 'Ich und *nur* Ich' zu sein, dieses 'Ich' zu schützen und es letztendlich auch 'als Frau' in einer *irreduziblen, selbstdesignierten Negativität* zu männlichen Bezugspunkten leben zu können. (GAST 1986, S.160)

Die Auffassung, daß anorektische Frauen aus Familien stammen, die sich in einem kulturellen Übergang befinden (ÜbersiedlerInnen vom Land in die Stadt; höhere Schulbildung der Kindergeneration oder andere Umbrüche), wird sowohl von systemisch orientierten TherapeutInnen (SELVINI-PALAZZOLI 1984, S.278ff) als auch von Feministinnen vertreten. ORBACH stellt die bedeutenden Umwälzungen im Leben von Frauen und in der Kindererziehung (Elternschaft, Rollenerwartungen), sowie daraus entstandene Gefühle der Unsicherheit und Verwirrung heraus. Die A.n. wird von ihr als eine "... extreme Reaktion auf diese Umwälzungen ..." und als Symbol für die "... Suche nach Sicherheit und Ordnung ..." angesehen (ORBACH 1987, S.44ff).

Während konservative Kräfte die zunehmende Emanzipation für das ansteigende Suchtverhalten verantwortlich machen, vermuten kritischere VertreterInnen die Gründe nicht im Berufsleben, sondern in den damit verbundenen Erscheinungen, wie beispielsweise Doppelbelastung, Schuldgefühle, Abhängigkeit.

Da die traditionellen Rollenbilder sich auflösen, jedoch neue Lebensentwürfe fehlen oder/und diese schwer zu verwirklichen sind, suchen immer mehr Frauen "... die 'Selbstheilung' in der Droge ..." oder besser gesagt im Suchtverhalten. Letztendlich ersetzen sie damit die (anfängliche) Abhängigkeit durch eine andere, um sie wiederum auszuhalten (FELDMANN-VOGEL 1990, S.12).

RITZENTHALER-SCHÜTZE (1987a, b) stellt die Verbindung zwischen Gewalterfahrungen, Übergriffen (offener und verdeckter Inzest) und der Entwicklung von Eßstörungen her. Sowohl "... strukturelle Gewalt ..." (GALTUNG 1975a), als auch sexueller Mißbrauch und Inzest werden in (feministischen) Erklärungsansätzen berücksichtigt und als ätiologische Bedingungsfaktoren herangezogen.

"... Gewalt liegt dann vor, wenn Menschen so beeinflußt werden, daß ihre aktuelle somatische und geistige Verwirklichung geringer ist als ihre potentielle Verwirklichung ..." und *"... Gewalt wird hier definiert als die Ursache für den Unterschied zwischen dem Potentiellen und dem Aktuellen,* zwischen dem, was hätte sein können, und dem, was ist ..." (GALTUNG 1975a, S.9).

[Interessierte LeserInnen seien bezüglich der Themen Machtmißbrauch, Gewalt, Inzest und Eßstörungen verwiesen auf BASS, DAVIS 1990; BIERMANN-RATJEN 1988; BLUM-MAURICE, MARTENS-SCHMID 1990; DANA, LAWRENCE 1989, 1990; ECKER, GRAF, MEMPEL, SCHEIDT, TEMPEL-GRIEBE 1991; FITZGERALD 1991; KARREN-DERBER 1989, 1990; KLITZING 1990; LEONARD 1990; MÄRTENS 1991; MEDICK, SABEAN 1982, S.95ff; MILLER 1981; OTT 1989; RITZENTHALER-SCHÜTZE 1987a, b, c; RUTTER 1991; STEINBRECHER 1991; STEINHAGE 1989, 1991, 1992; "Unter krankhaften Eßstörungen ..." 1991; ZIELKE 1991; siehe Kapitel 3.6.3.]

Wie bereits oben erwähnt, hängen krankhafte Eßstörungen vor allem mit ungewollten sexuellen Annäherungen bishin zu Vergewaltigungen zusammen ("Unter krankhaften Eßstörungen..." 1991).

Wenn sich ein Mädchen nur mühsam den Übergriffen des Vaters (Onkels, Opas oder/und eines anderen Täters) entziehen kann, aber von ihm (oder ihnen) als Bezugsperson(en) - abhängig ist, wird das Mädchen versuchen sich zu retten, etwa indem es die Nahrungsaufnahme verweigert. Eine Spaltung von Körper und Selbst wird vorgenommen. Das Selbst zieht sich aus dem mißbrauchten Körper zurück, so daß der Mißbrauch des fremdgewordenen Körpers nicht mehr als derartig tiefe Verletzung empfunden werden kann. Das Mädchen erlebt eine Illusion der Kontrolle über das Selbst, verliert aber dadurch ebenfalls die Kontrolle über den Körper, über ihr Leben.

Das Hungern kann als Rückzug aus dem Körper gedeutet werden, der dadurch eine Abwehr und Unangreifbarkeit gegen die sexuellen Übergriffe gewährleisten soll. Ergänzend zum Aushungern des Körpers können sich andere psychosomatische Folgen, Abwehrmechanismen oder Erkrankungen einstellen (zum Beispiel Neurodermitis, Agoraphobie oder andere, siehe GLETTLER 1981), die eine vergleichbare Funktion erfüllen können.

Die feministische Sichtweise und ihre sozialwissenschaftlich ausgerichteten Ätiologiemodelle ergänzen die herkömmlichen, mehr individuell ausgerichteten Theorien. Sie berücksichtigen selbstverständlich nicht männliche magersüchtige Jugendliche.

Vernachlässigt werden von feministischen Ansätzen Faktoren, die soziokulturell sowohl männliche als auch weibliche Personen beeinflussen. Dazu können Identitätsprobleme zählen, die Akzeleration und die starke Leistungsorientierung der Konsumgesellschaft, die in jedem Alter wirksam werden können.

A.n. wird entweder als Folge einer gestörten Entwicklung mit psychischer Desorientiertheit gesehen oder als hochorganisierte Anpassungsleistung an gegebene familiäre oder/und gesellschaftliche Bedingungen.

4.6.2.1 Der Erklärungsansatz von LAWRENCE

LAWRENCE versteht Eßstörungen nicht als Krankheit, als ein individuelles Syndrom oder als ein Zeichen eines "... 'schlecht angepaßten Bewältigungsverhaltens' ..." (LAWRENCE 1989a, S.20), sondern als eine mögliche Reaktion auf gesellschaftliche Anforderungen an Frauen. Sie sieht das Problem grundsätzlich als ein gesellschaftliches an und lehnt die ausschließliche Arbeit mit dem Individuum oder der Familie ab.

> Jede Theorie der Magersucht, die lediglich auf einer Analyse der Familie beruht, geht fehl. Das Problem, daß sich jedes Jahr Tausende begabter junger Frauen bis an den Rand des Todes hungern, ist nicht zu lösen, wenn man nur mit ihren Familien arbeitet. Die Familie ist nur *eine* Dimension des Problems. In manchen Fällen ist diese Dimen-

sion allerdings sehr wichtig. Die Familien mögen nicht die Ursache des Problems sein, manchmal aber sind sie der Ort, an dem es gelöst werden kann. (LAWRENCE 1986, S.80)

Im "... Zeitalter der Gleichberechtigung ..." (LAWRENCE 1989b, S.185) haben Frauen immer noch nicht die gleichen Ausbildungs- und Erfolgschancen wie Männer. Bedingt durch ihre Sozialisation "... vermeiden ..." junge Frauen "... Erfolg ..." (LAWRENCE 1989b, S.186). Mit ihrer Ausbildung sind Schwierigkeiten und Widersprüche verbunden, die ein Gefühl der Unsicherheit hervorrufen und zu Kompromissen drängen können. Die Auswirkungen der Ausbildung können, so LAWRENCE, "... nicht nur dazu führen [...], daß Frauen sich unglücklich fühlen, sondern in mancher Hinsicht auch zu einer der behinderndsten seelischen Störungen unserer Zeit beitragen ..." (LAWRENCE 1989b, S.187).

Neben dem "... disponierenden Faktor ..." (BROWN, HARRIS nach LAWRENCE 1989b, S.190) Ausbildung für die Genese einer Magersucht werden von LAWRENCE (ergänzende) Bedingungsmomente genannt - "... unbefriedigende Familienbeziehungen ...", "... bestimmte Persönlichkeitsmerkmale ..." und weitere Umstände (LAWRENCE 1989b, S.189f) -, die eine Anorexie schlußendlich auslösen können.

Auffällig sei, daß die magersüchtig gewordenen Frauen als erste in der Familie einen höheren Ausbildungsgrad erworben haben. Arbeiterkinder, die eine höhere Schule besuchen oder/und einen höheren Abschluß erreicht haben, sind demnach gefährdet(er), eine Magersucht zu entwickeln.

LAWRENCE interessiert sich insbesondere für die Auswirkungen, die eine höhere Schulbildung auf das Leben und das Identitätsgefühl von Frauen hat. Identität, von LAWRENCE in Anlehnung an ERIKSON definiert als "... ein Empfinden von Unterschiedlichkeit und Gleichheit im Hinblick auf andere Menschen ..." (LAWRENCE 1989b, S.190), wird normalerweise über den eigenen Körper gesichert. Versucht eine Frau, ihren Körper zu verändern, so stellt dieses symptomatische Verhalten ein Bemühen dar, die eigene Identität zu finden oder zu manipulieren. Ein Identitätsfaktor, über den vor allem Frauen vermeintlich selbst bestimmen können, ist der des Aussehens. Die von Geburt an festgelegten Faktoren des Geschlechts, der Rasse und der sozialen Zugehörigkeit bestimmen über unsere Identität mit. Sie entscheiden, ob wir eine höhere Ausbildung anstreben oder nicht - entgegen der herkömmlichen Vorstellung, daß wir selbst die Wahl hätten.

Falls entschieden wird, ob die Ausbildung ernst zu nehmen ist, laufen diese Entscheidungen eher unbewußt ab. Die Frage nach der Motivation ist zumindest abhängig vom Geschlecht und von Status-Variablen. Mit einer höheren Schulbildung haben heranwachsende Frauen größere Probleme in bezug auf ihre Identität als dies bei jungen Männern der Fall ist. Junge Frauen müssen sich zwischen den im Widerspruch befindenden Zielen von Erfolg (Schulbildung und Karriere) und Weiblichkeit (Sexualität,

Partnerschaft, Ehe, Mutterschaft) entscheiden. Ein junger Mann kann Popularität durchaus mit höherer Bildung und Karriere vereinbaren. Eine heranwachsende Frau ist in den Augen des anderen Geschlechts disqualifiziert, wenn sie eine Karriere anstrebt, die eine Ehe und Mutterschaft ausschließt.

Als Alternativen zu herkömmlichen Vorbildern (berufstätige Frau oder Frau, die keinen Beruf ausübt), stehen die sogenannten *negativen Frauenbilder*, diejenigen, die ihre Schulbildung ernst nehmen und eine Mutterschaft für sich ablehnen (LAWRENCE 1989b, S.195).

Jungen sind bis zur Pubertät gewöhnlich schlechter in der Schule als Mädchen. Letztere werden eher zur Konformität erzogen. In weiterführenden Schulen begegnen ihnen widersprüchliche Erwartungen. Sie sollen gut sein, aber nicht *zu gut*, ansonsten gibt es keine akzeptable Identität. Sie werden dazu gedrängt, einen Teil ihrer Identität aufzugeben. Dadurch, daß ihre Sozialisation darauf ausgerichtet ist, sich konform zu verhalten und sich eher damit zu beschäftigen, zu gefallen um akzeptiert zu werden, läuft der Identitätsbildungsprozeß äußerst passiv ab. "... Die Frage lautet für sie nicht: 'Kann mein Körper dieses oder jenes tun', sondern vielmehr: 'Ist mein Körper akzeptabel, sieht er richtig aus?' ..." (LAWRENCE 1989b, S.199).

Magersüchtige Frauen gehören bis zum Zeitpunkt, an dem sie anfangen zu hungern, den erfolgreichen Schülerinnen an. Sie sind es gewohnt, sich den Erwartungen anderer gemäß zu verhalten. Ab der Pubertät stoßen sie jedoch auf ein dichtes "... Gestrüpp von Widersprüchen ..." (LAWRENCE 1989b, S.194). Da sie es nicht geschafft haben, "... ein starkes Gefühl für sich *selbst als Individuen* zu entwickeln ..." (LAWRENCE 1986, S.51), versuchen sie den verschiedenen Ansprüchen zu genügen.

Schlanksein vermag in unserer Gesellschaft sowohl die Türen zum Berufserfolg als auch zum anderen Geschlecht zu öffnen. Durch diesen Sachverhalt kann auch die Sehnsucht von Frauen erklärt werden, dünner sein zu wollen, als sie sind. Weibliche, runde Formen (von Müttern) spiegeln hingegen die Tatsachen wider, daß diese Frauen gesellschaftlich abgeschrieben sind. Diäten gelten daher ab der Pubertät als *normal*. Eine begabte, erfolgreiche Schülerin, die wahrscheinlich nicht das Gefühl kennt, *normal* zu sein, vermag durch Diät(en) und einer sich daraus entwickelnden Anorexie den Versuch unternehmen, mit den attraktiven, unter Umständen nicht erfolgreichen Mädchen, konkurrieren zu wollen.

Die heranwachsende Frau versucht das Identitätsproblem nicht dadurch zu lösen, daß sie immer weniger leistet, sondern dadurch, daß sie ihren Körper verändert, um eine neue Position und Identität als junge Frau einzunehmen. Sie befindet sich in einem Identitätskonflikt und büßt durch diese *Lösung* einen Teil ihrer Identität ein.

> Für junge Frauen, die bereits zu 'normalem' Frausein sozialisiert wurden, hat jede Identität, zu der eine gute Ausbildung gehört, einen Verlust zur Folge. Der Identitätskonflikt ist jedoch bis zur Pubertät nicht sichtbar, bis zu dem Zeitpunkt, wo von dem

Mädchen erwartet wird, daß es sich wie eine Frau verhält und das Leben einer Frau anstrebt. (LAWRENCE 1989b, S.201)

Die Identität, die die junge Frau durch ihre gute Schulbildung erlangt, steht im Widerspruch zur *weiblichen*. Die Magersucht kann als ein Versuch beschrieben werden, mit einer beschädigten Identität umzugehen und auf widersprüchliche Anforderungen zu reagieren. "... Magersüchtige erfüllen augenfällig das Bild der perfekten schlanken Frau und weisen es gleichzeitig zurück, indem sie dieses Stereotyp pervertieren ..." (LAWRENCE 1989b, S.202).

LAWRENCE stellt die These auf, daß Magersucht in gemischtgeschlechtlichen Schulen vergleichsweise selten vorkommt. Mädchen können, wenn sie die Widersprüche nicht mehr aushalten, jederzeit den Fluchtweg einschlagen und sich den männlichen Mitschülern unterwerfen, um die weibliche Rolle einzunehmen. Die guten Leistungen lassen daraufhin regelmäßig nach.

In getrenntgeschlechtlichen Schulen gibt es weniger Privatsphäre. "... Diese Art von Beobachtung in der Schule, in der gewohnheitsmäßig das Private öffentlich gemacht wird, entspricht exakt der Art von Disziplin, die der Heranwachsenden das Gefühl vermittelt, sie habe nur sehr wenig Kontrolle über ihre Welt ..." (LAWRENCE 1989b, S.206). Der erlebte Kontrollverlust kann zu einer Magersuchtsentwicklung beitragen.

Die Korrelation von Schulerfolg und Magersucht bietet konservativen Kreisen der Gesellschaft die Möglichkeit der Argumentation, daß Emanzipation (Mager-)Sucht verursache. Folglich sollte Frauen der Zugang zu höherer Bildung verweigert werden - zu ihrem Schutz!

Jede Interpretation der Korrelation von Bildung und der Entwicklung einer Anorexie wird dem ernsten Problem von Frauen nicht gerecht, wenn die Zusammenhänge ignoriert werden und die individuellen als auch gesellschaftlichen Bedingungen unverändert bestehen bleiben.

"... Auf der Ebene des Kampfes um Gleichberechtigung und Unabhängigkeit von Frauen heißt es, fälschlich zu behaupten, der Kampf sei gewonnen, wenn Frauen Schulen und Karrieren offenstehen. Das aber ist - im Gegenteil - wahrscheinlich erst der Anfang" (LAWRENCE 1989b, S.207).

4.6.3 Über den Prozeß der Zivilisation: Soziogenetische und psychogenetische Untersuchungen (ELIAS)

Im folgenden soll auf das Werk von ELIAS (1976, Bd.I & II) - jedoch nicht detailliert - eingegangen werden. Dennoch lohnt es sich, das Augenmerk auf seine Untersuchungen zu richten. Zur Erklärung gestörten Eßverhaltens werden ELIAS Studien seitens der Sozialwissenschaften nur von wenigen AutorInnen herangezogen (HESS 1993;

MENNELL, SIMONS 1989; TUMFART 1991; siehe auch DÖPP 1988; KLEINSPEHN 1987b und NITZSCHKE 1988).

ELIAS zieht in seinen Untersuchungen die Möglichkeit in Erwägung, parallel zu dem "... biogenetischen von einem soziogenetischen und psychogenetischen Grundgesetz ..." zu sprechen (ELIAS 1976, I, S.174). Zum "... soziologenetischen Grundgesetz ..." (ELIAS 1976, I, S.330) - ELIAS verwendet offenbar soziogenetisch und sozio*lo*genetisch synonym - merkt er folgendes an:

> Die Geschichte einer Gesellschaft spiegelt sich in der Geschichte des einzelnen Individuums innerhalb ihrer: Den Zivilisationsprozeß, den die Gesellschaft als Ganzes während vieler Jahrhunderte durchlaufen hat, muß das einzelne Individuum abgekürzt, von neuem durchlaufen; denn es kommt nicht 'zivilisiert' zur Welt. (ELIAS 1976, I, S.330)

Vorschriften, Regelungen, Normen, Werte, Zensur, Sanktionen formen die Gewohnheiten von Individuen derart, daß sich für das heranwachsende Individuum nur eine Alternative eröffnet,

> ... sich der gesellschaftlich erforderten Gestaltung des Verhaltens zu unterwerfen oder vom Leben in der 'gesitteten Gesellschaft' ausgeschlossen zu bleiben. Ein Kind, das nicht auf den Stand der gesellschaftlich geforderten Affektgestaltung gelangt, gilt in verschiedenen Abstufungen als 'krank', 'anormal', 'kriminell' oder auch nur als 'unmöglich', von einer bestimmten Kaste oder Schicht her gesehen, und bleibt dementsprechend von deren Leben ausgeschlossen. Ja, krank - vom Seelischen her -, anormal, kriminell und 'unmöglich' haben bis zu einer bestimmten Grenze keinen anderen Sinn als diesen; was man darunter versteht, ist verschieden je nach den geschichtlich wandelbaren Modellen der Affektgestaltung. (ELIAS 1976, I, S.192)

Bestimmte Verhaltensweisen, Gefühle, Triebe und Neigungen der Heranwachsenden werden jeweils von der älteren Generation mit Sanktionen gemaßregelt. Das entsprechende Verbot soll eingehalten werden, nicht weil es *ungesund* ist, sondern weil das Verhalten zu peinlichen Assoziationen, zu einem peinlichen Anblick führen könnte. Durch das Belegen von Verhaltensweisen mit Vorschriften und Assoziationen wird der Einzelne zunächst von außen durch Fremdzwang in den gesellschaftlichen Standard eingepaßt. Die, durch die von den Vorbild gebenden Kreisen, Institutionen und Instanzen erweckte Scham, die zunächst fehlt, darüber, einen solchen Anblick zu bieten, und die Angst, diese Assoziationen zu erwecken, reproduzieren mehr oder weniger reibungslos, erst bewußt, später automatisch das standardisierte gesellschaftliche Verhalten (ELIAS 1976, I, S.172; II, S.317).

Das durch Selbstzwang negativ sanktionierte Verhalten wird nun ausgesondert und - wenn möglich - hinter die Kulissen des gesellschaftlichen Lebens verlegt. Allmählich kann sich so ein Repertoire an privaten, persönlichen, heimlichen und eines an öffentlichen Verhaltensweisen herausbilden.

Diese "... Figur des Aussonderns, dieses 'Hinter-die-Kulissen-Verlegen' des peinlich Gewordenen ..." ist nach ELIAS charakteristisch "... für den ganzen Vorgang dessen [...], was wir 'Zivilisation' nennen ..." (ELIAS 1976, I, S.163).

Der Zivilisationsprozeß wird durch eine zunehmende Affektkontrolle in Gang gebracht und gehalten. Somatisierungen der (*negativen*) Emotionen können sich durch diesen zivilisatorischen Fortschritt anbahnen (Soziale Krisen und Gesundheit 1993).

> Das relativ hohe Maß von Gespaltenheit des 'Ich' oder des Bewußtseins, das für die Menschen in unserer Phase der Zivilisation charakteristisch ist, und das in solchen Begriffen, wie 'Über-Ich' und 'Unterbewußtsein' zum Ausdruck kommt, korrespondiert der spezifischen Zwiespältigkeit des Verhaltens, zu der das Leben in dieser zivilisierten Gesellschaft zwingt. (ELIAS 1976, I, S.262f)

Das Beherrschen des Verhaltens und das Zügeln der Triebneigung verlangen vom Individuum Selbstbeherrschung, die als Preis Lust, Leidenschaft und Spannung kostet und als Anreiz weniger Gefahr verspricht. "... aber je nach dem inneren Druck, je nach der Lage der Gesellschaft und des Einzelnen in ihr erzeugen sie auch eigentümliche Spannungen und Störungen im Verhalten und Triebleben des Individuums; ..." (ELIAS 1976, II, S.331f).

Das heute ausgeprägte Phänomen des Kontrollverlustes - auch bezüglich des Essens - kann durch den andauernden Zivilisationsprozeß und des entstandenen hohen, differenzierten Standards, der heute stärkere Anforderungen an die erwartete Selbstkontrolle - über das Essen - an den Einzelnen stellt, erklärt werden.

ELIAS Untersuchungen beziehen sich zwar nicht explizit auf anorektische Verhaltensweisen. Einzelne *Symptome*, die ELIAS beschreibt, - wie etwa Spaltungstendenzen - sind bei magersüchtigen Heranwachsenden gleichwohl geradezu charakteristisch ausgeprägt. Vom heutigen *zivilisierten* Menschen wird erwartet, daß er fähig ist, sein (Eß-)Verhalten willentlich zu steuern, das heißt über sein Benehmen Selbstkontrolle auszuüben.

Bei der A.n. zeigt sich das individuelle Versagen, eine normale, relativ ausgewogene und stabile Kontrolle über den *Appetit* auszuüben (MENNELL, SIMONS 1989, S.12).

Die Zunahme an Eßstörungen (A.n., Bulimia nervosa und andere) in den letzten drei Jahrzehnten unterstützt die Annahme, daß die gesellschaftlichen Standards - insbesondere an Frauen - massivere Anforderungen stellen.

4.7 Seele sucht Körper: Der JUNGianische Erklärungsansatz

Neben dem *bio-/genetischen* und dem *sozio- und psychogenetischen* Erbe ist uns als ein weiteres das *Kollektive Bewußtsein* und das *Kollektive Unbewußte* mitgegeben. Mit dem *Kollektiven Unbewußten* bezeichnet C. G. JUNG jene Schicht, in der

"... allgemein-menschlichen Probleme und Möglichkeiten in der von der jeweiligen Kultur tradierten mythologischen Bildwelt auftreten ..." (DIECKMANN 1978, S.90).

Durch die Wechselwirkungen dieser beiden kollektiven Kräfte entsteht der "... Zeitgeist ...", der gegenwärtig patriarchal ausgerichtet ist, das heißt, der eine Einstellung vertritt "..., die nur die rationalen Werte des Bewußtseins anerkennt ..." (BARZ 1986, S.169). Diesem "... 'Himmelsarchetypus' ...", der nach Klarheit, Aufklärung und Erleuchtung strebt, der das naturwissenschaftliche Denken unseres Zeitalters bestimmt, wirkt der "... Erdarchetypus ..." entgegen.

> [...]: nicht himmlischer Geist, sondern irdische Materie; nicht Distanz, sondern Nähe; nicht Ratio und Logik, sondern Emotion und Intuition; nicht Abstraktion, sondern Konkretion; nicht spirituelle Jenseitigkeit, sondern sinnliche Hiesigkeit; das sind Qualitäten, die in den Umkreis des Erdarchetypus gehören. Die Auswirkung des Erdarchetypus fördert die Verbindung zum Unbewußten ebenso, wie der Himmelsarchetypus die Entwicklung des Bewußtseins vorantreibt. (BARZ 1986, S.174)

Die dem Zeitgeist entgegenarbeitende Bewegung fordert eine "... zusätzliche Berücksichtigung des Unbewußten und der 'matriarchalen' Werte ..." (BARZ 1986, S.169). "... nicht nur Objektivität, Ratio, Abstraktion und Spezialisierung fordert dieser Zeitgeist, sondern zu gleicher Zeit Berücksichtigung des Subjektiven, des Irrationalen, der Konkretisierung und der Ganzheit ..." (BARZ 1986, S.171).

Beide Archetypen haben neben den als positiv empfundenen Qualitäten auch solche, die als negativ angesehen werden. "... Der Himmel schickt auch Blitz und Donner, der Vater kann jähzornig und sadistisch sein, der Geist neigt zur Hybris oder zur Erstarrung, das Gesetz kann zur Tyrannis, die Distanzierung zur Spaltung führen ..." (BARZ 1986, S.174). Der Archetyp der Mutter als Symbol

> [...] ist nicht nur gebärend, sondern auch zerstörend, nicht nur nährend, sondern auch verschlingend, [...] beinhaltet Tod sowohl als Leben. Nacht, Passivität und Wahnsinn gehören ebenso in seinen Umkreis wie bewußtloses Kreisen um sich selbst, sinnlose Wiederkehr des ewig Gleichen, zielloses Erzeugen und Vernichten unendlich wuchernder Formen. (BARZ 1986, S.174)

Das männliche Prinzip besitzt gegenwärtig noch die Oberhand. "... Das Denken gilt mehr als das Gefühl; das abstrakte Modell der Wirklichkeit scheint bedeutsamer als ihre sinnliche Erfahrung; die statistische Wahrscheinlichkeit erheischt mehr Interesse als der individuelle Fall ..." (BARZ 1986, S.176).

Der Erdarchetypus versucht mehr Einfluß auf das Kollektive Bewußtsein zu gewinnen indem er Kräfte aus dem matriarchalen Unbewußten mobilisiert.

Das Bewußtsein wird *matriarchalisch* genannt, wenn seine wesentlichen Symbole mit der Mutter assoziiert sind. Das Matriarchat - als psychisches Stadium - bezeichnet "'... nicht nur die Dominanz des Archetypus der Großen Mutter, sondern eine allgemeine psychische Situation, in der das Unbewußte (und das Weibliche) dominieren und das Bewußtsein (und das Männliche) noch nicht sein Selbstvertrauen und seine Unabhängigkeit gefunden hat ...'" (NEUMANN nach COLEGRAVE 1992, S.34).

Das Kollektive Unbewußte arbeitet gegen seine Unterdrückung im Kollektiv als auch im Individuum "..: das Ignorierte stört die Ruhe, zerstört das Gleichgewicht, untergräbt die Gesundheit und droht schließlich mit der totalen Zerstörung ..." (BARZ 1986, S.176).

Die Wiederkehr des Verdrängten läßt Symptome entstehen und wirkt sich kollektiv auf den Zeitgeist aus.

"... Ebenso aber, wie die Seele des Einzelnen in Neurose oder Psychose nicht nur Symptome der Krankheit, sondern auch Symbole zu ihrer möglichen Heilung hervorbringt, ebenso scheint der Zeitgeist [...] daran zu arbeiten, daß neben der Gefahr auch das Rettende wächst ..." (BARZ 1986, S.176).

Das menschliche Bewußtsein entwickelt sich im Evolutionsprozeß als Synthese des weiblichen und männlichen Prinzips, das Yin- und Yang einschließt.

"... So wie die Evolution der Welt ein Prozeß von zunehmender Unterscheidung und Verfeinerung ist, ausgehend von einem amorphen, chaotischen und unbegreiflichen Ursprung, ist es auch die Evolution des menschlichen Bewußtseins ..." (COLEGRAVE 1992, S.17). Den Begriff *Bewußtsein* verwendet COLEGRAVE "... um die Art und Weise zu beschreiben, wie wir denken, fühlen und die Realität erfahren, wie und mit welchen Fähigkeiten wir uns und die Welt betrachten ..." (COLEGRAVE 1992, S.10). Sie vergleicht das jeweilige Bewußtsein mit Brillen mit unterschiedlichen Gläsern, die jeweils ein anderes Bild ermöglichen. "... Die Evolution des Bewußtseins ist der Prozeß, bei dem unscharfe Gläser durch schärfere ersetzt werden, die ein zunehmend genaueres Bild der menschlichen Natur und des Kosmos, seiner mannigfaltigen Teile sowie ihrer Beziehungen untereinander zeigen ..." (COLEGRAVE 1992, S.11).

KLESSMANN (1988b) und KLESSMANN und KLESSMANN (1988) gehen davon aus, daß Magersüchtige - aber auch deren jeweilige Familie - identischen, kollektiven Mustern folgen und interpretieren dieses Phänomen "... im gemeinsamen Kontext übergeordneter gesellschaftlicher Entwicklungslinien ..." (KLESSMANN 1988b, S.149). "... Wir möchten die *dualistischen Spaltungstendenzen*, die sich in den *kollektiven Mustern* [...] manifestieren, noch einmal hervorheben, weil wir meinen, daß die *individuellen Spaltungsmechanismen* von *Magersüchtigen* [...] nur als tradiert, auf kollektiven Vor-Prägungen basierend, verständlich werden können ..." (KLESSMANN, KLESSMANN 1988, S.71f).

Die Polarisierungen (gut - böse; Geist - Leib; oben - unten) durchziehen die gesamte abendländische Kultur und sind nicht nur als individueller Abwehrmechanismus zu verstehen. Der Abwehrmechanismus der Spaltung ist vielmehr "... eingebettet in eine seit Jahrhunderten tradierte Matrix von kollektiven Spaltungsvorstellungen und prägt entscheidend [...] ein späteres In-oder 'Über'-der Welt-Sein des heranwachsenden Menschen ..." (KLESSMANN 1988b, S.154). Es wird daher auch von *Über*legenheit, *Über*lebensstrategie gesprochen. Die magersüchtige Jugendliche "... fühlt sich 'über'-legen, als etwas Besonderes. Die Kontrolle, die sie 'über' ihre körperlichen Bedürfnisse ausübt, verleiht ihr ein Machtgefühl 'über' die ohnmächtigen anderen" (KLESSMANN 1988b, S.161).

Die oben angeführten negativen Seiten der beiden Archetypen decken sich mit dem oben-unten-Denken der magersüchtigen Jugendlichen "..., d.h. deren individuelle Gespaltenheit entspricht auch der kollektiv-gespaltenen Welt-'Anschauung', wie sie Barz dargestellt hat und wie sie patriarchal über Jahrhunderte geprägt wurde ..." (KLESSMANN, KLESSMANN 1988, S.73).

Die Identifikation mit einem der beiden Pole bedeutet jedoch, sich feindselig dem anderen gegenüber zu fühlen und zu verhalten, wodurch es zum Kampf zwischen Geist und Körper kommt. Ein Ego, das standfest ist, kann beide Teile integrieren: es ist teils Geist, teils Körper, aber nicht eines von beiden. Die anorektische Heranwachsende hingegen neigt zur Kopflastigkeit (sie ver*geist*igt) und verliert allzuschnell den Kontakt zu ihrem Körper (sie wird *körper*los).

Die ungelebte Weiblichkeit, die Gefahren der negativen Mutter - besser gesagt des negativen Bemutterns - können sich in verschiedenen Störungen zeigen, beispielhaft in Arbeitsstörungen, Sucht, Egoismus, Perfektionismus. Diese *Symptome* können als Anzeichen für das allgemeine Unbehagen, das in unserer Kultur vorherrscht, betrachtet werden.

Den Kampf um Bewußtwerdung tragen viele Heranwachsende in unserer Gesellschaft in der Phase der Pubertät und Adoleszenz über Nahrung aus. Die materielle (mater, materiell = mütterlich) Nahrung wird abgelehnt, da diese die falschen Werte verkörpert. Ebenso ziehen sich einige Heranwachsende bewußt *schlecht* das heißt unkonventionell an, um sich von den mütterlichen Werten zu distanzieren. Diese Verweigerung zeigt das verzweifelte Bedürfnis nach Loslösung und Befreiung. Nach der *Beseitigung* des Gewichtsproblems treten in Träumen der Heranwachsenden oft Bilder auf, die auf "... sexuelle und spirituelle Probleme hinweisen, unter denen heute die meisten Frauen leiden ..." (WOODMAN 1987, S.8f).

KLESSMANN stellt abschließend zur Diskussion "..., ob nicht eine (erneute) bejahende Gegenbewegung zum Erd-Archetypus hin [...] den 'geistigen Nährboden' für anorektisches Verhalten verändern könnte ..." (KLESSMANN 1988b, S.169).

Die gewünschte Gegenbewegung ist im systemischen, wissenschaftlich-ganzheitlichen Denken, in einer neuen Art der Wahrnehmung und Weltsicht, einer komplexen und ökologischen Sicht erkennbar.

Der New-Age Apologet CAPRA führt den desolaten Zustand unserer Welt auf das abendländische, insbesondere auf das von der Ratio bestimmte *Yang-Denken* zurück und fordert ein Umdenken: die Überbetonung der Logik und Leistung auf Kosten der Intuition bewirke eine Entfremdung des Menschen von der Natur und ihre Ausbeutung. Eine Auseinandersetzung mit dem *I-Ging* könnte die westlichen Menschen zum Umdenken bewegen. Die Philosophie des *I-Gings* beruht auf einem ständig zyklisch verlaufenden Auf und Ab.

"... Alle Entwicklungen in der Natur - die physischen ebenso wie die psychischen und die gesellschaftlichen - laufen zyklisch ab ..." (CAPRA 1988, S.32). CAPRA möchte den Streit zwischen dem Reduktionismus und dem Ganzheitsdenken beenden und stattdessen die Chance nutzen, "... das Widersprüchliche beider Richtungen in dynamischem Wechselspiel in den ganzheitlich-ökologischen Rahmen zu integrieren ..." (CAPRA 1988, S.11). Er greift bei seinen Überlegungen auf GOETHEs Naturlehre zurück, die Verstand und Intuition, Denken und Anschauen mit einschloß. Für GOETHE war der enge Zusammenhang zwischen Wissen und Gewissen, Wissenschaft und Ethik ganz wesentlich, den CAPRA in seiner gewünschte (Re-)Integration der Richtungen wiederzufinden hofft.

4.8 Systemisch orientierte Erklärungsansätze

Das systemische Denken stellt die Grundprämissen des herkömmlichen Wissenschaftsverständnisses in Frage. Es übt Kritik

- am Objektivitätsanspruch von Wissenschaft: Die Behauptung, daß objektive Erkenntnis unabhängig von einem erkennenden Subjekt möglich sei, wird kritisiert;
- an der Subjekt-Objekt-Trennung: Eine Subjekt-Objekt-Trennung im Erkenntnisprozeß ist nicht möglich und bei wissenschaftlicher Erkenntnis nicht notwendig;
- an der Forderung nach Rationalität der wissenschaftlichen Erkenntnis: Es wird kritisiert, daß wissenschaftliche Erkenntnisse rational sein müssen und Emotionen der ForscherInnen den Erkenntnisprozeß nicht beeinträchtigen dürften;
- an der Forderung nach Wertneutralität: Die Vorstellung von Wertneutralität wird abgelehnt; (BATESON 1981; DELL, GOOLISHIAN 1981; "Die Wahrheit interessiert mich nicht, nur der Effekt 1983; MATURANA, VARELA 1990; SELVINI PALAZZOLI 1984).

Für diese Arbeit würde es zu weit gehen, eine Diskussion zum gegenwärtigen Wissensstand über den vermeintlichen Paradigmenwechsel zu führen. Diese These vom Paradigmenwechsel ist nicht unwidersprochen geblieben. BUCHHOLZ (1981) bezweifelt eine Revolution von der Psychoanalyse zur Systemtheorie. Er baut seine Begründung auf die verstellte Sicht von GUNTERN (1980) über die Psychoanalyse auf. Die interessierten LeserInnen seien verwiesen auf folgende Literatur: Buchholz 1981; Capra 1988, 1992; Capra, Steindl-Rast 1993; Dell 1986; Dell, Goolishian 1981; von Foerster 1987; von Glasersfeld 1987; Grof 1991, 1992; Guntern 1980; Hejl 1987; Hejl, Schmidt 1987; Hinter den Kulissen der Kognition 1988; Jantsch 1987; Köck 1987; Krohn, Küppers, Paslack 1987; Maturana 1987a, b; Maturana, Varela 1990; Richards, von Glasersfeld 1987; Roth 1987a, b; Rusch 1987; Schmidt 1987b; Varela 1987; Westmeyer 1980; Wilber 1991.

4.8.1 Postulate der systemischen Theorie

Die wichtigsten Postulate der systemischen Theorie seien hier für die weniger systemisch vorgebildeten LeserInnen kurz zusammengefaßt:

- Alle *Teile* eines Systems sind miteinander verbunden und stehen zueinander in Beziehung. Streng genommen gibt es keine *Teile*, sonderen nur Muster in einem untrennbaren Gewebe von Zusammenhängen. Dieses Gewebe ist seinem Wesen nach organisch.
- Es gibt mehr als eine Sicht (der Dinge). Es gibt keine objektive Sicht und keinen Konsens über die *richtige* Epistemologie. Es gibt keine Wahrheit, sondern nur annähernde Beschreibungen.
- Es gibt in menschlichen Beziehungen keine klare *Ursache - Wirkung - Beziehung*.
- Einzelne Elemente eines Systems bestimmen und bedingen einander zirkulär. Die wahrgenommene Wirklichkeit wird verstanden als ein Netzwerk von Zusammenhängen.

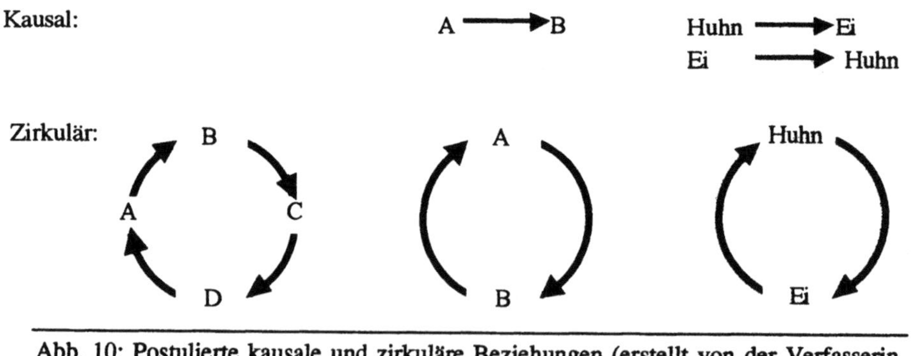

Abb. 10: Postulierte kausale und zirkuläre Beziehungen (erstellt von der Verfasserin, P.D.)

- Der/Die BeobachterIn ist *Teil* des Systems. Alles, was der/die BeobachterIn sagt, ist ein Modell der Wirklichkeit (Relativität oder seine/ihre Sicht von Wirklichkeit).
- Probleme der Klientin oder der Familie (soziale Einheit, System) resultieren aus ihrer oder deren Sicht von Wirklichkeit.
- Es gibt mehr als einen Weg, ein Problem anzugehen.

Ätiologie kommt von dem griechischen Wort αιτια, das sowohl *Ursache* aber auch *Schuld* bedeutet (STIERLIN 1988b, S.71). Im Gegensatz zu den reduktionistischen Perspektiven, die *Schuld* beispielsweise im Körper, in der Psyche, in der Mutter und in der Familie suchen, postuliert die systemische Sichtweise, daß niemand schuldig ist. Und doch haben alle teil an dem Element einer größeren Einheit.

Das System der Schuldinduktion besagt:

- Der Körper ist schuld. - A.n. als Stoffwechselstörung.
- Die Psyche ist schuld. - A.n. als Entwicklungsstörung.
- Die Mutter ist schuld. - A.n. als Interaktionsstörung.
- Die Familie ist schuld. - A.n. als Familienstörung.

Die Sichtweise wurde erweitert von der intrapsychischen bis hin zur Einbeziehung größerer sozialer Einheiten:

Monade: intrapsychisch,
Dyade: Mutter - Kind,
Triade: Vater - Mutter - Kind,
Kernfamilie: Eltern - Geschwister,
Ursprungsfamilie: generationsübergreifend (MATTEJAT 1985).

Das familiär-reduktionistische Modell, das seine Wurzeln im tiefenpsychologischen, medizinisch-somatischen und lerntheoretischen Denkmodell hat (OVERBECK 1985; RICHTER 1972), darf nicht verwechselt werden, mit systemischen Modellen, die sich häufig auch mit Familien beschäftigen. (Einen Überblick über die verschiedenen Familientherapierichtungen geben AMMANN 1979; VON SCHLIPPE 1986; WALKEMEYER, BÄUMER 1990.)

Die systemisch orientierte Sicht geht von Vernetzungen in Form von Kreisen - der sogenannten zirkulären Bedingtheit von Verhalten - aus. Das Tun des einen bedingt das Tun des anderen.

Exemplarisch kann das Autonomie- oder Machtbestreben, das letztendlich zu Fremdbestimmung führt, (vereinfacht) folgendermaßen erklärt und dargestellt werden (Abb. 11).

Geht man von einem problematischen Ereignis aus, das in einem flexiblen System (etwa Familie oder Schule) stattfindet, in dem Normen und Werte (kognitive Konstrukte) vorherrschen, nach denen sich die Systemmitglieder verhalten, so kann davon ausgegangen werden, daß eine Verhaltenslösung, die mit den bisherigen Regeln übereinstimmt und die dem Gleichgewichtsbestreben des Systems entspricht und die die Möglichkeit einer Veränderung (Transformation) eröffnet, von den Mitgliedern gefunden wird.

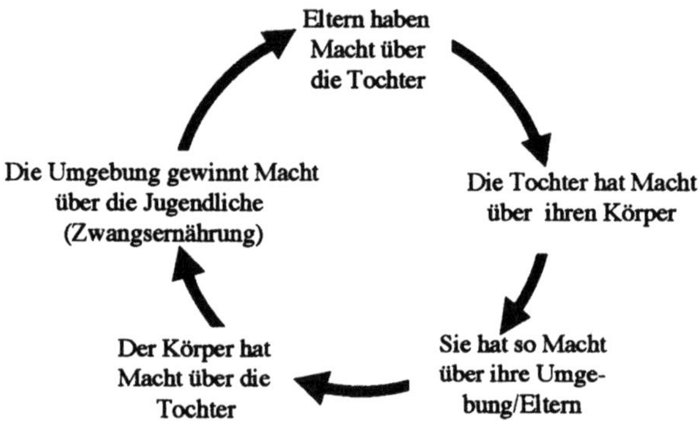

Abb. 11: Systemischer Regelkreis am Beispiel der Macht (erstellt von der Verfasserin, P.D.)

Bei starren, rigiden Systemen ist diese Entwicklung blockiert. Die Verhaltenslösung ist ein immer "... mehr desselben ..." (WATZLAWICK, WEAKLAND, FISCH 1975, S.51ff).

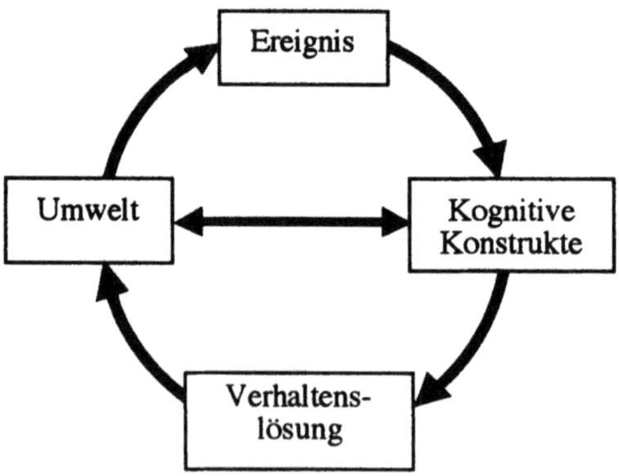

Abb. 12: Regelkreismodell (erstellt von der Verfasserin, P.D.)

Die inhaltliche Füllung der Kästchen sieht je nach Ereignis, System, Kultur, Zeitgeschichte und anderen Faktoren verschieden aus. Um den Kreislauf zu unterbrechen und die Spielregeln zu verändern, ist es ratsam - besser gesagt notwendig -, an zwei Seiten zu intervenieren.

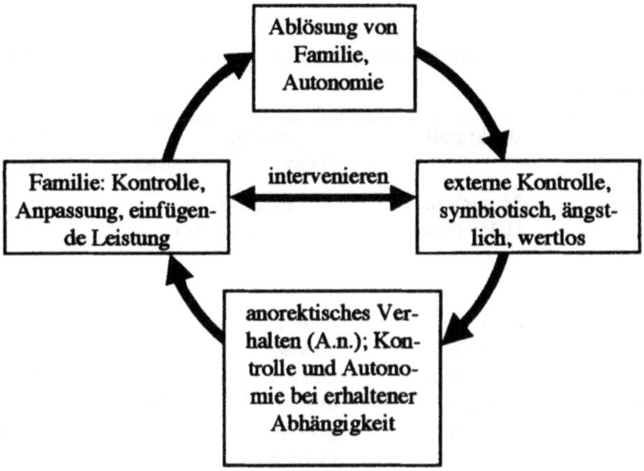

Abb. 13: Regelkreismodell - Beispiel (erstellt von der Verfasserin, P.D.)

Durch interne und externe Faktoren (etwa Reifung, Heirat, Tod, Umzug) ist die Familie immer wieder angehalten, sich neu auf das Geschehen einzustellen. Wenn die Jugendliche in die Pubertät kommt und mehr Macht, Kontrolle, Autonomie für sich beansprucht und diese Forderungen ihr verwehrt werden, kann sie durch die Entscheidung für anorektisches Verhalten, die Normen der Familie (über)erfüllen, sich abgrenzen und sich zugleich einfügen.

Sind die Regeln weniger starr und lassen sich flexibel verändern, können andere (Verhaltens-)Lösungen gefunden werden.

In der Systemtheorie lehnt man die Vorstellung von Eigenschaften, Krankheiten, Symptomen und dergleichen ab und verflüssigt diese in Verhalten (SIMON, WEBER 1988a; STIERLIN 1988d; WEBER, STIERLIN 1989, S.82f). Entsprechend wird die A.n. als symptomatisches Verhalten einer (pathologischen) Spielstruktur, (pathologischer) Spielregeln und familiärer Kommunikationsformen interpretiert und als ein (unlogisches) Beziehungssystem angesehen. Die *Macht* liegt folglich in den Spielregeln.

Die A.n. kann daraus gleichwohl nicht *kausal* abgeleitet werden. In der Systemtheorie wird weniger Wert auf die *Wahl* des symptomatischen Verhaltens gelegt. Ob es sich um asthmatisches, aggressives, schizophrenes oder anorektisches Verhalten handelt, ist eher von sekundärem Interesse. Es wird vielmehr als Anpassungsleistung angesehen. Einerseits kann davon ausgegangen werden, daß das System das Problem erschafft und andererseits, daß das Problem das System bedingt. "... Anders gesagt, das Problem existiert nicht unabhängig von den 'beobachtenden Systemen', die reziprok und kollektiv das Problem definieren, ..." (Boscolo, Cecchin, Hoffman, Penn 1988, S.27).

Die nicht-behavioralen Familientherapie-Ansätze werden von Heekerens in vier Grundformen unterteilt.

	affektiv experimentell	strukturell	strategisch Haley	strategisch MRI	Mailänder (systemisch)
Wurzeln	modifizierte psychodyn. u. humanist. Ans.	Minuchin, Haley (etwas)	Erickson, Bateson (etwas)		Bateson MRI (etwas)
Symptom-bildung	inadäquate Kommunikation wichtiger Gefühle, Projektion von Konflikten, geringer Selbstwert, mangelnde Awareness	patholog. Familienstruktur u. gestörte Grenzen	pathol. Hierarchien u. intergenerationale Koalitionen	Lösungsversuche werden Probleme	fixierte Familienüberzeugung, lineare Problemsicht
[...]	[...]	[...]	[...]	[...]	[...]

Abb. 14: Vier nicht-behaviorale Familientherapie-Ansätze (aus: Heekerens 1991, S.59)

Von den hier aufgeführten Richtungen, beschäftigen sich Minuchin und seine Mitarbeiter und die *ehemalige* Mailänder Schule um Selvini Palazzoli explizit mit anorektischem Verhalten in Familiensystemen.

Das Mailänder Team trennte sich 1980. Die beiden Frauen Selvini Palazzoli und Prata konzentrierten sich von da an auf die Forschung (Prata 1989), während sich die beiden Männer Cecchin und Boscolo, als *Milan Associates* auf die Ausbildung von systemischen FamilientherapeutInnen spezialisierten.

In Deutschland konzentriert sich die Heidelberger Schule um Stierlin, die ursprünglich psychoanalytisch ausgerichtet war, auf die Behandlung von Magersucht - besser gesagt von magersüchtigem Verhalten. Das Heidelberger Denkmodell lehnt sich an das der Mailänder Schule an (Weber, Stierlin 1989).

Das Institut für Familientherapie in Weinheim ist ebenfalls systemisch ausgerichtet und beschäftigt sich mit "... Systemtherapie und Sucht ..." (Tröscher-Hüfner 1990).

In dem nun nachfolgenden Teil wird der Schwerpunkt auf die *Strukturelle Familientherapie* nach Minuchin und die *Systemische Therapie* nach Selvini Palazzoli gelegt.

Nach SELVINI PALAZZOLI und MINUCHIN und ihren jeweiligen MitarbeiterInnen sind Überfürsorglichkeit, gegenseitige Kontrolle, Aufhebung der Generationsgrenzen, Konfliktvermeidung, -verdeckung und -umleitung in Familien, in denen ein Mitglied anorektisches Verhalten zeigt, beobachtbar. Ob diese Transaktionsmuster für das Auslösen oder/und das Aufrechterhalten oder/und als Reaktion auf dieses verantwortlich zu machen sind, ist nicht eindeutig und endgültig zu beantworten.

So verwundert es auch nicht, daß KARREN für familientherapeutische Ansätze zum Teil identische Faktoren unter *Symptomatik* und *Ätiologie* aufführt:

Symptomatik	Ätiologie
starre Familienstruktur Aufhebung der Generationsgrenzen	starre Familienstruktur Aufhebung der Generationsgrenzen
Bildung verdeckter Koalitionen	Bildung verdeckter Koalitionen
starke Bindung der Angehörigen an die Familie	starke Bindung der Angehörigen an die Familie
Pseudosolidarität	Pseudosolidarität
Konfliktverdeckung	Konfliktverdeckung
anorektische Symptome eines Familienangehörigen	Essen als Interaktionsmedium Eßstörung eines anderen Familienmitglieds
	Vermeidung struktureller Veränderungen infolge der altersgemäßen Ablösung der Kinder aus der Familie
	Einbettung des Symptoms ins Familiensystem

Abb. 15: Symptomatik und Ätiologie der A.n. unter familientherapeutischer Perspektive (nach: KARREN 1986, S.124f)

4.8.2 Der strukturelle Erklärungsansatz von MINUCHIN und seinem Team

Während in den traditionellen Ansätzen das Individuum von Interesse ist, arbeiten systemisch orientierte TheoretikerInnen und PraktikerInnen mit Subsystemen. "... Die wahre Interventionseinheit ist für den systemisch orientierten Therapeuten 'holistischer' Art: Es ist das Individuum im Netz der signifikanten Beziehungen, in dem die Menschen interagieren ..." (MINUCHIN, ROSMAN, BAKER 1981, S.100). Die *Elemente*, die

Individuen sind organisierend tätig und werden zugleich von den anderen Mitgliedern des jeweiligen (Sub-)Systems organisiert. Durch dieses Zusammenspiel bilden sich Organisationsmuster heraus. Das einzelne Individuum bedingt durch sein Handeln das Verhalten der anderen, wie das Verhalten der anderen Individuen das Verhalten des einzelnen bedingt. Die Mitglieder eines (Sub-)Systems befinden sich in einer gegenseitigen Abhängigkeitsbeziehung.

SystemtheoretikerInnen interessieren sich für die sich wiederholenden Transaktionsmuster. Diese haben für das System eine stabilisierende Funktion. Durch das Befolgen der eingespielten Regeln kann eine Veränderung blockiert werden. Diese Tendenz, ständig mit "... mehr desselben ..." (WATZLAWICK, WEAKLAND, FISCH 1975, S.51ff) zu reagieren, findet man vorrangig in dysfunktionalen Familien. In diesen kann es in Übergangsphasen, in denen eine Neustrukturierung notwendig wäre, aber noch nicht vollzogen werden konnte, zu einer *Symptombildung* kommen.

Das symptomatische Verhalten spiegelt die dysfunktionalen Muster des Systems wider. Es erhält das System, wie dieses das symptomatische Verhalten bedingt, aufrechterhält und schließlich integriert. Neben der systemerhaltenden Funktion kann das symptomatische Verhalten der Indexpatientin durchaus zum Zwecke der Selbstbehauptung eingesetzt werden. Es erfüllt zugleich eine positive Funktion für die identifizierte Patientin. Sie profitiert geradezu von ihrem Verhalten.

MINUCHINs Interesse liegt in der Struktur und Organisation des Familiensystems. Einen Hauptakzent legt er auf die Abgrenzung(en) der Rollen, Funktionen und der (Sub-)Systeme, Holons (holos = Ganzes; Nachsilbe -on = Teilchencharakter). Strukturen sind nicht unmittelbar zugänglich, sondern äußern sich durch die Art und Weise, wie die Mitglieder miteinander umgehen. Prozesse und Abläufe werden zu mehr oder weniger festen Strukturen organisiert.

MINUCHIN unterscheidet die folgenden Subsysteme (Holons): das großelterliche, das ehelich, das elterliche und das geschwisterliche Subsystem.

Für das Funktionieren einer Familie sind die Grenzen, deren Beschaffenheit und Fähigkeit zur Veränderung äußerst bedeutsam.

Die Grenzen können starr, diffus oder klar sein. Die beiden Extreme stehen in Zusammenhang mit dem Interaktionsstil der Loslösung und der Verstrickung (Abb. 16). Die Klarheit und Eindeutigkeit der Grenzen - insbesondere der Generationsgrenzen - gilt für MINUCHIN als Indikator für das Funktionieren der Familie.

In der *verstrickten* Familie, die nach MINUCHIN die typische *psychosomatische* Familie ist, ist ein Übermaß von Nähe der Mitglieder untereinander vorhanden. Distanzen und Grenzen erscheinen diffus und unklar. In diesen Familien wird die Trennung der Generationen durch den Prozeß der Triangulation, durch Triaden, Koalitionen und Allianzen durchbrochen.

Nach dem systemischen Modell stehen gewisse Arten der familiären Organisation in engem Zusammenhang mit der Entwicklung und dem Fortbestand psychosomatischer Syndrome bei Kindern, und die psychosomatischen Symptome des Kindes spielen ihrerseits wieder eine bedeutsame Rolle für die Wahrung der Homöostase der Familie. Anorexia nervosa bestimmt sich nicht nur durch das Verhalten des einen Familienmitgliedes, sondern auch durch die Wechselbeziehungen aller Familienmitglieder untereinander. (MINUCHIN, ROSMAN, BAKER 1981, S.33)

unangemessen starre Grenzen	**flexible klare Grenzen**	**diffuse Grenzen**
Loslösung Isolierung	(normaler Bereich)	Verstrickung Fusion
Hohes Maß an Autonomie des einzelnen, aber mangelndes Gefühl an Loyalität und Zusammen gehörigkeit; Angst vor Nähe; beschützende Funktionen sind behindert.	Die Mitglieder können ihre Funktionen erfüllen ohne unzulässige Einmischung von anderen. Kontakte mit anderen Subsystemen sind möglich.	Tendenz, zu wenig Autonomie dem einzelnen zuzugestehen. Überbetonung der schützenden Rolle; Angst vor Trennung; mangelnde Differenzierung der Subsysteme.

Abb. 16: Die Matrix der Identität nach MINUCHIN (1977) (erstellt von der Verfasserin, P.D., in Anlehnung an MINUCHIN 1977, S.74 und VON SCHLIPPE 1986, S.52)

Als begünstigende transaktionelle Muster für psychosomatische Störungen heben MINUCHIN und seine Mitarbeiter die folgenden hervor. Diese herausgearbeiteten Muster sind in ihrer Gesamtheit entscheidend. Ein einzelner Faktor muß nicht pathogen wirken.

1. Verstrickung,
2. Überfürsorglichkeit,
3. Starrheit,
4. Fehlende Bereitschaft beziehungsweise Fähigkeit zur Konfliktlösung,
5. (a) Triangulation,
   (b) Koalition mit Kind und
   (c) Umleitung des Konfliktes

(MINUCHIN, ROSMAN, BAKER 1981, S.43ff).

Bei dem transaktionalen Muster der Verstrickung sind die Grenzen der Subsysteme sehr unklar ausgebildet. Sie sind schwach und werden leicht überschritten. Das Maß an Nähe und Intensität ist bei allen Interaktionen extrem. Und doch ist das Individuum mit seiner Autonomie gewissermaßen im Familiensystem schwach definiert. Der Zusammenhalt wird dermaßen stark betont, daß es so gut wie keinen privaten Raum für den einzelnen gibt. Die Verstrickung aller mit allen äußert sich in der mangelnden Differenzierung untereinander und gegenüber der eigenen Person.

Die Überfürsorglichkeit zeigt sich durch das außergewöhnliche Interesse aneinander. Der Ausbildung von Autonomie und Kompetenzen steht die elterliche Fürsorge entgegen. Aber nicht nur die Eltern wirken übermäßig fürsorglich; auch die Kinder fühlen sich für das Wohlergehen der Eltern verantwortlich. Wenn das Entwickeln symptomatischen Verhaltens schützend auf die Familie wirkt, kann diese Erfahrung als Verstärker der *Krankheit* wirken.

In starren Familien werden notwendige Veränderungen umgangen. Durch Entwicklung und Wachstum können diese Familien derartige Schwierigkeiten bekommen, daß sie veränderungsträchtige Themen tabuisieren. Gerade in Zeiten der Belastung (beispielsweise während der Ablösung der Kinder vom Elternhaus) halten diese Familien besonders rigide am Status Quo und den aufrechterhaltenden Transaktionsmustern fest.

Konflikte werden vermieden. Themen, die zu Meinungsverschiedenheiten führen können, werden umgangen. Es wird dagegen Wert gelegt auf Harmonie und Übereinstimmung. Die Möglichkeit und Notwendigkeit, verschiedener Meinung zu sein, wird nicht wahrgenommen. Vielen Problemen wird aus dem Weg gegangen, viele bleiben ungelöst und erfordern andauernde Vermeidungsstrategien und -mechanismen. Symptomatisches Verhalten, Flüchten, Zerreden und Ablenken vom Thema können als Konfliktvermeidungsverhalten identifiziert werden.

Das symptomatische Verhalten, das als Regulator des Systems gilt, wird gestützt und gefördert durch die Einbeziehung des Kindes in den Konflikt der Eltern. Diese sind nicht in der Lage, direkt miteinander zu verhandeln. Durch das Einbeziehen des Kindes in die elterlichen Transaktionen kann die offene Austragung des Konfliktes zwischen den Elternteilen vermieden werden. Im Falle der Triangulation und der Koalition wird das Kind gedrängt, sich mit einem Partner zu verbünden. Bei der Triangulation wird das Kind in die Lage gebracht, Partei für den einen oder anderen Elternteil zu ergreifen. Die Koalition eines Elternteils mit dem Kind gegen den anderen Elternteil ist zwar stabiler, bietet jedoch auch dem anderen Teil die Möglichkeit sich zu widersetzen.

Im Falle der Konfliktumleitung wird der Konflikt hinter einer vermeintlich geeinten Fassade der Eheleute verborgen. Das kranke Kind wird als Problem vorangestellt. Das Symptom dient dazu, das Interesse von den ehelichen Konflikten umzuleiten.

Elterliche und familiäre Transaktionen, wie diese hier geschilderten, können in jeder Familie beobachtet werden. *Psychosomatische* Familien verfügen in ihrem aktiven Verhaltensrepertoire jedoch nur über diese Formen, während *nicht-psychosomatische*

Familien über weitere Möglichkeiten der Auseinandersetzung, Konfliktverarbeitung, Aussprache und Verhandlung verfügen.

[Inwieweit die Familien, die MINUCHIN, SELVINI PALAZZOLI und ihre jeweiligen MitarbeiterInnen untersucht haben, repräsentativ sind für Familien, in denen ein Mitglied anorektisch (re)agiert, konnte bislang nicht beantwortet werden. Das Modell der *anorektischen* Familie sei zwar von anderen FamilienforscherInnen bestätigt worden (MINUCHIN, ROSMAN, BAKER 1981, S.81), ob die Transaktionen, die die SystemtherapeutInnen als typisch herausgefunden haben, hinreichend und ergiebig sind, ist hiermit jedoch nicht abgesichert. Insbesondere haben MINUCHIN und sein Team sogenannte *psychosomatische* Familien untersucht, deren familiäre Transaktionen nicht nur auf *anorektische* Systeme zutreffen.]

MINUCHIN beschreibt den vorherrschenden Charakterzug anorektischer Familien folgendermaßen

> [...]: Die Mitglieder sind so ineinander verstrickt, daß die Grenzen viel zu schwach sind, um den einzelnen zu definieren und zu schützen. Magersüchtige Familien befinden sich in jener Form von Abhängigkeit, in der Verpflichtung, Treue und Wohlergehen der Gruppe absoluten Vorrang haben. Das ist ein sehr günstiges Umfeld für somatische Reaktionen auf psychischen Stress. (MINUCHIN 1988, S.126)

Die Familie orientiert sich in aller Regel auf das Kind, dem damit eine zentrale Stellung eingeräumt wird. Es wird beaufsichtigt und bezüglich seines Verhaltens kommentiert, so daß das Kind seinerseits sich wie besessen aufmerksam beobachtet und in seinem Verhalten nach Perfektion strebt. Die Wertvorstellungen, nach denen es sich beurteilt, sind die der Eltern oder anderer bedeutsamer Bezugspersonen. Die Autonomie wird durch überfürsorgliches Verhalten und Einmischung der Eltern beschnitten. Innerhalb des Familiensystems werden Meinungsverschiedenheiten geleugnet oder unterdrückt. Die Grenzen sind sehr diffus und schwach innerhalb des Familiensystems, während die Familie nach außen durch das starke Aufeinanderbezogensein über starke Grenzen verfügt.

Die (Generations-)Grenzen der Familie zu den Ursprungsfamilien der beiden Elternteile sind nur schwach oder dürftig ausgeprägt. Häufig hält die Mutter/der Vater der Indexpatientin den engen Kontakt zu ihren/seinen Eltern aufrecht. Durch diese starke Bindung zur Ursprungsfamilie werden über die Generationen hinweg geschlossene Koalitionen und Allianzen ermöglicht, die eheliche Konflikte fördern und aufrechterhalten können. Bündnisse können nach diesem Vorbild auch zwischen einem Eltern- oder Großelternteil und einem Kind (Indexpatientin) geschlossen werden, so daß das Kind in die Konfliktvermeidung der (Groß-)Eltern hineingezogen wird.

In Familien mit einem psychosomatisch (re)agierenden Mitglied sei es typisch, daß den körperlichen Funktionen eine besondere Wichtigkeit beigemessen wird. Die *an-*

orektischen Familien heben sich auffällig hervor durch das besondere Interesse an Themen, die das Essen betreffen: Tischsitten, Diätvorschriften, Vorlieben und Abneigungen, die die Nahrung betreffen.

Das symptomatische Verhalten des Kindes stabilisiert das System. Die Familie konzentriert sich auf die Krankheit, wodurch sich die identifizierte Patientin wichtig nimmt. Es wird durch die Reaktionen des Umfeldes in die Situation des Nesthäkchen und zugleich des Sündenbockes manövriert. Dadurch wird dem Kind das Gefühl von Schwäche und Inkompetenz vermittelt. Die familiären Transaktionen erhalten den Prozeß der Kontrolle und Abhängigkeit solange aufrecht, bis die Indexpatientin in *Lebens-Gefahr* gerät.

> Dem gesunden Menschenverstand muß es wie Hohn erscheinen, daß [...] die Weigerung der Anorektikerin, Nahrung zu sich zu nehmen, durch die Art bestimmt ist, wie die Frage von Autonomie und Kontrolle zwischen der Patientin und ihren Eltern verhandelt wird. Und doch zeigen unsere Untersuchungen ganz deutlich, daß sich deutliche Veränderungen in den Symptomen psychosomatischer Krankheiten ergeben, wenn sich die wesentlichen Interaktionsmuster der Familie wandeln. (MINUCHIN, BAKER, ROSMAN 1981, S.65)

4.8.3 Die Mailänder Schule(n)

Das Mailänder Team betont, daß das Familiensystem ständig darum bemüht ist, sich in seiner Struktur und seinen Regeln den Gegebenheiten anzupassen. Es ist zirkulär und dynamisch. Lebende Systeme können anhand von drei grundlegenden Kennzeichen beschrieben werden:

(1) Ganzheit; Totalität; das Systemganze ist unabhängig von seinen einzelnen Teilen;
(2) Fähigkeit zur Selbstregulation; Tendenz zur Beständigkeit, Stabilität und Homöostase; Widerstand gegen Veränderungen durch Aufstellen von Regeln; die Regel der Regeln verbietet, daß Regeln kommentiert werden oder daß über sie kommuniziert wird;
(3) Fähigkeit zur Veränderung, Verwandlung, Transformation.

Um den Inhalt und den Sinn des symptomatischen Verhaltens im Kontext des bedeutsamen (Familien-)Systems zu begreifen, versucht das Mailänder Team, die Familie in Aktion zu untersuchen. Besonders hilfreich und aufschlußreich erwies sich eine Kommunikationsanalyse, die das Ziel verfolgt, herauszufinden "..., welche Form des Austauschs das Funktionieren des Systems definieren kann ..." (SELVINI PALAZZOLI 1984, S.229).

Das Team bezieht sich bei der Analyse auf das Standardwerk von WATZLAWICK, BEAVIN, JACKSON (1990) *Menschliche Kommunikation.* Die Autoren vertreten die nachstehenden Grundsätze:

(1) Es ist unmöglich, nicht zu kommunizieren. Alles Verhalten ist Kommunikation.
Die MailänderInnen ergänzen diesen Grundsatz:

Jede Art von Kommunikation wirkt manipulierend. Daher ist es unmöglich, nicht zu manipulieren.

(2) Jede Kommunikation findet auf zwei Ebenen statt:
1. auf der inhaltlichen Ebene, meist verbal und
2. auf einer nicht-verbalen Ebene.

Sind die beiden Ebenen kongruent, hat der Empfänger drei
Möglichkeiten zu reagieren:
1. Er kann die Botschaft bestätigen.
2. Er kann sie ablehnen.
3. Er kann sie nicht bestätigen.

Wenn die Botschaften systematisch und vorherrschend abgelehnt werden, ist die Beziehung pathogen. Dies erfolgt in der Regel in starr symmetrischen Beziehungen.

Die Nicht-Bestätigung von Botschaften ist auf jeden Fall pathogen.

> Es ist eine Modalität, der wir sehr häufig bei schwer gestörten Systemen begegnen, z. B. bei Familien mit einem schizophrenen Mitglied. In diesem Fall verhält sich der Empfänger der Botschaft so undurchsichtig und sprunghaft, daß er weder eine Bestätigung noch eine regelrechte Ablehnung der Definition der Beziehung durch den anderen mitteilt - er vermittelt einfach die Botschaft 'Du existierst nicht'. (SELVINI PALAZZOLI 1984, S.230)

Dauerhaft führt diese Art von Kommunikation zu einem "... Identitätsverlust [...], d.h. in den Wahnsinn ..." (SELVINI PALAZZOLI 1984, S.230).

Jeder kommunikatorische Austausch ist entweder symmetrisch oder komplementär. Dies hängt davon ab, ob er auf Gleichheit oder Verschiedenheit beruht.

> Süchtige leben oft excessiv das Muster symmetrischer Kommunikation bis hin zur Eskalation, d.h. bis hin zur Krise, die dann das Trinken [das symptomatische Verhalten, P.D.] rechtfertigt. Dann kommt die Abschlaffung und der Kreislauf beginnt von vorne. Es scheint ein Pendeln zwischen entweder und oder zu sein [...]
> In dem System der Suchtfamilie, in dem der Symptomträger lebt, könnte man z. B. sagen, daß der aktive Süchtige innere symmetrische Dialoge führt und die anderen Beteiligten sich häufig komplementär zu ihm verhalten oder/und der Ehepartner/die Ehepartnerin sich erst symmetrisch und dann komplementär verhält. Symmetrisches Verhalten des Ehepartners/der Ehepartnerin kann heißen, bis zur Eskalation mitzuhalten [...] Danach kippt z. B. das symmetrische in komplementäres Verhalten durch Wieder-

einlenken, durch Aufräumen der Sachschäden, durch Zudecken und Schlichten vor Nachbarn und Kindern, bis dann die nächste Runde beginnt [...]
Komplementäre Kommunikation übernimmt in Suchtsystemen die Funktion des Nachgebens, des Unterwerfens, des Zuarbeitens, des Helfens aus dem Gefühl der Angst heraus, z. B. in die Konfrontation zu gehen, d.h. für sich mehr einzustehen oder auch u.a. vor der Angst, nicht alleine leben zu können. [...] In der Beziehung von süchtigen Paaren ist komplementäres Verhalten, Co-Abhängigkeit oder Zuarbeiter/Zuarbeiterin zu dem aktiv Süchtigen ein bekanntes Ehemuster, was dann wieder in die Symmetrie übergehen kann, oft ganz und gar abrupt. (TRÖSCHER-HÜFNER 1990, S.20f; siehe auch SIMON, WEBER 1987a)

Aus einer Vielzahl von Bedeutungen wählen die Familienmitglieder systematisch eine aus, die nach den Beziehungsbotschaften und Regeln festgelegt ist. Alternative Bedeutungen sind für sie nicht mehr denkbar. Die Familien, die sich starr an Interaktionsmodalitäten festhalten, werden von einigem FamilientherapeutInnen als *dysfunktional* bezeichnet.

Die Mailänder Gruppe beschreibt am Beispiel von Familien mit einem anorektischen Mitglied die besonders starren Regeln und Redundanzen. Das *Spiel* geht immer weiter, da die *Spielregeln* und die Beziehungen nur dann zu verändern wären, wenn sie ausgesprochen und definiert wären. Genau diese Definitionen werden nicht ausgesprochen und nicht akzeptiert.

SELVINI PALAZZOLI (1984, S.238ff) beschreibt das Kommunikationsverhalten von Familien, in denen ein Mitglied anorektisch (re)agiert folgendermaßen:

Die Kommunikation jedes einzelnen Familienmitglieds wird als zusammenhängend - sowohl verbal als auch nicht-verbal - qualifiziert. JedeR hat das Recht, etwas zu sagen.

Die Ablehnung von Botschaften anderer Familienmitglieder ist extrem häufig. Sie neigen dazu, sich zu widersprechen und bestätigen nur äußerst selten Botschaften, insbesondere wenn sie Beziehungsdefinitionen beinhalten. Auf Botschaften reagieren die Familienmitglieder sinngemäß in etwa wie folgt: "... 'Ich lehne den Inhalt dessen, was du sagst, ab, obwohl ich dir das Recht zugestehe, es zu sagen. Und ich lehne auch ab, wie du dich (und mich) in unserer Beziehung definierst' ..." (SELVINI PALAZZOLI 1984, S.239).

Charakteristisch für das Verhalten von Familien mit einem anorektischen Mitglied ist die Ablehnung der Übernahme von Verantwortung und der Widerwille die Führung der Familie zu übernehmen. Die Mitglieder handeln nicht im eigenen Namen, sondern mit Berufung auf die Bedürfnisse oder Wünsche anderer (Familienmitglieder). Im *selbstlosen* Handeln und dem Verweis auf höhere, übergeordnete Prinzipien liegt die Macht, daß demjenigen Mitglied am ehesten eine Art *pathologische* Führung zugesprochen wird, dem es am besten gelingt, sich für diese *Ziele* aufzuopfern. Von der magersüchtigen Tochter wird diese Aufopferung nicht mehr erhofft, denn "... ihre Symptome [sind, P.D.] so überwältigend, daß man von ihr nicht erwarten kann, sich für die anderen aufzuopfern ..." (SELVINI PALAZZOLI 1984, S.242; WEBER, STIERLIN 1981).

Es geht dabei jedoch nicht um die Person, sondern um ihre *Krankheit.*

Das Bündnisproblem ist nach Ansicht der Mailänder Schule das zentrale und schwierigste Problem, da es die Grundlage einer Vielzahl geheimer Regeln darstellt und zahlreiche verzerrte Verhaltensmuster zur Folge hat. Oberstes Prinzip ist die Erhaltung der (Pseudo-)Solidarität. Dies erzeugt Unklarheit darüber, wer zu wem hält und fordert die Bildung von verdeckten Koalitionen.

Die Indexpatientin soll sich einerseits heimlich - denn eine offene Bildung einer Zweierbeziehung würde gegen das Postulat der Gleichheit verstoßen - mit der Mutter gegen den Vater verbünden, um seine Schwächen der Mutter gegenüber auszugleichen. In dieser "... 'Ehe zu dritt' ..." (SELVINI PALAZZOLI 1984, S.245) ist jedes Mitglied mit zwei Personen verheiratet:

- Der Vater mit Mutter und Tochter;
- Die Mutter mit Vater und Tochter;
- Die Tochter mit Mutter und Vater.

Diese Situation läßt der identifizierten Patientin keine Möglichkeit, ein eigenes unabhängiges Leben aufzubauen. Erfahrungsgemäß tritt das symptomatische Verhalten in dem Zeitraum auf, in dem in der Familie eine Veränderung anstehen würde. Das Verhalten der identifizierten Patientin entlastet sie selbst und stabilisiert das Familiensystem.

Die systemische Sichtweise entlastet die Symptomträgerin, da nach dem Sinn des symptomatischen Verhaltens für das System (Familie) aber auch nach dem Sinn des Verhaltens für die Indexpatientin als Syptomträgerin gefragt wird. Die Verantwortung bleibt bei den Familienmitgliedern - bei der Indexpatientin und bei den Co-Abhängigen (TRÖSCHER-HÜFNER 1990, S.2).

Geschieht etwas Unangenehmes in der Familie, übernimmt niemand dafür Verantwortung. JedeR stellt sich moralisch höher, indem sie/er in die Rolle des Opfers schlüpft. Das symptomatische Verhalten erweckt den Glauben, daß die Indexpatientin diesem schicksalhaft ausgeliefert sei. Die Krankheit hat Macht über sie gewonnen, so daß sie in keiner Weise mehr zur Verantwortung herangezogen werden kann (SIMON, WEBER 1988c).

Körpersymptome werden eher als schicksalhaft *beurteilt* als Suchtverhalten. Bei Sucht spielen moralische Bewertungen eine große Bedeutung. Es ist erstaunlich, daß die Frage, ob Sucht eine Krankheit ist oder nicht, immer wieder von neuem aufgeworfen wird, während Krebs, Herzkrankheiten, Magengeschwüre und andere Körpersymptome als Krankheit akzeptiert werden.

Die systemische Sicht behandelt körperliche Symptome wie Krebs und Sucht-Symptome als Anpassungsleistung der erkrankten Person für das System.

Konflikte werden nicht offen ausgetragen. Die Fassade einer heilen Familie wird nach außen möglichst lange demonstriert.

Die Enttäuschung, die sich hinter der Fassade von Anständigkeit und ehelicher Einmütigkeit verbirgt, wird sich nicht zugegeben.

Die Rollen, die das Ehepaar einnimmt, sind klar aufgeteilt: Die Frau übernimmt den innerhäuslichen Bereich, der Mann den außerhäuslichen. Beide weihen sich völlig dem Wohle anderer. Mit ihrer Opferhaltung konkurrieren die Elternteile gegeneinander: wer sich am meisten im Dienst von Pflicht und Tugend opfert, ist die/der Angesehenere und nimmt die obere Position in der Beziehung ein. Diese Haltung in der Beziehung nennt das Mailänder Team "... Symmetrie durch Opfer-Eskalation ..." (SELVINI PALAZZOLI 1984, S.248).

> *In einem System, in dem die Wahrscheinlichkeit so groß ist, daß jede Kommunikation abgelehnt wird, scheint die Ablehnung von Nahrung in vollem Einklang mit dem Interaktionsstil der Familie zu stehen.* Insbesondere stimmt sie völlig mit der Opferhaltung der Gruppe überein, in der Leiden im Spiel um Überlegenheit der beste Zug ist. (SELVINI PALAZZOLI 1984, S.250)

Einige Punkte seien kurz zusammengefaßt:

Die Tendenz zur Homöostase ist in den beschriebenen Familien besonders ausgeprägt. Die Regeln sind starr ausgebildet, so daß sich den notwendigen Veränderungen nicht angepaßt werden kann.

Lebende Systeme sind um die Definition von Beziehungen bemüht. In den von SELVINI PALAZZOLI beschriebenen Familien wird jedoch keine Definition akzeptiert, sie werden abgelehnt oder nicht bestätigt. Der Kommunikationsstil kann als *dysfunktional* bezeichnet werden.

Das *Symptom* entspricht dabei dem Spiegel transaktioneller Gegebenheiten in der Familie und ist Ausdruck individueller Bemühungen des Symptomträgers. Das symptomatische Verhalten stellt eine Art Lösung des Problems des Ungleichgewichts dar. Die Lösung ist dabei das Problem.

Das symptomatische Verhalten erhält das System, wie das System seinerseits das Verhalten erhält. Im Laufe der Zeit wird es fest integriert.

Kein lebendes System kann am Leben bleiben, wenn es nicht die Ressourcen zur Weiterentwicklung mobilisiert, sobald die Umstände diese erfordern. Familien mit einem magersüchtigen Mitglied setzen besonders hartnäckigen Widerstand den äußeren und inneren Reizen entgegen.

Das symptomatische Verhalten vermittelt einerseits die Botschaft, die bestehende Beziehung verändern zu wollen, während die Indexpatientin andererseits ihr *Flehen* um Veränderung in der schwer faßbaren Sprache der analogen Kommunikation äußert.

> Die Krankheit ist in der Tat eine allumfassende Botschaft, die eine Reihe von Widersprüchen enthält. Die Patientin
> 1. rebelliert, ohne rebellisch zu wirken;
> 2. rächt sich, ohne rachsüchtig zu wirken;
> 3. straft, ohne daß sie zu strafen scheint;
> 4. erklärt nicht ausdrücklich, daß die Eltern an ihrem Zustand schuld seien, läßt aber zu, daß man es vage vermutet;
> 5. verursacht eine Krise im Familiensystem, indem sie es in eine Situation bringt, aus der es kein Entrinnen gibt, wodurch die Homöostase gewahrt bleibt;
> 6. verkleistert die Risse in der Beziehung der Eltern, indem sie sie zwingt, ihre Kräfte zu vereinigen, um gegen die Krankheit anzugehen;
> 7. schützt sich selbst gegen alle Risiken einer eigenen Veränderung.
>
> (SELVINI PALAZZOLI 1984, S.286)

SELVINI PALAZZOLI und ihre MitarbeiterInnen implizieren bei dieser Hypothese keinen kausalen Zusammenhang. Sie untermauern ihre Vermutung jedoch damit, daß die Familien, die bislang zu ihnen ins Institut kamen, allesamt "... die Widersprüche und Konflikte einer Gesellschaft im Wandel widerspiegelten ..." (SELVINI PALAZZOLI 1984, S.288). Sie stellen heraus, daß Familien, die in eine städtische Umgebung übersiedelten, weiterhin versuchen, nach ländlich-patriarchalen Wertvorstellungen zu leben, worunter besonders die weiblichen Familienmitglieder leiden.

4.8.4 Co-Abhängigkeit

Co-abhängige Personen sind solche, die in ihrer Art und Weise so auf die abhängige - hier magersüchtige - Indexpatientin reagieren, daß sie diese durch ihr Verhalten davor schützen, die volle Wirkung und die damit verbundenen Konsequenzen ihres Suchtverhaltens am eigenen Leibe zu erfahren. Die Rolle der Co-Abhängigen wird durchweg von den Eltern oder Großeltern, der Partnerin/dem Partner oder anderen bedeutsamen Personen aus dem Umfeld, die eine enge emotionale Beziehung zu der aktiv süchtigen Person haben, übernommen.

Co-Abhängige Menschen helfen der aktiv süchtigen Person, sich selbst zu täuschen, so daß ihr Suchtverhalten scheinbar kein Problem darstellt.

Parallel zum Krankheitsverlauf der *suchtkranken* Person vollzieht sich bei den co-abhängigen Personen Prozesse -, die aber in den jeweiligen eigenen Lebensgeschichten begründet liegen -, die das Suchtverhalten der identifizierten Person stabilisieren und fördern.

In der Regel durchlaufen co-abhängige Personen grob drei Phasen:

1. die Beschützer- und Erklärungsphase,
2. die Kontrollphase und
3. die Anklagephase (siehe Abb. 17).

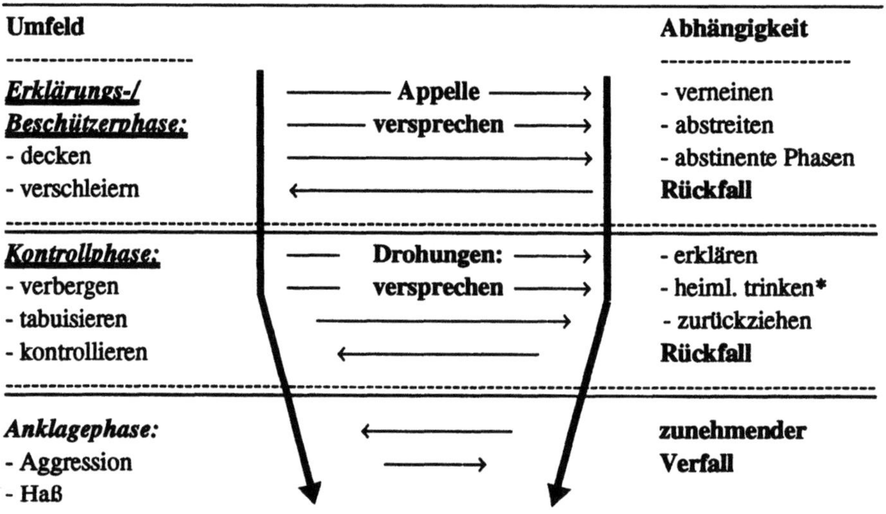

Abb. 17: Drei-Phasenverlauf co-abhängigen Verhaltens (aus: HAßFELD 1989/1990)
[* *Trinken* ist austauschbar, s.u. (P.D.)]

HOLLIS legte eine Checkliste zur Entwicklung zur Co-Abhängigkeit bezüglich Eßstörungen vor. Mit Hilfe dieses Fragebogens können sich die Angehörigen der eßgestörten Person in einen Phasenverlaufsplan einschätzen (HOLLIS nach BEATTIE 1990, S.246ff). Ein allgemeiner Fragenkatalog bezüglich Co-Abhängigkeit findet sich im Aufsatz von RADINGER (1991, S.41).

In der Beschützer- und Erklärungsphase übernehmen die co-abhängigen Personen immer mehr Verantwortung für die magersüchtige identifizierte Person. Dieses Beschützen läßt den Selbstwert der magersüchtigen Person zunehmend absinken. In dem Maße, wie das Suchtverhalten zunimmt, werden die co-abhängigen Mitglieder aktiver im vermeintlichen Verhindern, und das Gefühl versagt zu haben, verstärkt sich.

In der Kontrollphase ist der jeweilige Selbstwert der co-abhängigen Personen eng an das Suchtverhalten der aktiv süchtigen Person geknüpft. Aus diesem Grund kontrollieren und überwachen sie das Suchtverhalten, was zum Verheimlichen des Suchtverhaltens beiträgt.

Wissen die co-abhängigen Bezugspersonen selbst nicht mehr weiter, reagieren sie mit Haß und machen die magersüchtige Person für sämtliche Schwierigkeiten verantwortlich. Die co-abhängigen Personen stempeln die *suchtkranke* Indexpatientin zum Sündenbock.

Der Teufelskreis spiegelt sich darin wider, daß - egal wie die co-abhängigen Mitmenschen vorgehen, ob sie schützen, kontrollieren oder anklagen - die *suchtkranke* Person das Handeln der anderen als Grund benutzt, sich weiterhin aktiv süchtig zu verhalten.

Co-abhängige Menschen erleben bei ihren Versuchen zu helfen und zu retten die verschiedensten (Gefühls-)Zustände: Erkennen des Problems, Verdrängen, Hilflosigkeit, Schuldgefühle, Hoffnung, Entschuldigungen, Ausreden, Unsicherheit, Vertrauensschwund, Belastung durch Alleinverantwortung bis zur totalen Überbelastung, Verzweiflung, Nachlassen der Zuneigung, Angst vor dem Alleinsein, Existenzängste, Resignation, Gleichgültigkeit, Depression, Trennungsgedanken, Zweifel, Suche nach Hilfe. Wenn die Suche nach Hilfe erfolgreich ist, kann der Genesungsprozeß einsetzen.

Die meisten co-abhängigen Menschen profitieren von dieser Rollenverteilung; sie brauchen die *suchtkranke* Person, um diese Funktion ausleben zu können.

Die co-abhängige Person wird nicht erst dadurch zum *Zuarbeiter*, daß ein anderer Mensch abhängig respektive *suchtkrank* wird. Die Co-Abhängigkeit ist eigentlich eine eigenständige Erkrankung, die zum Ausdruck kommen kann, wenn eine Person beispielsweise mit einem *suchtkranken* Menschen zusammenlebt.

Diejenigen, die im Umfeld süchtiger Menschen wohnen, haben es besonders schwer, ihre eigene Klarheit zu bewahren. Sie leben ständig mit der Gefahr, ihrer eigenen Krankheit - nicht der Krankheit des süchtigen Mitmenschen - zu verfallen.

SHARON WEGSCHEIDER-CRUSE definiert Co-Abhängige, als "... 'eine Person, die 1. einen Alkoholiker liebt oder mit einem solchen verheiratet ist, 2. deren Eltern oder Großeltern Alkoholiker sind oder die 3. in einer emotional repressiven Familie aufgewachsen ist.' Nach dieser Definition sind ungefähr 96 Prozent der Bevölkerung 'Co-Abhängige' ..." (WEGSCHEIDER-CRUSE nach WILSON-SCHAEF 1986, S.25).

Die Co-Abhängigkeit ist zuerst in Familien mit einem alkoholabhängigen Mitglied aufgefallen beziehungsweise erkannt worden. Parallel zu den *Anonymen AlkoholikerInnen* gibt es seitdem auch *Al-Ateen-* und *Al-Anon-*Selbsthilfegruppen (Gruppen für die Kinder und LebenspartnerInnen von alkoholabhängigen Menschen). Heutzutage gehört es zum Allgemeinwissen, daß die Personen aus dem Umfeld des süchtigen Menschen (PartnerIn und Kinder) ebenso einer Behandlung bedürfen, wie er selbst. In der Literatur beziehen sich noch viele AutorInnen - wie hier WEGSCHEIDER-CRUSE - auf alkoholkranke Menschen und deren KomplizInnen und erst wenige auf andere Suchterkrankungen.

SANDRA SMALLEY definiert Co-Abhängigkeit als "... ein Muster von erlernten Verhaltensweisen, Gefühlen und Einstellungen, die uns das Leben schwer machen ..." (SMALLEY nach WILSON-SCHAEF 1986, S.26).

Nach ROBERT SUBBY ist Co-Abhängigkeit ein "... 'emotionaler und psychischer verhaltensmäßiger Zustand, der dann entsteht, wenn ein Mensch über längere Zeit starren Regeln ausgesetzt ist und sie befolgt, - Regeln, die seine Gefühle unterdrücken und eine offene Kommunikation verhindern' ..." (SUBBY nach WILSON-SCHAEF 1986, S.26f).

Einige AutorInnen betonen, daß diese Krankheit nicht nur in Zusammenhang mit *Suchtkrankheiten* in Erscheinung tritt, sondern auch in einem sehr großen Teil unserer Gesellschaft zu finden ist.

WILSON-SCHAEF arbeitete folgende Merkmale der Co-Abhängigkeit heraus:

1. Außenorientierung,
2. übertriebene Fürsorge,
3. körperliche Erkrankung,
4. Kontrollverhalten und
5. Gefühlsentfremdung.

Co-abhängige Menschen sind (oft) beziehungssüchtig (NORWOOD 1986; SCHUBERT 1993). Sie benutzen ihre Beziehung, um sich selbst, ihre Realität zu vergessen. Sie klammern sich an eine andere Person und können sich selbst nicht abgrenzen. Der Bezugspunkt für ihr Denken, Fühlen und Wissen liegt außerhalb ihrer selbst. Menschen ohne Abgrenzung neigen dazu, alles, was geschieht, auf sich zu beziehen. Also muß - aus ihrer Sicht - auch alles etwas mit ihnen zu tun haben.

Die co-abhängige Person entwickelt Fähigkeiten, die Vorlieben und Abneigungen der Personen aus ihrer Umwelt aufzuspüren und glaubt tatsächlich, sicher und akzeptiert zu sein, wenn sie sich so verhält, wie andere es wollen (Täuschungsmanöver).

Helfenwollen ist ein typischer Charakterzug von co-abhängigen Personen. Sie versuchen sich unentbehrlich zu machen. Als MärtyrerInnen versuchen sie, eine eigentlich chaotische Situation aufrechtzuerhalten. Dieses aufopfernde Verhalten paßt gut zu der klassischen Frauenrolle: stets dienen, helfen, sich selbst nicht wichtig nehmen.

Co-abhängige Menschen entwickeln oft streßbedingte funktionale oder psychosomatische Krankheiten: Kopfschmerzen, Rückenschmerzen, Atemprobleme, Herz-, Magen-, Darmstörungen, zu hohen Blutdruck oder andere.

Nicht selten *wählen* sie eine eigene Sucht zum Beispiel eine A.n. oder Arbeitssucht. Zuweilen geraten sie auch an die *üblichen* Suchtmittel (siehe bezüglich Familienstreß GUNTERN 1981).

Wie oben bereits erwähnt, spielt das Thema Kontrolle eine wichtige Rolle. Co-abhängige Menschen glauben, alles kontrollieren zu müssen. Je verzweifelter die Lage, desto unnachgiebiger versuchen sie, die Kontrolle zu behalten beziehungsweise wiederzuerlangen.

Co-abhängige Menschen sind ihren Gefühlen so sehr entfremdet, daß sie ihre Wünsche überhaupt nicht mehr erkennen und äußern können. Die Gefühle werden nur noch verzerrt wahrgenommen, so daß lediglich *annehmbare* Gefühle zugelassen werden.

Weitere Kennzeichen von Co-Abhängigkeit sind

- Perfektionismus,
- Selbstbezogenheit,
- Unehrlichkeit,
- Egozentrik,
- Leichtgläubigkeit,
- Angst, Starrheit, Rechthaberei und der
- Verlust der eigenen inneren Moral.

So wie alkoholkranke Menschen zur Flasche greifen, eßsüchtige Personen Nahrung mißbrauchen und arbeitssüchtige Individuen über ihr Soll hinausarbeiten, benutzen co-abhängige Leute Beziehungen, um sich bloß nicht ihren Gefühlen stellen zu müssen.

Die Primärkrankheit, die der *Suchtkrankheit* (hier: der A.n.) als auch der Co-Abhängigkeit, zugrunde liegt, nennt WILSON-SCHAEF "... Suchtprozeß ..." (WILSON-SCHAEF 1986, S.32).

> Es ist mir wichtig, nochmals zu betonen, daß das, was wir Co-Abhängigkeit nennen, wirklich eine *Krankheit* ist, die in vielerlei Formen auftritt und die aus einem Krankheitsprozeß hervorgeht, der eng mit unserem Gesellschaftsprozeß verbunden ist. Ich nenne diese Krankheit den *Suchtprozeß*. (WILSON-SCHAEF 1986, S.32)

Aus welchem Blickwinkel die Primärerkrankung und die Sekundärerkrankungen betrachtet und etikettiert werden können, zeigt die von WILSON-SCHAEF erstellte Übersicht (Abb. 18).
WILSON-SCHAEF postuliert "..., daß eine schwere systemische Krankheit die Wurzel all dieser speziellen Süchte und Abhängigkeiten ist ..." (WILSON-SCHAEF 1986, S.41).

> Der Kern der Sache liegt darin, daß wir erkennen, daß all die zuvor beschriebenen Syndrome [...] von *einem* Krankheitsprozeß herrühren, der von unserem Gesellschaftssystem nicht zu trennen ist! Wenn wir diese Tatsache außer acht lassen, bleiben wir hoffnungslose Spezialisten und gehen am Wesentlichen vorbei. (WILSON-SCHAEF 1986, S.33)

(Die interessierten LeserInnen seien zusätzlich auf die folgenden Publikationen verwiesen: FARMER 1992; LAMBROU 1990; MELLODY 1991; RENNERT 1989; SCHILLING 1990; TIKKANEN 1981; WILSON-SCHAEF 1986, 1989, 1991.)

Sucht-und Drogentherapie	*Psychosozialer Bereich*	*Frauenbewegung*	*Familientherapie*
Alkoholismus	Charakterstörungen	"nicht befreite" Frau	gestörte Familie
Drogenabhängigkeit	bestimmte Psychosen (manisch-depressiv usw.)	"nicht befreiter" Mann	Suchtfamilie
Eßstörungen	Narzißmus		
Sexsucht	Zwangsneurose		
Spielsucht	Abhängige Persönlichkeit		
Co-Abhängigkeit	Depression		
Para-Alkoholismus	antisoziale psychopathische Persönlichkeit		
Co-Alkoholismus	Phobien		
Beziehung mit Suchtstruktur	Entwicklungsverzögerung		
	Konversionsneurose		

Abb. 18: Der Suchtprozeß - eine weitverbreitete, systematische Krankheit (aus: WILSON-SCHAEF 1986, S.34; WILSON-SCHAEF verwendet an diese Stelle den Begriff *systematisch.* Ob sie damit zum Ausdruck bringen möchte, daß der Suchtprozeß *systematisch* greift, oder ob es sich um einen Druckfehler handelt, ist nicht eindeutig zu erkennen, P.D.)

4.9 Zusammenfassung/Rückblick

Jeder der in diesem Kapitel aufgeführten Ansätze beansprucht für sich, die Bedingungen für das Auftreten anorektischen Verhaltens respektive die Ursachen der A.n. zu erfassen. In ihrem jeweiligen Kontext kommt ihnen dabei ein gewisser Erklärungswert zu.
Die reduktionistischen werden von den systemischen Denkmodellen vorrangig wegen der linearen Sichtweise und der Vernachlässigung des gesellschaftlichen Rahmens kritisiert, während umgekehrt die individuell ausgerichteten Ansätze den gesellschaftlich- und systemisch orientierten Modellen vorwerfen, zu allgemeingültige Bedingungen zu beschreiben.

Das medizinische Krankheitsmodell ging in seiner ursprünglichen Fassung davon aus, daß ein einzelner spezifischer Faktor die eigentliche Ursache einer folgenden Erkrankung darstellt und für sich allein ausreicht, den Krankheitsprozeß voll gültig zu erklären.

Aus dem rein medizinischen Erklärungsansatz entwickelte sich der psychoanalytische und mit Abwandlungen und Akzentuierungen neuere weiterentwickelte tiefenpsychologische. Die Annahme, daß ein individueller Faktor ausreicht, um das gesamte Krankheitsgeschehen zu erklären, wurde von der Psychoanalyse übernommen, der nun allerdings rein psychologischer Natur ist.

Während die Psychoanalyse auf die gesamte Persönlichkeit achtet, gehen verhaltenstheoretisch- beziehungsweise lerntheoretisch orientierte Ansätze von beobachtbarem Verhalten aus, von negativen und positiven Umweltreizen, von Personen mit Modellcharakter, von denen angenommen wird, daß sie das Verhalten beeinflussen. In den neueren Ansätzen werden die nicht-beobachtbaren Vorgänge und Kognitionen berücksichtigt, die Verhaltensstörungen bedingen oder aber selbst Teil einer Verhaltensstörung sein können. Die verhaltenstheoretischen Ansätze berücksichtigen somit zumindest die näheren Umweltbedingungen (Familie, relevante Bezugspersonen). Gesamtgesellschaftliche Bedingungsfaktoren bleiben jedoch weitgehend unberücksichtigt.

In feministischen Erklärungsansätzen wird im Unterschied zu den herkömmlichen Deutungen, die individuelle Lösungen suchen, wo soziale Bedingtheit vorliegt, um Frauen an herrschende Verhältnisse anzupassen, zumindest versucht, Frauen Einsicht in die gesellschaftliche Bedingtheit und Universalität ihrer Probleme zu vermitteln. Die Erklärungsansätze bauen auf die Machtstellung der Männer und auf die patriarchalen Strukturen der Gesellschaft auf.

Systemisch ausgerichtete Modelle resultieren aus der Abwehr von unidirektionalen Erklärungsversuchen psychischer und psychosomatischer Störungen, wie sie medizinische, einige feministische, tiefenpsychologische und verhaltenstheoretische Ansätze beinhalten. Sie richten ihr Augenmerk nicht auf die Störung eines einzelnen Individuums, sondern auf das Individuum im Netz von signifikanten Beziehungen, in dem Menschen transaktionelle Muster bilden. Die Störung eines einzelnen wird als Symptom einer pathologischen Systemstruktur, pathologischer Spielregeln und (familiärer) Transaktionsmuster gesehen. Insofern kann eine Familientherapie bei Kindern und Jugendlichen als Prävention für erwartbare Störungen im Erwachsenenalter angesehen werden (RIDDER 1977, S.10).

Je nach Weltsicht wird der eine oder andere Erklärungsansatz bevorzugt und für Interventionsmöglichkeiten herangezogen. Es spielt dabei keine Rolle, ob die Erklärungsansätze "... 'korrekt' sind; worauf es einzig und allein ankommt, ist unsere Bewußtheit darüber, daß sowohl wir selber als auch unsere gewählte Theorie auf selbstrückbezügliche Weise mitwirken in dem wogenden, sich entwickelnden Fluß der Ereignisse ..." (DELL, GOOLISHIAN 1981, S.109).

Diese Bewußtheit nannte BATESON *Weisheit* (BATESON in Von den Strukturen hinter den Strukturen 1978, S.64). Wenn wir uns dessen bewußt sind, daß alles, was geschieht, das System beeinflußt und daß wir Teil sind von allem, was geschieht, dann spielt es keine Rolle, welche Theorie wir bevorzugen, um den Fluß der Ereignisse zu dekodieren.

> Wenn wir uns erst dazu entschlossen haben, den Dualismus zu verwerfen und die Selbstrückbezüglichkeit von innen heraus zu erfassen, dann spielt die Richtigkeit unserer Theorie keine Rolle mehr - nur vielleicht die Forderung, daß die Theorie ein klein bißchen nützlich sein möge. (DELL, GOOLISHIAN 1981, S.120)

5 Therapie und Interventionsmöglichkeiten

Der multimodalen Natur der A.n., den unterschiedlichsten Auffassungen in den Bereichen der Nosologie, der Symptomatik und der Ätiologie ist es mitunter zuzuschreiben, daß sich bis heute keine allgemeingültigen Interventions- respektive Therapieverfahren durchgesetzt haben.

Nahezu jeder Aspekt der Behandlung ist umstritten (GERLINGHOFF, BACKMUND, MAI 1988, S.108). Im Katalog der Behandlungsmöglichkeiten fehlt so gut wie keine Methode, die nicht als wirksam empfohlen wird oder wurde (ZIOLKO nach SCHAEFER, SCHWARZ 1974, S.280). Eine annähernd vollständige Therapie-Liste aufzustellen, würde über den Rahmen dieser Arbeit hinausgehen. Die Mannigfaltigkeit der seit MORTON, GULL und LASÈGUE bis heute angewandten Behandlungsverfahren "... würde nur durch die Voreingenommenheit und den Einfallsreichtum des Arztes oder durch die Verfügbarkeit von Heilmitteln eingeschränkt ..." (BLISS nach THOMÄ 1961, S.53). Aus konstruktivistischer Sicht kann ohnehin kein Anspruch auf Vollständigkeit erhoben werden (KRÜLL 1991, S.434).

Die wichtigsten Therapieformen sind von TOLSTRUP, BRINCH, ISAGER in einer Rangreihe von somatischen bis hin zu psychotherapeutischen mit Übergangsformen zusammengestellt worden. In der Praxis verspricht eine reine Form, im Sinne einer ausschließlichen somato- oder einer reinen Psychotherapie keinen längerfristigen Erfolg.

Einsatz von Psychopharmaka
Diät - Sondenfütterung - paranterale Ernährung
Gewichtskontrolle - Zielgewicht
Pädagogische Aufklärung und Unterricht
Verhaltenstherapie
Milieutherapie
Gruppentherapie
Familientherapie
Individuelle Psychotherapie

- -

Ambulant
Stationär

Abb. 19: Behandlungsmethoden der A.n. (aus: TOLSTRUP, BRINCH, ISAGER 1984, S.47; siehe auch FEIEREIS 1989, S.109)

Die wichtige Frage, für welches Klientel welche Behandlungsform durch wen und unter welchen Bedingungen am geeignetsten erscheint, kann nicht beantwortet werden (KARREN 1986, S.49). Keine Behandlungsform ist immer die richtige. TOLSTRUP, BRINCH und ISAGER fordern daher: "... Die Forschung der Zukunft muß darauf abzielen, die Effekte einer differenzierten Therapie, die den individuellen Eigentümlichkeiten der einzelnen Patientin angepaßt ist, zu beschreiben und zu beurteilen ..." (TOLSTRUP, BRINCH, ISAGER 1984, S.52).

Ein Trend hin zu kombinierten Behandlungsverfahren und (stationären) Therapieansätzen zeichnet sich für das letzte Jahrzehnt ab (FEIEREIS 1989, S.110; KERNBICHLER, FREIWALD, BÖHME-BLOEM, AHRENS 1983; KÖNNING 1984; LEIBL, BRUNNER, GREITEMEYER 1988, S.187; LUBAN-PLOZZA, PÖLDINGER 1980, S.59; RIEF, STOCK, FICHTER 1991; WAGNER 1987). "... Integrative Therapieansätze verlangen aber nicht nur eine differenzierte Beschreibung der eingesetzten Therapiemethoden, sondern besonders eine hinlängliche, auch theoretische befriedigende Begründung für die Wahl der jeweiligen Verfahren ..." (STEINHAUSEN 1981a, S.202f).Das therapeutische Vorgehen muß die verschiedenen Aspekte des Krankheitsprozesses, die individuellen Persönlichkeitszüge und andere Faktoren berücksichtigen. Das Behandlungskonzept muß auf den Einzelfall abgestimmt werden und darf nicht auf Einzelsymptome ausgerichtet sein. Ansonsten besteht das Risiko, daß die Behandlung abgebrochen wird (VANDEREYCKEN, PIERLOOT 1983), die Interventionen auf längere Sicht mehr oder weniger wirkungslos bleiben oder unter Umständen sogar schädliche Auswirkungen haben (MESTER 1981, S.289f).

Wie bereits in den vorherigen Kapiteln betont, dienen anorektische Symptome der Ich-Stabilisierung und manchmal sogar der Rettung des Ichs vor psychotischer Desintegration. Daher verspricht eine gegen den Willen der Patientin durchgeführte hochkalorische Wiederauffütterung oder eine andersartige Manipulation ihres Gewichts keinen dauerhaften Erfolg. Dieser wird nur gewährleistet, wenn die Patientin selbst den therapeutischen Prozeß mitträgt und mitverantwortet. Nur wenn die Entwicklungsblockaden der Patientin im körperlichen und im psychosozialen Bereich von ihr bearbeitet und die Ich-stützenden Symptome durch andere Pfeiler ersetzt werden, welche die Ich-Identität stabilisieren, ist längerfristige und andauernde therapeutische Entwicklung möglich (MÜLLER, LANG 1987, S.58).

In einigen Kliniken wird regelrechte Entmündigung praktiziert, die einhergeht mit dem Entzug von Rechten, beispielsweise dem Recht zu telefonieren, Besuch zu empfangen, soziale Kontakte zu pflegen oder auch nur das Zimmer zu verlassen. In der Regel werden diese Einschränkungen erst dann wieder aufgehoben, wenn die Therapie als erfolgreich angesehen wird, das heißt wenn der Körper der Patientin dem Standard einer Gewichtstabelle entspricht (RITZENTHALER-SCHÜTZE 1987c, S.10).

Unter diesen gewaltvollen therapeutischen Strategien sind die Patientinnen gezwungen, zuzunehmen, um ihre (Menschen-)Rechte wiederzuerlangen. Es stellt sich die Frage, ob Patientinnen durch dieses Einschränkungsprogramm zur *Einsicht* gelangen und den therapeutischen Prozeß mittragen und -verantworten können oder ob nicht durch ein solch mächtiges Regime, einem Rückfall - nach dem Klinikaufenthalt - der Weg geebnet wird.

Exkurs: Prozeßphantasien, Behandlung und Integration, Psychosomatik und Sucht

Welche Möglichkeiten eine Patientin sieht, Einfluß auf den Gesundungsprozeß zu nehmen, ist mitentscheidend für ihre Genesung. Auf der Seite der ÄrztInnen und TherapeutInnen findet man entsprechend spiegelbildliche Annahmen über den Krankheits- und Behandlungsprozeß.

PLASSMANN grenzt fünf Kategorien von Prozeßphantasien voneinander ab, die unterscheiden, ob die Symptome beibehalten werden oder sich wandeln können:

1. Verantwortung,
2. Menschliche Beziehungen,
3. Sinn und Wertigkeit,
4. Bewegung und Lebendigkeit und
5. Zeit (PLASSMANN 1986, S.93f).

Eine schlechte Therapie ist nach PLASSMANN durch die nachstehenden Prozeßphantasien der Patientin gekennzeichnet:

> 1. [...] Das Leiden entsteht ohne eigenes Zutun. Es ist mir fremd, gehört nicht zu mir und muß so, wie es entstanden ist, auch ohne meine Eigenbeteiligung entfernt werden.
> 2. [...] Mein Leiden steht in keinem Zusammenhang zu meinen Beziehungen, auch nicht zu der zum Psychotherapeuten.
> 3. [...] Das Leiden ist etwas Dingliches, Totes und dabei Negatives. Ich brauche es nicht, es hilft mir bei nichts. Es hat keinen Sinn.
> 4. [...] Das Leiden ist einfach da. Es ist etwas Unbewegtes, eine Veränderung kann nur durch Entfernung, nicht durch Wandel und Bewegung geschehen.
> 5. [...] Zeit spielt dabei keine Rolle, die Entfernung des Leidens muß jederzeit möglich sein oder niemals. (PLASSMANN 1986, S.93f)

Die spiegelbildlichen Prozeßphantasien werden von erfolgreichen TherapeutInnen vertreten

> 1. Auch Leiden ist eine schöpferische Leistung des Patienten, eine aktive Handlung, für die er *Verantwortung* tragen kann. Hilfe ist dabei möglich, etwas anderes, vielleicht angenehmeres und zweckmäßigeres zu entwickeln.
> 2. Leiden ist nur verständlich aus den *Beziehungen* heraus, auch aus der Beziehung zum Therapeuten.
> 3. Das *Leiden ist sinnvoll*, es hilft bei der Lösung von Schwierigkeiten, es muß angenommen und respektiert werden wie der Patient als Ganzes auch und kann nicht einfach aufgegeben werden.
> 4. Es entsteht und verschwindet in einem *Bewegungs- und Entwicklungsvorgang.*

5. Dieser braucht *Zeit.* Wenn es an der Zeit ist, werden andere Lösungen als das Leiden denkbar werden, die ihrerseits wieder eine Entwicklungszeit benötigen. (PLASSMANN 1986, S.94)

Interventionsformen, die auch nur einen Aspekt dieser Prozeßphantasien von Krankheit und Behandlung mißachten, sind nach PLASSMANN "... nicht denkbar ..." (PLASSMANN 1986, S.94) und könnten sich auch nicht halten. Eine ausschließlich fremd erlebte Heilung (zum Beispiel durch Hypnose) oder ein mechanistisches Vorgehen in der Therapie, die den Sinn der Symptome nicht versteht (beispielsweise Verhaltenstherapie), ist nach diesen Kriterien zum scheitern verurteilt. Die Kindertherapie betont hingegen die Konzentration auf das Kind oder Symptom. Die "... Kenntnis der Wurzeln der Pathologie in der Familie ..." sind vorhanden, dennoch wird keine direkte Behandlung der Wurzeln angestrebt (MONTALVO, HALEY 1977, S.339).

Eine symptomorientierte Therapie, die den Faktor Zeit nicht berücksichtigt und eine sofortige Heilung anstrebt, sei ebenso fruchtlos (WEBER 1988).

Schon die traditionelle hippokratische Medizin hat für die Behandlung von Kranken zwei Konzepte unterschieden: "... 1. Hilfe zur rechten Lebensführung (Dieita), d.h. zur persönlichen Integrität und 2. Hilfe zum Gesundwerden, zur Heilung ..." (PETZOLD 1991, S.20).

Das erste Anliegen bestand in einer Anleitung zu einer rechten Lebensführung, der sogenannten *Diät.* Weiterhin unterstützte die Ärztin beziehungsweise der Arzt die Selbstheilungskräfte und leistete so Hilfe zur Selbsthilfe. Während beim ersten Konzept die "... Wiederherstellung einer Integrität ..." im Vordergrund steht, bildet beim zweiten die "... Wiederherstellung des gesunden Funktionierens ..." das vorrangige Ziel (PETZOLD 1991, S.20f).

Die Unterscheidung von Interventionen nach dem *Behandlungsparadigma* und dem *Integrationsparadigma,* die LIEB (1990, S.78ff) vornimmt, erinnert an die Prozeßphantasien nach PLASSMANN. Die wesentlichen Annahmen zum Behandlungsparadigma faßt er wie folgt zusammen:

1. Hinsichtlich des Heilungsprozesses gehen die Beteiligten davon aus, daß dessen Erfolg von der Anwendung therapeutischer Techniken oder Maßnahmen abhängt, auf deren Wirken oder Nicht-Wirken sie Erfolg oder Mißerfolg zurückführen. Für diese Annahme ist es unerheblich, auf welche Erlebens- oder Verhaltensmodalität sich die Technik richtet und worin sie besteht (z. B. Medikament/Training/Gespräch).
2. Hinsichtlich des Behandlungszieles gilt dies als umso besser erreicht, je mehr Symptome in umso kürzerer Zeit eliminiert werden.
3. Die Beteiligten glauben, es gibt grundsätzlich Kontrolle über Symptome.
4. Der Experte trägt auf jeden Fall für die Auswahl, in der Regel auch für die Anwendung der Technik und damit für das Therapieergebnis die Verantwortung.
5. Bei ausbleibendem Erfolg sollten Experten nach besseren Techniken oder Patienten nach besseren Experten suchen.

6. Der Experte kann die Wirkung einer Technik vorhersagen. Er stützt sich dabei auf die Kenntnis von Gesetzmäßigkeiten, die in naturwissenschaftlich orientierten Studien gewonnen wurden. Eine Technik ist demnach umso effektiver, je universeller ihre Wirkung unabhängig von den sie anwendenden und von den auf sie angewandten Personen vorhergesagt werden kann.
7. Daraus folgt die Annahme, daß es von Personen unabhängige Techniken gibt.

(LIEB 1990, S.78)

Diesen Annahmen des Behandlungsparadigmas stehen die Aspekte des nachfolgend aufgeführten Integrationsparadigmas entgegen.

1. Im Mittelpunkt des Heilungsprozesses steht die immer vollständigere *Wahrnehmung* in dem Sinne, daß der Betroffene Erfahrungen zuläßt und als Erkenntnis in sein Weltbild integriert, die ihn von seinem Bemühen befreien, etwas (weg-)kontrollieren zu wollen, was integraler Bestandteil seiner selbst ist.
2. An die Stelle des Bemühens um Kontrolle tritt das Vertrauen darauf, daß die Integration bisher als ungesund, krank oder sonstwie negativ erlebter Aspekte der eigenen Existenz für das jeweilige System (hier für den betroffenen Patienten) gesünder ist als deren Abspaltung.
3. In diesem Sinne bedeutet Heilung primär einen geistigen Wandlungsprozeß, von dem entscheidende epistemologische Grundannahmen über sich selbst und über die Welt betroffen sind und der sich - einmal eingeleitet - auf immer mehr Lebensbereiche erstreckt.
4. Symptomelimination oder -reduktion *kann* im Rahmen eines solchen geistigen und Integrationsprozesses eintreten und ist als Resultat der Therapie auch wünschbar, jedoch prinzipiell nicht durch bewußte Zielsetzung und daraus abgeleiteter Maßnahmen *machbar*.
5. Hinsichtlich seiner Beteiligung am therapeutischen Prozeß kommt dem Betroffenen das Recht und die Pflicht zu, selbst Verantwortung für Ziel und Weg zu tragen. Der Experte hat nicht die Rolle des 'Erfolgmachers', wie es das Leitbild einseitiger linearer Kausalität und damit einseitiger Kontrolle vorsieht. Stattdessen ist er Teilnehmer an einer therapeutischen Interaktion und Kommunikation, in die er im Vergleich zu Nichtexperten allerdings ein entscheidend höheres Maß an Wissen über Art und Grundlagen der jeweiligen Störung, ein höheres Maß an Selbstreflexion und demzufolge ein ungleich höheres Maß an Verantwortung für sich selbst und für den gemeinsamen therapeutischen Prozeß (cave: nicht für das Ziel des Patienten!) einbringt als ein Techniken anwendender Experte.

(LIEB 1990, S.79)

Die psychosomatische Therapie entspricht in etwa dem Paradigma der Behandlung. Von dem psychosomatischen oder neurotischen Symptom, das die Patientin *in sich* hat und worunter sie leidet, möchte sie durch therapeutisch-medizinische Behandlung befreit werden. Während bei der Erkrankten die Beziehung zu einem Teil ihrer selbst im Vordergrund steht, liegt das Kernproblem der Süchtigen in ihrer Beziehung zu einem Teil ihrer Umwelt - dem Suchtmittel.

Steht hinter dem traditionellen Heilungsparadigma die Aussage *Ich will die Krankheit loswerden!*, zielt das die Sucht akzeptierende und integrierende Konzept auf das Leben mit der Krankheit hin: ***Wie kann ich mit der Abhängigkeit leben?*** (LIEB 1990, S.76).

Die *behandelte* Patientin erlebt die Ohnmacht gegenüber ihren körperlichen Prozessen. Würde einer Morbus-Crohn-Patientin gesagt werden "... 'Du entscheidest dich für die Krankheit' ..." würde dies auf einen bissigen Zynismus hinweisen. "... Bei einer Anorexiepatientin kann ein solcher Satz hingegen entwicklungsfördernd sein. Denn in einem solchen Satz wird gewissermaßen versucht, den Zipfel Kontrolle, den die Patientin über das Symptom hat, ihr selbst bewußter in die Hand zu geben." (MÜLLER, LANG 1987, S.60).

Die Frage nach der Kontrolle über die Symptome spielt für die Krankheitsbilder und deren Behandlung eine entscheidende Rolle. Verfügen anorektische Patientinnen über den angesprochenen Zipfel Kontrolle - oder sind sie süchtig (im Sinne eines Kontrollverlustes)?- Oder sind die beiden Alternativen vereinbar?

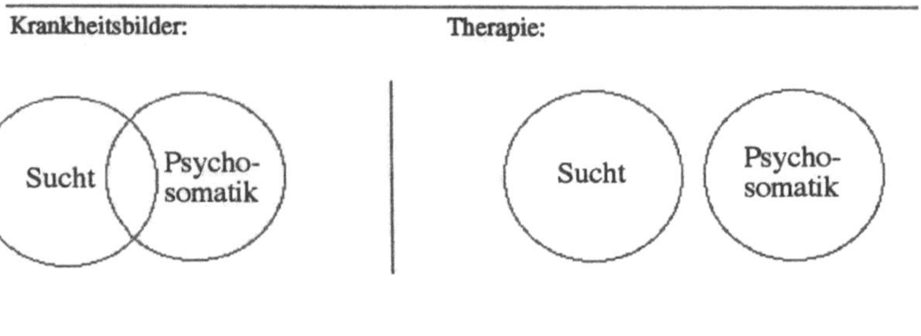

Abb. 20: Sucht und Psychosomatik: Koexistenz im Krankheitsbild - Separation in der Therapie (aus: LIEB 1989, S.98)

Die Intervention erfolgt nach dem (bevorzugten) Erklärungsmuster. Wird die A.n. eher als Sucht interpretiert, werden damit entsprechende Ziele (zum Beispiel Abstinenz), ein Suchtklinikaufenthalt, und dazugehörige Inhalte impliziert.

Wird die Symptomatik als psychosomatische Erkrankung verstanden, erfolgt eine adäquate Behandlung und unter Umständen eine Einweisung in eine Fachklinik für Psychosomatik. Da es für beide Sichtweisen Argumente gibt und die jeweiligen Therapiemöglichkeiten zum Gesundungsprozeß beitragen können, kann eine beide integrierende und ineinandergreifende Interventionsform der entstandenen Eigendynamik der Anorexie angemessen und indiziert sein.

> Wir müssen uns bei der Therapie von Magersucht [...] bewußt sein, daß wir in einer Double-bind-Situation stehen und diese aushalten müssen: Wir wollen (oder müssen) die Magersucht behandeln und müssen dabei gleichzeitig ganz absichtslos vorgehen,

> sonst wird sich nichts ändern. Wir müssen die Verantwortung für die Klientin übernehmen und gleichzeitig ist sie nur selbst für ihr Leben verantwortlich. Diese Doppelbindung kann nur die Klientin lösen, indem sie eines Tages die Verantwortung für sich ganz übernimmt. (SEIFERT 1988, S.173)

5.1 Ziele der Behandlung und der Selbsthilfe

Ziele für die Behandlung der Magersucht zu definieren, ist nicht so einfach, wie es zunächst erscheinen mag. Während von den üblichen medizinischen Maßnahmen erwartet wird, daß diese den (Gesundheits-)Zustand wieder herstellen, der vor dem Auftreten der Krankheit vorherrschte, entspricht dieses Ziel nicht dem Krankheitsverständnis vieler TherapeutInnen (GERLINGHOFF, BACKMUND, MAI 1988, S.202ff). Abhängig von den Auffassungen von Krankheit, den Diagnosekriterien und den Erklärungsmustern der A.n. werden die angestrebten Ziele in der Rangreihenfolge, in der Gewichtung und in der Umsetzung unterschiedlich bewertet.

Als ein allgemeingültiges Ziel nennen GERLINGHOFF und BACKMUND "..., daß sich ein junger Mensch nicht mehr über Magersucht artikulieren muß, sondern eine neue Sprache gefunden hat, die verstanden wird ..." (GERLINGHOFF, BACKMUND 1989, S.122).

Das Hauptziel einer klinischen Intensivbehandlung wird in der Abwendung der vitalen Bedrohung gesehen. Eine Aufnahme in eine Intensivstation soll durch diese Intensivbehandlung vermieden werden. Nach einer Stabilisierung des körperlichen (und psychischen) Zustandes, werden in einer vorstationären Phase die folgenden Ziele angestrebt: Motivation zur Therapie, Kennenlernen des TherapeutInnen-Teams, der Gruppenmitglieder, Patientinnen anderer Therapiephasen und Aufklärung über das weitere Vorgehen. Die stationären Maßnahmen streben die Ziele an, die anorektischen Symptome näher zu analysieren, die verursachenden und die aufrechterhaltenden Bedingungen zu verändern und neue Verhaltensweisen aufzubauen.

Verhaltenstherapeutische Programme zum (Wieder-)Erlernen annehmbarer Eßgewohnheiten und zur Angstbewältigung, kognitive Verfahren, Körperwahrnehmungstherapien, Entspannungstherapien, Gestaltungstherapien, Gesprächspsychotherapie, assoziative Mal- und Musiktherapien als auch Familientherapien sind nur einige Maßnahmen aus dem breiten Spektrum, die die oben genannten Ziele anstreben. Erreicht werden können die Ziele erst in der späteren ambulanten Phase, in der erlangte Veränderungen stabilisiert und weitergeführt können (GERLINGHOFF, BACKMUND 1989, S.108-125; GERLINGHOFF, BACKMUND, MAI 1988, S.165-206).

TOLSTRUP führt drei Ziele für die Behandlung der A.n. auf, die in der angegebenen Rangreihe auch die Abfolge der therapeutischen Maßnahmen regelt:

1. Die Wiederauffütterung und damit Sicherstellung, daß die Patientin überlebt,
2. die Verhütung von Rückfällen und einer Verschlechterung des Zustandes und
3. die Beseitigung psychopathologischer Symptome.

Diese globalen, eher traditionellen Ziele setzen die somatische - und möglicherweise verhaltenstherapeutische Behandlung - an die erste Stelle. Erst in der zweiten Phase schließt sich eine meist ambulante Psychotherapie an (TOLSTRUP nach REMSCHMIDT, HEINSCHER 1986, S.101ff).

Die erweiterte Fassung von TOLSTRUP, BRINCH, ISAGER ähnelt der von TOLSTRUP erstellten Rangfolge:

"... 1. Verhinderung von letalem Ausgang und dauernden somatischen Schäden
2. Unterbrechung des spezifischen Eßverhaltens und der Gewichtsreduktion
3. Vorbeugung eines Rezidivs
4. Wiederherstellung der emotionalen und sozialen Normalfunktion ohne andere wesentliche psychopathologische Symptome

---

5. Stützung der chronischen, behandlungsresistenten Patientin ..."
(TOLSTRUP, BRINCH, ISAGER 1984, S.47).

Für die Abfolge therapeutischer Interventionen ist es unerläßlich, die angeführten Ziele in operationale Definitionen zu übersetzen. Schwierig erscheint insbesondere eine positiv formulierte operationale Definition des 4. Zieles.

Ein angestrebtes Ziel setzt voraus, daß der Weg dorthin bejaht wird. Patientinnen mit fremdbestimmten Zielen und mit gewaltsamen therapeutischen Strategien zu begegnen, wird eher zum Widerstand der Patientinnen und zu Rückfällen führen.

Eine für notwendig erachtete Wiederauffütterung sollte daher möglichst von einer Motivationsgruppe oder einer Psychotherapie begleitet werden (GERLINGHOFF, BACKMUND, MAI 1988, S.163).

Während das Kopenhagener Team Ziele verfolgt, die vom Individuum unabhängig vorgegeben werden, und denen eine Abfolge von therapeutischen Maßnahmen folgen, heben GERLINGHOFF, BACKMUND und MAI hervor, daß es keine für alle Patientinnen geltenden Therapieziele geben kann. Sie müssen mit der Patientin zusammen erarbeitet und in konkrete Teilschritte und Nahziele unterteilt werden, beispielsweise: Zuhause ausziehen, das Studium abbrechen, eine Ausbildung beginnen.

"... Wir halten es für besonders wichtig, während der Behandlung bei den Magersüchtigen eine Art Mündigkeit ihrer Krankheit gegenüber zu erreichen, d.h. ein Gefühl für Eigenverantwortlichkeit zu wecken. Diese Eigenverantwortlichkeit muß auch Basis für die Definition der Therapieziele werden ..." (GERLINGHOFF, BACKMUND, MAI 1988, S.203).

Zu der therapeutischen Aufgabe zählt beispielsweise auch die Klärung und Benennung der Funktionen, die die Magersucht für das Individuum - und für die Familie - erfüllt.

BRUCH möchte den Patientinnen während des therapeutischen Vorgehens ihre Gefühle, Gedanken und Verhaltensweisen bewußt machen und somit einer Überprüfbarkeit und Veränderbarkeit zuarbeiten (BRUCH 1990, S.24).

Als therapeutisch notwendiges Ziel nennt KRÄMER:

> [...] zum einen die Ursachen der Krankheit in den Lernmustern der Kindheit zu entdecken, lernen, sich von Fixierungen in Wahrnehmung und Ausdruck zu lösen, und gleichzeitig mit neuen Verhaltensweisen zu experimentieren, die die Lebensenergie und Lebenslust in eine Form bringen, die authentisch und selbstbestimmt der Verwirklichung eigener Interessen und Ziele dient. (KRÄMER 1988, S.63)

Es ist für KLESSMANN und KLESSMANN "... wesentlich, daß die Patienten mit ihren Problemen besser umgehen können, nicht, daß sie keine Probleme mehr haben ..." (KLESSMANN, KLESSMANN 1988, S.120). Die Angst vor dem Mittelmaß, vor der eigenen Mittelmäßigkeit, vor Bedeutungslosigkeit und vor der Erkenntnis, normal und gewöhnlich zu sein soll von der Klientin wahrgenommen und in einem Zusammenhang eingeordnet werden, so daß sie schließlich mit der Angst "... weniger 'ängstlich' ..." umzugehen lernt (KLESSMANN, KLESSMANN 1988, S.123). KLESSMANN und KLESSMANN halten das eigene Gefühl von Sicherheit in ihren Rollen für einen wesentlichen Faktor. "... D.h. auch, die eigene Begrenztheit, das 'eigene Mittelmaß' zu tolerieren - mit anderen Worten, das, was wir unseren Patienten 'zumuten', selbst zulassen zu können ..." (KLESSMANN, KLESSMANN 1988, S.126).

Ansprüche an eine vollkommene Heilung stellen KLESSMANN und KLESSMANN weder an sich selbst, noch an ihre Klientinnen. Dies wird als "... ein erster Schritt in die 'heilsame Mitte', den soliden Boden, der für eine längere Lebensperspektive als wichtigste Voraussetzung vonnöten ist ..." angesehen (KLESSMANN, KLESSMANN 1988, S.86).

LOHMANN (nach KARREN 1986, S.130f) entwickelte ein Modell, das impliziert, daß TherapeutInnen und Patientinnen gemeinsam die Ziele und Maßnahmen bestimmen. Als übergeordnetes Ziel gilt die Befähigung der Patientinnen, ihre Probleme selbständig zu lösen. Dieses auf Selbstbestimmung und -verantwortung zielende Modell, das versucht, partnerschaftlich die Probleme anzugehen, miteinander zu planen und zu evaluieren, steht in einem erheblichen Widerspruch zu dem Vorgehen der Kopenhagener Gruppe.

Gänzlich andere Ziele werden von systemisch arbeitenden TherapeutInnen vertreten. Je nach Grundform verfolgen sie die folgenden Ziele:

"... - Wachstum der Familie und der einzelnen
- Veränderung der Familienstruktur u. -funktion
- Verschwinden des (Präsentier-)Symptoms
- Systemveränderung ..."
(HEEKERENS 1991, S.59).

Im einzelnen kann dies beispielsweise bedeuten, Individuation zu ermöglichen, Abgrenzungen zuzulassen und anzustreben, Auseinandersetzungen zu induzieren, über Beziehungsdefinitionen zu sprechen und Unterschiede zu ermöglichen (WEBER, STIERLIN 1989, S.92).

SELVINI PALAZZOLI achtet bei der von ihr begründeten systemischen Familientherapie auf die Einzigartigkeit der Familie. "... Jede Familie hat ein spezifisches Problem, das einen spezifischen Ansatz benötigt. Statt zu versuchen, die Familie der Methode anzupassen, wird der erfahrene Therapeut daher eine Methode zu entwickeln versuchen, die den besonderen Bedürfnissen der Familie angepaßt ist ..." (SELVINI PALAZZOLI 1984, S.251).

Feministische Therapien und die Selbsthilfebewegung zielen auf politische Einflußnahme hin. Feministische Ansätze stellen den

> [...] Anspruch, die Annahme der soziokulturellen Bedingtheit von Anorexia nervosa zu erläutern und Anorektikerinnen nicht nur nachträglich zu behandeln sondern durch die betroffenen Mädchen und Frauen auch auf gesellschaftliche Bedingungen einzuwirken, von denen vermutet wird, daß sie zur Entwicklung und Aufrechterhaltung dieser Störung beitragen. (KARREN 1986, S.74)

Die Gesundheits- und sozialtherapeutische Selbsthilfe ist ein Teil der Selbsthilfebewegung. In den an ihnen orientierten Selbsthilfegruppen steht in der Anfangsphase das individuelle Leid - als SelbstbetroffeneR, PartnerIn, Kind, AngehörigeR oder als InteressierteR - im Vordergrund. Oftmals entwickelt sich erst während des Genesungsprozesses das Ziel, gesellschaftspolitisch Einfluß zu gewinnen.

> Die Ziele sind zunächst auf die eigene Person bezogen: Informationsaneignung über die Krankheit und selbständiger Umgang mit der Krankheit; Menschen zum Reden zu finden. Mit der Zeit kommen die Unterstützung anderer Mitglieder und eher außenorientierte Ziele hinzu: Einstellungen bei den Betroffenen, im Umfeld und bei Professionellen zu verändern, die Interessen der Betroffenen zu vertreten, Institutionen der professionell-sozialstaatlichen Versorgung zu verbessern. Die sozialverändernden Ziele sind bei vielen erst in der Gruppe entstanden. (RUNGE 1991, S.32)

Die Selbsthilfe-Bewegung strebt "... Mitbestimmungsrechte bei der Planung und Gestaltung der Gesundheitsdienste an und verlangt die Kontrolle der professionellen Dienste! ..." (TROJAN nach RUNGE 1991, S.33).

Die unterschiedlichen therapeutischen Maßnahmen beinhalten eine Vielzahl von Möglichkeiten und beabsichtigter Ziele. Die geleisteten Hilfen, die beanspruchen, daß die Patientinnen als selbstbestimmte und mündige Ratsuchende behandelt werden, unterstützen die Selbstheilungskräfte und leisten Hilfe zur Selbsthilfe. Andere - meist medikamentös-somatische und verhaltenstheoretisch orientierte Maßnahmen, die etwa mit *Entmündigung* und *Einschränkungsprogrammen* arbeiten, verhindern eher die Autonomieentwicklung der Klientinnen. Vor einer weiteren Gefahr, Patientinnen in Abhängigkeit zu halten, warnt WILLENBERG. Er macht darauf aufmerksam und weist auf die Gefahr hin, "... die Patientin bis zur Erreichung eines fiktiven Idealbildes des therapeutischen Gelingens halten zu wollen und damit autonomieverhindernd zu wirken ..." (WILLENBERG 1987, S.152).

5.2 Therapie-Inhalte

In der Literatur findet man nicht nur abhängig von den theoretischen Grundannahmen verschiedene Ziele, sondern auch sehr unterschiedliche Inhalte, die in den Maßnahmen (der Einzel-, Gruppen-, Familientherapie und den Selbsthilfegruppen) angesprochen und behandelt werden können oder/und sollen.

Als anfängliche Hilfe zur Überbrückung der Zeit bis zur Therapie wird anorektischen Ratsuchenden nicht selten empfohlen, einen Lebensbericht zu schreiben. (Einen Leitfaden zur Erstellung eines Lebensberichtes findet man in GERLINGHOFF, BACKMUND 1989, S.74-77.) Durch das Verfassen werden vielfältige Erinnerungen, Gedanken und Assoziationen freigesetzt, die später in der therapeutischen Einzel- oder Gruppentherapie eingebracht und aufgenommen werden können.

Viel Zeit wird in (Selbsthilfe-)Gruppen damit verbracht, über das symptomatische Verhalten zu sprechen und Ratschläge auszutauschen. Dieses ständige Kreisen um das Essen und Hungern darf nicht zentraler Gegenstand der Gespräche sein. Das Eßverhalten sollte jedoch immer im Auge behalten werden (WILKE in FEIEREIS 1989, S.209).

Wenn von der These ausgegangen wird, daß Störungen eine Folge von nicht beziehungsweise inadäquat verarbeiteten frühen oder/und aktuellen Erfahrungen individueller oder gesellschaftlicher Natur sind, erscheint es wenig sinnvoll, an den Symptomen, wie beispielsweise Nahrungsverweigerung, Sport mit verhaltenstherapeutischen Programmen zu arbeiten. Inhalte sind eher die Funktion und der sekundäre Gewinn durch das Verhalten respektive durch die Krankheit und weshalb sie gerade diese Symptomatik gewählt haben.

Durch gemeinsame Gespräche über die eigenen psychischen und sozialen Probleme wird den Heranwachsenden bewußt(er), wozu sie die Anorexie (miß)brauchen, wofür das Essen respektive Nicht-Essen dient (SCHEFFLER 1985, S.161f).

Eine Anzahl von Themen ergibt sich in (Selbsthilfe-)Gruppen durch ein anfängliches *Blitzlicht*, in dem die Gruppenmitglieder kurz berichten, wie es ihnen geht, wie sie sich fühlen, was sie momentan belastet, was von der letzten Sitzung sie beschäftigt und was seit dem letzten Treffen vorgefallen ist. Wenn sich kein Thema für die Sitzung ergibt, kann entweder eines der geäußerten Gefühle (etwa Resignation oder Leere) thematisiert werden oder es wird sich mit Hilfe einer Themen- und Übungsliste auf die Gestaltung des Treffens geeinigt. Jede Teilnehmerin ist dabei für die Themenfindung verantwortlich. Sie ist Teil des Gruppenprozesses.

Themen:

* Was ist, wenn ich keine Eßprobleme mehr habe (Konfrontation mit Leere)
* Familie: 1 Abend: Mutter
1 Abend: Vater
* Selbstwahrnehmung ↘
Annäherung
Fremdwahrnehmung ↗
* Sexualität - Beziehung
* Beziehung zur Partnerin/zum Partner/zu FreundInnen
* Mein Körper; Bauch; Menstruation
* Umgang mit Gefühlen
* Kontrolle
* Realistische Ziele setzen
* Genießen; Lust
* Sich ernst nehmen mit Gefühlen, Impulsen
* Akzeptieren, auch die Eßstörung
* Wofür steht das Essen; wie setze ich es ein; was will ich eigentlich sagen?!
* Beruf - HelferIn-Opfer-Rolle
* Opfer-TäterIn
(mit mir wird gemacht - ich tue)
aktiv - passiv
Macht - Ohnmacht
Energien in den Frauen
* Perfektionismus, Leistung
* Frausein
* Schuldgefühle
"Schlechtes Gewissen"
eigene Gefühle nicht zulassen, vor allem Wut
* Nachholbedürfnis
* Entspannungsmöglichkeiten, Spannungsabbau

Abb. 21: Themenliste (aus dem Düsseldorfer Selbsthilfeprojekt "Satt aber hungrig" - Arbeitskreis und Beratung für Frauen und Männer mit Eßproblemen 1991)

In der Literatur werden verschiedene Themengebiete genannt, die innerhalb eines Gesprächs, Spiels, einer Phantasiereise, eines geleiteten Tagtraumes oder eines (Selbst-)

Bildes behandelt werden können: Angst; Abgrenzung; Umgang mit Aggressionen, insbesondere Wut; Sinn des Lebens; Befinden (in der Klinik); Perspektiven (nach der Entlassung aus der Klinik); Sinn und Zweck der Gruppe; Ernährung und Gesundheit; Selbstverwirklichung und Selbstachtung; Beziehung zu Altersgenossinnen; Familie, Essen; Mythen bezüglich Diäthalten und Körpergewicht; Sexualität; Umgang mit als negativ empfundenen Gefühlen und schlechten Gewohnheiten; Eigenverantwortlichkeit; Erwartungen und Akzeptanz; Zielkontrakte und erreichbare Zielsetzung; Selbstunsicherheit; Egozentrik; Perfektionismus; Verhältnis zu den Eltern und die Konflikte mit ihnen; eigenes und fremdes Rollenverständnis/-verhalten; Beziehung zu Gleichaltrigen und der Umgang mit Sexualität; Ambivalenzen; Schwarz-Weiß- beziehungsweise Alles oder Nichts-Denken; Angst, Schwächen zu zeigen; Rückfälle; Verantwortung übernehmen; hohe Streßanforderungen, Erfolgsstreß; Depressionen; Angst vor Versagen - Selbstzweifel; sich durchsetzen; Ärger ausdrücken; sich kontrollieren und sich an anderen messen; Angst manipuliert und ausgenutzt zu werden; realistisches und rationales Denken; Umgang mit Langeweile, Schuldgefühle, Alleinsein, Einsamkeit; Vollkommensein; Beziehung zu Angehörigen, PartnerInnen, Geschwistern; Strukturierung der Freizeit; Was ist hilfreich auf dem Weg der Heilung/Genesung ("Anorexia und Bulimia nervosa - Psychotherapie und Selbsthilfe" 1991, 1992; BOSKIND-WHITE, WHITE 1991; FEIEREIS 1989; GERLINGHOFF, BACKMUND 1989, S.93, 105; HERZOG, HORCH, SANDHOLZ, BINZ-KERN 1988). Rollenspiele, Bewegungsspiele, Übungen zur Gruppenstruktur, Phantasiereisen und Entspannungsübungen findet man in: BASS, DAVIS 1990; DANA, LAWRENCE 1990; JACOBI, PAUL 1986, S.81ff; MAISNER 1986; ORBACH 1979, 1984; PEARSON, PEARSON 1977; ROTH 1989; RUSH 1977; WEBER-HAGEDORN, SILLER 1988.

Kognitive Therapieansätze versuchen Einsicht in die Gedanken und Vorstellungswelt von magersüchtigen Jugendlichen zu gewinnen (siehe zur Urteilsbildung und Affekteinstellung bei magersüchtigen jungen Frauen HILTMANN 1965; KOCH, RIEMANN, ENGEL 1986). In Gruppengesprächen werden Meinungen diskutiert, wie beispielsweise:

> 'Ich habe kein Recht, eine eigene Meinung zu haben', [...]
> 'Wenn ich eine gegenteilige Meinung habe, verliere ich meine Freundin',
> 'Es ist nur eine echte Freundschaft, wenn sie nur für mich da ist', [...]
> 'Ich kann mich gegen die Wünsche der Jungen nicht wehren', [...]
> 'Erwachsene geben einem *nie* eine Chance' [...]. (SCHMITT, WENDT 1983, S.315ff)

Da bei anorektischen Heranwachsenden ebenso "... Defizite in anderen Bereichen bestehen ...", fordern PUDEL und PAUL das Einsetzen von "... zusätzlichen Techniken [...], die sich in der Psychotherapie auch bei anderen Störungen bewährt haben ..." (PUDEL, PAUL 1988, S.127). Sie benennen folgende übergreifende Therapiegebiete:

[...] - Bearbeitung irrationaler Gedanken in bezug auf Gewicht, Attraktivität, 'schlechte und gute' Lebensmittel, Kalorienvorstellungen usw.;
- Selbstsicherheitstraining, Erlernen von Alternativverhalten in schwierigen Spannungs- und Erregungssituationen, Durchsetzungstraining;
- Kontakt- und Kommunikationstraining zur Isolations- und Depressionsbewältigung;
- Gespräche über Rollenverständnis als Frau und Partnerin;
- spezielle Aufgabenstellung zur Steigerung des Selbstwertgefühls.
(PUDEL, PAUL 1988, S.127)

Aus der Theorie der systemischen Therapie ergeben sich die Themen und Inhalte aus den Hypothesen der TherapeutInnen über das jeweilige System (Familie). Diese können etwa das Rollenverständnis, die Mehrgenerationenperspektive, Intergenerationsstörungen, historische Dimensionen und Nachkriegsprobleme umfassen. Die TherapeutInnen versuchen mit den ersten Informationen über das bedeutsame System (Familie) und mit Hilfe eines Genogrammes (Stammbaum) verschiedene Fäden und Stränge zu verfolgen und zu vernetzen (TRÖSCHER-HÜFNER 1990, S.12). Der Zusammenhang von Kultur, Kirche, Gesellschaft, Familiengeschichte, Ereignissen, Störungen und Symptombewertungen spiegelt sich in den hypothesengeleiteten Fragen, Verschreibungen, Ritualen, paradoxen Interventionen und anderen Aufgaben wider.

Der Inhalt der Diskussionen in Bulimia-Anorexia-Self-Help-Eltern- und Angehörigen-Gruppen (BASH) umfaßt Themen der Hoffnungslosigkeit, Angst und Verzweiflung über die Aura des Todes bis hin zu Schwangerschaft und der fehlenden emotionalen Unterstützung durch nahestehende Bezugspersonen.

Die meisten Eltern haben die Befürchtung, daß sie für die A.n. ihres Kindes verantwortlich sind und suchen in der Gruppe ein Forum für (Selbst-)Bestätigung, daß sie keine Fehler gemacht haben. Viele Elternteile suchen nach einer Möglichkeit der Lossprechung von ihrer *Schuld*. In der Gruppe stehen sie - im Gegensatz zur Familiensituation - im Mittelpunkt. Dort finden sie Gleichgesinnte, die ebenso Hoffnung und Unterstützung in ihrem Handeln suchen (LAROCCA 1991).

5.3 Maßnahmen und Angebote zur Bewältigung der Anorexia nervosa

Das Angebot für die an A.n. Erkrankten und deren Angehörigen ist vielfältig, wenn auch nicht ausreichend für die immense Zuwachsrate der Betroffenen. Angesichts des Anstiegs fordern TherapeutInnen und Beratungsstellen mehr Geld für den Aufbau neuer Behandlungsplätze und psychosomatischer Kliniken (REHN 1992).

Grob zu unterscheiden sind stationäre Maßnahmen von ambulanten Angeboten. Ergänzend bieten Selbsthilfegruppen Unterstützung an.

Weitere Möglichkeiten und *ergänzende und unterstützende Angebote* vervollständigen das breit gefächerte Spektrum an Hilfsangeboten (siehe Abb. 22).

Welche Art der Hilfe den individuellen Bedürfnissen und der spezifischen Problematik der Hilfesuchenden am ehesten gerecht wird, ist vom Einzelfall abhängig und zu klären.

Ausschlaggebend sind zudem die realen Bedingungen vor Ort und die persönliche Situation der Betroffenen, nämlich: die Dauer und der Schweregrad der Anorexie, zusätzliche Abhängigkeitssymptome, Alter, Geschlecht, Stadt/Land, Infrastruktur, räumliche, finanzielle, zeitliche Möglichkeiten, die Motivation der Selbstbetroffenen oder/und Angehörigen, die Einschätzung der aufgesuchten ÄrztInnen, PsychologInnen, deren Kenntnisse über die Krankheit, über die Erklärungsansätze und über die Hilfsangebote, die Zusammenarbeit der in diesem Bereich tätigen MitarbeiterInnen und Institutionen, das Eingeständnis der (Selbst-)Betroffenen, alleine keinen gangbaren Weg zu finden und am Ende zu sein.

Die *weiteren Möglichkeiten*, die *ergänzenden und unterstützenden Angebote* und die *Selbsthilfe* können genauso wichtig und entscheidend sein und sind nicht geringer zu bewerten als die *ambulante und stationäre Behandlung*.

Die medizinische Versorgung alleine hilft nicht. Die Behandlung muß vielmehr mitgetragen und verantwortet werden von der anorektischen Frau (siehe Exkurs: Prozeßphantasien. ...). Während des oft über Jahre andauernden Genesungsprozesses bahnt sich jede Frau individuell einen Weg. Anfang, Verlauf und Ende sind sehr unterschiedlich und nicht prognostizierbar. Wie bereits erwähnt, bewirkt nicht jede Behandlung gleiche Erfolge. Es kommt durchaus vor, daß eine Therapie, die bei einer Patientin Erfolge zeigt, für andere nicht geeignet ist.

THOMÄ verweist auf ÄrztInnen und Nicht-ÄrztInnen, denen es gelang, ohne unterstützende Heilmittel Erfolge zu erzielen:

> So berichtet Schur und Medvei von einer Kranken, die 16 Jahre lang krank und schulmedizinisch erfolglos bahandelt, durch Homöopathie und Vaginalmassage eines Naturheilkundigen 30 Pfund an Gewicht und ihre Periode zurückgewann. Dieses Beispiel zeigt darüberhinaus, daß in gewisser Hinsicht eher von einer Einfallsarmut gesprochen werden sollte, die auch in dem Rat zum Ausdruck kommt, in der Ehe das Heil zu suchen. (THOMÄ 1961, S.53f)

Die wissenschaftliche Begleitung und Evaluation von Therapien soll zu einer verbesserten Indikation und zu Modifikationen der Maßnahmen beitragen. Die Veröffentlichung, der Austausch und die Diskussion der Ergebnisse bedingen eine fortwährende Veränderung der Behandlungsansätze.

Ab 1991 fanden Fachtagungen für InitiatorInnen und BetreuerInnen von Selbsthilfegruppen für A.n. und Bulimia nervosa auch in Deutschland statt. Diese verfolgten mitunter das Ziel, "... alle bekannten (und noch zu erprobenden) Möglichkeiten der ambulanten Selbsthilfe und Nachsorge durch lediglich begleitende professionelle Hilfen/Beratungen/Unterstützungsangebote auszuschöpfen ..." ("Anorexia und Bulimia

	STATIONÄRE BEHANDLUNG	AMBULANTE BEHANDLUNG	SELBSTHILFE
I	• Medizin. Einrichtungen • Psychosomatische Fachkliniken • Sucht(-fach-)kliniken • ...	• Praxen • Tag(es)kliniken • Fachambulanzen • Psychosoziale Beratungsstellen • Drogenberatungsstellen • Autonome Frauenberatungsstellen • ...	• SHG mit therapeutischer Begleitung • SHG (ohne therapeutische Begleitung) Präventions-, Motivations-, Therapieunterstützende, Nachsorge- SHG Eltern-, Familien-, Angehörigen- SHG • ...
II	- Fachklinik für gestörtes Eßverh. - Jugendklinik - Poliklinik - Klinik für Neurologie u. Psychiatrie - Internist.-Psychosomat. Fachkl. - Zentrum für Psycholog. Medizin - Klinik für Kinder- u. Jugendpsychiatrie - Psychotherapeut. Klinik - Rehabilitationsklinik - ...	- Medizin.-/Therapeut.-/ Psycholog. Praxis - Tagklinik Eßstörungen - Kinder- u. Jugendtagesklinik - Beratungsstellen für Suchtgefährdete u.-kranke - Jugendberatungsstellen - Konflikt-/Lebensberatung - Zentrum für Eßstörungen - Zentrum für SH u.Therapie - Institute für psychosomat.Rehabilitation - Gesundheitsamt/-werkstatt - Frauenberatungsstelle - ...	- O.A. (Overeaters Anonymous) - Anti-Diät (Orbach) - Cinderella - Dick und Dünn - Satt aber hungrig - A.N.A.D. (Anorexia nervosa and Associated Disorders) - O.Anon Familiengruppen - SHG für Eltern magersüchtiger Kinder - BASH (Bulimia and Anorexia Self-Help) - nicht organisierte SHG - ...
III	- Wissenschaftliche Projekte und Therapieevaluationen - Austausch und Diskussion auf Fachtagungen, Kongressen und Symposien - Publikationen, Veröffentlichungen, Tagungsreader - Fortbildungen - Gesamtverband der Suchtkrankenhilfe - ...	- Verband ambulanter Beratungsstellen (VAB) - BDP (Bund dt. Psy.) - DHS (Deutsche Hauptstelle gegen die Suchtgefahren) - ...	- DAG-SHG (Deutsche Arbeitsgemeinschaft Selbsthilfegruppen e.V.) - Fachtagungen von Initiatorinnen u.Initiatoren von SHG für A.n. u. B.n. - BASH - (Inter-)nationale Treffen der SHG - Selbsthilfetag, -tagungen und -messen - Publikationen, Veröffentlichungen, Tagungsreader - Fortbildungen - Netzwerke (Frauen-) - AG Sucht - Kontakt- u. Informationsstellen: KISS, NAKOS, SEKIS u.a. - ...

Abb.22: Maßnahmen und Angebote zur Bewältigung der A.n. [P.Delesen 1994] I=Einrichtungen, II=konkrete Einrichtungen, III=Austausch, Fortbildung, Zusammenschluß, Zusammenarbeit

<table>
<tr><th>WEITERE MÖGLICHKEITEN</th><th>ERGÄNZENDE U. UNTERSTÜTZENDE ANGEBOTE</th></tr>
<tr><td>• Kurse im Bildungsbereich (Erwachsenen-/Frauenbildungsstätten)
• Briefliche Beratung (briefing)
• Bibliotheken, Büchereien
• Presse
• Radio/Rundfunk
• Fernsehen/Videocassetten
• Graue Literatur
• Vertrauenspersonen (im Betrieb, in Schulen, ...)
• Alternative Medizin u. Naturheilkunde
• Toncassetten
• ...</td><td>• SHG für "Gesundheit"
• SHG u. Initiativen, die nicht unmittelbar in Beziehung zur A.n. stehen
• Kurse im Bildungs- und Freizeitbereich
• Angebote versch. Institutionen (Krankenkassen, Gesundheitswerkstatt, Rehabilitationseinrichtungen, ...)
• Angebote von Vereinen (z.B. CALLA: Verein zur Förderung der Lebensqualität von Frauen mit Suchtproblemen, ...)
• ...</td></tr>
<tr><td>- Gesprächsgruppen für Frauen mit Eßstörungen
- Yoga-Kurse für Eßsüchtige
- Vorträge/Diskussionen
- TS (Telefonseelsorge)
- Notruf für Suchtgefährdete
- Gesundheits-Service-Büro/Telefon
- Fachliteratur, Periodika, (Auto-)Biographien
- Anleitung zur Selbstanalyse
- Berichte über Veranstaltungen, Institutionen, ...
- Sendungen in den Massenmedien, Video-Filme
- Grauen Literatur von Vereinen, Institutionen
- Drogen- u. VertrauenslehrerIn
- Toncassetten zu Entspannungstechniken speziell bei A.n.
- ...</td><td>- Co-Dependents-Anonymous (Co-DA)
- Emotions-Anonymous
- SHG für Überlebende (sexuell mißbrauchte Frauen)
- Kurse: Entspannungstechniken (Yoga, A.T., Progressive Relaxation, ...)
Körperarbeit (Atemtherapie, Reiki, ...)
Kreativität (Mal-, Musik-, Gestaltungsgruppen, ...)
- Ernährungsberatung, Haushaltsführung
- SchuldnerInnenberatung
- Selbsterfahrungsgruppen
- ...</td></tr>
<tr><td>- Information und Beratung zu innerbetrieblichen Präventionsmöglichkeiten, Schulung von MitarbeiterInnen mit Personalverantwortung sowie der ArbeitnehmerInnenvertretung im Umgang mit Betroffenen im Betrieb
- Fortbildungen, Tagungen, Kongresse, Symposien
- Publikationen, Veröffentlichungen, Tagungsreader
- ...</td><td>- SH-Messe, Gesundheits-, Aktiv-, Frauenmesse
- inter-/nationale Treffen der SHG
- Fortbildungen, Tagungen, Kongresse, Symposien
- Publikationen, Veröffentlichungen, Tagungsreader
- Zusammenarbeit, -schluß der SHG: NAKOS; KISS; SEKIS, ...
- Netzwerke
- ...</td></tr>
</table>

nervosa ..." 1991, S.4). Das bundesweite Treffen sollte Möglichkeiten und Grenzen der Selbsthilfe aufzeigen. Neben dem Erfahrungsaustausch über Erkenntnisse in der Gründung und Betreuung von Selbsthilfegruppen wurde 1991 überlegt "..., ob Bedarf für eine Organisationsform besteht, wie es sie beispielsweise in den USA als BASH (Bulimia and Anorexia Self-Help) bereits gibt ..." ("Anorexia and Bulimia nervosa ..." 1991, S.4).

Da die finanzielle Absicherung der Selbsthilfeambulanz nicht gewährleistet werden konnte, mußte die Arbeit nach zwei Jahren (zum 1.5.1993) eingestellt werden (Bad Pyrmonter Selbsthilfe-Rundbrief, 8. Ausgabe, April 1993).

Der obere Teil der Abbildung 22 (I und II) gibt Einblick in das breit gefächerte Spektrum bestehender Hilfsangebote.

Einige Einrichtungen stehen untereinander in enger Verbindung, arbeiten zusammen oder/und stellen sowohl stationäre als auch ambulante Hilfsangebote bereit.

Die Selbsthilfegruppen für (Selbst-)Betroffene können engverzahnt mit ambulanten oder/und stationären Einrichtungen organisiert und konzeptualisiert sein, gänzlich unabhängig arbeiten oder beispielsweise von einer Institution des Bildungsbereiches angeboten werden.

Da die Grenzen zwischen den Maßnahmen nicht eindeutig zu ziehen sind und die Hilfen oft voneinander bedingt (zeitlich parallel, überschneidend oder nacheinander) angeboten werden, sind die Verbindungen durch horizontale Pfeile und die durchlässigen Grenzen durch gestrichelte Linien symbolisiert.

Durch Informations- und Erfahrungsaustausch, durch Fortbildungen, Zusammenarbeit und Koordination, durch (inter)nationale Fachtagungen und Publikationen werden Modifikationen bestehender Hilfsangebote und die Entwicklung neuer, noch zu erprobender Maßnahmen ermöglicht (siehe Abb. 22, III).

Ergänzend sei darauf hingewiesen, daß die Arbeit in den Präventionsfeldern Schulen, Kirchengemeinden, Vereine, Beratungsstellen, Einrichtungen der sozialpsychiatrischen Dienste, Jugendorganisationen, Problemsprechstunden, Einrichtungen der Jugend-, Erwachsenen- und Familienbildung, Selbsthilfegruppen, MultiplikatorInnenarbeit und anderen mehr, nicht zu unterschätzen ist (siehe bezüglich Suchtvorbeugung, Prävention DINSLAGE 1986; HARTEN 1987a, b; HURRELMANN 1992; Jugendamt Nürnberg 1992; KRÜGER 1992; LEHMANN 1984; LITTICH 1989; STEINGRÜBER 1977; Synanon o.J.; ZIMMER-HÖFLER 1988).

In Düsseldorf versuchen die Prophylaxe-MitarbeiterInnen der Fachambulanz und der Drogenberatung gemeinsam, in der Schule mit LehrerInnen, Eltern und SchülerInnen suchtpräventiv zu arbeiten (Neue Wege in der schulischen Suchtvorbeugung o.J.). Die Ziele sind eher allgemein gehalten, das heißt sie sind nicht auf eine *Droge*, *Sucht* beziehungsweise auf symptomatisches Verhalten ausgerichtet. Während diese Form der schulischen Suchtvorbeugung nicht ausschließlich eine Abhängigkeit thematisiert, nicht nur aufklärt und abzuschrecken versucht, sondern unterstützend arbeiten will, arbeitet "KESS" (Kontakt & Beratungszentrum bei Ess-Störungen Düsseldorf) eher symptomorientiert. In ihrem Jahresplaner 1993/94 steht zu lesen:

> Die angebotenen Unterrichtseinheiten von jeweils 1 1/2 Stunden umfaßt (sic!, P.D.) folgende Themen:
> - Sensibilisierung für das eigene Körpergefühl
> - Was ist zu 'dick' was zu 'dünn'?
> - Woher nehme ich meine Idealvorstellungen
> - kritische Auseinandersetzung mit den Medien
> - Aufklärung über Folgen und Symptomatik von Ess-Störungen
> - Verbreitung und Ursachen
> - Welche Möglichkeiten der Hilfe gibt es?
>
> (KESS 1993)

Ein Rezept kann an dieser Stelle nicht folgen. Es sei nur an die Erfahrung von HILDE BRUCH erinnert:

> Es ist nicht ungewöhnlich, von jungen Mädchen zu erfahren, daß sie ein Interesse daran bekunden, 'es zu versuchen', nachdem sie einen Film über *Anorexia* gesehen haben oder wenn sie im Rahmen ihrer Studien mit einem wissenschaftlichen Projekt in Biologie zu tun bekommen. (BRUCH 1990, S.19)

5.4 Stationäre und ambulante Behandlung

Eine stationäre Behandlung kann in einer medizinischen Einrichtung, einer psychosomatischen Klinik oder in einer Sucht(Fach)-Klinik durchgeführt werden. Ambulante Hilfen werden wesentlich von Tag(es)kliniken, Fachambulanzen, Praxen, Psychosozialen, Jugend- und Drogenberatungsstellen als auch autonomen Frauenberatungsstellen geleistet (siehe Abb. 22).

Die Frage, ob eine stationäre oder eine ambulante Behandlung indiziert ist, kann nicht pauschal beantwortet werden. Man geht vielmehr davon aus, daß in jedem individuellen Fall entschieden werden muß, ob die eine oder andere Maßnahme ratsam erscheint (BUCHBORN 1987; GERLINGHOFF, BACKMUND 1989, S.94).

THOMÄ befürwortet die Zusammenarbeit von InternistInnen, PsychotherapeutInnen unter Einbeziehung von *Schwestern*.

> Es scheint mir wichtig zu sein, hier offen auszusprechen, daß strukturelle und personelle Mängel es in Wirklichkeit an den meisten Inneren und Pädiatrischen Kliniken nicht zulassen, dieses kombinierte Behandlungsverfahren bei der A.n. durchzuführen. Auch die immer notwendige ambulante Fortsetzung der Psychotherapie scheitert in den meisten Fällen daran, daß niedergelassene, psychotherapeutisch tätige Ärzte fehlen oder Patienten vorziehen, die eine Behandlung von sich aus wünschen, während die A.n.-Kranken über einen sehr langen Zeitraum widerwillig bleiben. (THOMÄ 1981, S.265)

Die meisten ambulant praktizierenden TherapeutInnen ziehen eine ambulante Methode grundsätzlich vor (LEIBOLD 1987, S.95; MINUCHIN, ROSMAN, BAKER 1981, S.133; SELVINI PALAZZOLI 1984, S.141). Aber auch stationär behandelnde TherapeutInnen verfolgen diesen Grundsatz (MEERMANN, VANDEREYCKEN 1987, S.89).

BRUCH warnt vor kurzen Einweisungen in Kliniken mit Personal ohne spezielle Kenntnisse im Umgang mit an A.n. Erkrankten. Diese Einweisungen "... können so viele Probleme erzeugen, wie sie zu lösen suchen ..." (BRUCH 1982, S.116).

Wenn der Ernährungszustand derartig lebensbedrohlich ist, so daß eine Einweisung unabwendbar erscheint, zieht BRUCH eine Hospitalisierung in eine medizinische Einrichtung vor, in der einE InternistIn die Gewichtszunahme überwacht. "... Ich versuche zu verhindern, daß Patientinnen an psychiatrische Einrichtungen überwiesen werden, vor allem an solche, in denen die Grundbehandlung aus einem Programm rigider Verhaltensmodifizierung zum Zwecke der Gewichtszunahme besteht ..." (BRUCH 1990, S.29).

FRANKE wehrt sich gegen die sich bildende allgemeine Meinung, die auch in *Lehrbüchern* kolportiert wird: In leichten Fällen ambulant behandeln, in schweren Fällen einweisen [siehe beispielsweise DIEPOLD 1986; LEIBL, BRUNNER, GREITEMEYER, die als ein Indikationskriterium "... die Schwere des Krankheitsbildes ..." anführen (LEIBL, BRUNNER, GREITEMEYER 1988, S.187)].

> [...] die Aschenputtel-Gleichung 'Die schweren Fälle in die stationäre, die leichten in die ambulante Therapie' gehört in den Topf der falschen Indikationsregeln. Sie ist nicht nur unzureichend, sondern wird [...] eindeutig widerlegt. In ambulanten Stichproben tauchen Patient*innen* auf, die mehrere erfolglose stationäre Aufenthalte hinter sich haben - und vice versa. Der Weg anorektischer Frauen und Männer durch die therapeutischen Institutionen ist noch unbekannter als ihr Weg durch die Krankheit. Und selbst diesen bezeichnete *Crisp* (1980) als so geheimnisumwittert und unerforscht wie einen Elefantenfriedhof. (FRANKE 1988, S.162)

Nach FRANKE (1988, S.158) wird insbesondere BRUCH in Lehrbüchern als Kronzeugin für die oben genannten Indikationsregel angeführt. BRUCH spricht zwar von der "... Tradition anzunehmen, es sei das beste, diese Patientinnen außerhalb ihrer Familie zu behandeln ..." [BRUCH 1982, S.116; Zu erinnern ist auch an MORTON, der schon damals die Trennung seiner anorektischen Patientinnen von der Familie als hilfreich und ratsam erachtete (Kapitel 2)], führt diese Aussage jedoch im Anschluß daran dahingehend aus, daß eine Entscheidung abhängig von den individuellen Umständen sei (Alter, Schweregrad, Dauer, emotionales Klima in der Familie, Krankenhauskonzept und -qualität). Wenn allerdings eine Trennung von der Familie als sinnvoll erachtet wird, kann die Unterbringung auf verschiedene Weise gestaltet werden (beispielsweise in einem Internat oder Wohnheim), so daß dennoch eine ambulante Behandlung ermöglicht wird.

FRANKE stimmt mit der Meinung und der Erfahrung von SELVINI PALAZZOLI (1984, S.141) und MEERMANN, VANDEREYCKEN (1987, S.89) überein, daß die Angst der ambulant tätigen TherapeutInnen ein wesentliches Kriterium für die Hospitalisierung ihrer Klientinnen sei. Sie fügt ergänzend hinzu, daß die Entscheidung über die Alternative *stationäre oder ambulante Therapie* sehr viel damit zu tun hat, wieviel Kontrolle die TherapeutInnen ausüben wollen oder müssen. Es gibt neben dem Motiv der Angst, so FRANKE, auch ein "... Bedürfnis, zu kontrollieren, Macht auszuüben ..." (FRANKE 1988, S.162).

Eine Indikation für eine Hospitalisierung besteht nach GERLINGHOFF, BACKMUND und MAI "... bei gravierenden somatischen und psychischen Befunden, bei einer Chronifizierung der Symptomatik oder gescheiterten Vorbehandlungen ..." (GERLINGHOFF, BACKMUND, MAI 1988, S.167). Als Kriterien, die in Vorgesprächen zu überprüfen sind, nennen GERLINGHOFF und BACKMUND

> [...] - ein schlechter psychischer oder körperlicher Zustand,
> - Dauer der Erkrankung über mehrere Jahre,
> - gescheiterte ambulante Behandlung,
> - unerträgliche Spannungen in der Familie,
> - der Wunsch, ohne Familie zurechtzukommen, oder
> - die Überzeugung, in einer stationären Behandlung besser aufgehoben zu sein als in einer ambulanten, aus welchen Gründen auch immer.
> (GERLINGHOFF, BACKMUND 1989, S.94; siehe auch die Kriterien nach FEIEREIS 1989, S.113 und ERPEN 1990, S.158f)

Mit den "... unerträglichen Spannungen in der Familie ..." werden vor allem auch seelische, körperliche und sexuelle Mißhandlungen gemeint sein, auch wenn die AutorInnen diese nicht explizit aufführen.

Den Gewichtsverlust unterteilt BRUCH in zwei Phasen. In der ersten Phase verliert die Heranwachsende an Gewicht. Dieser Verlust steht in Beziehung zu den psychischen Problemen, die innerhalb einer Psychotherapie erschlossen werden können. Ab einem gewissen Schweregrad der Unterernährung tritt eine Beeinträchtigung der psychologischen Funktionen ein. Diese Folgen stellen die Nützlichkeit einer Psychotherapie in Frage. Die meisten magersüchtigen Frauen seien in der Lage, eine Erklärung diesbezüglich zu akzeptieren und nehmen soweit zu, daß der toxische Einfluß der Unterernährung einem normalen psychischen Zustand weicht.

Im Falle einer akuten Lebensbedrohung - zum Beispiel durch das Aufrechterhalten eines toxischen Zustandes - hält BRUCH eine stationäre Behandlung für indiziert (BRUCH 1990, S.30).

Nicht nur eine Auszehrung kann sich als lebensbedrohlich erweisen. Auch Störungen des Elektrolythaushaltes, die insbesondere durch Erbrechen oder/und Diuretika-

oder/und Abführmittelmißbrauch hervorgerufen werden, können sich gefährlich auswirken (KINZL, BIEBL 1989, S.171). (Es ist ebenso möglich, intravenöse Infusionen für das Elektrolytgleichgewicht und für die Flüssigkeitszufuhr ambulant zu geben; nach Aussagen einer Selbstbetroffenen, P.D.)

VertreterInnen des systemischen Ansatzes halten eine Hospitalisierung für kein zwingendes Erfordernis (MINUCHIN, ROSMAN, BAKER 1981, S.133; SELVINI PALAZZOLI 1984, S.141). Dennoch können ÄrztInnen aus medizinischen Erwägungen oder/und TherapeutInnen aus strategischen Überlegungen Gründe für eine Hospitalisierung vertreten. Eine Entscheidung treffen die ÄrztInnen und TherapeutInnen miteinander, die sie der Familie gemeinsam mitteilen. Im Falle einer Hospitalisierung übernehmen die ÄrztInnen die Verantwortung bis zu dem Zeitpunkt, an dem eine Familientherapie möglich erscheint (MINUCHIN, ROSMAN BAKER 1981, S.133ff).

Eine ambulante Therapie ist immer möglich.

> Tatsächlich ist es so, daß die ambulante Behandlung auf die eine oder andere Art und Weise immer möglich ist, was aber nicht bedeuten soll, daß sie auch immer potentiell erfolgreich sein muß. Es ist ein Leitprinzip, daß die ambulante Therapie der Anorexia nervosa immer versucht werden sollte, es sei denn, daß uns Notfallsituationen dazu zwingen, eine Krankenhauseinweisung vorzunehmen oder falls wir gewichtige Gründe dafür haben, eine stationäre Behandlung vorzuziehen. (MEERMANN, VANDEREYCKEN 1987, S.100)

Besonders in der Situation, in der die Patientin oder/und ihre Eltern einer stationären Behandlung nicht zustimmen, kann über ambulante Maßnahmen für eine eventuell notwendige Einweisung motiviert werden.

LEIBOLD schlägt eine konträre Strategie vor. Er empfiehlt trotz aller Bedenken, "... die Psychotherapie für einige Zeit in der Klinik durchzuführen. Ihr Ziel muß zunächst vor allem darin bestehen, den Kranken zur freiwilligen Teilnahme an der Behandlung zu motivieren; sobald das gelungen ist, kann die Therapie ambulant fortgesetzt werden ..." (LEIBOLD 1987, S.95).

SELVINI PALAZZOLI gibt zu bedenken, daß "... wenngleich die Hospitalisierung der Patientin körperlich zugute kommen mag, [...] sie eine menschliche Beziehung zerstören [kann], die wahrscheinlich eine weitaus entscheidendere, tieferreichende Wirkung hat ..." (SELVINI PALAZZOLI 1984, S.141). Sie hat die Erfahrung gemacht, daß eine positive therapeutische Beziehung aufgebaut werden kann "..., wenn man nur angesichts dramatischer Gewichtsverluste nicht in Panik gerät und das Risiko eingeht, die Patientin nicht ins Krankenhaus zu bringen, obwohl es die Angehörigen fordern ..." (SELVINI PALAZZOLI 1984, S.141).

Die kombinierte psycho-somatische Intervention, die das Arzt-Therapeutin-Ehepaar KLESSMANN anwendet, erweist sich als ein geeignetes "... Gegen-System ..."

(KLESSMANN, KLESSMANN 1988, S.88) zum paradoxen anorektischen System: *Werde erwachsen und bleibe unser liebes Kind!*

> Die Angst vor einer Separation (= werde erwachsen) läßt nicht nur die Kranken, sondern auch die Angehörigen häufig vor dem - äußeren - Trennungsschritt einer Stationär-Therapie zurückschrecken. Insofern ist für sie das ambulante Vorgehen das kleinere Übel. (= Ihr könnt Euer liebes Kind behalten.) Dabei wird übersehen, daß wir die eigentliche, die innere Separation ja genauso anstreben. (KLESSMANN, KLESSMANN 1988, S.88; siehe auch KLESSMANN, KLESSMANN 1983)

Es sprechen vielfältige Überlegungen für eine ambulante Behandlung beziehungsweise für die Entwicklung ambulanter Behandlungskonzepte und *Kurztherapien* (Kurz-Familientherapie mit der *Zauberer von Oz*-Methode 1986; SEGAL 1983; DE SHAZER, BERG, LIPCHIK, MUNALLY, MOLNAR, GINGERICH, WEINER-DAVIS 1986; WATZLAWICK, COYNE 1979) der Magersucht:

- neue Möglichkeiten der Behandlung. Traditionelle Arzneimittel und Therapiekonzepte, die bei anderen Abhängigkeiten wirken, helfen bei der A.n. nicht. "... Nur neue Behandlungsformen, Psychoanalyse und Verhaltenstherapie sowie Methoden des Psychodramas, der Gestalt- und Körpertherapie können nach Ansicht von Fachleuten Eß- und Magersüchtige von ihrer 'stummen Alltagsqual' befreien ..." (REHN 1992).
- Überlastung der stationären Kliniken, da das Auftreten oder/und die Diagnose der A.n. und andere Eßstörungen angestiegen ist.
- Der vertraute Kontext (Eltern, Geschwister, Schule, FreundInnen ...) läßt die (Selbst-)Isolation nicht oder nur in einem geringen Maße zu.
- Das Selbsthilfepotential der Familie kann evaluiert, geweckt, mobilisiert werden.
- Gesundheitspolitisch gesehen sind die Kosten sehr viel geringer.
- Die systemische Therapie, die mit Hilfe von Hausaufgaben (etwa paradoxen Interventionen oder Ritualen) diskontinuierliche Veränderungen zwischen den einzelnen Sitzungen bewirkt, ermöglicht dem System (Familie) eine weite Anreise zuzumuten (VON VILLIEZ 1984, S.202f).

5.4.1 Stationäre Maßnahmen

Aus einem oder mehreren der oben angeführten Motiven kann eine stationäre Überweisung durchaus ihre eigenen positiven Indikationen haben.

Ein wesentlicher Vorteil der Hospitalisierung ist die Entflechtung aus dem familiären Umgang. Da in vielen Familien die Heranwachsenden in das Verhältnis der Eltern mit einbezogen werden, kann der Klinikaufenthalt für diese Jugendlichen einen neuen Ausgangspunkt für eine allmähliche Entwicklung ihrer Unabhängigkeit darstellen. Für die Eltern bedeutet die Zeit eine Möglichkeit der Ausspannung und Freiheit von Verantwortung (für das Kind).

Sexuelle Übergriffe und Mißhandlungen werden in der Literatur bezugnehmend auf eine Hospitalisierung selten thematisiert.

Andererseits sind Versuche unternommen worden, in einem Aufnahmebogen einer Klinik nach sexuellen Übergriffen zu fragen (persönliche Mitteilung, P.D.). Es ist aus unterschiedlichen Gründen und Motiven zu bezweifeln, ob eine wahrheitsgetreue, ehrliche Antwort zu diesem Zeitpunkt in einem Fragebogen möglich ist.

Während im stationären Rahmen die Veränderung des symptomatischen Verhaltens im Vordergrund steht, bildet die tiefergehende, längerandauernde Psychotherapie und Familientherapie eher den Schwerpunkt ambulanter Maßnahmen.

> Die eigentliche stationäre Therapie umfaßt drei Bereiche: Zum einen geht es darum, *Handlungsalternativen* zum problematischen Verhalten (Freßanfälle und Erbrechen) zu finden, zum zweiten steht eine *Änderung des Selbstkonzepts* im Hinblick auf Gewicht und Figur zur Diskussion, und letztendlich werden *Selbstkontrollverfahren* zur Unterbrechung des Teufelskreises Freßattacke/Erbrechen notwendig. (LANGLOTZ-WEIS 1985, S.74)

In der stationären Behandlung werden durchweg (individuell zusammengestellte) Kombinationen aus folgenden Trainings- und Therapieformen angeboten:

- Verhaltenstherapeutische Essensprogramme, Selbstkontrolle (inklusive Genußtraining);
- Ernährung und Diät; Ernährungsberatung, Ernährungsprotokolle und -Tagebücher;
- Medikamentöse Therapie; Psychopharmaka;
- Gesprächspsychotherapie: Einzel- und Gruppengespräche (tiefenpsychologisch, kognitiv, klientenzentriert, verhaltenstherapeutisch orientiert);
- Kognitve Umstrukturierung mit Hilfe feministischer Ansätze (zum Beispiel ORBACHs Anti-Diät);
- Psychodrama;
- Körperwahrnehmungstherapie; körperorientierte Selbsterfahrung;
- Sport- und Bewegungstherapie (Feldenkrais-, Tanztherapie und andere);
- Entspannungstraining (Autogenes Training, Progressive Muskelrelaxation nach JACOBSON und weitere);
- Assoziative Mal- und Gestaltungstherapie;
- Musiktherapie;
- Videoaufnahmen (insbesondere aufgrund von Körperschemastörungen);
- Selbsthilfe;
- Selbstsicherheitstraining;
- Soziale Maßnahmen;
- Familientherapie;

- Angehörigengruppen
(BRUNNER 1987, S.93ff; FEIEREIS 1989, S.109ff; GERLINGHOFF, BACKMUND 1989, S.110ff; GERLINGHOFF, BACKMUND, MAI 1988, S.176ff; GRIMM 1989; LANGLOTZ-WEIS 1985, S.73ff; LECHLER 1987, S.99ff; LEIBL, BRUNNER, GREITEMEYER 1988, S.187ff; UTZ, SCHEINER 1987, S.109ff; UTZ, STORCH 1988).

Stationäre Behandlung soll dabei

> [...] - so transparent wie möglich für die Patientinnen und ihre Familien sein;
> - sich auf allgemeine und klare Prinzipien oder Regeln stützen, während es noch flexibel genug bleibt, um sich den verändernden Bedürfnissen des Individuums anzupassen;
> - sich auf die eine oder andere Art und Weise auf das Körperbild und das Selbstkonzept der Patientin konzentrieren;
> - Gruppendynamik als ein wirkungsvolles therapeutisches Instrument benutzen;
> - die Familie so viel wie möglich in den therapeutischen Prozeß mit einbeziehen;
> - eine kontinuierliche Fortsetzung der Therapie nach der Entlassung aus dem Krankenhaus garantieren;
> - regelmäßig bezüglich seiner sofortigen und späteren, positiven und negativen Effekte bewertet werden. (MEERMANN, VANDEREYCKEN 1987, S.123)

Abhängig von den Zielen, Kombinationsmöglichkeiten der stationären Maßnahmen, der Klinikausrichtung und anderen Aspekten werden Aufenthalte von vier Wochen bis durchschnittlich drei bis vier Monaten angegeben (GERLINGHOFF, BACKMUND 1989, S.110; KÖHLE, SIMONS 1986, S.623; LEIBL, BRUNNER, GREITEMEYER 1988, S.190).

5.4.2 *Ambulante Maßnahmen*

Wie bereits erwähnt, stehen bei ambulanten Maßnahmen die tiefergehende und längerandauernde Psychotherapie als auch Familientherapie im Vordergrund.

Je nach Schwere und Dauer der A.n. und abhängig von der Wahl der ambulanten Maßnahmen und Methoden kann die ambulante Phase ein bis drei Jahre fortwähren (GERLINGHOFF, BACKMUND 1989, S.116). Der Gesundungsprozeß kann im Einzelfall jedoch wesentlich länger ausfallen.

Die ambulante Form der Behandlung kommt der Eigenverantwortung der Patientinnen bei der Bewältigung ihrer Krankheit entgegen, da sie von Anfang an mehr persönliche Freiheit zuläßt und den Alltag mit einbezieht.

In die Tagklinik kommen die anorektischen Frauen bereits frühmorgens und verbringen dort ihren Tag mit Einzel- und Gruppengesprächen, Körpertherapie, Entspannungsübungen und freizeitorientierten Aktivitäten. Geschwistergruppen und Familiengruppentherapie ergänzen das Angebot in einigen Tagkliniken (Wenn Hungern zur Leistung wird 1992).

Das Essen spielt zwar eine große Rolle aber nicht die entscheidende. Das Ernährungsverhalten wird meist mit verhaltenstherapeutischen Programmen und Selbstkontrollübungen (neu) erlernt. Dabei umfaßt das Ernährungsprogramm Tätigkeiten wie beispielsweise das Anfertigen von Ernährungsprotokollen, Einkaufsgänge erledigen und Nahrungszubereitung.

Niedergelassene TherapeutInnen, PsychologInnen, ÄrztInnen bieten je nach Ausbildung und theoretischer Orientierung entsprechende Maßnahmen in Einzel- und Gruppenform an. Dazu zählen beispielhaft Maltherapie, Musiktherapie, Psychodrama, Gesprächspsychotherapie, kognitive Umstrukturierung.

Viele Drogen-, Frauen- und psychosoziale Beratungsstellen haben therapeutische Einzel- und Gruppengespräche in ihrem Angebot oder/und können Kontakte zu systemischen FamilientherapeutInnen oder entsprechenden Institutionen vermitteln.

5.5 Selbsthilfe

Selbsthilfegruppen sind weder Ersatz für eine Therapie noch sind sie selbst eine. Sie können vielmehr unterschiedliche Ziele und Funktionen für die jeweiligen Teilnehmerinnen oder/und für die Gesamtgruppe erfüllen:

- Die (Selbst-)Betroffenen können (gemeinsam) einen Weg in die Therapie suchen (Klärungsphase).
- Die Gruppe kann als Motivationsgruppe konzipiert sein.
- Sie kann unterstützend zur (ambulanten) Therapie angeboten werden.
- Sie kann nachsorgend wirksam werden um poststationären Rückfällen vorzubeugen, den *Vorfall Rückfall* aufzuarbeiten (zum Thema Rückfallprophylaxe siehe SCHNEIDER 1992a, b; SIMON, WEBER 1992), soziale Fähigkeiten zu erweitern und stationäre Therapiezielbereiche mit Unterstützung der Gruppe selbständig weiterzuentwickeln.

Die Gruppentreffen ermöglichen einen Erfahrungsaustausch, gegenseitige Unterstützung, gemeinsame Unternehmungen, Freizeitaktivitäten und vieles mehr. Dabei ist es vor allem wichtig, nicht mehr allein zu sein und stattdessen seelischen Halt durch die Gruppe zu erlangen. Die Selbsthilfegruppe stärkt das Selbstvertrauen und stützt die ersten Versuche, gewohnte Verhaltensweisen durch neue zu ersetzen. Insbesondere die Erfahrung, daß es den anderen Teilnehmerinnen in vielem ähnlich geht, kann dazu ermutigen, offener, vertrauter und zuversichtlicher zu (inter)agieren. Diese Erfahrung kann wiederum einer (Selbst-)Isolation entgegenwirken.

MEERMANN und VANDEREYCKEN machen auf die Gefahr aufmerksam, daß sich die Gruppenteilnehmerinnen gegenseitig in ihrer Identität als (nur) Anorektikerin bestärken. Eine andere Gefahr läge in der Flucht in die Gesundheit oder eine sich anbahnende Abhängigkeit von der Selbsthilfegruppe (MEERMANN, VANDEREYCKEN 1987, S.118).

Eine Selbsthilfegruppe bietet ihren Teilnehmerinnen einen großen Raum an Selbstverantwortung und die Möglichkeit diese einzuüben.

- Jede vertritt sich selbst in der Gruppe und lernt dadurch Verantwortung für sich zu übernehmen.
- Jede bestimmt über sich und ihr Handeln selbst.
- Alle Teilnehmerinnen sind gleichgestellt (ohne Leiterin).
- Die Selbsthilfegruppe entscheidet in eigener Verantwortung gemeinsam über alle sie betreffenden Themen, Fragen und Angelegenheiten.
- Beziehungen können in der Gruppe aufgebaut werden, ohne durch das symptomatische Verhalten bedingt und bestimmt zu werden.
- Alles in der Gruppe Besprochene bleibt in der Gruppe und wird nicht nach außen getragen.

Die zugrundeliegende Struktur der Sitzungen ist abhängig von der Konzeption der jeweiligen (organisierten) Selbsthilfegruppe. Viele *nicht-organisierte* Selbsthilfegruppen beginnen und schließen mit einem *Blitzlicht.* Die Themenfindung ergibt sich aus der anfänglichen Runde (siehe Kapitel 5.2).

Die ANAD-Selbsthifegruppen geben den Sitzungen mit den von ihnen erarbeiteten acht *Steps* einen Rahmen.

Die Overeaters-Anonymous (OA) und die Overeaters-Anon Familiengruppen (O-Anon) verfolgen - angelehnt an das Konzept der Anonymen Alkoholiker (AA) - ein 12-Schritte-Programm.

> ***Erster Schritt***
> **Wir gaben zu, daß wir unserem zwanghaften Eßverhalten gegenüber machtlos waren und unser Leben nicht mehr meistern konnten.**
>
> ***Zweiter Schritt***
> **Wir kamen zu dem Glauben, daß eine Macht, größer als wir selbst, uns unsere geistige Gesundheit wiedergeben kann.**
> **(B. 1990, S.6)**

Das Heilsame des ersten Schrittes insbesondere besteht darin, daß die dualistische Spaltung in bewußten Willen oder *Selbst* und den Rest der Persönlichkeit aufgebrochen wird. Diese Spaltung erzeugt nicht nur die Sucht, sondern bildet auch die Grundlage vieler menschlicher Probleme im Umgang mit der Natur, mit anderen und sich selbst: Die Trennung in einen Teil, der kontrollieren will (muß) und einen Teil, der kontrolliert werden soll (muß).

Mit dem zweiten Schritt sprechen die *Anonymen Eßsüchtigen* den Aspekt an, in wen oder was ein Mensch Vertrauen finden kann, wenn dieser den Anspruch auf Kontrolle aufgibt (BATESON 1981, S.400-435). Die Bedeutung der Erkenntnis der Illusion der Kontrollierbarkeit der Sucht haben die *Anonymen* erkannt. Die Vertreterinnen dieser Weltsicht, die die Sucht akzeptieren und Abstinenz und Nüchternheit leben, folgen dem Integrationsparadigma (siehe Exkurs: Prozeßphantasien ...; LIEB 1990).

Viele (Selbst-)Betroffene lehnen das Programm ab, da die Rede von einer *höheren Macht* und *Gott* ist. Dies legt nahe, daß es sich um ein religiöses Programm handelt. Die *anonymen* Gruppen betonen dagegen den nicht-religiösen, sondern spirituellen Charakter. BILL. B. beschreibt in seiner Autobiographie:

> Entscheide dich, welchen Gott du haben willst! Lange Zeit waren dein(e) PartnerIn, deine Eltern oder deine Kinder 'Gott' für dich; auch Nahrung hast du zu deinem Gott gemacht. Daher sollte es eigentlich kein Problem für dich sein, einen Gott anzunehmen. Warum läßt du nicht etwas Lohnendes dein Gott sein? Versuche es einfach, erfinde deinen eigenen, persönlichen Gott! Dann *kannst* du deinen Willen und dein Leben der Sorge dieses Gottes übergeben. Gott kann etwas unwahrscheinlich Wundervolles sein! Sei gewiß: Das ist der Weg. (B. 1990, S.57; siehe auch CHRISTIAN, JOHNSON 1988, S.147f)

Meist ist der Besuch einer Selbsthilfegruppe kostenlos, sieht man von den anfallenden Kosten von Literatur und Kopien und eventuell enstehenden Mietkosten für die Räumlichkeiten ab.

Für die Anleitung der ersten zehn Sitzungen nehmen einige Organisationen Geld. *Dick und Dünn* (Berlin) nahmen beispielsweise DM 250,00 (persönliche Mitteilung einer ehemaligen Teilnehmerin). Für eine von zwei Mitarbeiterinnen begleitete Selbsterfahrungsgruppe über ein Jahr nahmen die gleichen Veranstalterinnen DM 40,00 pro Sitzung und Teilnehmerin (ein Informations-Flugblatt liegt vor, P.D.).

Auf die Konzepte anderer Selbsthilfegruppen kann in dieser Arbeit nicht im einzelnen eingegangen werden. Die interessierten LeserInnen seien verwiesen auf A., S. 1987; ANONYME EBSÜCHTIGE 1987; "Anorexia und Bulimia nervosa ..." 1991, 1992; BAUM 1987; CINDERELLA 1987; DICK UND DÜNN 1987; GRÜNEWALD-FAXEL 1991, S.95ff; IHNEN 1990; K. 1987; KISS 1987; LANGSDORFF 1985, S.143ff; LAROCCA 1991; MADER 1987a; MOELLER 1981; ORBACH 1979, 1984; SCHNEBEL 1987; SCHNEIDER 1991, S.175ff; ZERBICH 1987.

5.6 Weitere Möglichkeiten

Erwachsenenbildungsstätte (VHS, ASG, Efa und andere), Frauenbildungsstätte (Zülpich, Altenbücken, Verein zur Weiterbildung von Frauen und andere) bieten im Rahmen ihres Angebotes (Gesprächs-)Gruppen (JOOSTEN, BOSS 1987), Selbsterfahrungsgruppen und Vorträge an, die zum Teil als Bildungsurlaub besucht und angerechnet werden können.

Im Rahmen der Universität, der Lehrerfortbildung, in der Fort- und Weiterbildung der Städte und Kommunen und im Angebot von Ambulanzen (zum Beispiel Zentrum für Eßstörungen, Diakonie-Fachambulanz) werden Seminare, Vorträge und Tagungen angeboten, die sich an einen Personenkreis wenden, der professionell oder/und im persönlichen Umfeld mit Menschen mit Eßstörungen zu tun hat.

Frauenspezifische betriebliche Suchthilfe ist erst im kommen (DIOTALLEVI-VALENTINER 1989).

Viele Betroffene stehen anfänglich der Erkrankung ratlos und unwissend gegenüber. Bevor fachliche, ärztliche Hilfe in Anspruch genommen wird, wird meist zunächst eine andere Form der Hilfe gesucht: "... Literatur (60 Prozent), Ernährungsinformation (30 Prozent), Telefonberatung (16 Prozent) ..." (SCHMID, ENGELMOHR, MAIDHOF-SCHMID 1992, S.130).

Die Telefonseelsorge, der Notruf für Suchtgefährdete und andere telefonische Beratungsdienste bieten (Selbst-)Betroffenen und Interessierten die Möglichkeit eines Gesprächs, so daß ein erster Schritt aus der Isolation ohne Aufgabe der Identität erfolgen kann (siehe KRINGS 1990).

Eine ähnliche Funktion erfüllt das *Briefing* (FERSTL-RICHTER 1976; Institut für Tiefenpsychologie und Philosophie 1991, S.146f).

Ergänzend bieten Bücher, Periodika, graue Literatur, Rundfunk- und Fernsehsendungen Ratsuchenden und professionellen HelferInnen ein vielfältiges informatives Angebot.

Alternative Medizin, Naturheilkunde, BACH-Blüten (PETERSEN 1988), (NLP-) Cassetten und andere Behandlungsmethoden runden die weiteren Möglichkeiten ab.

5.7 Therapieansätze

Je nach Zuweisung überweisender Instanzen werden A.n.-Patientinnen entweder ausschließlich oder überwiegend einer somatischen Therapie unterworfen oder/und psychotherapeutisch behandelt (siehe zum Überweisungskontext SIMON, WEBER 1987b).

Es werden im folgenden die nachstehenden Ansätze dargestellt:

- somatisch orientierte Therapie,
- tiefenpsychologisch orientierte Therapie,
- verhaltenstherapeutische Maßnahmen,
- feministisch orientierte Maßnahmen und

- systemisch orientierte (Familien-)Therapie.

Das Kapitel wird abgeschlossen mit der Beschreibung

- integrativer therapeutischer Maßnahmen,
- von Gruppentherapie,
- medienunterstützter Maßnahmen und Angebote und
- von Tendenzen und Trends.

5.7.1 Somatisch orientierte Therapie

Bis in die sechziger Jahre bestand die stationäre Behandlung der A.n. aus psychoanalytisch orientierter Psychotherapie und unterschiedlicher Medikation. Nur wenige KlinikerInnen zwangen ihre Patientinnen zum Essen oder benutzten Sondenernährung. Durch die scheinbar gestützten Thesen (etwa von CRISP nach HOPPE 1982, S.67), daß Gewichtszunahme gleichzeitig psychische Anomalitäten vermindere, entstand ein Gefolge von rigiden inhumanen therapeutischen Vorgehensweisen wie beispielsweise das Regime von FRAHM, Elektrokrampfbehandlung und Leukotomie (operativer Eingriff in die weiße Gehirnsubstanz) (GERLINGHOFF, BACKMUND, MAI 1988, S.157; HOPPE 1982, S.67).

Ende der sechziger Jahre kamen Zweifel auf, ob eine Korrelation zwischen erzwungener Gewichtszunahme und Prognose besteht. Ein Zusammenhang sei nicht feststellbar zwischen einem durch Zwangsernährung erhöhten Körpergewicht und Faktoren wie emotionaler Stabilisierung, Hospitalverweildauer, Mortalität und späterer Prognose. Der Zweifel führte zur Entwicklung von Programmen, die die Unnötigkeit der (Sonden-)Zwangsernährung zeigen sollten und die auf Selbstkontrolle und freiwilliger Nahrungsaufnahme beruhten. Bei einigen Patientinnen schien/scheint diese Methode jedoch cotraindiziert zu sein.

Derartige Programme schlossen eine Medikation beispielsweise mit Chlorpromazin ein. Dieses Mittel gehört zu den Antihistaminika. Einige von ihnen können den Appetit vermehren und so zu einer Gewichtszunahme beitragen (KNICKENBERG, MEERMANN 1991, S.43; SENGUPTA 1988, S.70). Es handelt sich bei der A.n. jedoch keinesfalls um Appetitlosigkeit!

Es wurden ebenso Programme erstellt, die verhaltenstherapeutisch orientiert waren und bei denen die Nahrungsaufnahme überwacht wurde.

Der heutige Trend geht dahin, daß nur bei lebensbedrohlichen Zuständen zwangsernährt wird (Gewicht unter 35 % des ursprünglichen Gewichts/25 % Abnahme innerhalb von drei Monaten/Versagen anderer Interventionsmaßnahmen). Das Erreichen eines Gewichts im Normalbereich (nach dem BROCA-Index) wird nicht mehr allein angestrebt, sondern eine Veränderung der psychologischen und sozialen Komponenten, die das Fehlverhalten auslösten oder/und aufrechterhalten. Daher soll von Zwangsernährung abzusehen sein, wenn eine weitere Zusammenarbeit zwischen KlinikerIn und Patientin nicht erschwert oder ruiniert werden soll (HOPPE 1982, S.70).

Eine Liste von den in der Literatur behandelten medizinischen A.n.-Therapien erstellte HOPPE. Neben der oben erwähnten Zwangsernährung nennt er:

- Intravenöse-Ernährung,
- Totale Parenterale Hyperalimentation (unter Umgehung des Magen-Darm-Kanals nicht oral zu verabreichende Überernährung),
- Sondenernährung,
- Bettruhe,
- Leukotomie,
- Hypophysentransplantation,
- Elektroschock,
- Magenspülungen und
- Schilddrüsenhormone

(HOPPE 1982, S.72; siehe auch BRUCH 1991, S.303ff).

Vornehmlich im englischen Sprachraum wurde die stationäre Behandlung mit hochdosierten Pharmakotherapien kombiniert. In Deutschland wurde dieser Ansatz lediglich von FRAHM übernommen (FRAHM 1965, S.64ff; siehe dazu MEERMANN 1981c, S.170ff; SCHÜTZE 1980, S.31; STEINHAUSEN 1979b, S.251f; THOMÄ 1981, S.263). "... Das therapeutische Verfahren beruht auf folgenden Maßnahmen: 1. künstliche Ernährung über eine Magenverweilsonde, 2. hochdosierte Phenothiazinmedikation [Antihistaminika, zum Beispiel Chlorpromazin, P.D.] und 3. strenges Regime. Diese Behandlung hat sich bei allen Patientinnen zumindest in körperlicher Hinsicht als voll wirksam erwiesen ..." (FRAHM 1965, S.64).

Kein Versuch einer systematischen Pharmakotherapie hat bislang einen zweifelsfreien Erfolg erbracht. Infolgedessen hat sich bis zum gegenwärtigen Zeitpunkt keine allgemein anerkannte Pharmakotherapie durchsetzen können (GERLINGHOFF, BACKMUND, MAI 1988, S.163).

Auf die von HOPPE erstellte Liste angewandter Pharmakotherapien seien die medizinisch interessierten LeserInnen verwiesen (HOPPE 1982, S.75; siehe auch ERPEN 1990, S.161; GARFINKEL, GARNER, RODIN 1986, S.116ff; MEERMANN 1981c, S.170ff; SCHÜTZE 1980, S.31f; STEINHAUSEN 1979b, S.252).

Bis heute werden noch Versuche unternommen, *Wunderdrogen* herzustellen. Beispielsweise soll das Medikament *Prozac* gegen Depressionen, Übergewicht, Bulimie, Panikattacken, gegen das Prämenstruelle Syndrom und Nikotinabhängigkeit helfen (DEGEN 1990, S.8).

Auf die möglichen körperlichen und seelischen Gefahren einer (zu raschen) Auffütterung wird in der Literatur von verschiedenen Seiten hingewiesen.

> Erwähnt werden soll an diesem Ort lediglich die Gefahr von Aspiration [Eindringen von Flüssigkeiten oder festen Stoffen in die Luftröhre oder Lunge, P.D.] bei Sondenernährung, von Magendehnung bei zu schneller Fütterung mit möglicher Magenruptur [Magenbruch oder -riß, P.D.] sowie von Kreislaufzusammenbruch im Zusammenhang mit intravenöser Therapie. Weitere Risiken bestünden in der Wasserintoxikation [Krankheitsbild infolge einer Überschwemmung des Körpers mit großen Wassermengen durch Infusionen, P.D.] und Beeinträchtigung des kardiovaskulären Systems [Herz und Gefäße betreffend, P.D.] (Browning, 1977; Lucas u.a., 1976). Ferner wird die symbolische Bedeutung derartiger klinischer Therapiemassnahmen erörtert. Zugleich erfährt aber auch die Psychotherapie Kritik, insofern sie unbewusste Motive für die Selbstauszehrung aufdecken und die Abwehr gegen die Angst beseitigen will. Derartige Bemühungen würden das Essverhalten sehr wahrscheinlich unverändert lassen oder gar verschlechtern (Lucas u.a., 1976; Dally, 1969). (STEINHAUSEN 1979b, S.252f)

Gegen eine forcierte Normalisierung des scheinbar akut bedrohlichen Zustandes gegen den Willen der Patientin wenden GERLINGHOFF, BACKMUND und MAI ein, daß diese nicht so schnell verhungern, wie dies im DSM-III angegeben wurde (GERLINGHOFF, BACKMUND, MAI 1988, S.134; DSM-III 1984).

> Wir sind gegen eine künstliche Ernährung, weil wir wissen, daß eine solche Maßnahme fast immer nur gegen den Widerstand der Magersüchtigen erzwungen werden kann, die befürchten, dadurch jegliche Kontrolle über ihren Körper zu verlieren. Außerdem lernen die Patienten dadurch nicht, normal mit Nahrung umzugehen; dieses ist aber dringend erforderlich. Magersüchtige können nicht wieder wie von selbst übliche Nahrungsmittel essen, wenn sie es nur wollen. Auch bei extremem Untergewicht führen wir keine künstliche Ernährung durch, sondern motivieren unsere Patienten, stündlich Nahrung in kleinsten Mengen zu sich zu nehmen. (GERLINGHOFF, BACKMUND 1989, S.89)

Zwangsernährung kann diesen Argumenten zufolge durchaus als gefährlich angesehen werden. Daher ist in der Literatur nicht selten zu lesen, daß magersüchtige Patientinnen Hilfe *vor* der Zwangsernährung brauchen (DAHLKE 1989, S.149; LIEBS 1988, S.86).

MEYER und OTTE (nach MEERMANN, VANDEREYCKEN 1987, S.84) als auch OTTE und FREYBERGER (nach GERLINGHOFF, BACKMUND, MAI 1988, S.162) empfehlen im Gegensatz zur obigen Position routinemäßig jegliche A.n.-Behandlung mit Sondenernährung einzuleiten. Diese als Strafe und Abschreckung erlebte und gedachte, ursprünglich lebensrettende Maßnahme wird als Machtmittel mißbraucht. BATTEGAY macht darauf aufmerksam, daß die künstliche Ernährung dem Selbstbestrafungsbedürfnis der magersüchtigen Frauen entspricht (BATTEGAY 1982, S.28). Zudem widerspricht diese Form der Behandlung der Forderung, daß Therapien den Bedürfnissen jedes einzelnen Menschen angepaßt werden sollten. Es gibt keine therapeutische Behandlung, die gleichermaßen bei allen magersüchtigen Patientinnen angewendet werden kann (GERLINGHOFF, BACKMUND, MAI 1988, S.161ff; SELVINI PALAZZOLI 1984, S.125).

KLESSMANN und KLESSMANN arbeiteten die Doppelbödigkeit derartig unter Zwang durchgeführter Maßnahmen heraus:

> Die Sondenfütterung, u.U. wichtigstes somatisches Therapeutikum, erweist sich mit dem bestrafenden Einsetzen und belohnenden Absetzen auch als stringentes Psychotherapeutikum und Endglied einer Verstärkerreihe auf das Ziel hin:
> *Wenn Du (wieder) essen kannst, darfst Du (wieder) heim.*
> Diese Strategie birgt eine entsprechende Doppelbödigkeit wie das Anorexie-System:
> Um *Selbst*bestimmung zu erreichen, müssen die schon immer fremdkontrollierten Kranken sich in der Klinik (erneut) einer fremden Verantwortlichkeit unterstellen. Sie sollen (dürfen?) zwar vor der Entlassung selbstbestimmte Kost essen. Wie autonom geschieht das jedoch, wenn sie nur unter dieser Bedingung wieder nach Hause kommen?
> (KLESSMANN, KLESSMANN 1983, S.259)

Wenn dennoch zur Abwendung einer akuten Lebensgefahr Sondenernährung zugeführt werden muß, sollte diese von Beginn an psychotherapeutisch begleitet werden (GERLINGHOFF, BACKMUND, MAI 1988, S.163).

Nicht selten wird die Hospitalisierung nicht psychotherapeutisch begleitet, sondern mit verhaltenstherapeutischen Programmen kombiniert ("Anorexia und Bulimia nervosa ..." 1991; KÖHLE, SIMONS 1986, S.623).

Extreme verhaltenstherapeutische Methoden werden oft wegen inhumaner Aspekte angeprangert und abgelehnt (SCHÜTZE 1980, S.120). Das Regime von FRAHM, Elektroschockbehandlung, Leukotomie und andere Zwangsmaßnahmen verdienen jedoch nicht weniger Bedenken (GERLINGHOFF, BACKMUND, MAI 1988, S.157).

5.7.2 Tiefenpsychologisch orientierte Ansätze

Die psychoanalytisch orientierte Therapie hat eine Veränderung der Persönlichkeit zum Ziel, die der anorektischen Klientin helfen soll, sich von der Mutter emotional zu lösen. Auf konstruktive Weise soll die Patientin lernen, mit ihren Triebimpulsen umzugehen, so daß das symptomatische (Eß-)Verhalten unnötig wird respektive sich erübrigt.

Als Behandlungsmethode kommen für die Einzeltherapie die klassische und die aktive Analyse in Betracht.

Die klassische arbeitet mit Übertragungsbeziehungen, die der Klientin helfen sollen, Erlebnisinhalte nachzuerleben und aufzuarbeiten. Bei anorektischen Klientinnen hat es sich jedoch als Schwierigkeit erwiesen, eine Übertragungsbeziehung aufzubauen, da es ihnen an Krankheitseinsicht fehlt. Sie weigern sich, sich auf die Couch zu legen und sich als krank oder hilfsbedürftig zu erleben.

Die aktive Analyse verzichtet auf die Couch. Die/Der AnalytikerIn deutet das Verhalten der Patientin vielfältig und konfrontiert sie mir ihren Fehlverhaltensweisen so, daß ihr Abwehrschutz gegen die Therapie zerstört wird. Die Kluft zwischen Scheinwelt und Wirklichkeit soll aufgezeigt werden. In dieser Form des Dialogs soll das Fehlverhalten erkannt und nacherlebt werden. Dies führt unweigerlich zu einer Krise, auf die die anorektische Störung zurückzuführen sei. Diese Krise soll nicht länger vermieden werden um die Symptome zu erübrigen.

BRUCH kritisiert dieses Vorgehen. Sie schlägt vor, weniger Gewicht auf das Deuten der Verhaltensweisen der anorektischen Klientin zu legen; stattdessen soll sie ermutigt werden, Initiative zu zeigen und selbständig(er) zu werden. Durch Veränderungen der Kognitionen kann die Therapeutin/der Therapeut der Klientin helfen, die Bindung zu den Eltern zu lösen, ihre Bedürfnisse zu entdecken und neue Werthaltungen zu entwickeln (BRUCH 1991, S.312ff).

Aufgrund der Annahme des psychoanalytischen Behandlungsprozesses, der Rückführung der Störung(en) auf frühkindliche Traumata anhand von Material aus Träumen, Phantasien und Erinnerungen, an die sich eine Hinführung zur Gegenwart anschließt, ist schon vor Beginn der Therapie der grobe Ablauf vorbestimmt.

Die Parallelbehandlung der Mutter erscheint sinnvoll, da die Störung in der Mutter-Tochter-Beziehung auf die ablehnende Einstellung der Mutter gegenüber der eigenen Geschlechtsrolle (Frau/Mutter) und Sexualität zurückzuführen sei und die Mutter diese Einstellungen an ihr Kind weitervermittelt.

Weitere Personen (etwa Geschwister, Vater, Großeltern) werden in der Regel ebenso wie familiäre Interaktionsstörungen nicht berücksichtigt, obwohl sie der Entwicklung der A.n. Vorschub leisten können. Gesellschaftliche Bedingungen werden in der Therapie stark vernachlässigt oder sogar ignoriert. Insgesamt kann man sagen, daß Wechselwirkungen zwischen gesellschaftlichen, soziokulturellen, familiären und individuellen Bedingungen in diesem Ansatz zu wenig Beachtung finden. Die tiefenpsychologische Behandlung erscheint eher als nachträgliche Korrektur der mißglückten Entfaltung einer einzelnen Frau, als daß die Analyse gesellschaftliche Momente berücksichtigt und verändernd auf diese einwirkt.

Aus verschiedenen Gründen wird eine psychoanalytische Einzeltherapie nur in seltenen Fällen die Methode der Wahl sein (MESTER 1981, S.123; TOLSTRUP, BRINCH, ISAGER 1984, S.52). Eine tiefenpsychologische Analyse erfordert einerseits viel Geld, eine gute Introspektionsfähigkeit, Sprachbegabung und Zeit!

Im Unterschied zur somatischen (Intensiv-)Behandlung, die in akuten Notfällen indiziert ist, basiert die Konzeption der Analyse gerade nicht auf einer raschen Beseitigung oder Besserung. "... Man wird nicht zur Psychoanalyse greifen, wenn es sich um die rasche Beseitigung drohender Erscheinungen handelt, also zum Beispiel bei einer hysterischen Anorexie ..." (FREUD 1942b, S.22). Ebenfalls kritisierte FREUD die fehlenden äußeren Bedingungen:

> 'Natürlich so meinte Freud, wären die inneren Voraussetzungen, um einen solchen Fall von A.n. psychoanalytisch zu behandeln, gegeben. Aber es fehlten die äußeren Bedingungen, weil man diese Mädchen nicht ohne Zusammenarbeit mit einer Klinik und mit Internisten behandeln kann. Die fehlende Zusammenarbeit beklagte S. Freud, und er lehnte es seinerzeit ab, eine Patientin ohne den Rückhalt einer Klinik zu behandeln, weil diese dem Tode nahen Patienten die Fähigkeit haben, den Analytiker so zu beherrschen, daß es ihm unmöglich gemacht wird, die Phase des Widerstandes zu überwinden' [ANNA FREUD (unveröffentlichte Bemerkung) zitiert nach THOMÄ 1981, S.262].

MEYER und WEINROTH äußerten Zweifel, ob verbale Behandlungsformen überhaupt zu bedeutsamen Änderungen führen können. Sie vermuten, daß die A.n. bereits in einer präverbalen, vorsprachlichen Phase entsteht (MEYER, WEINROTH nach BRUCH 1991, S.314 und nach HOPPE 1982, S.76f; siehe dazu das Kapitel 5.7.8 Medienunterstützte Maßnahmen und Angebote).

Da anorektische Frauen recht unempfänglich für die traditionelle Psychoanalyse sind, modifizierte BRUCH die aktive Analyse. An dem deutenden Vorgehen, kritisiert sie, daß

> [...] die maßgebliche Interaktion zwischen Patient und Eltern wiederholt wird, bei der 'die Mutter immer wußte, was ich fühlte', und damit zu verstehen gab, daß die Patientin selbst das nicht wußte. 'Interpretieren' kann für einen solchen Patienten die verheerende erneute Erfahrung bedeuten, daß ihm andere sagen, was er fühlt und denkt. (BRUCH 1991, S.315)

BRUCH entwickelte einen erkundenden Behandlungsansatz, den sie den "*... konstruktiven Einsatz von Unwissenheit ...*" (BRUCH 1991, S.312ff) nannte. Dieser hat zum Ziel, dem Patienten "... zu ermöglichen, seine eigenen Fähigkeiten, seine Reichtümer und inneren Kräfte zum Denken, Urteilen und Fühlen zu entdecken ..." (BRUCH 1991, S.318f). "... Das Ziel ist, einem Patienten zu helfen, sich in anderen Lebensbereichen bewußt zu werden, daß er mitbestimmen kann, besonders bezüglich seiner Beziehung zu anderen, so daß die Funktion der Nahrungsaufnahme nicht länger als Pseudo-Lösung mißbraucht werden muß ..." (BRUCH 1991, S.324f).

Sie plädiert dafür, daß anorektische Patientinnen erfahren müssen "..., daß ihnen zugehört wird ..." (BRUCH 1991, S.316). Die Patientinnen sollen Kontrolle über ihre Gefühle, Gedanken, Wünsche, Begierden wieder erlangen und damit ein Bewußtsein von sich selbst. Dies macht erforderlich, daß sie sich aktiv am therapeutischen Prozeß erleben können und die Chance erhalten, "... es zuerst zu sagen ..." (BRUCH 1991, S.318). Der Therapeutin bzw. dem Therapeuten kommt dabei die Aufgabe zu, diese Aussagen zu bestätigen, zu ergänzen oder abweichende Anmerkungen zu äußern. Vor allem aber soll die/der TherapeutIn der Patientin Hilfe und Ermutigung im Bewußtwerdungsprozeß anbieten, der immer von der Patientin ausgehen soll. Dies seien die notwendigen Schritte in Richtung Autonomie, Initiative und Selbstverantwortung.

SCHNEIDER-HENN entwickelte einen aufdeckenden und verstehenden Ansatz, den sie idealerweise in einen mehrdimensionalen Therapieansatz integrieren möchte. Dieser sollte eine Kombination sein aus

- gezielter Ernährungsberatung,
- verhaltenstherapeutischer Unterstützung in der Duchführung *normalen* Essens,
- kreativer Körperarbeit,
- Musik- und Kunsttherapie,
- Gruppen- und Einzelsitzungen bei analytischen TherapeutInnen
- unter Einbeziehung der Familie oder der Personen, die im Leben der Klientin eine wichtige Rolle spielen (SCHNEIDER-HENN 1988, S.170).

Eine Kombination aus analytisch orientierten Einzelgesprächen und analytisch ausgerichteter Gruppentherapie ist nicht selten.

Über den Nutzen einer analytisch orientierten Familientherapie äußert sich BRUCH eher skeptisch:

> Ich konnte mich noch nicht davon überzeugen, daß eine gemeinsame Familientherapie, d.h. die Teilnahme aller Familienmitglieder an der gesamten Behandlungsperiode, Vorteile mit sich bringt oder bei tiefgreifenden Störungen auch nur durchführbar ist. [...] Bei schweren Eßstörungen ist der Patient nicht nur ein 'Sündenbock', der seine Symptome einfach aufgeben kann, wenn sich die Beziehungsmuster in der Familie ändern, obgleich solche Veränderungen von größter Wichtigkeit sind. Ob dies am besten durch einzelne Sitzungen mit der gesamten Familie oder durch gemeinsame Familientherapie zuwege gebracht werden kann, hängt von der gesamten Situation ab. Wenn die Schwierigkeiten über einen langen Zeitraum hinweg bestanden haben und eine verzerrte Selbstwahrnehmung das Bild beherrscht, ist Einzeltherapie unbedingt erforderlich, um einem Kind zu helfen, zwischen den verschiedenen Bedürfnissen zu differenzieren, innere Orientierungspunkte zu finden und Zuversicht und Vertrauen in seine eigenen psychischen Fähigkeiten zu entwickeln. (BRUCH 1991, S.327f)

BRUCH will damit der wachsenden Neigung entgegenwirken, Patientinnen mittels Verhaltens- oder/und Familientherapie zu behandeln und die individuellen, tiefsitzenden Probleme und Störungen, unter denen die meisten ihrer Patientinnen leiden, zu wenig oder gar nicht zu beachten.

Sie hält jedoch die Familientherapie für eine wirksame Methode, wenn die Patientin jünger als fünfzehn oder sechzehn Jahre alt ist (BRUCH 1990. S.22).

Im stationären Rahmen einer psychosomatisch orientierten Klinik wird die psychoanalytisch ausgerichtete Therapie kombiniert mit veschiedenen therapeutischen Maßnahmen. Folgende werden in der Literatur empfohlen, die mitunter auf die präverbale Kommunikationsstruktur als Ausdrucksverhalten und auf das Körperempfinden wirken sollen:

- assoziative Maltherapie,
- Mal- und Märchentherapie,
- gestalttherapeutische Verfahren,
- verhaltenstherapeutische Übungen,
- bioenergetische Übungen,
- Musiktherapie,
- transaktionsanalytische Maßnahmen,
- bewegungstherapeutische Verfahren,
- tanztherapeutische Verfahren,
- entspannungstherapeutische Verfahren,
- körperorientierte Selbsterfahrung,
- themenzentrierte Interaktionsgruppen,
- Parallelbehandlung der Mutter, des Vaters, der Eltern, der Gesamtfamilie (auch systemische Familientherapie).

5.7.3 Verhaltenstherapeutische Maßnahmen

Da die verhaltenstheoretischen Ansätze Symptom und Störung gleichsetzen und die A.n. als Störung des Eßverhaltens oder/und als phobische Vermeidung einer Gewichtszunahme oder von Nahrungsmitteln deuten, beschäftigen sich TherapeutInnen mit dem Ziel, der anorektischen Klientin zu einem *normalen* Essen zu verhelfen und eine Gewichtszunahme herbeizuführen. Die mit der A.n. einhergehenden Defizite im Sozialverhalten, vor allem das mangelnde Durchsetzungsvermögen, bedürfen ebenso einer Behandlung.

Die jeweils unterschiedliche Kombination prädisponierender Stimuli und auslösender Faktoren, somatischer und behavioraler Merkmale der anorektischen Klientin und aufrechterhaltender Faktoren muß in einer individuellen Analyse erfaßt werden. Das soziale Umfeld und die Merkmale der anorektischen Person werden gleichermaßen berücksichtigt. Im Anschluß an die Verhaltensanalyse sollte die Planung der individuellen Behandlung mit Zielen und Interventionsmaßnahmen erfolgen.

Die meist stationär durchgeführten Konditionierungsprogramme arbeiten mit Isolation und Deprivation, die als Voraussetzung für effektive verhaltenskontingente Verstärkung gelten. Neben den operanten Verfahren (Anwendung positiver/negativer Verstärkung, Token-Economy und Vermeidungslernen durch Bestrafung) finden Maßnahmen wie die systematische Desensibilisierung (gegen die Angst vor Übergewicht und Nahrung), das Lernen am Modell (TherapeutInnen, Eltern, MitpatientInnen), unmittelbare Rückmeldung des Therapiefortschritts, contract management, die Einbeziehung der Eltern und der Angehörigen als Co-TherapeutInnen, verhaltenstherapeutisch ausgerichtete Familientherapie und kognitive Verhaltenstherapie (beispielsweise Re- und Umstrukturierung) Anwendung.

STEINHAUSEN weist auf den seltenen Einsatz von einer systematischen Desensibilisierung hin. Sie sei nur bei äußerst wenigen Patientinnen indiziert. "... Diese Patienten sind entweder klar durch eine phobische Besetzung von Essen und Gewichtszunahme oder aber durch andere, meist soziale Angst charakterisiert ..." (STEINHAUSEN 1981a, S.199).

Bei der kognitiven Verhaltenstherapie werden die magersüchtigen Patientinnen ermutigt, über ihre Einstellungen zu sprechen, realistische Erwartungen auszubauen und ihre *gestörten* Verhaltensmuster aufzugeben (MEERMANN, VANDEREYCKEN 1981, S.87ff).

Die Höhe des Gewichts zum Zeitpunkt der Entlassung läßt keine Prognose einer längerfristigen Entwicklung zu. Es sollten daher nach dem Erreichen des ersten Teilzieles der Erhöhung und Stabilisierung des Körpergewichts der magersüchtigen Klientin, sich dem zweiten Teilziel zugewandt werden, das darin besteht, die anderen Problembereiche der Patientin zu bearbeiten: emotionale, soziale Schwierigkeiten, das Gefühl der Ineffektivität, Störungen des Körperschemas und der Wahrnehmung interoceptiver Reize. Die sich hieraus ergebenden gestörten Verhaltensweisen sollen verändert werden. Es empfiehlt sich daher eine Kombination von stationärer und ambulanter Therapie, von verschiedenen verhaltenstherapeutischen Maßnahmen und nach Möglichkeit, die Einbeziehung der Familienmitglieder (eventuell verhaltenstherapeutisch ausgerichtete Familientherapie) (BECHT 1985). Die ausschließlich stationäre (Verhaltens-) Therapie birgt die Gefahr eines Rückfalls, besonders dann, wenn sich die Patientin als *Opfer* des Therapieprogrammes fühlt. Einige TherapeutInnen beziehungsweise Kliniken arbeiten daher auch mit Selbstkontrollprogrammen (FLORIN 1982).

SCHAEFER und SCHWARZ führen als wesentliche Faktoren ihres *Belohner-Planes* folgende an:

1. Strenge Isolierung in einem kahlen Zimmer, das über eine Einwegscheibe beobachtet werden kann. Vollständige Kontrolle von Ein- und Ausfuhr. Ausschaltung aller nichtkontrollierbaren sozialen Kontakte, anfangs auch aller mündlichen und schriftlichen Verbindungen mit Angehörigen.
2. Kontrastierende positive Verstärkung der Eßsituation durch Gegenwart des Therapeuten und zeitlich begrenzte Möglichkeit zu Gesprächen, bei denen tiefenpsychologisch orientierte Themen bewußt umgangen wurden.

3. Einführung eines Münzverstärkungssystems, dessen Sinn für die Behandlung von Anfang an mit der Patientin besprochen wird. Dadurch wird eine strenge Kontingenz zwischen Nahrungsaufnahme und Belohnern hergestellt. Belohnt wird die bei jeder Mahlzeit aufgenommene Nahrungsmenge sowie der wöchentliche Gewichtsanstieg.
4. Anpassung der Belohner an den jeweils erreichten Therapiefortschritt. Schrittweise Lockerung der Restriktionen. Umstellung von Gewichtszunahme auf Erhaltung eines Sollgewichts.
5. Je nach der zugrunde liegenden, die Störung aufrechterhaltenden Problematik gegen Ende des stationären Aufenthaltes zusätzliche Therapiemaßnahmen wie Familientherapie, systematische Desensibilisierung gegen individuelle Ängste, Selbstbehauptungstraining.

(SCHAEFER, SCHWARZ 1974, S.270)

Diese extreme verhaltenstherapeutische Position wird beispielsweise von SCHÜTZE und HOPPE wegen inhumaner Aspekte abgelehnt (HOPPE 1982, S.77; SCHÜTZE 1980, S.120).

Auf ein an das Münzverstärker-System angelehntes Belohnungsregime verzichtet SCHÜTZE, da dieses einen merkantilen Charakter hat und sich das Vorgehen auf das Beziehungsgefüge auswirken würde.

Die verhaltenstherapeutisch ausgerichtete Fachklinik in Bad Pyrmont nimmt eine nicht so extreme Stellung ein im Vergleich zu SCHAEFER und SCHWARZ. (Die an verhaltenstherapeutisch ausgerichteten Einrichtungen interessierten LeserInnen seien beispielsweise auf die Publikationen von FRANKE 1988; HERZOG, HORCH, SANDHOLZ, BINZ-KERN 1988; LEIBL, BRUNNER, GREITEMEYER 1988; SCHMIDT, ESSER 1986; SCHMITZ 1988b; SEIFERT 1988; UTZ, STORCH 1988; WALLISCH 1979 verwiesen.)

Neben Gruppentherapie, indikativen Gruppen, Körpererfahrung mit Video, Zubereitung von Mahlzeiten, Essen ausgeben, Ergotherapie und Einzelgesprächen bietet die Klinik ein dreistufiges Programm an. (Dieses ist an das von MEERMANN und VANDEREYCKEN 1987, S.103ff angelehnt und von MEERMANN und seinen MitarbeiterInnen weiterentwickelt worden; siehe dazu das Konzept in "Anorexia und Bulimia nervosa ..." 1991, S.21-34.)

Der Plan umfaßt ein *Selbstkontrollprogramm*, ein *normales Programm* und *Aufnahmebedingungen* - mit einem *Einschränkungsprogramm.*

Wenn der wöchentliche Gewichtszuwachs 700 g bis 3 kg beträgt und keine Nahrungsmittel im Zimmer gehortet werden, bleiben die Klientinnen im *Selbstkontrollprogramm* (, das nicht näher beschrieben ist). Gelingt dies nicht, wird auf das *normale Programm* umgeschaltet. Dieses ist in drei Phasen durch das bis dato erreichte Gewicht unterschieden. Werden diese Bedingungen ebenfalls nicht erfüllt, anders gesagt, nimmt die Patientin weiter ab oder nicht bis zum vorgegebenen Gewicht zu, können *Ausnahmebedingungen* in Kraft treten. In ein Einschränkungsprogramm können unter definierten Kriterien Patientinnen aufgenommen werden. Dieses bedeutet:

[...] - Mahlzeiten werden auf ihrem Zimmer eingenommen.
- Sie bekommen dreimal täglich ein Proteingetränk.
- Tägliche Gewichtskontrolle.
- Sie dürfen sich nur in ihrem Zimmer aufhalten. Beschäftigungen: Lesen, Radio, Zeichnen, Handarbeiten, etc.
- Keine Besuche auf dem Zimmer, keine Besuche von außerhalb, keine Telefonate oder Briefe, außer nach Absprache mit dem Therapeuten.
- Therapeutische Aktivitäten beschränken sich auf die Eßgestörtengruppe, die Körpertherapie und die Einzeltherapie.

("Anorexia und Bulimia nervosa ..." 1991, S.32)

Verhaltenstherapeutische Interventionen seien contraindiziert, berichten viele AutorInnen, da die bislang angewendeten Ansätze generell zu kurz greifen. Erfolge seien oft bis zur Entlassung und bis einige Wochen später ersichtlich. Langzeiterfolge werden jedoch von den KritikerInnen bestritten oder relativiert (BRUCH 1990, S.25, 29, 181; GERLINGHOFF, BACKMUND, MAI 1988, S.157; HOPPE 1982, S.77; STEINHAUSEN 1979b, S.255; ders. 1981a, S.197).

Die Meinung "..., daß eine auf Eßverhalten zentrierte Therapie mit rigorosen verhaltenstherapeutischen Interventionen langfristig eher schädlich als nützlich bei der Behandlung dieses Klientels sein kann...", wird von HELLHAMMER, LEUSBROCK, MEYER und MÜLLER vertreten (HELLHAMMER, LEUSBROCK, MEYER, MÜLLER 1980, S.350).

BRUCH beschreibt die bloß physischen Verbesserungen als meist nur kurzlebig. Gesundung sei "... kein isoliertes Ereignis, das plötzlich geschieht, sie ist vielmehr ein Prozeß, der sich in einer großen Spanne subtiler Veränderungen äußert, die sich im Verlauf der Behandlung vollziehen ..." (BRUCH 1990, S.182).

Sie bewertet verhaltenstherapeutische Maßnahmen, die zu einer raschen Gewichtszunahme führen, als potentiell gefährlich, da diese *narrensichere* Methode gerade häufig psychische Schäden hervorruft. "... Gerade ihre Effizienz verstärkt den seelischen Aufruhr und das Gefühl der Hilflosigkeit bei jenen Mädchen, denn sie haben den Verdacht, sie sollten mit Tricks dazu gebracht werden, auch den letzten Rest von Kontrolle über ihren Körper und ihr Leben aufzugeben ..." (BRUCH 1982, S.125).

ROSEFELDT und seine MitarbeiterInnen lehnen den verhaltenstherapeutischen Behandlungsansatz zumindest bei Minderjährigen ab, da er dem therapeutischen Ziel, "... der Entwicklung einer selbstbestimmten Autonomie, diametral ..." entgegenstrebt (ROSEFELDT 1986, S.121).

Wenn sich die Klientin als *Opfer* fühlt, erhöht sich zudem die Wahrscheinlichkeit eines Rückfalls - auch mit tödlichem Ausgang. Als denkbar andere Schäden nennt BRUCH Depressivität, Suizidalität, Bulimie, Bulimia nervosa. SPERLING berichtet davon, daß nach der Therapie die anorektischen Symptome zugunsten von anderen neurotischen, psychosomatischen oder psychotischen Erscheinungsbildern aufgegeben wurden (SPERLING nach KARREN 1986, S.91).

MEERMANN und VANDEREYCKEN kritisieren die Mißbilligung von BRUCH: "... Die wenig differenzierte Kritik von *Bruch* führte zu einigen unproduktiven Polemiken und fruchtlosen Debatten zwischen Behavioristen und Psychoanalytikern. Was wir jedoch brauchen, ist eine wissenschaftlich besser abgesicherte Forschungsarbeit anstelle von 'wer ist der Beste'-Wettstreiten zwischen den Therapeuten ..." (MEERMANN, VANDEREYCKEN 1981, S.101).

Verhaltenstherapeutische Maßnahmen sind nicht per se gefährlich oder ungefährlich, wirksam oder unwirksam, sondern erzielen unterschiedliche Wirkungen in Abhängigkeit von Klientinnen- und TherapeutInnenmerkmalen der therapeutischen Beziehung. Wenn Interventionen als Zwang verstanden werden - ohne auf die inneren Bedingungen genügend einzugehen - besteht die Gefahr, daß die Patientin genau der gleichen Situation wie zuhause ausgesetzt wird und erneut mit Gefühlen der Abhängigkeit, Ärger und Wut reagiert.

HAUTZINGER (1980) wirft VerhaltenstherapeutInnen vor, daß sie Anorektikerinnen ohne eine umfassende Verhaltensanalyse therapieren. Die Gefahr besteht darin, Verhaltensbedingungen von vorne herein anzunehmen und Ziele zu bestimmen, ohne sie individuell mit der Klientin zu besprechen.

BECHT (1985) stellt in einem Artikel eine Kombination von verhaltenstherapeutischen Maßnahmen mit einem Selbstverstärkerprogramm vor. In der Behandlung sind folgende Maßnahmen integriert:

- Kleingruppengespräche und -trainings [Assertive Trainingsprogramme (Selbstbehauptungstrainings), Musiktherapie, Maltherapie, Aktivitätsgruppen inklusive Video und Rollenspiele],
- Wochenendaufenthalte zuhause (einschließlich Vor- und Nachbesprechung),
- Videoaufnahmen über Essen,
- Entspannungstrainings, -übungen, -techniken,
- Bewegungstherapie und
- Familienbehandlung.

"... Das Vorgehen bei der Intervention in Familien ist verhaltenstherapeutisch: eine funktionale Analyse der Symptomatik innerhalb des Systems der Familie wird durchgeführt, Ziele werden definiert, gemeinsam mit den Betroffenen Strategien entwickelt, wie die Ziele zu erreichen sind ..." (BECHT 1985, S.90).

Die Veränderungen in der Familie sind jedoch nicht als notwendige Bedingung einer dauerhaften Gesundung anzusehen. Bei der Bewältigung ihrer Symptomatik sind die

Patientinnen vielmehr auf sich alleine gestellt; auf die Hilfe der Familie dürfen sie sich nicht verlassen.

MEERMANN und VANDEREYCKEN berichten über Kombinationsmöglichkeiten von Verhaltenstherapie mit psychotherapeutischen Methoden. Verhaltenstherapeutische Strategien werden kombiniert mit

- Psychotherapie,
- Familientherapie, Psychopharmaka und Psychotherapie,
- analytisch orientierter Gesprächstherapie,
- psychodynamischer, einsichtsorientierter Einzel- und Gruppentherapie,
- supportiver (unterstützender) Psychotherapie, einsichtsorientierter Therapie und ambulanter Familientherapie (MEERMANN, VANDEREYCKEN 1981, S.99f).

Auf die Möglichkeit, Verhaltenstherapie und Familientherapie zu kombinieren, machten insbesondere MINUCHIN, ROSMAN, BAKER (1981) aufmerksam. Sie versuchten, verhaltenstherapeutische Methoden in einen familientherapeutischen Ansatz zu integrieren.

BRINKMANN, SCHACHTSCHNEIDER und SCHWARZ entwickelten ein integratives Therapiemodell, in das sie verhaltenstherapeutische Maßnahmen, systemische Familientherapie, Selbstsicherheits- oder Kommunikationstraining und körperbezogene Therapieformen einbetten (BRINKMANN, SCHACHTSCHNEIDER, SCHWARZ 1981, S.123ff).

Zu bemängeln gilt am verhaltenstherapeutischen Ansätzen, daß diese zwar Umweltbedingungen mitreflektieren, diese aber auf Familien und einen Kreis von Bezugspersonen reduzieren. Gesamtgesellschaftliche Bedingungsfaktoren werden vernachlässigt.

5.7.4 Feministisch orientierte Maßnahmen

Eine systematische Therapiedarstellung über eine feministisch orientierte Behandlung einer Anorexie liegt nicht vor. Die Beschreibungen sind bedauerlicherweise oft sehr allgemein gehalten.

Feministisch orientierte Therapeutinnen verfügen über kein Repertoire feministisch-spezifischer Techniken oder Methoden. Sie "... greifen auf Ideen und Techniken der Humanistischen Therapie, der Verhaltenstherapie, der radikalen Richtungen in der Psychiatrie sowie einige der neuen Psychotherapieansätze zurück ..." (BROWN, LISS-LEVINSON 1983, S.197). Feministisch orientierte Therapie versteht sich eher als philosophischer Ansatz für die Durchführung von Therapie und Beratung, unter dessen Grundprinzipien eine Vielzahl von Maßnahmen vereint werden können.

Feministische Therapie steht als Sammelbegriff für die Auseinandersetzung mit Frauenproblemen. Diese werden nicht ausschließlich als individuelle Leiden aufgefaßt, sondern vielmehr im Kontext individueller und gesellschaftlicher Wirklichkeit reflektiert. Dabei erscheint es wichtig, auf individueller Ebene zu erarbeiten, warum gerade diese Symptome gewählt wurden und wozu diese dienen. Gleichermaßen wichtig ist es, den gesellschaftlichen Kontext im Blick zu behalten, um die Ursachen besser gesagt das Bindungsgefüge individuell erlebter Probleme im größeren Zusammenhang einzuordnen. Das symptomatische Verhalten wird als Spiegelung sozialer Einschränkungen, als Reaktion auf widersprüchliche und einengende Lebensbedingungen, als Ausdruck berechtigten Protests und als Lösungsversuch interpretiert (EICHENBAUM, ORBACH 1984a, b).

Der Zusammenhang von Kognitionen, Gefühlen und Körper, der in den traditionellen Behandlungsmethoden wenig Beachtung erfährt, wird in feministisch orientierten Ansätzen reflektiert.

Die ratsuchende Frau kann aus einem breiten Spektrum an Maßnahmen wählen: Selbsterfahrungs- und Selbsthilfegruppen, Elemente traditioneller Therapieformen, Techniken der Gestalttherapie, Gesprächs(psycho)therapie, Verhaltenstherapie, Psychoanalyse, körpertherapeutische Ansätze, Bioenergetische Übungen, Yoga, Entspannungs- und Meditationsübungen, Masssage, Arbeit mit Träumen, Phantasie, Rollenspiele, Psychodrama, Tanz, Musik, Theater, Malen, Tagebücher, Niederschriften, Selbstbeobachtung, Arbeit mit Masken und viele andere mehr (HOPPE 1991a; KLINGER 1991; KREBS 1985a, b; NEUBECK-FISCHER 1991a; RUSH 1977).

Dabei geht die feministische Therapie immer davon aus, daß jeder Mensch Selbstheilungskräfte aktivieren kann (RITZENTHALER-SCHÜTZE 1988, S.4). Dieses Verständnis schließt mit ein, daß die ratsuchende Frau weder sich den *Autoritäten* unterordnen, noch sich von ihnen abhängig machen soll, sondern die Eigenverantwortlichkeit und Aktivität als Betroffene, das Vertrauen in sich selbst in den Vordergrund stellen muß (SOLTAU 1984, S.14). Somit legt dieser Ansatz mehr Gewicht auf den Weg zur Selbstfindung, den Prozeß der Selbstentfaltung und Bewußtseinserweiterung.

Die Erwartungen an frauenspezifische Angebote können folgenderweise auf einen Nenner gebracht werden

> [...]: in einer nicht von Männern bestimmten Sphäre etwas für sich selbst zu tun, die Zeit und Freiheit zu haben, eine bewußte Entscheidung für oder gegen die bisherige Lebensform zu treffen, nicht nur aus Alternativlosigkeit in die alte Bindung zurück- oder eine neue Partnerschaft einzugehen. (SCHÖNHERR 1984b, S.221)

Erfolgreiche Behandlung ist nicht zu trennen von einem allgemeinen Emanzipationsprozeß der Frau in der Gesellschaft. Die dafür notwendig erachteten, den Prozeß unterstützenden, frauenspezifischen Angebote und Therapie-Einrichtungen sind - verhältnismäßig und absolut - rar (LUKASZ-ADEN 1986, S.11).

Eine Therapie, die von Frauen für Frauen entwickelt und angeboten wird, ist dennoch mit Vorsicht zu betrachten, "... insbesondere, wenn ihr Ziel die Wiederentdeckung der 'natürlichen Weiblichkeit' ist ..." (BURGARD nach VORDERBRÜGGE, GROTH 1981, S.187).

In herkömmlichen Behandlungen werden Geschlecht, Geschlechtsrolle und Lebenssituation nur dann zum Thema gemacht, wenn sie ausdrücklich als Ursache der Krankheit (Sucht) in Betracht gezogen werden. Die geschlechtstypische Dimension für die Suchtstrukturen spielen jedoch eine erheblich größere Rolle als die Therapieansätze dies widerspiegeln (OLBRICHT 1990; SCHÖNHERR 1984b, S.223).

Neben anderen frauentypischen (psychiatrischen) Störungsbildern gehört die A.n. ohne Zweifel zu den *typischen Frauensüchten* (BIERMANN-RATJEN 1988; FELDMANN-VOGEL 1990; PREIHERR 1991; SCHEFFLER 1987).

> Wenn also bestimmte psychische und psychosomatische Störungen bei Frauen als Ausdruck, Folge oder zumindest im Zusammenhang mit weiblicher Sozialisation und mit der gesellschaftlichen Situation von Frauen zu sehen sind, ergibt sich daraus die Notwendigkeit, diesen Zusammenhang bei Erklärung, Diagnosestellung, Bestimmung der Therapieziele, Wahl der Therapiemethoden und bei der Durchführung der Therapie ausreichend zu berücksichtigen. (VORDERBRÜGGE, GROTH 1981, S.180)

Die Beziehung frauentypischer Erkrankungen zur gesellschaftlichen Situation von Frauen werden von den traditionellen Ansätzen der Verhaltenstherapie, Familientherapie und Psychoanalyse stark vernachlässigt. Oft wird nur die Ablehnung der weiblichen Geschlechtsrolle berücksichtigt (BOSKIND-LODAHL, SIRLIN 1985, S.92). Feministische Kritik betrifft vor allem nachfolgende Punkte:

> Die frauenspezifische Problematik bleibt meist unberücksichtigt; keine der traditionellen Therapierichtungen geht auf die 'tatsächlichen Ursachen der psychischen Störungen von Frauen ein' (Burgard 1979, S.14).
>
> Bei Einzeltherapien wird das psychische Leiden der Frau überwiegend als individuelle Störung und als persönliches Versagen behandelt.
>
> Bei Partnertherapien und in gemischten Therapiegruppen 'wiederholen sich die gleichen hierarchischen Strukturen, wie sie zwischen Männern und Frauen in allen anderen gesellschaftliche Bereichen bestehen' (Burgard 1979, S.14).
>
> Männliche Therapeuten sind aufgrund ihrer eigenen Sozialisation, ihrer impliziten Vorstellungen von männlichem bzw. weiblichem Rollenverhalten und der typischen asymmetrischen Therapeut-Klient-Beziehung (männlich = Wissen und Macht, weiblich = Ohnmacht und Abhängigkeit) auch bei gutem Willen nicht in der Lage, die Probleme ihrer Klientinnen zu verstehen, in den richtigen Zusammenhang zu stellen und zu 'heilen' (vgl. Buchetmann und Ostermann 1977, Burgard 1979). (VORDERBRÜGGE, GROTH 1981, S.186; siehe auch BUCHETMANN, OSTERMANN 1977; BURGARD 1983)

Ob ein Mann *feministisch* arbeiten kann, ist vielfach und konträr diskutiert worden. Gemäßigter Meinungen zufolge hängt die Geeignetheit von dem Bewußtseins-Stand des Mannes bezüglich seiner Geschlechtsrolle ab. Eine Bereitschaft, sich mit (seinen) Geschlechtsrollenklischees auseinanderzusetzen, wird vorausgesetzt (BROWN, LISS-LEVINSON 1983, S.197). VORDERBRÜGGE und GROTH geben zu bedenken "..., daß auch weibliche Therapeutinnen geschlechtsspezifische Rollenerwartungen vertreten ..." (VORDERBRÜGGE, GROTH 1981, S.189; siehe auch GÜRTLER 1987; LAYTON 1988).

Es ist notwendig, daß Frauen - gerade auch wegen vieler Gewalterfahrungen - erst einmal zu sich kommen können, um fähig zu werden, Kontakte zum anderen Geschlecht aufzubauen (SOLTAU 1984, S.17).

Bedingt durch die Betonung des *Weiblichen* vernachlässigen feministische Therapieansätze soziokulturelle Faktoren, die sowohl männliche als auch weibliche Personen beeinflussen und die für den Behandlungsverlauf wichtig sein können. Dazu können beispielsweise die Schul- und Ausbildung, Berufstätigkeit, Sozialisation, Schicht, Identitätsprobleme, Akzeleration und die starke Leistungsorientierung der Konsumgesellschaft zählen (VORDERBRÜGGE, GROTH 1981, S.189).

Gegen Ende der Therapie soll die anorektische Frau den Symbolcharakter der A.n. entschlüsselt haben und über andere Ausdrucksmöglichkeiten verfügen, so daß sie nicht mehr auf die Nahrungsverweigerung angewiesen ist. Dazu ist alles hilfreich, was dazu beiträgt, den Erfahrungs-, Verhaltens- und Ausdrucksspielraum zu erweitern (NEUBECK-FISCHER 1991a, S.171f).

Als Indikation empfehlen BOSKIND-LODAHL und SIRLIN Gruppentherapie mit Frauen als "... soziale Behandlung gegen ein soziale Neurose..." (BOSKIND-LODAHL, SIRLIN 1985, S.93). BOSKIND-WHITE und WHITE (1991) kombinieren Workshops, Einzel- und Gruppentherapie. Sie halten darüberhinaus Familientherapie insbesondere für Mädchen, die noch im Elternhaus leben für hilfreich.

ORBACH empfiehlt magersüchtigen Frauen - entgegen anderen feministischen Meinungen und Sichtweisen - eine zeitlich unbegrenzte (analytisch orientierte) Einzeltherapie mit feministischer Perspektive (ORBACH 1979, S.13f). Sie unterteilt die Behandlung in drei Phasen.

In der ersten soll eine partnerschaftliche Beziehung zwischen der anorektischen Frau und der Therapeutin aufgebaut werden. Was die Klientin ißt und wiegt, kann sie selbst bestimmen solange sie nicht unter eine gesetzte untere Grenze gerät.

In der zweiten Phase soll nicht mehr Essen und Gewicht im Vordergrund stehen. Vielmehr soll den Bedürfnissen Raum geschaffen werden. Aufrecht erhaltende Bedingungen und auslösende Faktoren von symptomatischem Verhalten sollen erkannt werden.

In der dritten Phase sollen neue Ausdrucksmöglichkeiten entwickelt werden. Der Körper soll dafür nicht mehr als Medium genutzt werden. Die anorektische Frau soll lernen, sich wertzuschätzen, ihre Bedürfnisse zu äußern, umzusetzen und zu verwirklichen (siehe KARREN 1986, S.73f).

In ihrem Buch "Hungerstreik" spricht ORBACH sich verstärkt für Selbsthilfegruppen aus. Sie weist auf die Interpretation von Magersucht als individuellen Protest gegen die Ungleichheit der Geschlechter hin. "... In diesem Zusammenhang stellen [...] die medizinischen Maßnahmen keinen Beitrag zur Lösung des Problems dar, sondern sind selbst ein Teil des Problems ..." (ORBACH 1979, S.157).

Das Ziel, das sich Feministinnen gesetzt haben, nicht nur einzelnen oder Gruppen zu helfen, sondern auch auf die gesellschaftlichen Bedingungen rückzuwirken und zu verändern, wurde bislang nicht erreicht. Mit einigen der von feministisch orientierten Therapeutinnen gewählten Therapieformen, beispielsweise der Psychoanalyse oder der Verhaltenstherapie und der ausschließlichen Einzeltherapie, besteht die Gefahr, eher eine neue Anpassung an bestehende Werte und Regeln zu erreichen als gesellschaftlichen Verhältnissen entgegenzuwirken.

Das Ziel des feministisch orientierten Therapieprozesses ist dabei nicht die "... glückliche Frau ...", sondern die "... Ganzwerdung ..." und "... Menschwerdung ...". Eine *glückliche Frau* sei augenblicklich in dieser Gesellschaft "... wohl kaum [...] möglich ..." (RITZENTHALER-SCHÜTZE 1988, S.4).

5.7.5 Systemisch orientierte (Familien-)Therapie

Eine A.n.-spezifische systemische Therapie gibt es nicht. Obwohl sich verschiedene Schulen und deren Teams (zum Beispiel die *Heidelberger* und die *Mailänder Schulen*) schwerpunktmäßig mit anorektischem Verhalten befassen, verfeinern sie *nur* den Prozeß systemischen Denkens.

Systemische Familientherapie ist in erster Linie ein Denkmodell, das unterschiedliche therapeutische Methoden umfassen kann.

Familien *sind* keine Systeme. Es sind vielmehr die BeobachterInnen, die die Familie als solches begreifen und beschreiben. Es handelt sich um eine Konstruktion, eine Sichtweise und nicht um die *Wahrheit*. Diese alternative Interpretation von Wirklichkeit trifft genauso zu, wie die traditionellen, ursprünglichen Auffassungen (DE SHAZER 1988).

Wie bereits erwähnt, werden Krankheiten und Symptome verflüssigt, als Verhaltensweisen beschrieben und als Ausdruck von mehr oder weniger gut vollbrachter Anpassungsleistung an veränderte Umstände aufgefaßt (HUBSCHMID 1981, S.375; SIMON, WEBER 1988a; WEBER, STIERLIN 1989, S.82f).

Das symptomatische, anorektische Verhalten der Indexpatientin wird als Funktion eines komplexen Systems oder/und mehrerer Systeme, als Symptom einer pathologischen Struktur, pathologischer Spielregeln oder familiärer Interaktionsformen interpretiert.

Die systemische Therapie richtet sich auf die Neuregelung der Interaktionsmuster innerhalb der Familie und nicht auf den Wandel der Persönlichkeit der Symptomträgerin wie beispielsweise in der Psychotherapie. Während Psychotherapien sich eher auf die Grundannahmen der intrapsychischen Prozesse beziehen (Wahrnehmung, Denken, Fühlen, Handeln), mißt die systemische Therapie vor allem der Veränderung von Grundannahmen (Landkarten, Bedeutungsgebungen), Interaktionsregeln und der interpsychischen Dynamik (Beziehungsmuster) Bedeutung zu.

Auf eine Veränderung der inneren Landkarte (zum Beispiel durch Umdeutung) erfolgt eine Modifikation des Verhaltens. "... Es stellt sich allerdings die Frage, ob nicht die Wirksamkeit *aller* psychotherapeutischen Verfahren, einschließlich derer, die Einsichtsgewinn und Durcharbeiten betonen, letztlich auf der Veränderung 'innerer Landkarten' beruht ..." (SIMON, STIERLIN 1984, S.370).

Durch die Neuerung der Interaktionsmuster soll das problematische Verhalten zur *Aufrechterhaltung der Balance* nicht mehr notwendig sein und soll aufgegeben werden können. Die hier benutzte dualistische, verdinglichte, konzeptuelle Metapher wird von DELL reflektiert und kritisch überdacht (DELL 1986, S.46-77).

Eine Abwandlung der Spielregeln bewirkt eine Modifikation der Beziehungskonstellation(en) und schafft die Chance der Gesundung und Ko-Evolution der betroffenen Personen oder/und des Systems.

TRÖSCHER-HÜFNER (1990) meint, wenn sie von systemischem Denken, von systemischer Therapie spricht, nicht einfach eine neue Therapiemethode. Sie begreift den Prozeß systemischen Denkens als eine neue Sichtweise von Welt, die das Individuum (als System) in Zusammenhang mit seinem sozialen und politischen System und seiner Geschichte betrachtet und vice versa, wie größere Systeme auf das Subsystem Individuum ein- und wieder rückwirken.

Der Systembegriff hat etwas Verwirrendes an sich, wenn er - wie oft geschehen - auf das System Familie reduziert wird. Die Charakteristika lebender Systeme finden sich hingegen auf jedem Niveau (... Organ, Organismus, Individuum, Familie, Gruppe, Organisation, Gesellschaft ...). Entsprechend kann sich die systemische Therapie auf die unterschiedlichen (Sub-)Systeme beziehen (systemische Einzeltherapie, systemische Beratung von Organisationen). Mit Fragen zur systemischen Einzeltherapie, der Indikation, Intervention und Diagnostik beschäftigen sich HENNIG, KNÖDLER (1987), STÜDEMANN, DIETZEL, KOCH, LESEMANN, MEWS (1991) und WEISS (1988).

Die Wechselwirkungen zwischen den verschiedenen Systemen und ihre gegenseitige Bedingtheit machen deutlich, daß die Zunahme von süchtigem, abhängigem Verhalten auch als Ausdruck des Gesellschaftssystems betrachtet werden kann. Die alleinige, nicht systemische Behandlung einer Person kann dieser Sichtweise zufolge nicht - oder nur begrenzt - gesundheitsfördernd wirken. Eine isolierte Betrachtung von Symptomen und von Krankheit wäre "... eine traditionelle medizinisch-kirchlich-lineare-hierarchische Sicht ..." (TRÖSCHER-HÜFNER 1990, S.2).

Die Verantwortung für den Prozeß der Genesung oder auch für die Verleugnung tragen die Symptomträgerin ebenso wie die ZuhelferInnen, die Co-Abhängigen des Systems. Diese scheuen sich oft vor einer intensiven Beschäftigung mit Lästigem, Unangenehmem und einer Auseinandersetzung mit sich selbst.

Von Anfang an werden *Informationen* (BATESON 1981, S.488, S.582; SELVINI PALAZZOLI, BOSCOLO, CECCHIN, PRATA 1981, S.138) durch Beobachtung, zirkuläres Fragen und systemische Hypothesenbildung gewonnen. Ziel ist es, den Zeitpunkt in der Geschichte des Systems festzumachen, an dem sich wichtige Koalitionen änderten und die notwendigen Anpassungsleistungen an diese Veränderung zum Problem wurden. Gesucht werden Informationen über die von der Familie erlebten Beziehungsunterschiede vor und nach dem Ausbruch dieses Problems (PENN 1983, S.206; dies. 1986).

Um den Bogen von *jetzt* nach *damals* und vice versa zu spannen, gibt es eine Vielzahl von Kategorientypen zirkulärer Fragen, die dazu dienen, systemische Hypothesen zu bilden und therapeutische Interventionen zu planen. [Bezüglich der Befragungsmethoden seien die interessierten LeserInnen auf folgende Literatur verwiesen: KLESSMANN, KLESSMANN 1988, S.95; PENN 1983, 1986; SELVINI PALAZZOLI, BOSCOLO, CECCHIN, PRATA 1981, S.134ff; TRÖSCHER-HÜFNER 1990; WEBER, STIERLIN 1989, S.81ff; WEISS 1988, S.89ff; WHITE 1989; WIRSCHING 1983, S.147ff; BOSCOLO weist auf die Gefahr hin, dogmatisch zirkuläre Fragen zu stellen (BOSCOLO, CECCHIN, HOFFMANN, PENN 1988, S.245)].

Um die Gegenwart mit der Zukunft zu verbinden, werden Fragen gestellt, die veränderungswirksam in dem Maße sind, wie sie neue Lösungswege für alte Probleme eröffnen (PENN 1986). Dies kann durch Externalisieren des Problems (TOMM 1989) geschehen oder mit Hilfe zirkulären Fragens. Durch immer enger werdendes, einkreisendes Fragen versucht die/der TherapeutIn den Sinn des symptomatischen Verhaltens zu begreifen und ihm eine neue sinnhafte, eine andere als die durch die Familie und Gesellschaft bekannte und übernommene Bedeutung zu geben. Dies kann auf vielfältige

Art geschehen. Die/Der TherapeutIn kann beispielsweise nach alltäglichen Abläufen fragen und diese in ungewohnte Zusammenhänge einbinden.

Beispiel:

Was vermuten Sie, was der Auslöser des Hungerns ist?

Mit wem sind Sie zusammen bevor Sie hungern?

Worüber reden Sie mit Ihren Eltern und was tun Sie danach?

Sie sagen, Ihre Eltern nörgeln an Ihnen herum und machen Ihnen schlechte Laune. Was möchten Sie, wie Ihre Eltern sich verhalten damit Sie nicht zu hungern brauchen?

Wenn Ihre Eltern sich so verhalten würden, wie Sie es sich wünschen, wie würden Sie sich fühlen und was würden Sie tun?

Kann es sein, wenn Ihre Eltern sich von Ihnen provoziert fühlen und Sie beschimpfen und sich daraufhin von Ihnen abwenden, daß Sie daraus die Erlaubnis zum Hungern ableiten und möchten Sie, daß sich Ihre Eltern schuldig fühlen und sich wieder um Sie bemühen?

Wenn die/der TherapeutIn die geschilderte Situation der Symptomträgerin verstanden hat, wendet sie/er sich den anderen Systemmitgliedern (den Eltern, Geschwistern, Großeltern) mit entsprechenden Frageketten zu.

TRÖSCHER-HÜFNER hält es für außerordentlich wichtig, daß zumindest die Eltern- und Großelterngeneration der Symptomträgerin über Befragung der Geschichte mit einbezogen werden.

> Wenn wir die Geschichtsbefragung auslassen und nur gegenwartsbezogen arbeiten (was manche Systemtherapieschulen bevorzugen) verleugnen und unterschlagen wir Geschichte, die die Genese der Symptomatik für das System heute erst begreifbar und menschlicher macht. Wenn wir dies tun, entdecken wir dabei Erstaunliches von Bedeutung für das System heute. Erst durch Begreifen von Geschichte sind wir in der Lage, Gefühle zu fühlen und diese an Personen unserer Geschichte zu richten, die uns gequält haben. Systemiker, die dies nicht initiieren helfen und auf dem 'Jetzt' beharren als relevanteste Ebene, haben sich selbst von wesentlichsten Teilen ihrer Geschichte abgeschnitten. (TRÖSCHER-HÜFNER 1990, S.5f)

(Die an diesem Zugang interessierten LeserInnen seien auf die folgende Literatur verwiesen: HECKER 1988; HEIMANNSBERG, SCHMIDT 1988b; MASSING 1988; MÜLLER-HOHAGEN 1988; SALM 1988; STIERLIN 1988a.)

Für die Familienmitglieder ergeben die Frageketten unter Umständen keinen ersichtlichen Zusammenhang. Wichtig jedoch ist, daß die/der TherapeutIn eine Vorstellung davon hat, welchen Ariadne-Faden sie/er durch die Familie aufrollt. Von verschiedenen Enden wird die Komplexität des Systems vernetzt.

Für das Mailänder Team ist es wichtig, daß das Etikett *A.n.* in Interaktionsprozesse oder Verhaltensweise übersetzt wird und diese *Krankheit* als eine getroffene und zu verantwortende Entscheidung für entsprechendes anorektisches Verhalten zu sehen ist.

> Wir akzeptieren ihre Definition, sie hätten psychiatrische Probleme, fangen aber sofort an, sie in Frage zu stellen. Langsam versuchen wir im Verlauf der Therapie, das Etikett in Verhalten umzuwandeln. Man fragt zum Beispiel: 'Was bedeutet es magersüchtig zu sein? Wie verhälst du dich deinem Bruder gegenüber? Deiner Mutter gegenüber?' Wenn man sich ziemlich sicher ist, daß die Familie in der Lage ist, ihr eigenes Etikett in Handlung zu übersetzen, wenn sie verstehen, daß die Krankheit einer Person eine Verhaltensweise ist, kann man die Anorexie als Entscheidung sehen, und Leute fangen an, auf die Magersüchtige wie auf ein menschliches Wesen zu reagieren und nicht wie auf eine kranke Person. An diesem Punkt beginnt die Veränderung. Schließlich zieht man sich ganz zurück und sagt 'Dies ist nicht länger ein psychiatrisches Problem', und man entfernt das Etikett vollständig. Man sagt der Familie, es sei sinnlos, noch weiter zu Sitzungen zu kommen, da sie kein psychiatrisches Problem mehr haben. Aber du sagst ihnen, daß sie viele Lebensprobleme haben; dieses Mädchen wird weiter mit ihrer Mutter kämpfen, wird wahrscheinlich nicht essen usw. Wichtig ist, diese Verhaltensweisen als abhängig von den Problemen des Lebens darzustellen, statt ihnen ein psychiatrisches Etikett zu geben. Man sagt nicht 'Ihr seid geheilt'. Du änderst die Sprache von Krankheit zu Verhalten und schon reagieren die Leute anders. (CECCHIN in BOSCOLO, CECCHIN, HOFFMANM, PENN 1988, S.298)

Gewisse Themen, Prämissen und Ideen - etwa das Elternhaus Verlassen, Sich-Ablösen, Erwachsenwerden - werden als Teil des Glaubenssystems der jeweiligen Familie betrachtet. Systemische TherapeutInnen haben die Idee, daß sich diese Prämissen, auf die sich das problematische Verhalten begründet, infragestellen, ändern und modifizieren lassen. Wenn ein Familienmitglied beispielsweise sich sorgt und glaubt, daß die identifizierte Patientin magersüchtig ist, wird dieses Mitglied Verhaltensweisen von ihr dulden, die andere Familienmitglieder, die nicht an die Magersucht glauben, eher wütend machen. Das Problem fängt folglich erst dann an, wenn diese Rückkoppelungen in der Familie produziert werden.

Durch die Verschreibung, weiterhin - bis zum Tod - zu hungern, schafft man die Möglichkeit einer neuen Lösung, da das *völlig-am-Ende-Sein* antizipiert werden kann. "... Eine Aussage wie 'Verändere dich nicht, bleib dieselbe; sei weiterhin magersüchtig, auch wenn du sterben könntest' ist das verbale Äquivalent für das Erreichen des Tiefpunkts. Indem man diese Absurdität verschreibt, weist man auf die Möglichkeit eines Neuanfangs hin ..." (BOSCOLO in BOSCOLO, CECCHIN, HOFFMANN, PENN 1988, S.260).

Nachdem die/der TherapeutIn Informationen gesammelt hat, Hypothesen erstellt und diese mit Frageketten verfolgt hat und diese wiederum verworfen oder bestätigt hat, wird im weiteren Verlauf eine Neustrukturierung der Familie mit Hilfe verschiedener Interventionsmaßnahmen angestrebt.

Die/Der TherapeutIn interpretiert jedes Verhalten als *aus Liebe und Sorge um den anderen* oder andernfalls *um die Familie*. Auch das anorektische Verhalten wird positiv konnotiert. Die Krankheit wird zu etwas Gutem (SELVINI PALAZZOLI, BOSCOLO, CECCHIN, PRATA 1977a, S.205). Durch diese Deutung und das Verschreiben des Verhaltens verliert es den aufopfernden Charakter.

> '[...] Eine positive Bewertung ist stets paradox, und zwar auf vielen Ebenen. In unserer Kultur gilt Krankheit als schlecht. Ich sage: Sie ist gut. Nicht zu essen, gilt als schlechtes Verhalten. Ich sage: Es ist gutes Verhalten. Ich soll das Mädchen heilen, das nicht ißt, und ich verschreibe ihr, nicht zu essen ... (SELVINI PALAZZOLI in "Die Wahrheit interessiert mich nicht, nur der Effekt" 1983, S.45)

Früher endete jede Sitzung mit einer paradoxen Intervention. Später versuchten SELVINI PALAZZOLI und ihre MitarbeiterInnen diese durch drei Schritte zu ersetzen. Der erste betrifft die Informationsgewinnung. Nachdem möglichst viele Informationen gewonnen wurden, erfolgt in dieser oder einer der nächsten Sitzungen eine paradoxe Intervention. Die Kinder werden auf eine Stufe gestellt. Von der Therapeutin/dem Therapeuten wird bestritten, daß es eine kranke Indexpatientin gibt. Die Kinder sollen ab der folgenden Sitzung zuhause bleiben. Ein Auftrag wird den Eltern erteilt, der ihnen (geheime) Informationen gibt und der neue Erfahrungen ermöglicht. "'... Dabei wird nichts erklärt - nichts, aber auch gar nichts. [...] Wir haben in unserem abendländischen Denken die fixe Idee, daß eine gute Erklärung so wichtig ist, aber sie bedeutet nichts, wirklich nichts. Die verbale Erklärung ist keine Therapie ...'" (SELVINI PALAZZOLI in "Die Wahrheit interessiert mich nicht ..." 1983, S.40). Die Kinder erfahren ihre zugedachten Informationen ausschließlich durch das - durch die therapeutische Intervention stimulierte - Verhalten der Eltern.

Als mögliche therapeutische Interventionen nennen SELVINI PALAZZOLI und ihre MitarbeiterInnen
- Rituale
- einfache Verschreibungen und
- ritualisierte Verschreibungen
  (SELVINI PALAZZOLI, BOSCOLO, CECCHIN, PRATA 1979, S.139ff).

Dazu zählen beispielsweise
- die "Parentifizierung" als paradoxe Verschreibung
  (SELVINI PALAZZOLI, BOSCOLO, CECCHIN, PRATA 1976, S.124ff),
- "Gerade und ungerade Tage" als ritualisierte Verschreibung
  (SELVINI PALAZZOLI, BOSCOLO, CECCHIN, PRATA 1979, S.138ff),
- die "paradoxe Verordnung des Symptoms"
  (SELVINI PALAZZOLI 1984, S.264f).

[WYNNE bezeichnet die klassisch-psychoanalytische Methode - unter systemtheoretischen Gesichtspunkten betrachtet - als eine Art paradoxer Intervention (WYNNE 1980, S.44).]

Die mit paradoxen Interventionen wenig vertrauten LeserInnen finden im Artikel von WEEKS, L'ABATE (1979): "Eine Bibliographie über paradoxe Methoden in der psychotherapeutischen Behandlung von Familiensystemen" mannigfaltige Informationen. FISHER, ANDERSON, JONES (1982) führen Formen paradoxer Intervention, Indikationen und Gegenindikationen für den Einsatz in der klinischen Praxis an. Die Anwendung therapeutischer Interventionen in der systemischen Einzeltherapie beschreiben WEISS (1988, S.115ff) und STÜDEMANN, DIETZEL, KOCH, LESEMANN, MEWS (1991).

> Es scheint gegenwärtig so, als seien Therapeuten bezüglich der 'paradoxen Interventionen' in zwei Lager gespalten: 1) in alle die, die an Paradoxa glauben (und für ihre Verwendung eintreten) und 2) in alle die, die nicht daran glauben (und - vielleicht spöttisch - von ihrem Einsatz abraten). (DELL 1986, S.93)

DELL vertritt - in Anlehnung an MATURANAS Konzept des Struktur-Determinismus (MATURANA, VARELA 1990, S.105ff) - die Annahme

> [...], daß 'paradoxe' Therapeuten solche Interventionen genau so als 'Paradoxon' auffassen, wie die ersten Anhänger von Kopernikus die heliozentrische Weltauffassung als 'Paradoxon' begriffen. [...] Wenn die Theorien der Therapeuten sich diesen Interventionen wirklich angepaßt haben (in dem Maße, in dem wir alle uns an die heliozentrische Weltsicht angepaßt haben), dann - und nur dann - werden Therapeuten aufhören, diese Interventionen 'paradox' zu nennen. Entsprechend und wichtiger - Therapeuten werden die Ergebnisse solcher Interventionen in *keiner* Hinsicht mehr als 'paradox' verstehen; sie werden vielmehr die Welt so sehen, daß sie in Übereinstimmung mit dem operiert, was sie akzeptiert und als 'natürliche' Ordnung der Dinge begriffen haben [DELL 1986, S.93; siehe die beiden Aufsätze von DELL: Paradox Redux (DELL 1986, S.34-45) und "Paradox": Ein Symptom starr vertretener Überzeugungen (DELL 1986, S.89-106)].

SELVINI PALAZZOLI interessiert sich weniger für die dem Verhalten zugeschriebene Bedeutung innerhalb der "... organisierten Komplexität ...". - Sie bezieht sich auf den von MORIN geprägten Begriff der *organisierten Komplexität*, den sie dem Terminus *System* vorzieht. Ordnung und Unordnung sind *organisierte Komplexität* ("Die Wahrheit interessiert mich nicht ..." 1983, S.39f; SELVINI PALAZZOLI, CIRILLO, SELVINI, SORRENTINO 1992, S.69). - SELVINI PALAZZOLI fragt vielmehr nach dem Effekt, nach der Wirkung des Verhaltens. "'... Bei der Bedeutung handelt es sich nur um *Hypothesen*, beobachtbar dagegen sind die Effekte [...] Die Effekte sind eindeutig identifizierbar ...'" ("Die Wahrheit interessiert mich nicht..." 1983, S.41).

> Aber seit über zehn Jahren vertrete ich die Hypothese: Wenn jemand ein Symptom entwickelt, ist er davon überzeugt, daß er den Kampf verloren hat. Und nun unternehme ich etwas, das ihm die Möglichkeit gibt, in dem Kampf stärker zu sein - und ich kann beobachten, das er das Symptom aufgibt. Das kann ich sicher beobachten: Die

Patientin gibt das Symptom auf. Ob die Hypothese richtig oder falsch ist, werde ich niemals genau sagen können. ("Die Wahrheit interessiert mich nicht..." 1983, S.44)

"'... Es ist einfach unmöglich zu wissen, was in 'organisierter Komplexität' die Wahrheit ist' ..." ("Die Wahrheit interessiert mich nicht..." 1983, S.45).

Zwischen den einzelnen Therapiesitzungen sollen längere Abstände liegen, damit die (paradoxen) Interventionen ihre Wirkungen entfalten können.

'[...] Wenn man zum Beispiel strukturelle Therapie macht, muß man die Familie jede Woche sehen, weil man will, daß sie genau das tun, was man ihnen sagt; man muß sie überprüfen. Daher ist es bei der strukturellen Therapie sinnvoll, die Treffen jede Woche anzusetzen, und für uns ist es sinnvoll, die Familie nicht jede Woche zu sehen. Aber selbst das Monatsintervall fängt an rigide zu werden. [...] In einigen Fällen hatten wir den Eindruck, wir sollten die Intervalle vielleicht verkürzen, besonders am Anfang.' (CECCHIN in BOSCOLO, CECCHIN, HOFFMANN, PENN 1988, S.301)

Beendet sei die Therapie, wenn die Indexpatientin ihr symptomatisches Verhalten aufgegeben hat. Die Symptomaufgabe wird als Zeichen für wachsende Autonomie gedeutet.

'Wichtig ist, die Therapie nicht mit den Worten zu beenden 'Sie sind jetzt geheilt', 'Es geht Ihnen jetzt besser' oder 'Sie haben sich gebessert, und wir können die Therapie beenden.' Dann ist der Patient immer noch abhängig und kommt vielleicht irgendwann später wieder und sagt, er habe das alles noch nicht hinter sich. Man darf sich selbst nicht in die Position eines Therapeuten manövrieren, der entscheidet, ob jemand geheilt ist oder nicht. Du mußt sagen 'Das einzige, was ich als Experte sagen kann, ist, daß dies kein psychiatrisches Problem ist." (CECCHIN in BOSCOLO, CECCHIN, HOFFMANN, PENN 1988, S.299)

Kombinieren läßt sich die systemische Familientherapie mit der systemischen Einzeltherapie, Paartherapie und Elterntherapie.

In der stationären Therapie wird die systemische Familientherapie mit *üblichen* anderen Formen und Methoden verknüpft. JANTSCHEK und JANTSCHEK machen insbesondere darauf aufmerksam, daß versucht wird, unvereinbar erscheinende Therapieansätze zusammenzuführen. Dies betrifft sowohl den theoretischen Hintergrund als auch die therapeutische Praxis (JANTSCHEK, JANTSCHEK in FEIEREIS 1989, S.230; CIOMPI 1981, 1989; HESS 1982; KLESSMANN 1982; KLESSMANN, KLESSMANN 1983; LEIBL, BRUNNER, GREITEMEYER 1988; LUDEWIG 1986; MASSING, REICH, SPERLING 1992, S.144-152; PRATA 1989; R. 1981; ROEMER 1987; SIDER, CLEMENTS 1983; STEINER, REITER 1986; WENGLE 1985; WILLI 1984).

Das Vorgehen bei der systemischen Therapie läßt sich gegenüber den traditionellen Methoden dergestalt schematisieren (Abb. 23):

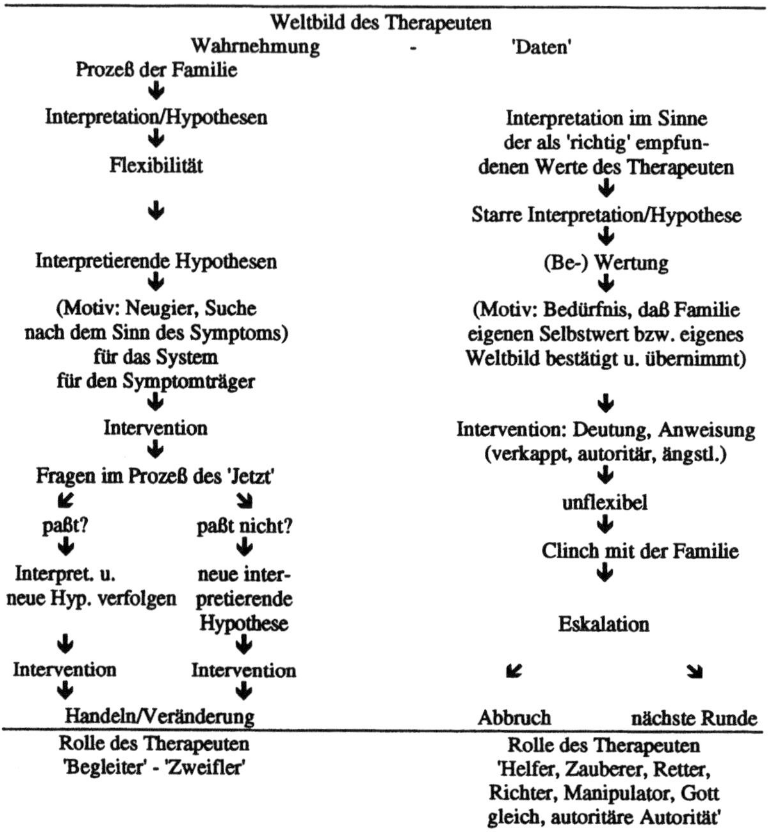

Abb. 23: Weltbilder von TherapeutInnen und die Auswirkungen auf den Beratungs- und Therapieprozeß (aus: TRÖSCHER-HÜFNER 1990, S.26; siehe zur Rolle der Therapeutin respektive des Therapeuten auch BOSCH, KOHAUS 1978, bezüglich der Neugier von TherapeutInnen CECCHIN 1988)

Sind die Familienmitglieder in der Lage, direkten Interventionen, logischen Erklärungen oder vernünftigen Vorschlägen zu folgen, wird von EPPLE das strukturierte, symptomzentrierte Vorgehen nach MINUCHIN und seinem Team empfohlen. Wehren sich die Mitglieder, so befürwortet sie das paradoxe Verfahren (EPPLE 1984, S.74).

Dieser oben beschriebene Ansatz setzt allerdings voraus, daß eine Ärztin/ein Arzt die medizinische Betreuung übernimmt. Diese Kollegin/dieser Kollege sollte über die (paradoxe) Vorgehensweise informiert sein, damit sie/er nicht eines Tages erstaunt reagiert, wenn die Familie ihr/ihm sagt, die Therapeutin/der Therapeut hätte gesagt, die Indexpatientin/die Familie solle alles beim alten lassen.

MINUCHIN und sein Team unterteilen ihre Therapie in eine stationäre und in eine ambulante Phase. Wenn es sich einrichten läßt, soll die identifizierte Patientin nicht stationär eingewiesen werden.

In der ersten Phase geht es um eine Gewichtszunahme. Eine Kombination aus verhaltenstherapeutischen Interventionen und familientherapeutischen Techniken soll innerhalb kurzer Zeit zum Rückgang der Symptome führen; die Indexpatientin fängt wieder an zu essen und zuzunehmen.

In der ambulanten Behandlungsperiode soll durch ein Verstärkerprogramm ein Rückfall in die alten Eßstörungen verhindert und neue Gewohnheiten eingeübt und aufgebaut werden.

Die Therapeutin/der Therapeut wendet sich den transaktionalen Mustern der Familie zu, die das anorektische Verhalten bedingt haben. Ohne die Veränderung dieser Verhaltensmuster, ohne eine Umstrukturierung der Familie ist es fraglich, ob die ersten Schritte zur Symptombefreiung längerfristig etwas bewirken (MINUCHIN, ROSMAN, BAKER 1981, S.114ff).

Wenn im folgenden Abschnitt Strategien beschrieben werden, so muß dennoch im Auge behalten werden, daß die Vorgehensweisen im Einzelfall variieren. "... Nur wer die Technik zunächst beherrscht und es dann fertigbringt, sie zu vergessen, kann ein guter Therapeut sein ..." (MINUCHIN, FISHMAN 1985, S.13).

Die Therapeutin/Der Therapeut verbündet sich bei den familiären Interaktionen oftmals mit einer Person oder spielt die Regisseurin/den Regisseur. Sie/Er deutet das Eßproblem um, beispielsweise in einen unterschwelligen Streit um die Kontrolle der Mutter der Tochter gegenüber. Die Arrangements sollen Konflikte oder therapeutisch initiierte Krisen bezüglich Autonomie und Kontrolle heraufbeschwören, die als Voraussetzung für eine Neustrukturierung der Familie angesehen werden. Die bei unterschiedlichen familiären Interaktionsmustern eingesetzten Strategien sollen das Konzept von der Indexpatientin respektive ihrem symptomatischen Verhalten in ein interpersonales Problem einer dysfunktionalen Familie überführen und helfen, die Konfliktverarbeitungsstrategien der Eltern über das Eßverhalten des Kindes aufzulösen.

Diese therapeutischen Maßnahmen von MINUCHIN und seinem Team beziehen sich auf die von ihnen herausgearbeiteten typischen Merkmale psychosomatischer Familien, den dysfunktionalen Verhaltensmustern anorektischer Familien: auf die Wahrnehmung der Realität, Verstrickung, Überfürsorglichkeit, Starrheit des Familiensystems, auf die Tendenz zur Konfliktvermeidung und auf die Konfliktumleitung.

Wie bereits erwähnt, verfügen SystemtherapeutInnen über kein krankheitsspezifisches Repertoire an Interventionen. Die familientherapeutische "Lunch"-Sitzung - als eine Technik um die Familie der anorektischen identifizierten Patientin einer Behandlung zugänglich zu machen, - sei daher als Ausnahme erwähnt (MINUCHIN, ROSMAN, BAKER 1981, S.144ff; ROSMAN, MINUCHIN, LIEBMAN 1976).

Beim Abhalten eines arrangierten Arbeitsessens kann die Therapeutin/der Therapeut die starren Transaktionsmuster innerhalb der Familie miterleben und eine Familienkrise induzieren. Die strukturellen Merkmale und Störungen treten in diesem Kontext deutlicher hervor, so daß die Therapeutin/der Therapeut entsprechende Interventionen planen kann.

Insofern kann der *Familien-Lunch* als diagnostische Methode und therapeutische Strategie betrachtet werden.

Ein zentraler Punkt des familientherapeutischen Vorgehens ist das Umdeuten. Die/Der eine TherapeutIn deutet die A.n. um und läßt sie als *Liebesproblem* erscheinen (LUDEWIG 1992, S.158), die/der andere *erkennt*, daß die identifizierte Patientin nicht krank, sondern noch nicht selbständig ist und nicht altersgemäß behandelt wird und sich der eigentlichen sozialen Verantwortung bisher entzogen hat.

Durch dieses Umdeuten wird die problematische Situation veränderbar dargestellt (HUBSCHMID 1981) und an die vorhandenen Ressourcen der Familie appelliert.

> Dem gesunden Menschenverstand muß es wie Hohn erscheinen, daß [...] die Weigerung der Anorektikerin, Nahrung zu sich zu nehmen, durch die Art bestimmt ist, wie die Frage von Autonomie und Kontrolle zwischen der Patientin und ihren Eltern verhandelt wird. Und doch zeigen unsere Untersuchungen ganz deutlich, daß sich deutliche Veränderungen in den Symptomen psychosomatischer Krankheiten ergeben, wenn sich die wesentlichen Interaktionsmuster der Familie wandeln. (MINUCHIN, BAKER, ROSMAN 1981, S.65)

5.7.6 Integrative therapeutische Maßnahmen

Eine Integration schulenspezifischer Therapieansätze liegt nahe, besonders wenn davon ausgegangen werden kann, daß diese sich nicht gegenseitig ausschließen, hingegen vereinbar sind (R. 1981; STIERLIN 1988c).

> Erst in jüngster Zeit wurden Stimmen laut für den Versuch, die unvereinbar erscheinenden Gegensätze von Tiefenpsychologie und Systemtheorie auf einem theoretischen Hintergrund zusammenzuführen [...]
> Aus der therapeutischen Praxis hingegen gibt es schon länger Berichte über die Kombination von Einzel- und Familientherapie in der Psychotherapie allgemein [...] und bei Eßstörungen im besonderen. (JANTSCHEK, JANTSCHEK in FEIEREIS 1989, S.230)

Diagnosen werden jeweils schulenspezifisch erstellt. Entsprechend werden Informationen von TherapeutInnen/ÄrztInnen nur selektiv theoriegeleitet wahrgenommen und verarbeitet. Wichtige andere Aspekte bleiben hingegen unberücksichtigt, die krankheitsbedingend, auslösend oder aufrechterhaltend wirken mögen.

Die Therapieform, die empfohlen wird, ist meist die präferierte der Ärztin/des Arztes oder die vertretene Richtung der Therapeutin/des Therapeuten und selten eine andere.

Die Notwendigkeit bei der Behandlung der A.n. eine Kombination von Maßnahmen der verschiedenen Schulen beziehungsweise eine integrative Therapie, die gleichzeitig somatische und psychische Anteile der Krankheit berücksichtigt, anzubieten, wird mehr und mehr übereinstimmend hervorgehoben. Die Schwerpunkte werden in der Kombination jedoch verschieden gesetzt (FEIEREIS 1989, S.119f).

Eine Kombination und Integration könnte wesentlich zu einer ganzheitlichen Betrachtungsweise - sowohl des einzelnen Menschen als auch zu einer Erweiterung des Blickfeldes auf das Umfeld, die Familie bis hin zur *Gesellschaft* - beitragen und diese begünstigen. Denn die Störung A.n. zeichnet sich durch eine Vielzahl und Vielfalt somatischer, kognitiver, emotionaler und behavioraler Probleme aus und betrifft nicht nur das einzelne Individuum sondern - wie oben erwähnt - die identifizierte Patientin innerhalb ihres sozialen Kontextes. Da die vielfältigen Faktoren bei jeder Klientin einzigartig verknüpft sind, müßte jeder Person entsprechend ihrer Symptomatik, Bedürfnislage und anderer Aspekte, eine ihr angemessene Kombination schulenübergreifender Interventionsmaßnahmen angeboten werden. Diese indikativen Therapieangebote sollten nicht willkürlich zusammengestellt werden, sondern begründet sein und auf überprüfbaren Annahmen beruhen.

> Nach unserer Erfahrung bei der Behandlung von inzwischen 700 Patienten mit Bulimie und Magersucht erscheint uns die kombinierte Psychotherapie am meisten erfolgversprechend, wenn sie offen ist
>
> a) für körperbezogene wie tiefenpsychologisch fundierte Anteile, für konfliktzentrierte wie stützende Anteile,
> b) für einzeltherapeutische wie gruppen- oder familienorientierte Anteile,
> c) das heißt für jede Aktivierung, die den Patienten zu einem Instrument der Selbstreflexion und der Selbsterkenntnis werden kann.
>
> Durch das Spektrum breit angelegter therapeutischer Mittel bietet die derart kombinierte Therapie die beste Möglichkeit individuellen Zuschnitts für den einzelnen Patienten. (FEIEREIS 1989, S.120)

In Tagkliniken und in stationären Settings werden vorwiegend Einzel-, Gruppen- und Familientherapie neben medizinischer Versorgung, Psychopharmakatherapie, Ernährungsberatung, Selbsthilfe und sozialen Maßnahmen angeboten. In der Einzeltherapie werden Therapieziele benannt und versucht zu erarbeiten und zu erreichen. Medizinische Sprechstunden und Visiten sind darüberhinaus für Kriseninterventionen und zur Stabilisierung der Klientinnen notwendig.

Das Angebot an aufdeckenden und übenden Verfahren umfaßt ein breites Spektrum für Gruppen:

- Kreative Gruppen [Assoziative Maltherapie; Katathymes Bilderleben (KLESSMANN 1982, 1988a, b; KLESSMANN, KLESSMANN 1983, 1988; KOTTJE-BIRNBACHER, SACHSSE 1986; LANG 1985; LEUNER, KOTTJE-BIRNBACHER, SACHSSE, WÄCHTER 1986; ULLMANN 1988; WÄCHTER 1986); kombinierte Mal- und Musik- oder Märchentherapie (JACOBY 1978; KLOSINSKI 1978, 1988b; ROSSETTI-GSELL 1992; TARR-KRÜGER 1989, 1991, 1992); Arbeit mit Ton; Seidenmalerei; Werktherapie; Maskenarbeit und andere];
- Körper- und Bewegungstherapie (HOPPE 1991a) [Konzentrative Bewegungstherapie (KBT); Feldenkrais; Tanztherapie (WARSKULAT 1987); Krankengymnastik und andere];
- Anti-Diät-Kurs (nach ORBACH);
- Eßprotokolle; Tagebücher; Intensiv-Journal-Process [Intensiv-Tagebuch-Verfahren; (HAGE 1991)]
- Bibliotherapie (HAGE 1991);
- Selbstsicherheitstraining;
- Gesprächsgruppe [Klienten-zentrierte Therapie (FRANKE 1981; SCHMITT, WENDT, JOCHMUS 1981; SEIFERT 1988) TZI (nach COHN); analytisch orientierte Gruppe; Hypnotherapie (nach ERICKSON; ERICKSON, ROSSI 1989, S.317-332; ZEIG 1985) und andere].

Individuelle Therapie Festlegen individueller Therapieziele, Krisenintervention und Stabilisierung	- Einzeltherapie (verhaltenstherapeutisch-, daseins-, analytisch- oder anderweitig orientierte Therapie; Katathymes Bilderleben) - Visiten (medizinische, medikamentöse Ver sorgung) - Psychopharmaka - ...
Gruppentherapie Aufdeckende und übende Verfahren zur Stärkung und Aktivierung des Körperbewußtseins. Stabilisierung, Konfliktbewältigung und Problemlösung	- Essensprogramme; Selbstkontrolle; Genuß training; Ernährung und Diät; Ernährungsberatung; Eßprotokolle; Tagebücher; Anti-Diät-Kurs; ... - Körperwahrnehmungstherapie; körperorien tierte Selbstkontrolle; Sport-, Bewegungs-, Körpertherapie; Konzentrative Bewegungstherapie; Feldenkrais;

	Tanztherapie; Krankengymnastik, Videoauf nahmen; Integrale Atemtherapie; ... - Wendo - Entspannungsmethoden (Progressive Muskelrelaxation; Autogenes Training; Massagen; Entspan nungsbäder; ...) - Kreative Gruppen (Maltherapie; kombinierte Mal- und Musik- oder Märchentherapie; Integrative Musiktherapie; Assoziative Maltherapie; Gestaltungstherapie; Werktherapie; Ergotherapie; Arbeit mit Ton; Seidenmalerei; ... - Gesprächspsychotherapie (tiefenpsychologische oder feministische Therapie; klientInnenzen trierte Therapie; TZI-Gruppen; Frauen gruppen; ...) - Psychodrama - Selbstsicherheitstraining - Selbsthilfegruppen; Selbsthilfebüro - ...
Familien-, Angehörigentherapie zur Konfliktbewältigung, Stabilisierung und Problemlösung	- Familientherapie (systemische, verhaltensthe rapeutisch-, analytisch- orientierte Therapie) - PartnerInnengespräche - Angehörigenseminare - Geschwistergruppe - Einbeziehen von bedeutsamen anderen Personen (FreundInnen, Klassenkamerad Innen ...) - ...

Abb. 24: Bausteine einer integrativen Therapie (zusammengestellt von der Verfasserin, P.D.)

Entspannungsmethoden [Progressive Muskelrelaxation nach JACOBSON (ECHELMEYER, ZIMMER 1977; WEINZIERL, HAAG 1992, S.281-285), Autogenes Training nach SCHULTZ (BRENNER 1978; DIEHL 1992; DOUBRAWA 1992; KRAMPEN 1992; LANGEN 1977; RAUDSZUS-NOTHDURFTER 1992)], Entspannungsbäder und

Massagen ergänzen die Sportangebote, die zur Aktivierung und zur Stärkung des Körperbewußtseins beitragen sollen.

Wendo- (Women und Do = Weg der Frau) Gruppen zählen zum feministisch orientierten Programm. Es beinhaltet sowohl Konditionierungstraining, Verteidigungs- und Gegenangriffstechniken, Rollenspiele und Übungen zur Selbstbehauptung als auch eine Auseinandersetzung mit der eigenen Frauenrolle, Körpersprache, den gesellschaftlichen Anforderungen und Lebensbedingungen, Meditation und Zentrierungsübungen (WILL 1991, S.9ff).

Offene Gruppen, die Großgruppe und die Familien- und Angehörigengruppe zielen insbesondere eine Stabilisierung an und wollen einen Beitrag zur Konfliktbewältigung und zur Problemlösung leisten.

5.7.7 *Gruppentherapie*

Nicht nur in ambulanten und stationären Settings kommt der Gruppentherapie ein besonderer Stellenwert zu. "... Heute, nach fast siebenjähriger Erfahrung mit über 150 jeweils in Gruppen behandelten Patientinnen, halten wir es in Umkehrung der bisherigen Expertenmeinung für weit schwieriger, Magersüchtige in der Klinik einzeln zu behandeln als in einer Gruppe ..." (ROSEFELDT 1986, S.120f).

Allgemein sprechen für diese Form der Therapie viele unterschiedliche Punkte:

- Die Patientinnen erleben, daß es anderen ähnlich geht und erleben sich durch diese Erfahrung nicht mehr alleine mit ihrem (symptomatischen) Verhalten.
- Die Patientinnen haben die Möglichkeit der Kontaktaufnahme.
- Patientinnen können sich gegenseitig Modell sein.
- Das Vorwärtskommen von Gruppenmitgliedern kann ein Ansporn für andere sein.
- Soziale Lernprozesse - beispielsweise das Erhalten von Feedback von anderen Teilnehmerinnen - können sich Patientinnen innerhalb der Gruppe zunutze machen.
- Durch Rollenspiele, Psychodrama und anderen Übungen können Fertigkeiten in der Gruppe eingeübt werden.
- Bestimmte Übungen sind nur in Gruppen möglich (JACOBI, PAUL 1986, S.27).
- Magersüchtige Frauen vermeiden Beziehungen, da sie Angst haben, diese wieder zu verlieren. Diejenige, die ihren Gefühlen nicht traut, wird Beziehungen vermeiden, in denen sie diese erleben könnte. Durch dieses Vermeidungsverhalten wird sie nicht lernen, sich selbst, den eigenen Gefühlen und anderen näher zu kommen. Durch die Gruppe soll diese Situation aufgebrochen werden. Die Gruppe fordert die einzelne auf, die bedrohlichen Gefühle zuzulassen und stellt sich als Erlebnisraum dazu zu Verfügung.

- Die Familie beziehungsweise das soziale Umfeld der anorektischen Patientin unterdrückt und *bestraft* Divergenzen. Die Gruppe indessen fordert zur Auseinandersetzung auf (KRÄMER 1988, S.193-204).
- Magersüchtige Jugendliche sind im Vergleich zum einzeltherapeutischen Kontakt offener und gesprächsbereiter, wenn sie mit gleichaltrigen Mitpatientinnen zusammen sind

(SCHMITT, WENDT 1982; dies. 1983, S.313f).

Ob nur magersüchtige, eßgestörte Patientinnen oder auch andersartig Erkrankte in die Gruppentherapie aufgenommen werden sollen, wird kontrovers diskutiert.

ALIABADI und LEHNIG sprechen sich für gemischte Gruppen aus.

> Es ist wesentlich günstiger, wenn sie ihre Problematik als *eine* Form neurotischer Lebensbewältigung verstehen lernen und nicht als etwas ganz Besonderes. Erkenntnisse über sich selbst kommen nämlich wider Erwarten nicht nur dadurch zustande, daß jemand ständig über sich spricht, sondern auch dadurch, daß er bei anderen zuhört, die über ein Problem reden und mit der Gruppe daran arbeiten. Zuhörer können dabei oft viel eher etwas bei sich erkennen und zugeben, als wenn sie selber sprechen. (ALIABADI, LEHNIG 1986, S.196f)

Aufgrund des nicht vorhandenen Leidensdrucks favorisieren SCHWERING und WÄLDER problem- und symptomorientierte (gemischte) Gruppen und sprechen sich gegen Gruppentherapien mit ausschließlich magersüchtigen Frauen aus (SCHWERING, WÄLDER 1985, S.151).

Die Stellungnahme zu gemischten Gruppen ist nicht unwidersprochen geblieben. MEERMANN und VANDEREYCKEN favorisieren insbesondere für die Therapieeingangsphase homogene Gruppen.

> Obwohl wir spezielle Stationen ausschließlich für magersüchtige Patientinnen nicht befürworten [...], hat uns die klinische Erfahrung mit verschiedenen Formen von *Gruppenpsychotherapie* gelehrt, daß homogene Gruppen vorzuziehen sind, solange die anorektischen Symptome einen entscheidenden Einfluß auf das Verhalten der Patientin haben. Wenn man eine gemischte Gruppenpsychotherapie mit Anorektikerinnen und anderen Neurotikern durchführt, so kann es sein, daß viel Zeit mit endlosen Beschreibungen oder Klagen über die Eßverhaltensweisen, Gewichtsprobleme und damit verbundene anorektische zwanghafte Beschäftigungen verloren geht [...]
> Ein weiterer wichtiger Nachteil von gemischten Gruppen ist, daß sie eine ganze Zeit die Patientin, die ihnen die Rolle einer abgesonderten, 'pseudonormalen' Persönlichkeit vorgaukelt, nicht nur akzeptieren, sondern sie auch noch darin bestärken. (MEERMANN, VANDEREYCKEN 1987, S.117)

5.7.8 Medienunterstützte Maßnahmen und Angebote

Geeignete Maßnahmen zu finden, die die anorektischen jungen Erwachsenen dazu motivieren, über ihre Erfahrungen, Wünsche, Einstellungen und andere Themen zu sprechen und sich untereinander auszutauschen, kann als ein wichtiges Ziel betrachtet werden. Die oben beschriebenen sprachlichen Verfahren stoßen allerdings nicht selten an Grenzen. Diese können etwa erreicht sein, wenn die Abwehrkräfte der Patientin zu groß sind oder das Verständnis für Zusammenhänge zwischen körperlicher Krankheit und psychischer Entwicklung (innere Konflikte, Ambivalenzen) fehlt.

"... Autoren [...] haben Zweifel daran geäußert, daß verbale Behandlungsformen überhaupt zu einer bedeutsamen Änderung bei einem Zustand führen können, der wahrscheinlich während der präverbalen Entwicklungsphase entsteht ..." (BRUCH 1991, S.314f). Daher erscheint es notwendig, für diese Klientel andere - medienunterstützte, methodenübergreifende - Maßnahmen anzubieten (BECKER 1987, S.173).

Da jedoch über die Krankenkassen und über andere Leistungsträger nur ambulante tiefenpsychologisch fundierte Gruppentherapie, Psychoanalyse und Verhaltenstherapie abgerechnet werden kann, werden ergänzende, methodenübergreifende Maßnahmen und Angebote (siehe Abb. 22) fast ausschließlich in klinischen Settings angeboten. Diese im klinischen Rahmen angebotenen Interventionen werden über Regelsätze abgerechnet.

Obwohl die Techniker Krankenkasse bislang die einzige ist, die methodenübergreifende therapeutische Angebote von niedergelassenen TherapeutInnen und PsychologInnen (BDP) anerkennt und den Regelsatz zahlt, kann davon ausgegangen werden, daß viele ambulant arbeitende TherapeutInnen der unterschiedlichen Orientierungen nicht auf den Einsatz musisch-kreativer Therapieelemente verzichten und ebenfalls ergänzende Maßnahmen - überwiegend Entspannungsübungen, Phantasiereisen, Musik- und kunsttherapeutische Elemente - in die Therapie mit einbinden.

So kann beispielsweise *Gestalten* von Bildern und Objekten im Rahmen einer Therapie

a) ein Teil einer Behandlung sein;
b) außerhalb der Therapiesitzung stattfinden und mitgebracht werden um die Bedeutungen zu begreifen;
c) zum Kommunikationsmittel zwischen Patientin und TherapeutIn innerhalb des Settings werden;
d) alleiniges Ausdrucksmittel werden. Averbales Bildhaftes wird verbunden mit verbal Kognitivem (WELLENDORF 1984, S.60).

Zum letzten Passus zählt die Waldorf-Kunsttherapie. Diese ist im Unterschied zu anderen Formen kein diagnostischer Behelf. Sie kommt erst zum Einsatz nachdem die Anamnese abgeschlossen worden ist (RECH 1984, S.36f).

Diese prä-, non- und averbalen Maßnahmen bedienen sich der verschiedenen Medien (Körper, Ton, Musik, Farbe, Werkmaterial und weiteren). Mit Hilfe des Einsatzes dieser Medien kann die Kontaktaufnahme zwischen Patientin und TherapeutIn erleichtert werden.

Gegenüber einer sprachlichen Auseinandersetzung mit Problemen können die Patientinnen durch den Vorgang der Produktivität, durch den ästhetischen Ausdruck nicht nur Entlastung erfahren, sondern gleichfalls andere Ausdrucksmöglichkeiten für ihre inneren Konflikte finden oder sie überhaupt erst entdecken. Die spontan und unreflektiert entstandenen Werke bieten einen weiteren Anknüpfungspunkt zur gedanklichen und emotionalen Auseinandersetzung innerhalb der Einzel- und Gruppentherapie.

Diesen medienunterstützten Therapieformen liegt die Annahme zugrunde, daß der verbalen Ausdrucksform eine präverbale, vorsprachliche im Bewußtwerdungsprozeß vorausgeht.

Dieses Verfahren bietet sich wegen der lange Zeit bestehenden Abwehr an.

> Hier hat sich oftmals gezeigt, wie die Patienten im Verbalen lange Zeit in der Abwehr bleiben und im mehr Nonverbalen das Abgewehrte recht früh für die Betroffenen selbst sichtbar wurde, d.h. im Prozeß der Bewußtwerdung das Nonverbale dem Verbalen vorausgeht. (BECKER 1987, S.173)

MENZEN beschreibt die Wirkungsweise und den Beitrag der Kunsttherapie zur Heilung folgendermaßen:

> Wie der Analytiker, auch der Gesprächspsychotherapeut, die mit verbalen Mitteln, mittels der Sprache die Verhärtungen, das Einbahnstraßen-Verhalten eines Menschen aufbrechen, das Verhalten flexiber, differenzierter machen. So arbeitet die Kunsttherapie mit averbalen Mitteln, mit vorsprachlichen Mitteln, mit dem zeichnerischen, malerischen, plastischen, dem körperhaften Ausdruck eines Menschen. Auch hier zeigen sich die Verhärtungen, die Gebremsten, die nicht ausgelebten Triebwünsche, die ständig und stereotyp überdeckt werden, - zeigt sich das, was erstarrt ist.
> Der ästhetische Ausdruck eines Menschen macht diese Verhärtungen offenbar, indem er das Stereotyp, die ästhetischen Einbahnstraßen eines Menschen aufdeckt.
> Der ästhetische Ausdruck eines Menschen macht es möglich, Wünsche, Ängste, Befürchtungen, Phantasien auszuleben. Hier kann er zeichnen, malen, plasten, körperlich-theatralisch darstellen, was er sich nie getrauen würde auszusprechen.
> Und der Kunsttherapeut kann vorsichtig ermutigen, das so Ausgedrückte weiterzutreiben: Winnicott z. B. zeichnet schnörkelt mit, Edith Kramer deutet fragend an, treibt an. Und schließlich kann er darüber mit dem Patienten sprechen. Die Verhärtung, das was wir Neurose nennen, das Unbewegliche, immer wiederkehrende kranke Verhalten, die stereotypen und rigiden Verhaltensmuster werden flexibel durch die vielen Ausdrucksmöglichkeiten der ästhetischen Praxis. (MENZEN 1984, S.25)

WELLENDORF begreift das Bild - als Sammelbegriff für ästhetische Produktivität - in der therapeutischen Beziehung zwischen TherapeutIn und Patientin als ein Gegenüber, ein Drittes.

> Als Drittes spielt es eine unterschiedliche Rolle.
> - Es kann Abstand schaffen, indem es einen indirekten Kontakt zwischen Patient und Therapeut ermöglicht, wenn der direkte zu sehr ängstigen würde.
> - Es kann etwas sein, womit der Patient sich verbindet, das er wie eine Mauer gegen den Therapeuten benutzt.
> - Es kann aber auch wie eine Brücke sein, auf der einer zum anderen gelangt,
> - oder der Versuch, sich damit stückweise anzueignen oder Aktionen zu erproben.
> - Das Bild kann in immer wieder neuer Form der Versuch sein, sich einem anderen und sich selbst gegenüber zu definieren,
> - oder das Wagnis, ein traumatisches Erleben in eine Gestalt zu bannen. (WELLENDORF 1984, S.59)

Das, was in diesem Abschnitt unter *Therapie* subsummiert wird, spiegelt eine bestimmte Sichtweise von *Krankheit* und *Gesundheit* wider. "... Benedetti hat Krankheit definiert als 'Diskrepanz zwischen innerem Erleben und Ausdrucksmöglichkeit'. Ich konnte Therapie verstehen, als Versuch, diese Fähigkeit zu entwickeln oder wieder herzustellen. Die Fähigkeit, innerem Erleben Ausdruck zu verleihen, wäre dann Gesundheit ..." (WELLENDORF 1984, S.58).

Die Ziele dieser nonverbalen und vorsprachlichen Methoden könnten entsprechend beschrieben werden, als

- Verstärkung und Sensibilisierung der Wahrnehmungsbereitschaft für innen und außen;
- die Fähigkeit und Bereitschaft, über sich zu reflektieren, Gefühle und Einsichten zu mobilisieren und dem anderen mitzuteilen;
- der Erwerb alternativer verbaler und averbaler Ausdrucksmöglichkeiten;
- die Bewältigung von Konflikten und auftauchenden Problemen;
- die Stärkung der Urteils- und Kritikfähigkeit und damit der Bezug zur Realität;
- die Bildung, Stützung und Festigung der Ich-Identität

(BECKER 1987; SCHATTMAYER-BOLLE 1990; SCHMITT, HÄDER 1984; SCHUSTER 1991).

Einerseits wird in der Literatur die Wichtigkeit der Integration der gestalterischen, musisch-kreativen Elemente in das gesamttherapeutische Konzept der A.n. von verschiedenen AutorInnen betont (DOGS 1985; FEIEREIS 1989; HAMMON 1981; KLESSMANN, KLESSMANN 1988; KLOSINSKI 1978, 1988a, b; LANGENBERG 1982). Andererseits wird - beispielsweise von SCHMITT, HÄDER (1984, S.64) - bedauert, daß diese Möglichkeit zu wenig genutzt wird.

Es ist zu hoffen, daß sich gerade im letzten Jahrzehnt einige der oben beschriebenen Therapieformen etabliert haben.

Einen anschaulichen Überblick über eine exemplarisch durchgeführte Integration und Anwendung verbaler und präverbaler therapeutischer Maßnahmen und Angebote bei A.n. bietet FEIEREIS (1989).

5.7.9 *Tendenzen, Trends, Ausblick*

Die verschiedenen und unvereinbar erscheinenden Therapieformen gleichen sich immer mehr an und werden in therapeutischen Konzepten und Settings integriert. Die Theorie hat infolgedessen die Praxis (wieder) eingeholt (CIOMPI 1981, 1989; DELL 1981; KLESSMANN 1982; WELTER-ENDERLIN 1987).

Der Selbsthilfe-Ansatz läßt sich mit allen anderen Interventionen vereinbaren.

Ebenso haben von Anfang an feministische Therapeutinnen versucht, die verschiedenen Orientierungen in Theorie und Praxis zu kombinieren. In der Praxis ließen sich beispielsweise feministische mit systemischen Therapieansätzen (KRÜLL 1987a) ebenso wie feministische mit analytischen verbinden (ORBACH 1979).

Auch die Psychoanalyse und die systemische Therapie lassen sich vereinbaren. Diese wurden in einer *Psychoanalytischen Systemtheorie* gebündelt (CIOMPI 1981, 1989; HESS 1982; WENGLE 1985). Welche Methode optimal anwendbar ist, sollte nicht anhand von Indikationsregeln je nach Krankheitsbild entschieden werden, sondern anhand des Untersuchungs- und Therapieprozesses. HESS favorisiert in der Anfangsphase die systemische Familientherapie. Welche Therapieform angeschlossen werden soll, macht er davon abhängig, ob starke Loyalitäten und Bindungen in der Familie vorhanden sind und welcher Grad an Engagement, das heißt Resonanz besteht.

Prinzipiell sollte eine weiterführende Einzeltherapie der Indexpatientin erst dann begonnen werden, wenn die Abgrenzung der einzelnen Mitglieder untereinander bis zu einem möglichst hohen Grade vollzogen ist und die Eltern im Anschluß an die systemische Familientherapie an Elterngesprächen teilnehmen (HESS 1982).

Die Verhaltenstherapie umfaßt nunmehr auch Biographieforschung der Klientinnen (DÖRING 1988) und nähert sich insofern den analytisch orientierten Ansätzen an.

Die meisten TherapeutInnen erweitern ihr Standardprogramm um weitere medienunterstützte Therapieelemente. Ebenso wurde im Rahmen des *New Age* (CAPRA 1988, 1992; "Es ist der Zustand, nicht die Droge" 1981; GROF 1991, 1992; WILBER 1991), der Esoterik und anderen Zeitströmungen das Angebot immer facettenreicher und unübersehbar.

Die Fragen, ob und unter welchen Bedingungen Therapien wirken und welche Behandlungsformen sich signifikant voneinander im Ergebnis unterscheiden, werden in der Literatur kontrovers diskutiert.

MATURANA würde wahrscheinlich sagen, daß die Struktur des therapeutischen Angebots nur Strukturveränderungen auslöst - also weder determiniert noch instruiert und vice versa.

Nicht die Welt determiniert, wie wir sie wahrnehmen, vielmehr determiniert *unsere* Struktur, wie wir die Welt wahrnehmen oder hervorbringen.

Das System funktioniert als Ganzes. Wir leben in einer strukturdeterminierten Welt und epistemologische Prozesse sind entsprechend struktur-determiniert.

Nur unter der Voraussetzung, daß ein System - das heißt ein organisatorisches Ganzes - in Teile gegliedert ist, läßt sich sagen, daß Pathologie vorhanden ist und daß die Organisation pathologisch beurteilt wird/werden kann. Sie kann dennoch nicht pathologisch *sein*.

Wenn wir davon ausgehen, daß jedes soziale und ökologische System zirkulär organisiert ist und mit immer umfassenderen Systemen verbunden ist, impliziert diese kybernetische Verbundenheit, daß kein Teil über den Rest oder einen anderen Teil Kontrolle ausüben kann. Die Unmöglichkeit der einseitigen Kontrolle ist das, was BATESON unter *epistemologischem Irrtum* (BATESON 1981, S.438) verstanden hat. Entsprechend kann auch nicht behauptet werden, einE systemischeR TherapeutIn könne eine Familienstruktur verändern.

Die Aufgabe der systemischen Therapie ist "... 'nicht zu heilen, sondern zu zerschlagen' ..." (HOFFMAN zitiert nach DELL 1986, S.33).

KeinE systemischeR FamilientherapeutIn würde jemals behaupten, ihre/seine Intervention bestimme einseitig die Reaktion der Familie. Und zugleich weiß jedeR FamilientherapeutIn, daß die Intervention in das zirkuläre Interaktionsmuster von Familie und TherapeutIn eingebettet ist.

> Wenn Klienten instruktive Interaktion vollziehen könnten, wäre Therapie ein nutzloses Unterfangen: der Therapeut würde Interventionen durchführen und jeder Klient würde darauf auf genau die gleiche Weise reagieren. Leider (oder: glücklicherweise) passiert dies nicht. Der Therapeut interveniert und die Struktur des Klienten determiniert das Schicksal der therapeutischen Intervention. (DELL 1986, S.97)

Wenn die Intervention fehlschlägt, reflektieren TherapeutInnen gewöhnlich folgendermaßen:

> 1) 'Ich führte die Intervention falsch durch',
> 2) 'Ich machte es nicht lange genug' oder
> 3) 'Es hätte funktionieren müssen, aber etwas stimmt nicht mit dem Klienten' (d.h. der Klient ist unkooperativ, resistent, pathologisch, nicht für die Therapie bereit etc.). Anders gesagt, wir sind in der Lage, die Daten so zu interpretieren bzw. zu disqualifizie-

ren, daß unsere theoretischen Auffassungen bestehen bleiben [...] Und da unsere Theorien intakt bleibt (sic!, P.D.), intervenieren wir weiterhin, wie es eben diese Theorien erfordern. Watzlawick, Weakland und Fisch (1974) sprechen dann von 'mehr desselben'. (DELL 1986, S.97; WATZLAWICK, WEAKLAND, FISCH 1975, S.51ff)

6 Katamnesen, Follow-Up-Studien und Prognosen

Dieses Kapitel beschäftigt sich mit der Nützlichkeit und Effektivität von professionellen Maßnahmen. Dabei stellt sich die Frage nach den *Heilungschancen*. Diese ist mit dem Verständnis der ForscherInnen, TherapeutInnen und gegebenenfalls der Betroffenen von *Heilung* und *Genesung* verbunden. Eng damit verknüpft, ist die Auswahl von katamnestischen Kriterien und die dafür entwickelten Meßinstrumentarien und Skalen.

Seit einigen Jahrzehnten werden Langzeit-Katamnesen auch von nicht-professionell-behandelten Personen erstellt. Interessanterweise wurden - gemäß einiger Studien - keine signifikanten Unterschiede zwischen dem spontanen Verlauf und einer behandelten Anorexie beobachtet.

Ob prognostisch-relevante Faktoren isoliert werden konnten, die einer guten oder schlechten Prognose dienlich sein könnten, wird anschließend diskutiert.

6.1 Behandlungserfolge und Interventions-Folgen

Jede Beurteilung einer Behandlung ist eng verknüpft mit der jeweiligen Operationalisierung der Definition von *Gesundheit, Heilung, Normalität* (SCHÜTZE 1980, S.122) als auch mit der "... Konzeptualisierung der Krankheit ..."(MEERMANN, VANDEREYCKEN 1987, S.232). Eine allgemein anerkannte Definition von *Gesundheit* oder *Krankheit* gibt es bis heute nicht. Krankheit erfährt einerseits eine durchaus positive Deutung (PESESCHKIAN 1991, S.7, 117ff), andererseits wird sie als Feind dargestellt, den es auszumerzen gilt (ERB 1989, S.137). Paradox klingt es, wenn HOPPE schreibt, daß sowohl hysterische als auch anorektische Frauen "... in einer gewissen Weise 'gesünder' [sind], wenn sie 'krank' sind..." (HOPPE 1991b, S.239, Anm.25; siehe auch KILB 1993). Eine ähnliche Aussage hatte BRUCH schon 1965 getroffen: "... Ein Kind, das früh protestiert, ist, so krank es auch erscheinen mag, beinahe gesünder als ein braves Kind. Der Suppenkasper sollte deshalb eigentlich nicht gestorben sein ..." [BRUCH 1965 (Diskussionsbeitrag), S.112].

Von ÄrztInnen und insbesondere von traditionellen PsychiaterInnen wird erwartet, daß sie wissen, was *die Krankheit* der Ratsuchenden ausmacht. Die Patientinnen selbst werden als unwissend angesehen (MANNONI 1973, S.9).

In der Literatur findet sich eine Vielzahl von Begriffen und Umschreibungen, die den Behandlungserfolg respektive den Prozeß charakterisieren sollen.

MEERMANN und VANDEREYCKEN machen darauf aufmerksam, daß eine somatische Behandlung nicht unbedingt auf *Heilung* abzielt. Sie weisen auf "... unheilbare ..."

Krankheiten hin "... , bei denen die Fragestellung bei der Katamnese nicht die Heilung oder Besserung sein kann, sondern ob die Behandlung den Anteil der Intervalle vergrößert hat, in denen der Patient ein normales Leben führen kann ..." und unterscheiden diese von "... zeitlich beschränkten ..." Krankheiten "..., wo die Fragestellung bei der Katamnese nicht eine eventuelle Besserung ist, sondern ob der Verlauf der Krankheit durch die Behandlung gemildert wurde ..." (MASH, TERDAL nach MEERMANN, VANDEREYCKEN 1987, S.232). Längsschnittuntersuchungen zeigen, daß Anorexien sowohl phasisch-intermittierend als auch chronisch verlaufen können (BIEBL 1986, S.217). Eine chronische A.n. kann laut MEERMANN und VANDEREYCKEN durchaus als unheilbar angesehen werden und von einer leichten A.n., die zeitlich begrenzt ist, unterschieden werden.

"... Auf jeden Fall gibt es, obwohl jeder Therapeut seine Anorektikerinnen 'heilen' möchte, abhängig von der Konzeptualisierung der Krankheit, viele Unterschiede in der Bedeutung des Wortes '*Heilung*' ..." (MEERMANN, VANDEREYCKEN 1987, S.232). Einige Umschreibungen werden nachstehend aufgeführt: Von einer *Heilung* wird selten berichtet beziehungsweise "... läßt sich [...] schwer sprechen ..." (WOLF 1990, S.23). Als Begründung führt WOLF an "..., daß in 45,7% aller Fälle von Magersucht gute Erfolge mit einer Therapie erreicht wurden, in 30% [...] die Prognose aber schlecht ..." sei und "..., daß etwa jede zehnte magersüchtige Patientin an ihrer Krankheit stirbt ..." (WOLF 1990, S.23).

Magersucht wird von BRUCH als "... Lebensweise ..." (BRUCH 1990, S.41) und von VON VILLIEZ als "... Ausdruck einer zugrunde liegenden Logik bzw. Lebensweise ..." beschrieben. Er bezweifelt "..., daß es eine völlige Heilung der Magersucht gibt ..." (VON VILLIEZ 1984, S.210).

Den Begriff der *Krisenintervention* favorisieren KLESSMANN und KLESSMANN und ziehen ihn dem der *Heilung* vor (KLESSMANN, KLESSMANN 1988, S.120).

Bei dem besten Behandlungsergebnis spricht FEIEREIS zunächst von "... kontrollierter Autonomie ..." (FEIEREIS 1989, S.287) und nur selten von einer *Heilung*.

Als Selbstbetroffene bezweifelt MACLEOD (1983, S.188f), daß es Magersüchtige gibt, die von sich behaupten würden, - ob sie behandelt wurden oder nicht - sie seien geheilt. Sie bevorzugt den Ausdruck *Genesung*. Eine völlige Genesung sei praktisch unmöglich (MACLEOD 1983, S.191).

MADER (1986, S.22) erinnert daran, daß anorektisches Verhalten gewählt wurde. Dieser (Aus-)Weg wurde aktiv gesucht und verfolgt. Daher kann das symptomatische Verhalten nicht durch therapeutische Maßnahmen *wegbehandelt* werden. Sie wählt daher den Begriff der *Bewältigung*.

"... Wir müssen meiner Meinung nach von der Vorstellung abrücken, daß Anorektikerinnen nach einer Psychotherapie als 'geheilt wieder ins Leben treten'. Bei den meisten werden sich bestimmte Symptombereiche auch weiterhin noch hartnäckig halten, andere mögen sehr schnell verschwinden ..." (SEIFERT 1988, S.167).

Bestimmte "... Eß-, Denk- und Gefühlsmuster ..." bestehen fort "..., die nur als magersüchtig bezeichnet werden können ..." (MACLEOD 1983, S.189).

Rest-Störungen, insbesondere im Bereich des Selbstwert-Erlebens bleiben bestehen und lassen sich nicht *rest*los konsolidieren (KLESSMANN, KLESSMANN 1988, S.120; Restlos geheilt - das kann man nicht immer sagen 1990).

SELVINI PALAZZOLI hält eine Heilung im Sinne einer *vollständigen Heilung* für ein "... unrealisierbares omnipotentes Ziel von Therapeuten ..." (SELVINI PALAZZOLI 1984, S.192).

KLESSMANN UND KLESSMANN (1988, S.126) vertreten eine entsprechende Meinung, wenn sie die Wichtigkeit hervorheben, daß TherapeutInnen sich in ihrer eigenen Mittelmäßigkeit und Begrenztheit akzeptieren und tolerieren lernen sollten. Das Autorenteam will erst dann von einer *Heilung* sprechen "..., wenn reife Partnerbeziehungen möglich sind und die pathologischen Interaktionsmuster in der Nachfolgegeneration nicht mehr tradiert werden. Ob sich das erreichen ließ, wagen wir nur in wenigen Fällen zu behaupten, zumal eine definitive Beurteilung erst viel später möglich wäre ..." (KLESSMANN, KLESSMANN 1988, S.115f).

Der sehr vorsichtige Umgang mit dem Begriff der Heilung spiegelt sich in dem Verweis vieler AutorInnen auf das Zitat wider: "... Je genauer die Nachuntersuchung, desto seltener die Heilung ..." (BRÄUTIGAM, CHRISTIAN 1981; BRUCH 1991; KLESSMANN, KLESSMANN 1988; MACLEOD 1983; NITZ 1987; SELVINI PALAZZOLI 1984; VON VILLIEZ 1984).

Die hier aufgeführten Statements beziehen sich vorrangig auf die anorektische Person, die (professionell) behandelt wurde. Das symptomatische Verhalten wird nicht oder nur sekundär in Beziehung zur Umgebung (meist der Familie) gesetzt. In diesem Zusammenhang ist es verständlich, wenn es bei Katamnesen alleine um den (Behandlungs-)Erfolg der erkrankten Person geht.

Systemorientierte TherapeutInnen umschreiben *Heilung* eher mit ökologisch-interaktionistischen Begriffen.

Aus der Systemschau betrachtet, muß daher - entgegen dem individuumszentrierten Blickwinkel - von systemischen, zirkulären Vorgängen und Kriterien ausgegangen werden.

Das *symptomatische* Verhalten gilt als durchaus angepaßt. Es ist, da es vom Individuum ausgeführt wird, mit seiner Umgebung *kompatibel* und wird nur dann beendet, wenn es *inkompatibel* ist.

> Wenn also ein Klient zum Therapeuten kommt, dann weiß der Therapeut, daß in der Umgebung des Klienten nichts ist/war, was mit dem Weiterbestehen dieses Symptoms inkompatibel ist. Dies ist notwendigerweise so. Denn, wenn in der Umgebung der Person etwas inkompatibel mit dem Bestehen des Symptoms *wäre*, dann würde das Symptom nicht länger existieren und die Person säße nicht im Arbeitszimmer des Therapeuten. (DELL 1986, S.94)

Da zu vermuten ist, daß die Indexpatientin und alle signifikant anderen aus der Umgebung ihr Bestes getan haben, ist davon auszugehen, daß Interventionen, die therapeutisch "... 'Sinn haben' ..." (DELL 1986, S.89), bereits ohne Erfolg versucht worden sind. Es wird statt dessen vielmehr mit sogenannten *paradoxen* Interventionen, die "... '*keinen* Sinn' haben ..." (DELL, 1986, S.89), experimentiert. "... Wenn alles 'Logische' bereits versucht worden ist und sich bei diesem Klienten als ineffektiv erwiesen hat, was bleibt dann noch? Was bleibt sind natürlich Interventionen, die keinen 'Sinn ergeben', Interventionen, die 'paradox' sind ..." (DELL 1986, S.95).

Die Familienstruktur kann sich nach dem Einsatz einer paradoxen oder anderen strukturwandelnden Intervention insofern ändern, daß die Familienmitglieder und die signifikant anderen ein - für das Weiterbestehen des symptomatischen Verhaltens - inkompatibles Verhalten zeigen.

Doch kann hieraus nicht lineal zurückgeschlossen werden, daß die Intervention dieses Verhalten verursacht hat. Ausgehend von MATURANAS These des *Struktur-Determinismus* (MATURANA, VARELA 1990) kann man folgern, daß gerade nicht die Intervention die Reaktion der Indexpatientin oder des Systems determiniert, sondern die Indexpatientin oder das System die Reaktion auf die Intervention.

Wie bereits oben (siehe Kapitel 5.7.9) erwähnt, determiniert nicht die Behandlung, wie die Klientin oder das System diese wahrnimmt, vielmehr bestimmt die Struktur der Klientin oder des Systems, wie die Behandlung wahrgenommen wird und was sie hervorbringt.

Diese Aussage impliziert die Unmöglichkeit einer linealen Katamnese. Die Interventionen bestimmen nicht einseitig die Reaktionen (der Indexpatientin) des Systems. Es wird vielmehr versucht, die Strukturen zu zerschlagen, zu verstören, zu perturbieren, so daß das symptomatische Verhalten nicht mehr gezeigt wird. Eine Voraussage, wie sich die Strukturen nach einer Intervention entwickeln mögen, ist in sozialen Systemen nicht möglich (DELL 1986, S.32f; Die Biologie der Freiheit 1982; MATURANA, VARELA 1990, S.27, 134f; SCHMIDT 1985b, S.254f; SIMON, WEBER 1988b).

Diese hier nur skizzenhaft angedeuteten Unterschiede im Verständnis von *Heilung*, *Intervention* und *symptomatischem Verhalten* sollen verdeutlichen, welche Probleme bei der Erstellung katamnestischer und prognostischer Forschung (beispielsweise bei der Datenerhebung und Zielsetzung, aber auch bei der Auswahl der Meßinstrumente) bereits in den Grundauffassungen angelegt sind.

6.2 Mängel und (allgemeine) Schwierigkeiten

Da - wie gezeigt - die Begriffe *Heilung*, *Genesung* und deren Umschreibungen unterschiedlich gefüllt und der Behandlungserfolg beziehungsweise die Interventions-Folgen sehr unterschiedlich bewertet werden, kommen katamnestische Erhebungen zu divergierenden Ergebnissen. Neben den sehr verschieden beschriebenen Zielen, wird der Vergleich von Katamnesen erheblich gestört und erschwert durch ...

- die fehlenden Angaben und Folgen der unterschiedlichen theoretischen Prämissen (NITZ 1987, S.25);
- die entsprechend unterschiedlichen Problemdefinitionen und Ziele (Untergewicht, Gewichtsanstieg; Systemdysfunktionalität, Verstörung/Perturbation);
- die Variationsbreite der A.n. (leichte subklinische, schwere, von Chronizität und Tod bedrohte Personen/Klientinnen) (STEINHAUSEN, GLANVILLE 1983, S.239; TOLSTRUP, BRINCH, ISAGER 1984, S.45);
- die unterschiedlichen Persönlichkeitscharakteristika. Je nach Akzeptanz der Droge *Fasten*, steigt oder fällt die Zahl der Magersüchtigen. Dadurch werden die Persönlichkeitscharakteristika sehr unterschiedlich. In der Zeit nach dem II. Weltkrieg wurden Magersüchtige eher geächtet, so daß die Zahl der Betroffenen absolut gesehen kleiner war als die heutige. Die damalige Kerngruppe der Anorektikerinnen wird entsprechend ihrer Disposition zur Erkrankung als auch in der Verlaufsgestalt und in der Basisstörung homogener ausgesehen haben als die heute anzutreffende sehr variierende Gruppe (BIEBL 1986, S.215f);
- zusätzliche (Sucht-)Krankheiten (Alkoholabusus; Schizophrenie) (FICHTER 1985, S.137);
- Selektion: Kliniken verschiedener Fachrichtungen nehmen nur ein bestimmtes Klientel auf; eine Kinderklinik hat in der Regel eine altersmäßig junge Klientel, die wahrscheinlich eine kurze Krankheitsdauer aufweist und bestimmte prognostische Faktoren begünstigt; einige psychotherapeutische Kliniken machen zu Beginn Auflagen, die nur von bestimmten, motivierten Patientinnen erfüllt werden. Durch eine derartige Selektion wird die Generalisierbarkeit der Erhebungen erheblich eingeschränkt (FICHTER 1985, S.137);
- unzureichende diagnostische Kriterien. In manchen Arbeiten ist nicht klar, von welchen Diagnosekriterien die AutorInnen ausgehen und unsicher, ob es sich tatsächlich um eine echte A.n. handelt;

- den Einsatz uneinheitlicher Diagnosekriterien (FEIEREIS 1989, S.285; MARCUS, BLANZ, LEHMKUHL, ROTHENBERGER, EISERT 1989, S.1) und Forschungskriterien (für die Diagnose beispielsweise die Kriterien von FEIGHNER et al. 1972, DSM III-R 1987). Hierdurch werden unterschiedliche Zuordnungen und Diagnosen erstellt. Beispielsweise wurden in einigen Studien Patientinnen ohne Amenorrhoe dennoch als anorektisch eingestuft (FICHTER 1985, S.137);
- das Fehlen von Daten der Stichprobe (Stichprobenumfang, Alter bei Erkrankung). Oft werden lediglich Angaben über das Gewicht, die Menstruation und Auffälligkeiten des Eßverhaltens gemacht (FEIEREIS 1989, S.285);
- die nicht standardisierte Erfassung von Daten der Diagnose, Katamnese oder von Follow-up-Studien (STEINHAUSEN, GLANVILLE 1983, S.244);
- verschiedene Therapieformen und Konstellationen von unterschiedlichen Therapieelementen (Einzel- und Familientherapie; analytisch und systemisch orientierte Elemente);
- mangelnde oder fehlende Angaben über zurückliegende Behandlungen (wann, wie oft, welche, wo, für wie lange);
- die vor einigen Jahrzehnten oder Jahren vorherrschenden Therapieformen und -elemente (Psychoanalyse, Medikation, operative Eingriffe und ähnliche Maßnahmen, die auf das Individuum bezogen sind) und die modernen, integrativen, multimodalen Angebote, die das (symptomatische) Verhalten umdeuten und das System *verstören* wollen. Die Therapieformen der erstbehandelten Patientinnen können mit denen der letztbehandelten kaum verglichen werden (SCHÜTZE 1980, S.122);
- die therapeutischen Maßnahmen, die jeweils den individuellen systemischen (familiären) Bedürfnissen angepaßt werden (SCHÜTZE 1980, S.122);
- die ungenau bleibende Bedeutung der Therapie/Intervention (WEBER, STIERLIN 1989, S.207);
- die Vernachlässigung von detaillierten Angaben über die Ergebnisse integrativer Therapieansätze (NAUJOKS, LIEB, SCHWARZ 1981);
- die Unmöglichkeit, fundierte Aussagen über die tatsächlichen Auswirkungen der verwendeten Therapieverfahren auf den weiteren Verlauf zu machen (Versuchsplanung, fehlende Kontrollgruppen) (FICHTER 1985, S.138);
- beträchtliche Schwankungen der Katamnesezeiträume (STEINHAUSEN, GLANVILLE 1981, S.213). Der Zeitraum zwischen Intervention und Messung bewegt sich zwischen ca. 1 Jahr, 4 Jahren, 10-30 Jahren (MACLEOD 1983, S.203) und einer Generation oder mehrerer Generationen später (KLESSMANN, KLESSMANN 1988, S.115f);
- zu kurze Follow-up-Zeiten (STEINHAUSEN, GLANVILLE 1983, S.241); Zuverlässige Aussagen über den längerfristigen Verlauf sind nach kurzen Intervallen nicht möglich. Die Korrelation aufgrund des Körpergewichtes bei Entlassung respektive nach

einem kurzen Intervall mit einem längerfristigen Verlauf ist gering oder gar nicht vorhanden (FICHTER 1985, S.137);

- ungenügend definierte Besserungsquoten (STEINHAUSEN, GLANVILLE 1981, S.213);
- beträchtliche Schwankungen der Stichprobengröße oder zu kleine Stichproben (STEINHAUSEN, GLANVILLE 1981, S.213; dies. 1983, S.241);
- Ausfälle in Stichproben. Patientinnen sind beispielsweise nicht mehr auffindbar (WEBER, STIERLIN 1989, S.207);
- die hohe Ausfallquote. Eine unzureichende Erfassung verzerrt die Ergebnisse positiv, vernachlässigt und unterschätzt die anhaltende Symptomatik (FICHTER 1985, S.137);
- begrenzt aussagefähige Katamnesekriterien durch zu wenige, nicht umfassende, ungenügend differenzierte Kriterien (STEINHAUSEN, GLANVILLE 1981, S.213; dies. 1983, S.241);
- eine eindimensionale Betrachtung des Verlaufs beispielhaft in Form des Körpergewichtes (FICHTER 1985, S.138);
- indirekte und entsprechend ungenaue Methoden. Beispielsweise werden schriftliche Befragungen oder Telefon-Interviews in Follow-up-Studien eingesetzt (WEBER, STIERLIN 1989, S.207);
- unzureichende Methoden der Nachuntersuchung. Das Vorgehen der Wahl sei die persönliche Exploration der Patientin. Ergänzend können Gespräche mit Angehörigen, ÄrztInnen und anderen bedeutsamen Personen und anderweitige Informationen hinzugezogen werden (FICHTER 1985, S.137);
- die Vernachlässigung der Gesundheit der anderen Familienmitglieder und die Entwicklung der Gesamtfamilie (WEBER, STIERLIN 1989, S.207).

> Generell sind mangelnde Differenziertheit sowie mangelnde Vergleichbarkeit von Verlaufs-, Erfolgs- und Katamnesestudien zu beklagen (Fichter, 1985, S.136; Meermann u. Vandereycken, 1987, S.227ff.; Steinhausen u. Glanville, 1984); man stellt Inhalt, Ausmaß, Dauerhaftigkeit der Wiederherstellung nur unzureichend dar und verzichtet gewöhnlich auf den Vergleich verschiedener Gruppen diäthaltender und auf ihr Gewicht fixierten Personen (Fichter, 1985, S.41). (BOOTHE 1991, S.250)

HOPPE kritisiert die invaliden und nicht miteinander vergleichbaren Angaben in der Literatur: "... Sie zeigen je nach diagnostischen Selektionskriterien, Operationalisierung der Erkrankungsschwere, Definition und Skalierung des Therapieerfolges, Umfang, Zeitspanne und Durchführungsmodus katamnestischer Follow-Up-Studien, etc. erwartungsgemäß die verschiedenartigsten Resultate. Für eine Therapieverlaufsforschung ist ihr Wert mangelhaft ..." (HOPPE 1982, S.87).

NAUJOKS, LIEB und SCHWARZ ergänzen die Liste der mehr oder weniger allgemeinen Schwierigkeiten bei der Erstellung von Katamnesen und Follow-up-Studien durch die folgenden spezifischen Probleme der Untersuchungen an Anorexien:

1. Krankheitsverleugnung: Unter diesem Punkt fassen die Autoren die Tendenz einiger Anorektikerinnen, sich selbst und andere - beispielsweise bezüglich ihres Gewichtes- zu täuschen. Die Autoren fordern daher die Erhebung objektiver Daten in Form von Interviews und die Feststellung des Körpergewichtes unter kontrollierten Bedingungen in der Klinik.
2. Leistungsstreben, Anspruchsniveau: Bei späteren Interviews gaben einige Anorektikerinnen zu verstehen, daß sie nicht zum Nachuntersuchungs-Termin in der Klinik erschienen seien, da sie noch nichts Besonderes vorzuweisen hätten. Aufgrund eines erhöhten Anspruchsniveaus muß mit einer Ablehnung der ehemaligen Klientinnen, an der Nachuntersuchung teilzunehmen und mit systematischen Antworttendenzen gerechnet werden.
3. Konfliktvermeidung, Umgang mit Ärger: Ebenfalls wird die Kritik an der Behandlung aus den oben genannten Gründen erschwert.
4. Eltern- oder/und PartnerInnenbeziehung und Kommunikation: Viele Anorektikerinnen leben in engen familiären Beziehungen, die den Kontakten zur Klinik ablehnend gegenüberstehen. Bei der Kontaktaufnahme für die Katamneseuntersuchung kommt es daher in vielen Fällen zu Konflikten mit den Angehörigen.
5. Vermeidung: Einige ehemalige Patientinnen, die keine manifeste, lebensbedrohliche Symptomatik mehr zeigen, wollen nicht mehr an die Zeit der Krankheit erinnert werden und verweigern ihre Mitarbeit.
6. Direkter Ausdruck von Gefühlen und Wünschen: Viele Anorektikerinnen verfügen über ein Defizit in diesem Bereich. So behaupten beispielsweise ehemalige Patientinnen, die an der Nachuntersuchung nicht teilnehmen möchten, daß sie die Fragebögen verlegt hätten oder daß sie bei der Post verloren gegangen seien.
7. Ablösung vom Elternhaus: Nachdem sich ehemalige Klientinnen auch wohnungsmäßig von zuhause gelöst haben, nimmt es oft viel Zeit in Anspruch, bis die neue Anschrift der *unbekannt Verzogenen* von der Klinik ermittelt werden kann (NAUJOKS, LIEB, SCHWARZ 1981, S.218f).

Die vielfältigen Schwierigkeiten und die daraus resultierenden Mängel in katamnestischen Erhebungen müssen bei den Interpretationen berücksichtigt werden.

SWIFT erstellte eine Übersicht mit *Evaluationskriterien zur Beurteilung der Angemessenheit von Nachuntersuchungen bei Anorexia nervosa.* Sie umfaßt fünf Bereiche, die in katamnestischen Erhebungen zu berücksichtigen sind:

(A) Diagnostik,
(B) Informationen zur Patientinnenauswahl,
(C) Informationen zur Behandlung,
(D) Methodologie der Nachuntersuchung und
(E) Erfolgs-Parameter (SWIFT nach REMSCHMIDT, HEINSCHER 1986, S.105f).

Zusammen mit den bereits entwickelten und noch zu erstellenden Meßinstrumenten könnten die von SWIFT herausgearbeiteten Evaluationskriterien zur Standardisierung von Erfolgs- und Verlaufsuntersuchungen beitragen. Ein sinnvoller Vergleich verschiedener Studien wäre erst unter diesen oder vergleichbaren Bedingungen möglich.

6.3 Kriterien zur Bewertung einer Besserung

Obgleich katamnestische Erhebungen vielfältige Mängel aufweisen, die bei Interpretationsversuchen berücksichtigt werden müssen, werden ForscherInnen und TherapeutInnen angehalten, die Ergebnisse zu bewerten. Die Beurteilungskategorien und -kriterien für den Erfolg respektive Mißerfolg von Interventionen werden im folgenden kurz dargestellt. Anschließend werden einige Meßinstrumente für die Erfolgs- und Verlaufskontrolle beschrieben.

In vielen Katamnesen wird grob kategorisiert in *geheilt*, *gebessert* und *nicht gebessert* (SCHÜTZE 1980, S.124) oder in *Symptomatologie unverändert, leichte Besserung, wesentliche Besserung* und *Verschlechterung* (FEIEREIS 1989, S.283f).

Die Beurteilungskriterien für den Erfolg beziehungsweise Mißerfolg der speziellen therapeutischen Behandlung, nach denen in die genannten Kategorien eingeordnet wird, bleiben meist symptombezogen und sind daher auf das behandelte Individuum beschränkt.

Die Beurteilung des Therapieerfolges nach Beendigung der Intervention erfolgt bestenfalls seitens der Therapeutin/des Therapeuten und der behandelten Person.

Die Nachuntersuchung wird jedoch nicht an dem erstellten Zielkatalog (siehe Kapitel 5.1), der idealer Weise an das Individuum angepaßt ist, bemessen, sondern ist auf Gruppen von Patientinnen ausgerichtet. Die Kriterien bleiben entsprechend allgemein und wenig aussagekräftig.

SCHÜTZE führt beispielsweise als Bewertungskriterien folgende auf:

"... 1. Körpergewicht (niedrig/normal/hoch)
Essverhalten (gestört/unauffällig)
2. Menstruationsblutung (fehlt/unregelmässig/regelmässig)
3. Ausserfamiliäre Kontakte (ausreichend/eingeschränkt/nicht vorhanden)
4. Anorektische Symptomatik (noch vorhanden)
Symptomverschiebung ..."
(SCHÜTZE 1980, S.124).

Als *geheilt* wurde eine Patientin angesehen, wenn

"... 1. das Körpergewicht im Normbereich lag und das Essverhalten keine groben Störungen aufwies;
2. die Menstruation regelmässig oder wenigstens in unregelmässigen Abständen vorhanden war;
3. die ausserfamiliären Kontakte als ausreichend angesehen werden können und
4. keine Symptomverschiebung vorlag ..."
(SCHÜTZE 1980, S.124).

Als wesentliche Kriterien, die der Literatur entnommen wurden, geben STEINHAUSEN und GLANVILLE folgende an:

- weight restoral,
- normalization of menstrual function,
- normalization of eating disorders,
- psychiatric diagnosis,
- relationship to the social environment,
- chronicity (mortality rate),
- rate of improvement

(STEINHAUSEN, GLANVILLE 1983, S.244f).

(Die interessierten LeserInnen seien auf weitere Kriterienkataloge verwiesen: BUHL 1987, S.85; DALLY zitiert nach MACLEOD 1983, S.191ff und SELVINI PALAZZOLI 1984, S.127; FEIEREIS 1989, S.283f; zur Syndromverschiebung siehe ECKHOF 1991; KÖHLER 1983; RIEGELS 1984.)

Gemeinsam ist den unterschiedlichen Kriterienkatalogen die Ausrichtung auf den symptomatischen Bereich des Individuums.

Eindimensionale Follow-up-Studien, die sich beispielsweise auf das Körpergewicht berufen beziehungsweise einschränken, lehnen STEINHAUSEN und GLANVILLE ab. Diese Studien seien relativ nutzlos. Die beiden Autoren fordern standardisierte Tests, Interviews, Fragebögen, die einen Vergleich ermöglichen sollen.

Systemisch orientierte katamnestische Erhebungen können sich nicht mit dem Wiederbeginn des Essens zufriedengeben (MINUCHIN, ROSMAN, BAKER 1981, S.153, MACLEOD 1983, S.161),

> [...] weil die Ergebnisse nicht von Dauer sind, wenn die Familientherapie nicht fortgesetzt wird. Im Grunde machen sie [MINUCHIN und seine Kollegen, P.D.] in diesem Zusammenhang nur geltend, daß 'das Ziel der Sitzung darin besteht, das Thema *anorektische Patientin* in das Drama der dysfunktionalen Familie umzuwandeln' und nicht so sehr unmittelbar darin, die Magersüchtige zum Essen zu bringen. (MACLEOD 1983, S.161)

Dennoch unterscheidet sich die Darstellung der Ergebnisse von MINUCHIN und seinen Kollegen formal nicht besonders von anderen nicht-systemisch orientierten ForscherInnen.

> Ihr einziges Subjekt ist der identifizierte Patient. Daraus kann man ersehen, wie weit wir Familientherapeuten in Wirklichkeit auch heute noch davon entfernt sind, die Ergebnisse unserer Arbeit in organismischen Begriffen zu klassifizieren und zu quantifizieren und nicht nur im Hinblick auf das Symptom des identifizierten Patienten. (SELVINI PALAZZOLI 1980, S.161)

Konsequent fordert NITZ eine mehrdimensionale Erfassung von Therapieerfolgen. Auf drei Subsystem-Ebenen (Indexpatientin, Paar, Familie) sollen Veränderungen erfaßt werden (NITZ 1987, S.27ff).

Im wesentlichen geht es in katamnestischen Untersuchungen um die Bewertung und die Auswahl effektiver Therapieansätze für die jeweilige Klientel. KÖHLE und SIMONS schlagen daher die Berücksichtigung zweier weiterer Kriterien vor: "... Die Beurteilung des Therapieerfolges ist aus methodischen Gründen noch schwierig; deshalb müssen die vorhandenen Therapieansätze noch nach zwei weiteren Kriterien beurteilt werden; ihrer Rationalität und ihrer Übertragbarkeit in andere als die im jeweiligen Projekt gegebene therapeutische Situation ..." (KÖHLE, SIMONS 1986, S.622).

6.4 Meßinstrumente zur Erfolgs- und Verlaufskontrolle

Die Kriterien zur Bewertung einer Besserung legen in etwa die Art der Meßinstrumente fest.

Bei dem Kriterium des Gewichts liegt es nahe, daß die Person gewogen werden sollte. Bei dieser *Erfolgskontrolle* stellt sich die Frage nach dem Zeitpunkt (wann?) und der kontrollierten Bedingung (von wem?, wo?).

Während das Kriterium des Gewichts relativ wenig Probleme aufwirft, ist das Kriterium der sozialen Anpassung oder das der "... Fähigkeit zu intimerem sexuellen Kontakt ..." (BUHL 1987, S.85) nicht eindeutig meßbar.

Instrumente, die diese Kriterien erfassen wollen, sind beispielsweise Fragebögen, Interviews, Rating-Skalen. Einerseits dienen diese Instrumente als Selbsteinschätzung (ehemaliger) Selbstbetroffener, andererseits werden Angehörige, ÄrztInnen, Schwestern und andere Bezugspersonen nach ihrer Fremdeinschätzung befragt.

Zunächst fällt auf, daß relativ wenige standardisierte deutschsprachige Meßinstrumente für Nachuntersuchungen vorliegen.

Nachexplorationen in Form von persönlichen Gesprächen, telefonischen Berichten von Angehörigen und der selbstbetroffenen Person sind oft problematisch und haben lediglich Hinweischarakter (SCHÜTZE 1980, S.125f). Bedingt durch die *Krankheitsverleug-*

nung - und durch weitere oben angeführte spezifische Probleme als Teilaspekte der A.n. - ist eine katamnestische Untersuchung, die sich auf Telefon- und Fragebogenerfassung beschränkt, wenig sinnvoll. Die Fragebogen-Items müßten dafür so formuliert sein, daß auch Patientinnen ohne *Krankheitseinsicht* Aussagen zum Vorliegen von Symptomen zustimmen könnten.

> Follow-up results should be based on a direct re-examination and not on indirect questions to relatives and friends or on telephone calls. At the same time, the reliability of any procedures must be documented or demonstrated. For this purpose use should be made of standardized procedures, i.e. interviews and questionnaires. (STEINHAUSEN, GLANVILLE 1983, S.247)

Im folgenden werden einige Meßinstrumente genannt, ohne diese im einzelnen zu diskutieren. Die interessierten LeserInnen seien auf die Publikationen von FICHTER 1985; MEERMANN, VANDEREYCKEN 1987; NAUJOKS, LIEB, SCHWARZ 1981; NITZ 1987; REMSCHMIDT, HEINSCHER 1986; SCHÜTZE 1980; STEINHAUSEN, GLANVILLE 1981 verwiesen, die die dort abgedruckten Fragebögen und Instrumente - die meisten liegen der Verfasserin (P.D.) nicht als Original vor - anführen und diskutieren. Es würde zudem den Rahmen dieser Arbeit sprengen, an diesem Ort auf die einzelnen Instrumente näher einzugehen.

A. Objektive Messungen

- Körpergewicht
- Bewegungsaktivität gemessen mit dem Aktometer und durch Fremdeinschätzung

B. Selbsteinschätzung

- Beurteilungsskalen für die menstruelle Funktion (MORGAN, RUSSELL, in deutscher Version von STEINHAUSEN, GLANVILLE);
- Rating-Skalen und Interviews bezüglich typischer anorektischer Verhaltensauffälligkeiten (STEINHAUSEN, GLANVILLE);
- Fragebogen zur Selbsteinschätzung anorektischen Verhaltens und Erlebens: Eating Attitudes Test (EAT; GARFINKEL, GARNER nach NITZ 1987; deutsche Kurzfassung von MEERMANN; siehe MEERMANN, VANDEREYCKEN 1987);
- Das Anorexia nervosa-Inventar zur Selbstbeurteilung (ANIS; FICHTER, KEESER) enthält Skalen bezüglich Figurbewußtsein, Überforderung, Anankasmus, negative Auswirkungen des Essens, sexuelle Ängste und Bulimie.
- Zusätzlich wurden von STEINHAUSEN und GLANVILLE (1981) die Beschwerdenliste (B-L), die Befindlichkeits-Skala (Bf-S) und die Paranoid-Depressivitäts-Skala (PD-S) von ZERSSEN, das Freiburger Persönlichkeits-Inventar (FPI von FAHRENBERG u.a.) sowie der Giessen Test (von BECKMANN und RICHTER) verwendet.

C. Fremdeinschätzung

- Das Strukturierte Interview zur Anorexia Nervosa und Bulimia (SIAN von FICHTER)
- Bewegungs-Fremdrating (SLADE) durch Pflegepersonal
- Die Anorexia-Skala (Eßverhaltens-Skala von SLADE)

D. Endokrine Untersuchungen

Für den englischen Sprachraum liegen einige Tests und Skalen vor, die in den letzten Jahrzehnten in die deutsche Sprache übersetzt wurden. Mit dem Vorliegen dieser Tests und Skalen sind die Chancen für eine objektive, detailliertere Therapieforschung verbessert worden (REMSCHMIDT, HEINSCHER 1986, S.108).

NITZ kritisiert die unverhältnismäßige Präferenz für *harte* und *objektive* Daten. Therapeutische Veränderungen müssen seines Erachtens nach auf den drei Systemebenen - des Individuums, des Paares und der Gesamtfamilie - gemessen werden. Der Krankheits- und Symptomverlauf der Patientin ist seines Erachtens relativ unproblematisch. Für die Ebene des Paares gibt es mehr oder weniger gut geeignete Instrumente. Für das System Familie jedoch stellt sich die Evaluation der Veränderung in der Gesamtfamilie als ausgesprochen schwierig dar (NITZ 1987, S.27ff).

Auf der Ebene der Patientin führt NITZ die folgenden Einschätzungsskalen, Kriterien und Indikatoren an:

Kriterium *Symptomverbesserung*
  Indikatoren:
  - objektive Erhebung des Gewichts (durch eineN UntersucherIn)
  - Stabilisierung von Regelblutungen (Selbstbericht)
  - Eßverhalten (Selbst- und Elternbericht im Rahmen eines klinischen Interviews mit der Familie)
  - Effektivität der Behandlung hinsichtliche der A.n. (Elterneinschätzung auf standardisiertem Fragebogen (FRUDE, DOWLING)

Kriterium *Einstellung zu Nahrung und Körperbewußsein*
  Indikator:
  - Ratings auf dem Eating Attitudes Test (EAT; GARNER, GARFINKEL)

Kriterium *Soziale Funktionsfähigkeit*
  Indikatoren:
  - Integration in Familie (Selbst- und Elternbericht)
  - Integration in Schule oder Beruf (Selbst- und Elternbericht)
  - soziale Aktivitäten mit Gleichaltrigen (Selbst- und Elternbericht).

Im Bereich der Paarbeziehung der Eltern werden nur noch wenige Indikatoren und Meßinstrumente von NITZ angeführt:

Kriterium *Zufriedenheit in der Paarbeziehung*

Indikatoren

- Individuelle Ratings der Elternteile auf der Marital Happiness Scale (MHS; AZRIN et al.)
- Interpretation der "mittleren absoluten Differenzen" der MHS-Ratings beider Elternteile als Maß für die Veränderung der interpersonellen Distanz im Sinne einer Annäherung.

Der Bereich des Gesamtfamiliensystems wird anhand des

Kriteriums *Qualität des Familienlebens* mit dem

Indikator:

- Elterneinschätzung der therapeutischen Effektivität der Behandlung hinsichtlich der Entwicklung des Familienlebens auf standardisiertem Fragebogen (FRUDE, DOWLING) beurteilt.

NITZ versucht wenigstens ansatzweise auch die Einflußvariable des therapeutischen Systems zu berücksichtigen. Das

Kriterium *Beziehung zur Therapeutin/zum Therapeuten* wird durch den

Indikator:

- Elternbeurteilung des Klimas der Sitzungen unter einem Selbsterlebensaspekt auf standardisiertem Fragebogen (FRUDE, DOWLING) erfaßt.

Die schwerpunktmäßige Erfassung der Kriterien des individuellen Bereichs und die verhältnismäßige Häufung klinischer Rating-Skalen und Meßinstrumente im Vergleich zum Bereich der Paarbeziehung der Eltern, zum Bereich des Gesamtfamiliensystems und zum Bereich der Einflußvariablen des therapeutischen Systems spiegelt die traditionelle Ausrichtung therapeutischer Bemühungen und Interventionen auf die erkrankte Person wider. Während die systemische Familientherapie mittlerweile relativ weit verbreitet ist, sind systemische katamnestische Untersuchungen rar gesät, die die verschiedenen Systemebenen gleichermaßen berücksichtigen. Dies mag durch den Mangel an geeigneten Instrumenten mitbedingt sein.

Ebenso gilt zu bedenken, daß die "... Methoden der bisherigen Familienforschung - Tests, Fragebögen, Interviews, experimentelle Beobachtung unter kontrollierten und *natürlichen* Bedingungen, usw. - [...] in der Regel als zu aufwendig, als daß sie für den Alltag des Praktikers relevant sein können ..." (LUDEWIG, PFLIEGER, WILKEN, JACOBSKÖTTER 1983, S.235), angesehen werden.

Es stellt sich gleichfalls die Frage, ob die aus der analytischen, traditionellen Meßtradition stammenden Gütekriterien - in der Hauptsache Objektivität, Zuverlässigkeit und Validität -, auf die Erfolgs- und Verlaufskontrolle von Systemen, in denen keine *wahren*, räumlich und zeitlich stabilen Meßwerte vorherrschen, übertragbar sind. LUDEWIG, PFLIEGER, WILKEN, JACOBSKÖTTER (1983, S.238f) haben für Kommunikationsmittel, mit deren Hilfe Familien oder andere Personensysteme untereinander kommunizieren können, kommunikationstheoretisch begründete Bewertungskriterien - , die der Brauchbarkeit und Nützlichkeit des Instruments und des Zugewinns an Information - vorgeschlagen.

> Das Instrument erfüllt dann das Kriterium der *Brauchbarkeit*, wenn sein Zeichenvorrat sowie seine inhärente Syntax und Semantik sowohl für den '*Sender*' als auch für den '*Empfänger*' kommunikativ verwertbar sind. [...] *Nützlichkeit* bezeichnet die Übereinstimmung der Information zwischen den über das Brett [Kommunikationsmittel, das von LUDEWIG, PFLIEGER, WILKEN, JACOBSKÖTTER entwickelt wurde, P.D.] Kommunizierenden, d.h. das Ausmaß der Transinformation zwischen '*Sender*' und '*Empfänger*'. [...] Das dritte Kriterium, der *Zugewinn*, ist in dem Fall erfüllt, wenn die Anwendung des Familienbretts einen Gewinn gegenüber anderen Kommunikationsmitteln gewährleistet, beispielsweise hinsichtlich Simultaneität und Ganzheitlichkeit der Beschreibung komplexer interaktioneller Strukturen, sowie hinsichtlich einfacher Beschaffenheit und Handhabung, Zeitökonomie und Replizierbarkeit. (LUDEWIG, PFLIEGER, WILKEN, JACOBSKÖTTER 1983, S.239)

6.5 Ergebnisse von Katamnesen

Zwischen 1930 und 1980 entstanden mehr als 70 katamnestische Berichte über Behandlung, Verlauf der Krankheit oder die Prognose bei A.n.-Patientinnen. Auf die einzelnen Befunde der Katamnesen kann hier nicht gesondert eingegangen werden. Die an Nachuntersuchungen interessierten LeserInnen können sich an Analysen und Metaanalysen in den folgenden Publikationen orientieren: CREMERIUS 1978; FEIEREIS 1989; FICHTER 1985; HOPPE 1982; KLESSMANN, KLESSMANN 1988; KÖHLE, SIMONS 1986; LEIBL, BRUNNER, GREITEMEYER 1988; MEERMANN, VANDEREYCKEN 1987; MINUCHIN, ROSMAN, BAKER 1981; NAUJOKS, LIEB, SCHWARZ 1981; NITZ 1987; REMSCHMIDT, SCHMIDT, GUTENBRENNER 1990; REMSCHMIDT, WIENAND, WEWETZER 1990; SCHÜTZE 1980; SELVINI PALAZZOLI 1984; STEINHAUSEN 1979b; STEINHAUSEN, GLANVILLE 1981; THOMÄ 1961; TOLSTRUP, BRINCH, ISAGER 1984; WEBER, STIERLIN 1989; WIENAND 1990; WIRSCHING 1983; Wissenschaftliche Projekte und Therapieevaluation in der Klinik Roseneck Prien 1990.

Die meisten Katamnesen sind nicht reliabel (MEERMANN, VANDEREYCKEN 1987, S.228). HOPPE spricht von fehlender interner, statistischer, externer und Konstruktvalidität, eingeschränkter Konklusivität und Generalisierbarkeit. Der Wert für die Therapieverlaufsforschung ist mangelhaft (HOPPE 1982, S.87).

Neben dem in der Literatur auffindbaren sachkundigen und aus Erfahrung genährtem Skeptizismus, der sich wesentlich auf die Wirksamkeit therapeutischer Maßnahmen bezieht, wird auf ungenügend nachgewiesene, zugleich aber behauptete Therapieeffizienz verwiesen (STEINHAUSEN 1979b, S.261).

Für eine geraume Zeit erwies sich die Faustregel - 1/3 bessert sich wesentlich, 1/3 erfährt Spontanheilung und 1/3 chronifiziert (BECKER, LÜDEKE 1978, S.94) respektive 1/3 nimmt einen günstigen Verlauf, 1/3 behält leichte Restsymptome und 1/3 nimmt einen chronischen Verlauf (THOMÄ 1961, S.71) - als hilfreich. Neuere Untersuchungen kommen jedoch zu veränderten Ergebnissen.

> Die klinisch vielfach angewandte Faustformel von etwa 1/3 Totalremissionen greift [...] eher etwas zu niedrig, während die gleiche Rate partieller Heilungen recht gut den empirischen, aus mehreren Studien ableitbaren Sachverhalt trifft. Entsprechend der klinischen Unterschätzung der Totalheilungen liegt mit der im gleichen Kontext vorgenommenen Angabe von etwa 1/3 Chronifizierungen der Anorexia nervosa eher eine Überschätzung vor, zumal die meisten Studien niedrigere Raten angeben. (STEINHAUSEN, GLANVILLE 1981, S.214)

6.5.1 Ergebnisse im Überblick

Die Übersichtsartikel von STEINHAUSEN (1979b) und STEINHAUSEN und GLANVILLE (1981, 1983) geben die folgenden durchschnittlichen Ergebnisse, Extrem- und Ausreißerdaten und die dazugehörigen Variationsbreiten an.

Stichprobenmerkmale:
Die Stichprobengröße reicht von 11 bis 94 Patientinnen. Diese erkrankten im Alter von 7 bis 59 Jahren.

Katamnesedaten:
Der Katamnesezeitraum liegt zwischen wenigen Monaten und 29 Jahren.

Gewicht:
Selten erreichen mehr als 50 bis 60% der Stichprobe eine Gewichtsnormalisierung. Die Angaben schwanken zwischen knapp 40% und maximal 90%. Bei den sehr hohen Werten handelt es sich um Stichproben mit sehr jungen Patientinnen im Alter von 10 bis 16 Jahren.

Eß- und Appetitstörung:
Die Normalisierungsquote in diesem Bereich fällt noch schlechter aus. Sie liegt mehrheitlich im Bereich von 20 bis 50% und erweist sich somit als langfristig resistent. Nur in zwei Studien werden 63% und 81% erreicht.

Menstruation:
Bei 40 bis 70% der Patientinnen kann ein normalisierter Menstruationszyklus festgestellt werden. Bei sehr früh erkrankten Frauen werden Extremdaten von 90% angegeben.

Allgemeine Heilungs- und Besserungsquoten:
Mehrheitlich werden 30 bis 50% der Patientinnen als geheilt beschrieben, seltener wird von nur 10% berichtet. Die angegebenen Schwankungen bis 60%, 70% und maximal 86% sind beträchtlich.
Durchschnittlich gelten 1/3 der Patientinnen als partiell geheilt.
Etwa 10% bis 1/3 der Fälle verlaufen chronisch. Selten wird von einem größeren Ausmaß berichtet.

Mortalitätsrate:
Es muß mit einer Mortalitätsrate von 7 bis 15% gerechnet werden. In den Studien gibt es allerdings enorme Schwankungen der Rate, die zwischen 0 und 22% angegeben wird.

Psychopathologischer Status:
Die wenigen Katamnesen hierzu sind selten sorgfältig erstellt. Von Übergängen in eine Psychose insbesondere in eine Schizophrenie wird berichtet.
Nahezu einhellig stimmen viele AutorInnen darin überein, daß sich affektive Störungen und neurotische Entwicklungen vielfältigster Art im Krankheitsverlauf entwickeln können.

Die soziale und psychosexuelle Entwicklung:
Die Angaben zur sozialen und psychosexuellen Entwicklung sind ebenfalls relativ knapp. Das Kriterium wird in den meisten Studien nur ungenügend definiert.
Sieht man von den besseren Entwicklungschancen von jüngeren Patientinnen ab, gelingt in etwa 1/3 bis der Hälfte der Fälle eine Anpassung. Nur in vereinzelten Studien liegt die Rate jenseits von 30 bis 50%.

Im folgenden werden die katamnestischen Ergebnisse von STEINHAUSEN und GLANVILLE durch einige Anmerkungen zum Verlauf bezüglich des Gewichts, der Menstruation, der *Rückfallgefahr* und der Mortalität ergänzt.

Vielen Studien zufolge sind kurzfristige Veränderungen des Gewichts und die Aufhebung somatischer Symptome leicht zu erreichen (BRUCH 1982, S.126; dies. 1991, S.357; TOLSTRUP, BRINCH, ISAGER 1984, S.45).

> Die schiere Gewichtszunahme ist als Kriterium der Behandlung von nur begrenztem Wert, so wünschenswert sie als erster Schritt auch sein mag. Von viel größerer Wichtigkeit sind aber andere Fragen. Hat die Gewichtszunahme angehalten? Hat sich die Persönlichkeit in der Weise gewandelt, daß die Patientin nun in der Lage ist, mit der Welt außerhalb des Sitzungszimmers und des Krankenhauses zurechtzukommen? Sind die psychischen und emotionalen Entwicklungsprozesse wieder in Gang gekommen, so daß der Mensch neuen Aufgaben gewachsen ist? (MINUCHIN, ROSMAN, BAKER 1981, S.153)

Die kurzfristige Gewichtsveränderung in der Behandlung wird als bestenfalls "... fragwürdig ..." (MINUCHIN, ROSMAN, BAKER 1981, S.153) bewertet. Physische Verbesserungen (Gewichtszunahme, Wiedereinsetzen der Menstruation) erweisen sich oftmals als kurzlebig, wenn nicht die zugrundeliegenden psychologischen Faktoren mitberücksichtigt werden (BRUCH 1990, S.181f). HILDE BRUCH macht in diesem Zusammenhang nochmals darauf aufmerksam, daß "... Gesundung kein isoliertes Ereignis ..." ist, sondern "... ein Prozeß, der sich in einer großen Spanne subtiler Veränderungen äußert, die sich im Verlauf der Behandlung vollziehen ..."(BRUCH 1990, S.182).

Kurzfristige Besserungen oder periodische Besserungsphasen gekoppelt mit *Rückschlägen* sind für den Verlauf der A.n. geradezu typisch (MEERMANN, VANDEREYCKEN 1987, S.227f). Ein Erfolg oder Mißerfolg kann über lange Zeit nur als vorläufig angesehen werden. Maßgeblich für eine abschließende Beurteilung kann nur eine Langzeitkatamnese sein (FEIEREIS 1989, S.283).

> Die bisherigen klinischen Beobachtungen und Rückmeldungen lassen darauf schließen, daß es nach anfänglicher Rückfallgefährdung in den ersten drei Monaten nach Entlassung zu zunehmenden Veränderungen im Sinne von Reduktion der Symptomatik, Erlangung vermehrter sozialer Kompetenz, Verbesserung der Selbstakzeptanz, Klärung der Wohn- und Arbeitssituation kommt und wahrscheinlich erst nach ca. 2 Jahren von einer wirklichen Stabilisierung des Eßverhaltens gesprochen werden kann. (LEIBL, BRUNNER, GREITEMEYER 1988, S.190)

Über die hohe Sterblichkeitsrate von bis zu 25% gibt es nicht viele gesicherte Erkenntnisse (GERLINGHOFF, BACKMUND, MAI 1988, S.134). Es kann Therapie das Risiko an möglichen somatischen Komplikationen und Folgen der Unterernährung zu sterben, auf ein Minimum reduzieren. Die Kopenhagener Gruppe betont, daß ihre Patientinnen nicht während der Behandlung starben und nur selten aufgrund des Syndroms. Dennoch vermag die Therapie einen Selbstmord in vielen Fällen nicht zu verhindern.

> Kann AN als ein 'langsamer Selbstmord' aufgefaßt werden? Es ist die Erfahrung der Verfasser, daß bei weitem die meisten der Patientinnen in der akuten Behandlungsphase heftig und überzeugend einen Todeswunsch verneinen, wenn sie mit dem Risiko zu sterben konfrontiert werden. Was geschieht in dem Intervall, wo das Anorexieverhalten, ohne einen bewußten Todeswunsch, sich zu einer bewußten suizidalen Absicht mit einer entschlossenen Handlung entwickelt? Welche Verhältnisse determinieren diese Entwicklung? Und wie können wir therapeutisch das spätere Selbstmordrisiko herabsetzen? Keine dieser Fragen kann gegenwärtig beantwortet werden. (TOLSTRUP, BRINCH, ISAGER 1984, S.49f)

Während REINHARD von einer "... latent vorherrschenden Todessehnsucht ..." ausgeht (REINHARD 1988, S.38), lehnen KÖHLE und SIMONS die Sichtweise der Anorexie als einen Suizid in Raten ab. Das Ziel ist die Abmagerung, die Kontrolle über ihre Bedürfnisse und ihre Körperfunktionen. "... Das Suizidrisiko ist dann erhöht, wenn die Kranken in ihrem Kampf um die Aufrechterhaltung der Kontrolle sich vom Scheitern, vom *Kontrollverlust* bedroht fühlen; der Suizid erscheint dann als letzte 'autonome' Handlung ..." (KÖHLE, SIMONS 1986, S.631). Die hohe Mortalitätsrate glauben BECKER und LÜDEKE (1978, S.94) durch eine adäquate Therapie reduzieren zu können.

6.5.2 Wieviel trägt die Therapie zur Besserung bei?

Diese Fragestellung hängt ebenso mit der Frage nach dem *Was* oder *Warum* zusammen (ZIMMER 1988). Auf die sich anschließende Frage, wieviel eine Therapie zur Besserung beitragen kann, finden sich in der Literatur verschiedene Antworten (NUBER 1988).

Ein eindeutiger Zusammenhang ist gemäß den Aussagen der Kopenhagener Gruppe nicht möglich (TOLSTRUP, BRINCH, ISAGER 1984, S.45).

Im Rückblick auf die psychotherapeutische Behandlung bewerten ehemalige Patientinnen 42% diese als sehr hilfreich und 42% als etwas hilfreich (BRÄUTIGAM, CHRISTIAN 1981, S.253).

MINUCHIN antwortet mit einem Verweis auf eine katamnestische Studie von SLOAN und fällt damit implizit ein vernichtendes Urteil:

> In einer grundsätzlichen Studie, in der die Psychotherapie der Verhaltenstherapie gegenübergestellt wird, berichtet Bruce Sloan über die signifikante Besserung des Zustandes von Patienten, die teils von Verhaltenstherapeuten, teils von psychoanalytisch orientierten Therapeuten behandelt worden waren, und führt dann aus, daß die Patienten, die noch auf der Warteliste standen, diese Besserung ebenfalls zeigten. (MINUCHIN, ROSMAN, BAKER 1981, S.154)

Es wären kontrollierte Langzeitkatamnesen notwendig, die die unterschiedlichen Formen der Behandlung miteinander und mit einer Nichtbehandlung vergleichen. Dagegen sprechen jedoch ethisch-moralische und klinische Gründe. Nachfolgeuntersuchungen werfen

> [...] wichtige ethische Fragen auf, da man sie als Einbruch in die Privatsphäre der Patientin ansehen kann (zum Beispiel, wenn eine Person nicht mehr als Patientin angesehen werden möchte, oder nicht mehr daran erinnert werden möchte, daß sie eine Behandlung gesucht und durchgemacht hat). 'Das ethische Problem, einer Kontrollgruppe die Behandlung vorzuenthalten, tritt immer dann verstärkt zu Tage, wenn längere Zeitintervalle die interessierenden Variablen sind.' [...] Hierbei sieht sich der Forscher wiederum mit einem schwierigem Dilemma konfrontiert: Als Wissenschaftler fühlt er sich dafür verantwortlich, angemessene Forschung durchzuführen, um seine Behandlungsmethoden zu bewerten und zu verbessern, aber als praktizierender Arzt muß er

auch den Gesundheitszustand seiner (früheren) Patientinnen schützen und verbessern [...]. (MEERMANN, VANDEREYCKEN 1987, S.231)

Es kann zusammenfassend gesagt werden, daß sich der Erfolg oder Mißerfolg einer Behandlung nicht pauschal, sondern nur unter Berücksichtigung von Bedingungsfaktoren, Kriterien, Patientinnengut und anderen Momenten beurteilen läßt. Ungeachtet dieser vielfältigen Erschwernisse werden Beurteilungen und Vergleiche der unterschiedlichen Behandlungsformen zur Verbesserung des Vorgehens und der Behandlung benötigt und aus diesem Grunde erstellt.

Unter Berücksichtigung von Langzeitkatamnesen hat sich keine der Therapieformen überzeugend den anderen gegenüber als überlegen erwiesen (TOLSTRUP, BRINCH, ISAGER 1984, S.45). *Die* richtige Methode gibt es nicht (GERLINGHOFF, BACKMUND, ANGENENDT, LININGTON 1991, S.61; TOLSTRUP, BRINCH, ISAGER 1984, S.52).

Den oben aufgeführten und angestrebten Zielen zufolge wird zunächst eine Gewichtszunahme angestrebt. Diese kann *kurzfristig* mit sehr verschiedenen Methoden erreicht werden. In früheren Jahrzehnten wurde häufig mit Hilfe einer Magensonde und hochkalorischer Kost zwangsernährt oder/und medikamentös - beispielsweise mit Chlorpromazin oder Insulin (HOPPE 1982, S.72ff; STEINHAUSEN 1979b, S.261; FRAHM 1965) - behandelt. Hinsichtlich eines Langzeiterfolges bleiben diese Methoden jedoch umstritten und überdies ohne positiven Einfluß.

Verhaltenstherapeutische Studien erfassen nahezu durchgängig nur Gewichtsveränderungen. In einzelnen Katamnesen werden diese durch Angaben zur Menstruation oder/und zur sozialen Anpassung ergänzt. Die Suche nach Bemerkungen zur Psychopathologie bei Ende der Intervention in diesen Studien ist vergeblich.

Die Verlaufsuntersuchungen mangeln an vollständigen Angaben und an angemessenen Katamnesezeiten (STEINHAUSEN 1979b, S.256). Kaum eine Studie erreicht den erforderlichen Zeitraum von vier Jahren, der von SachkennerInnen als Mindestzeitraum für die Beurteilung des Verlaufs angesehen wird (STEINHAUSEN 1979b, S.259).

Eine verhaltenstherapeutische Behandlung kann keinen Schutz vor Rezidiven geben und weist keine bessere Prognose auf (GARFINKEL et al. nach STEINHAUSEN 1979b, S.261).

"... Katamnestische Evaluationen 4-10 Jahre nach der Anfangsbehandlung zeigen eine Totalremission bei 40% der Patienten; bei 30% war eine wesentliche Besserung festzustellen. Etwa 20% blieben ungebessert bzw. ernstlich behindert, und 9% kamen zu Tode ..." (GARFINKEL, GARNER, RODIN 1986, S.121).

Für die Gewichtszunahme erweisen sich eine Reihe verhaltenstherapeutisch orientierter Maßnahmen als auch somatotherapeutisch und medikamentös orientierter Behandlungsansätze als zumindest kurzfristig geeignet. Die körperlichen Veränderungen - die oft gegen den Willen der anorektischen Patientin herbeigeführt werden - sollten nach

Ansicht vieler TherapeutInnen psychotherapeutisch begleitet werden. Diese längerfristige Aufgabe wird mehrheitlich ambulant weitergeführt.

Kasuistische Studien und Langzeitkatamnesen psychotherapeutischer Behandlungen werden meist nicht nach standardisierten Vorgaben erfaßt und bewertet, sondern unterliegen in aller Regel den für wichtig erachteten Kriterien des TherapeutInnenteams.

Die Untersuchungsbefunde werden von VertreterInnen anderer therapeutischer Schulen kritisiert.

Andererseits stoßen die anderweitig orientierten Richtungen (Verhaltenstherapie, Somatotherapie) wiederum auf Gegenargumente besser gesagt auf konträre Ansichten.

> Dieser begründete Zweifel an der Wirksamkeit der Psychotherapie steht in auffälligem Kontrast zu den Ansprüchen der verschiedenen therapeutischen Schulen, die mit bemerkenswertem Anspruch, vielfach zugleich aber auch schmaler empirischer Datenbasis, die Erfolge ihrer jeweiligen Therapiemethode nachzuweisen glauben. Insbesondere psychoanalytische Forscher (z. B. Bruch 1973, 1974) zeichnen sich hier durch einen nicht unbeträchtlichen Widerspruch aus, wenn die eigenen Fakten dem kritischen Anspruch an den jeweilig kritisierten schulischen Gegner kaum gerecht werden. (STEINHAUSEN, GLANVILLE 1981, S.214f)

Die in den letzten Jahrzehnten entwickelten familienbezogenen Therapieschulen, die mit sogenannten *anorektischen Familien* und *dysfunktionalen Familien* arbeiten und sich überdies auf diese spezialisiert haben, warten mit erstaunlich erfolgreichen Ergebnissen auf. Während MINUCHIN und sein Team (1981, S.162) von einer Heilungsrate von 86% berichten, verspricht SELVINI PALAZZOLI eine schnelle Besserung. "... Bei Magersuchtsfamilien gelingt mir die Heilung jetzt meist in ein bis zwei Stunden ..." (ZUNDEL 1987).

Zu diesen beachtlichen, von anderen bestaunten und unerreichten Therapieerfolgen, läßt sich lediglich anmerken

> [...], daß die Evaluationsbasis erneut recht schmal ist. Die Bewertungskriterien werden relativ allgemein gehalten und decken die phänomenologische Breite des Syndroms der Anorexia nervosa nur sehr begrenzt ab. Da das Konzept der Therapie jedoch Systemaspekte und nicht an Individuen zentrierte Psychopathologie betont, läßt sich die Vermeidung einer stärker an individuellen Merkmalen orientierten Evaluation verstehen. (STEINHAUSEN 1981a, S.209)

Die von MINUCHIN und seinen Kollegen eindrucksvollen vorgelegten Ergebnisse, motivierten die Heidelberger Schule, die von MINUCHIN angewandte Methode in einen klinischen Kontext zu übertragen und gegebenenfalls zu übernehmen. "... Dennoch kamen mir nach mehreren Konsultationen von S. Minuchin in unserem Heidelberger Institut und ausgiebigen Recherchen in Philadelphia selbst starke Zweifel an der Realisierbarkeit dieses oft konfrontierenden, krisenauslösenden Vorgehens in einem breiteren klinischen Kontext ..." (WIRSCHING 1983, S.146). Dem Kriterium der *Übertragbarkeit* wird diese Methode anscheinend nicht bedingungslos gerecht.

Trotz der erstaunlichen Therapieerfolge ist die systemische (Familien-)Therapie kein Allheilmittel. WEBER und STIERLIN geben der systemischen Therapie den Vorzug vor anderen Formen, wenn die/der Heranwachsende noch in der Familie oder einem gebundenen, verklammerten System lebt (WEBER, STIERLIN 1989, S.255ff). Für Resignation gibt es ihrer Auffassung nach keinen Anlaß. Ihre klinischen Erfahrungen als auch die ihnen vorliegenden Studien deuten die Autoren eher positiv.

Annähernd gute Ergebnisse können mit Hilfe der Methode des Katathymen Bilderlebens erzielt werden (KLESSMANN, KLESSMANN 1988, S.118ff; FRANKE 1988, S.160). Bei aller Skepsis gegenüber Zahlen führen KLESSMANN und KLESSMANN dennoch folgende Tendenzen an: "... 1. Die Kurzzeit-Therapie mit 17,6 Sitzungen/Patient bei relativ langer Behandlungs-Zeit (einem Jahr im Schnitt). 2. Daß das Gewicht bei Therapieende sich deutlich unter dem befand, was bei der späteren Katamnesenerhebung eruiert werden konnte ..." (KLESSMANN, KLESSMANN 1988, S.119).

Reststörungen im Bereich des Selbstwert-Erlebens bleiben - wie bereits oben erwähnt - dennoch vorhanden.

Gegenwärtig werden reine Formen somatotherapeutischer oder psychotherapeutischer Behandlung, sogenannte "... Monotherapien ..." (GERLINGHOFF, BACKMUND, ANGENENDT, LININGTON 1991, S.61) kaum noch empfohlen. Stattdessen herrschen mehrdimensionale Interventions- und Therapiekonzepte vor. Die bisherigen Langzeitkatamnesen berücksichtigen jedoch nicht die möglichen Kombinationen und Konstellationen von Therapieelementen verschiedener Modelle und Schulen. "... Keine bestimmte Behandlung ist immer *die richtige* für AN. Die Forschung der Zukunft muß darauf abzielen, die Effekte einer differenzierten Therapie, die den individuellen Eigentümlichkeiten der einzelnen Patientin angepaßt ist, zu beschreiben und zu beurteilen ..." (TOLSTRUP, BRINCH, ISAGER 1984, S.52). Die Möglichkeit sollte bestehen, den individuellen Bedingungen der Patientinnen mit therapeutisch flexiblen Programmen zu begegnen.

6.6 Prognosen

Bei der Suche Nach Erklärungsmustern der A.n. überwiegt die phänomenologisch orientierte Suche nach

- Faktoren, die helfen sollen, Risikopopulationen frühzeitig aufzuspüren und
- solchen Faktoren, die als Prädiktoren über die Prognose Aussagen über den Verlauf der Krankheit erlauben.

Dabei besteht die Gefahr, "... das Verstehen des Circulus vitiosus der Patientin und ihrer Psychogenese auf externalisierte Daten zu reduzieren ..." (SCHULTE, BÖHME-

BLOEM 1991, S.43). Es wurden zwar einige Merkmale isoliert - beispielsweise Alter, Geschlecht, Dauer der Krankheit -, doch die Wirkung der einzelnen Faktoren fällt recht unterschiedlich aus. Wie bereits gezeigt, sind Vergleiche wegen der großen Unterschiede in der Stichprobengröße, der Diagnose(kriterien), der Behandlungsmethoden, der katamnestischen Zeiträume und aus weiteren Gründe außerordentlich problematisch.

Zusätzlich ist eine begründete Beurteilung einer Prognose durch die Unterschiedlichkeit im Verlauf der prämorbiden Entwicklung, in der Schwere der Symptomatik, in der Konflikt- und Familienstruktur, der sozialen Entwicklung der einzelnen Person und der angewandten Behandlung erschwert. Es kann sich bei den prognostischen "... Aussagen nur um grobe Hinweise handeln [...], welche im Einzelfall eine exaktere Voreinschätzung des zu erwarteten Krankheitsverlaufes nicht mit genügender Sicherheit zulassen ..." (SCHÜTZE 1980, S.34). Eine Prognose auf Grundlage der publizierten Befunde vorzunehmen, "... ist eher verwirrend als erhellend. Einer der Gründe dafür ist, daß die Fälle bei denen der Gewichtsverlust psychogen bedingt ist, über einen Kamm geschoren werden ..." (BRUCH 1991, S.361).

Durch die Verunsicherung über das Nichtwissen von Ursachen der A.n. wurde in einer Art Gegenbewegung versucht, auf objektive metrische und reproduzierbare Methoden zurückzugreifen, die reduktionistisch erscheinen, da der jeweilige Kontext nicht mitreflektiert wird. Intrapsychische, tiefenpsychologische Dimensionen verschwinden im Bereich der Spekulation, während metrische Verfahren Objektivität suggerieren.

Die systemische Theorie geht entgegen dem linealen, instruktiven, kausalen Denken davon aus, daß die Voraussagbarkeit in sozialen Systemen nicht möglich ist. Eine Perturbation, eine Zustandsveränderung in der Struktur eines Systems, die von Zuständen im Umfeld ausgelöst wird, kann in ihrem Ergebnis nicht vorausgesagt werden (MATURANA, VARELA 1980, S.27, S.135ff).

Ein wesentlicher prognostischer Faktor im Krankheitsverlauf der A.n. ist der Faktor *Behandlung*. Neben diesem wurde die Suche nach Prädiktoren des Verlaufsstatus auf eine Vielzahl möglicher Einflußgrößen ausgedehnt.

6.6.1 Spontanheilungen - oder Behandlung *als prognostischer Faktor*

CREMERIUS beobachtete 1947 den Spontanverlauf von magersüchtigen Patientinnen, die ein bis vier (1-4) Jahre vorher erkrankten. Die erste Katamnese wurde 1965, die zweite 1976 erstellt. Seine Ergebnisse bestätigen seines Erachtens die - bereits oben erwähnte

> [...] bekannte Tendenz:
> Ein Drittel bleiben anorektisch und zeigen einen chronischen Verlauf, ein Drittel wird psychisch schwer krank, bzw. psychotisch nach Verlust der A.n.-Symptomatik, der Rest zeigt Syndromwandel und Besserung. Überzeugende Symptomheilungen liegen in meinem Material, abgesehen von dem einzigen männlichen Patienten, nicht vor. (CREMERIUS 1978, S.335)

Er schließt seinen Untersuchungsbericht mit der Feststellung ab, daß Patientinnen, die sich zu einer Therapiebehandlung entschließen, über keine bessere Prognose verfügen als jene, die eine Behandlung ablehnen.

Andererseits haben diejenigen mit einem klinisch vollentwickelten Krankheitsbild eine schlechtere Prognose, wenn die Erkrankung unbehandelt bleibt (NITZ 1987, S.23).

BRUCH berichtet hingegen, daß eine allgemeine Übereinstimmung bestehe, daß diejenigen, die in in Psychotherapie gehen, eine schlechtere Prognose haben als solche, die mit einer medizinischen Behandlung auskommen. Das bedeutet nichts anderes, als daß diejenigen, die in Psychotherapie gehen mit der allgemeinen medizinischen Versorgung nicht (mehr) auskommen, daß ärztliches Bemühen fehlschlug (BRUCH 1991, S.361).

Die Kopenhagener Gruppe vertritt die Ansicht, daß ein Spontanverlauf mit Heilung nur bei leichteren Fällen denkbar sei (TOLSTRUP, BRINCH, ISAGER 1984, S.45; siehe beispielsweise den Krankheitsverlauf in der Autobiographie von SCHLIPPER 1989). Die A.n. ist eine schwere Krankheit, von der Patientinnen "... selten , wenn jemals 'spontan genesen' ..." (MACLEOD 1983, S.191).

> Es hängt ganz davon ab, was unter Genesung verstanden wird. Wenn sie als Fähigkeit definiert wird, mehr oder weniger normal zu funktionieren, wenn auch verbunden mit einer gewissen Exzentrik, dann gibt es viele Magersüchtige oder Ex-Magersüchtige, die insofern genesen sind, als sie gelernt haben, mit ihrem Problem einschließlich der Krankheit selbst zu leben. Vielleicht kann man mehr gar nicht erwarten. (MACLEOD 1983, S.191)

Von einigen AutorInnen wird dem Ergebnis von CREMERIUS, daß es keinen Unterschied in der Prognose gibt, widersprochen. Beispielsweise stellt SCHÜTZE heraus, daß seine und die von anderen - zu denken ist insbesondere an die Erfolge von MINUCHIN und seinem Team - angewandten modernen Behandlungsmethoden deutlich höhere Quoten an Besserungen erzielen als die Spontanheilungen von CREMERIUS (SCHÜTZE 1980, S.129).

Der daraus ableitbare *falsche* Optimismus bezüglich moderner Methoden und Heilungsraten könnte jedoch auch mit nicht ausreichenden Nachuntersuchungen zusammenhängen (MACLEOD 1983, S.190f; SELVINI PALAZZOLI 1984, S. 190f).

Weiterhin stellt sich die Frage, ob die Patientinnen der vierziger Jahre mit den heutigen Jugendlichen vergleichbar sind (BRUCH 1990, S.19) und ob es sich jeweils um eine zu

Recht diagnostizierte A.n. handelt (SELVINI PALAZZOLI 1984, S.190f; MACLEOD 1983, S.190f).

Schlußendlich muß bedacht werden, daß die Behandlung nur als ein Faktor neben anderen möglichen prognostischen Faktoren angesehen werden kann (TOLSTRUP, BRINCH, ISAGER 1984, S.46).

6.6.2 *Günstige, ungünstige, umstrittene und irrelevante Prognosefaktoren*

Drei unterschiedliche Sichtweisen für die Prognose des Krankheitsverlaufs können grob unterschieden werden:

1. jene, die davon ausgeht, daß es nicht möglich ist, günstige oder ungünstige Prognosefaktoren für den Verlauf der A.n. zu isolieren;
2. jene, die mit größter Vorsicht, Tendenzen aufzuzeigen versucht;
3. und die Sichtweise, die einige oder sogar viele Faktoren als günstig oder ungünstig erachtet.

Die AutorInnen, die den ersten Standpunkt vertreten, sind beispielsweise SEIFERT und BRUCH. Sie konnten weder positive noch negative Faktoren isolieren, die hilfreich für eine Voraussage einer Langzeitentwicklung dienen könnten. Die einzige Schlußfolgerung, die sie zulassen, ist "..., daß es keine Verallgemeinerungen gibt ..." (BRUCH 1991, S.358).

Diese Aussage wird von SEIFERT differenziert:

> Es lassen sich weder aus dem subjektiv geäußerten Leidensdruck zu Anfang der Therapie, noch aus der perzipierten Veränderbarkeit ihrer Probleme, noch aus dem körperlichen Befinden, noch an dem Inhalt ihrer Probleme (und deren Differenziertheit), noch aus den angesprochenen Themen, noch aus der Betrachtung der Gesprächspsychotherapievariablen in den ersten Kontakten positive Prognosefaktoren ableiten. (SEIFERT 1988, S.167)

Sehr vorsichtig äußert sich - als Vertreter der zweiten Sichtweise - HOPPE. Die Langzeitprognose sei von einer Fülle von Faktoren abhängig. Dabei mißt er bei der Prognosestellung Verhaltensmerkmalen und psychischen Determinanten mehr an Gewicht bei als biologisch-somatischen Faktoren. Im einzelnen führt er die folgenden auf:

- gute prämorbide Arbeitseinstellung,
- gute prämorbide Ausbildung,
- Wiederherstellung von *normalem* Body-Image nach Gewichtszunahme und
- frühzeitiger Krankheitsausbruch

(HOPPE 1982, S.94f).

Die Sichtweise, daß verschiedene günstige als auch ungünstige Prognosefaktoren existieren, wird in der Literatur am häufigsten vertreten.

Für einen der wichtigsten Faktoren für die Prognose wird von FEIEREIS (1989, S.287), FICHTER (1985, S.158) und GERLINGHOFF, BACKMUND, ANGENENDT, LININGTON (1991, S.61) die Kontinuität der Therapie mit möglichst nahtlosem Übergang von der stationären zur ambulanten Behandlung und - wenn möglich - ohne TherapeutInnenwechsel erachtet. Nach Aussagen von GERLINGHOFF und ihren MitarbeiterInnen konnte nachgewiesen werden, daß eine unmittelbar an die Klinikentlassung angeschlossene und ambulant weitergeführte Psychotherapie über mindestens ein Jahr prognostisch mit einem guten Ergebnis verbunden ist.

Neben der Kontinuität der Therapie stellten sich kurze und wenige stationäre Aufenthalte als prognostisch günstig heraus.

Wenige Studien konnten keinen entsprechenden Zusammenhang vermerken (STEINHAUSEN, GLANVILLE 1981, S.215).

Bei Patientinnen, die eine Genesung ihrer Symptome sowohl mit als auch ohne ambulante Therapie erreichen konnten, wurden - laut BIEBL (1986, S.221ff) - übereinstimmend festgestellt, daß eine subjektiv erlebte Besserung nur langsam vor sich geht. BIEBL vermutet, daß intrapsychische Probleme ausschlaggebender sind für das Auftreten des Krankheitsbildes als die äußeren Bedingungen. Seines Erachtens leiden anorektische Heranwachsende eher unter

- Überforderungsgefühlen, Ohnmacht, Hilflosigkeit, Orientierungslosigkeit, dem Gefühl, den Erwartungen der Eltern und FreundInnen nicht entsprechen zu können,
- Überforderungserlebnissen, wenn sie beispielsweise als Vertraute eines Elternteils mißbraucht werden,
- Fehlbeurteilungen erotischer Situationen,
- der Bereitschaft zu Schamgefühlen (bei Problemen im Miteinander, mit der Partnerin/dem Partner).

Jedes Erproben von adoleszentem Verhalten kann zu einer überfordernden Situation werden. BIEBL betont daher das gestärkte Identitätsbewußtsein, das aus der Überwindung von Vermeidungsverhalten resultiert, und das Gefühl, neuen Situationen gewachsen zu sein, als wesentlich.

Personen, die eine Besserung erreichen konnten, berichteten, daß sie erstmals Beziehungen zu anderen Menschen aufbauen konnten, in denen sie sich gleichwertig erlebten. Die Erfahrung, ein ebenbürtiger Mensch zu sein, ist von therapeutischer Wirkung.

Auf die Wichtigkeit und den Wert von sich neu entwickelnden oder aktivierbaren sozialer Strukturen und Beziehungen weisen ENGEL und MEYER hin.

Entlassen werden darf, wenn die Patientin auf mindestens ein oder zwei Menschen hinweisen kann, zu denen sie Vertrauen hat [...] und von denen ausgehend sie ein neues soziales Feld aufbauen kann; ist diese Situation nicht gegeben, müssen nachsorgende Institutionen (z. B. Nachklinik, Wohngemeinschaft) zwischengeschaltet werden. (ENGEL, MEYER 1991, S.243)

Die Prognose der A.n. ist bei einem frühen Erkrankungsalter günstiger. Erhebliche Schwankungen bestehen jedoch bei den Altersangaben. Diese variieren zwischen Pubertät und dem Erwachsenenalter von 30 Jahren.

Je früher die Erkrankung nach Beginn der Pubertät eintritt, desto besser sei die Prognose unter Behandlung, grenzt NITZ ein. Diese im frühen Alter Erkrankten würden eher überwiesen werden, als die älteren oder in der Adoleszenz betroffenen (NITZ 1987, S. 22).

In einigen Studien fanden STEINHAUSEN und GLANVILLE allerdings keine statistischen Zusammenhänge (STEINHAUSEN, GLANVILLE 1981, S.215).

Auch SZMUKLER und RUSSELL berichten von Untersuchungen bezüglich des Alters. Die übliche Meinung, daß jüngere Patientinnen bessere Prognosen hätten, konnten von ihnen nicht bestätigt werden. "... Warren's study provided evidence for a better outcome in younger patients, while Sturzenberger and associates' study did not. The evidence remains inconclusive ..." (SZMUKLER, RUSSELL 1986, S. 296).

Laut BRUCH kann keine generelle Aussage für eine bestimmte Altersstufe gemacht werden (BRUCH 1991, S.358).

Auch für die Prognose, die in einigen Studien besser für das weibliche Geschlecht ausfällt, konnte von den beiden Autoren SZMUKLER und RUSSELL nicht bestätigt werden. "... the overall outcome for males does not differ substantially from that for females ..." (SZMUKLER, RUSSELL 1986, S.297).

Die oben erwähnten und weitere - als prognostisch günstig deklarierte - Faktoren, die der Literatur entnommen wurden, sind in der folgenden Auflistung aufgeführt:

- guter gesundheitlicher *Zustand* vor der Krankheit;
- traumatisches Ereignis vor Krankheitsmanifestation;
- früher Krankheitsbeginn (vor Menarche; vor 18 Jahre; vor 30 Jahre);
- kurze Krankheitsdauer bei Behandlungsbeginn;
- möglichst kurze Erkrankung bei sachgerechtem Therapiebeginn;
- kurze stationäre Behandlungsdauer und niedrige Anzahl von stationärer Wiederaufnahme;
- Kontinuität der Behandlung (möglichst ohne TherapeutInnenwechsel);
- Heirat nach Erkrankung ;
- ausschließlich diätetischer respektive durch körperliche Überaktivität verursachter Gewichtsverlust;

- Korrektur der Körperwahrnehmung in der Folge der Gewichtszunahme;
- überwiegend hysterische Anteile in der Persönlichkeitsstruktur;
- niedrige Werte im MMPI;
- niedriger Neurotizismus bei hoher Abwehr (*Selbstschutz*);
- erniedrigte Testwerte für Neurotizismus sowie Schizophrenie;
- gute prämorbide Arbeitseinstellung;
- gute prämorbide Ausbildung;
- gute Anpassung in der Schule;
- höhere Sozialschicht und höhere Schulbildung;
- höherer Sozialstatus mit höherer Schulbildung;
- höheres akademisches Leistungsniveau;
- die Fähigkeit der Hauptperson, autonome Ansätze der Patientin zu akzeptieren, ohne sie zu verhindern, aber auch ohne daß Verselbständigung mit Trennung gleichgesetzt wird;
- die Bereitschaft und die zunehmende Fähigkeit, das Vermeidungsverhalten - vor allem sozialen Situationen gegenüber - zu überwinden;
- das Erleben, anderen gleichwertig und hilfreich sein zu können;
- weniger Geschwister;
- Zugehörigkeit zum weiblichen Geschlecht;
- das Fehlen eines der Kriterien für eine schlechte Prognose

[zusammengestellt von der Verfasserin (P.D.) mit Hilfe folgender Literatur: BIEBL 1986, S.220; FEIEREIS 1989, S.162, 287; GERLINGHOFF, BACKMUND, ANGENENDT, LININGTON 1991, S.64; HOPPE 1982, S.95; KÖHLE, SIMONS 1986, S.634; STEINHAUSEN 1979b, S.261f; STEINHAUSEN, GLANVILLE 1981, S.215; dies. 1983, S.246ff].

Weitgehend komplementär zu den genannten günstigen Faktoren werden prognostisch ungünstige genannt.

Die fehlende Kontinuität der Langzeittherapie und ein Therapieabbruch nach der stationären Behandlung beeinflußt negativ die Prognose der Magersucht (FEIEREIS 1989, S.287).

Das Merkmal der Anzahl der stationären Behandlungen zeigt deutlich ungünstigere Befunde für Patientinnen mit mehrmaliger stationärer Behandlung. "... Die ausgeprägt schlechtere Prognose der mehrfach behandelten Patienten mag dabei nicht nur plausibel, sondern möglicherweise tautologisch erscheinen: Weil Patienten primär eine schlechte Prognose haben, müssen sie wiederholt behandelt werden ..." (STEINHAUSEN, GLANVILLE 1981, S.227).

ENGEL und MEYER unterscheiden den Verlauf der A.n. in drei Phasen mit dazugehörigen prognostischen Faktoren:

1. die prämorbide Entwicklung,

2. die Phase um den Höhepunkt der Krankheit und
3. die nachklinische Phase.

Auf dem Höhepunkt der Krankheit zeichnen sich nicht, wie erwartet typische somatische Symptome - beispielsweise ein erheblicher Gewichtsverlust oder Erbrechen - als besonders ungünstig ab, sondern die im folgenden hierarchisch geordneten Prognosefaktoren:

1. Verstrickung mit dem Partner,
2. Soziale Integration,
3. Verhältnis zum Vater,
4. Zahl der stationären Vorbehandlungen,
5. Selbstvertrauen,
6. Alkohol,
7. Erbrechen,
8. Einweisung mit eigenem Einverständnis und
9. Alter bei Aufnahme.

Sind diese Bereiche erheblich gestört, muß mit einem schlechten Verlauf gerechnet werden.

In der nachstationären Phase erweisen sich soziale Faktoren ebenfalls als prognostisch ausschlaggebend. Die Hierarchie wird folgendermaßen dargestellt:

1. Soziale Gewinne, Verlust,
2. Globale Symptomentwicklung,
3. Gewichtsentwicklung,
4. Gefühl nach der Station,
5. Soziale Zurückgezogenheit,
6. Suizidgedanken,
7. Ambulante Nachbehandlungen (-) und
8. Selbstwertgefühl.

Die Entlassung der Patientin zurück in ihre eventuell nicht kooperative Familie oder in eine Einzelsituation, zum Beispiel allein in eine Wohnung, gilt trotz der Gewichtszunahme und anderen somatischen Symptombesserungen als ein "... sicherer Weg in weitere Rezidive bis hin zu einem letalen Ausgang ..." (ENGEL, MEYER 1991, S.243).

Auch STEINHAUSEN mißt einer kurzfristigen Gewichtszunahme - ebenso wie die Dauer der stationären Therapie - keine wesentliche Bedeutung als Verlaufsfaktor bei (STEINHAUSEN 1979b, S.262f).

Die Häufigkeit des Erbrechens kann sowohl als Maßstab für die Schwere der Erkrankung als auch als prognostischer Faktor gewertet werden. In katamnestischen Studien besteht ein deutlicher Zusammenhang zwischen Häufigkeit des Erbrechens und schlechter sozialer Integration (BÖHLE, VON WIETERSHEIM, WILKE, FEIEREIS 1991, S.290; siehe auch BOOTHE 1991, S.251).

FICHTER stellte 1981 eine Liste von prognostisch relevanten Faktoren auf, die auf ein hohes Rückfall-Risiko hinweisen.

Dazu zählt er

1. eine Krankheitsdauer von einem Zeitraum von mehr als zwei Jahren,
2. einen späten Krankheitsbeginn (älter als 18 Jahre),
3. Erbrechen,
4. Laxantienabusus,
5. eine schwere Verzerrung des Körperbildes bei Entlassung und
6. schwere Störungen des Familiensystems.

Patientinnen mit vier der sechs Faktoren werden von ihm in die Gruppe mit hohem Rückfall-Risiko geordnet. Patientinnen, die keinen der Faktoren erfüllen, faßt er in die Gruppe mit niedrigem Rückfall-Risiko (FICHTER 1981, S.238ff).

1985 relativierte FICHTER die oben angegebenen Risikofaktoren. Lebensverändernden Ereignissen und Veränderungen im sozialen Umfeld schreibt er größeren Einfluß auf die Prognose zu als den obig genannten. Die Krankheitsdauer vor Aufnahme der Behandlung wird nicht mehr prognostisch gewichtet.

FICHTER unterscheidet Faktoren der Symptomatologie der Erkrankung von psychodynamischen und familiensystemischen Aspekten (FICHTER 1985, S.136ff).

Aus Untersuchungen von SCHÜTZE kann in bezug auf das Alter und die Erkrankungsdauer seines Erachtens nach lediglich abgeleitet werden, daß ältere Patientinnen mit einer längeren Erkrankungsdauer schlechtere Prognosen aufweisen (SCHÜTZE 1980, S.128). Die Bedeutung des Alters ist jedoch nie genügend untersucht worden, geben TOLSTRUP und sein Team zu bedenken (TOLSTRUP, BRINCH, ISAGER 1984, S.49).

"... Die Prognose der Magersucht kann [...] nicht allein von der Krankheitsdauer und dem Erkrankungsalter abhängen, sondern steht vermutlich auch mit dem Schweregrad der Erkrankung sowie den Vorbelastungen seitens der Familie bzw. der eigenen psychoneurotischen Persönlichkeitsstörungen der Patienten in einer Beziehung ..." (SCHÜTZE 1980, S.128).

Das Krankheitsbild der A.n. kann sehr unterschiedlich ausgeprägt sein. Es reicht - wie bereits im Kapitel 3.1 beschrieben - von einer anorektischen Reaktion bis hin zum manifesten klinischen Vollbild mit lebensbedrohlichem Zustand. Bei klinisch vollentwickelten Krankheitsbildern ist die Prognose schlecht(er) - zumindest wenn die Magersucht unbehandelt bleibt (NITZ 1987, S.22f).

Prognostisch ungünstige Faktoren, die der Literatur entnommen wurden, sind in der nachfolgenden Übersicht aufgeführt:

- genetische Disposition,
- hereditäre psychopathologische Belastung,
- schwere prämorbide Entwicklungsstörungen,
- habituelles Erbrechen in der Anamnese,
- Laxantienabusus in der Anamnese,
- prämorbide Adipositas,
- höheres Alter bei Erkrankungsbeginn (Ende der Adoleszenz),
- höheres Alter bei Behandlungsbeginn,
- lange Erkrankungsdauer vor Therapie,
- Zahl der stationären Vorbehandlungen,
- vorausgegangene psychiatrische Behandlung/Hospitalisation,
- festbestehende Hyperorexie,
- extremer Gewichtsverlust bei Aufnahme,
- somatische Erkrankungen/Kombination mit anderen Süchten und Krankheiten,
- Alkoholabusus,
- Medikamentenabusus,
- Vielzahl ausgeprägter somatischer Beschwerden,
- Bulimie,
- unwillkürliches Erbrechen und starker Laxantienabusus im weiteren Krankheitsverlauf,
- geringe Gewichtszunahme in der Therapie,
- stark ausgeprägte Körperwahrnehmungsstörungen,
- sistierende Menstruation,
- Chronifizierung der Krankheit,
- ambulante Nachbehandlungen (-),
- mangelnde Therapiebereitschaft,
- Abbrüche der Therapie,
- fehlende Kontinuität der Langzeittherapie (Therapieabbruch nach stationärer Therapie),
- geringe Introspektionsfähigkeit,
- prämorbide psychopathologische Auffälligkeiten,
- ausgeprägte psychische Symptomatologie,
- Überwiegen schizoider, depressiver oder zwangsneurotischer Züge,
- Suizidgedanken/-versuche,
- kein traumatisches Ereignis vor Krankheitsmanifestation,
- hohe Werte im MMPI,
- hoher Neurotizismus,
- hohe Werte auf Schizophrenieskala im MMPI,
- Tendenz zu unkontrollierten Triebdurchbrüchen (Stehlen, Selbstverletzung),
- geringes Selbstvertrauen,

- Geringes Selbstwertgefühl,
- höheres Alter der Mutter bei Geburt,
- hohe Depressionswerte der Eltern,
- pathologische familiäre Beziehungsstrukturen,
- Störungen der Beziehung zu den Eltern und anderen Familienmitgliedern,
- Störungen der Beziehung zwischen den Eltern,
- gestörtes Verhältnis zum Vater,
- lebensverändernde Ereignisse,
- Veränderungen im sozialen Umfeld,
- neurotisch bestimmte Eheschließung im Verlauf der Krankheit,
- Verheiratung bei Behandlungsbeginn/frühe Heirat,
- Verstrickung mit Partner,
- Störungen im Bereich der sozialen Integration,
- soziale Isolierung/Zurückgezogenheit,
- Kontaktstörungen in der Kindheit,
- Verhaltensstörungen /obsessives Verhalten,
- schlechte Anpassung in der Schule,
- niedrige soziale Klasse,
- keine Arbeitsleistung,
- keinE freudigeR ArbeitgeberIn,
- kein Arbeitsplatz außer Haus der Eltern beziehungsweise der Partnerin/des Partners,
- sozialmedizinische Folgen der Krankheit,
- sozialer Abstieg,
- keine berufliche Perspektive,
- Rentenverfahren und
- Zugehörigkeit zum männlichen Geschlecht

(zusammengestellt von der Verfasserin (P.D.) mit Hilfe folgender Literatur: BIEBL 1986, S.219f; ENGEL, MEYER 1991, S.238ff; FEIEREIS 1989, S.162, 287; FICHTER 1985, S.142 ; HOPPE 1982, S.96; KÖHLE, SIMONS 1986, S.634; STEINHAUSEN 1979b, S.262f; STEINHAUSEN, GLANVILLE 1981, S.215f).

Das Ausmaß des Gewichtsverlustes insgesamt (STEINHAUSEN, GLANVILLE 1981, S.216), das Erreichen des Normalgewichtes und die Besserung von somatischen Symptomen sollten nicht als Kriterien für die Entlassung der Patientin herangezogen werden. Diese Faktoren sind langzeitmäßig prognostisch irrelevant (ENGEL, MEYER 1991, S.243).

HOPPE listet die Faktoren, die keinen prognostischen Einfluß haben, kurz auf:

- die Art des prämorbiden Persönlichkeitstyps,
- bestehende Hyperaktivität,

- der Grad des Gewichtsverlustes,- eine Pharmakotherapie und- frühe Verhaltens- oder/und Schuldprobleme (HOPPE 1982, S.98).

6.7 Zusammenfassung

Die Beurteilung des Behandlungserfolges beziehungsweise des -prozesses ist abhängig von der Operationalisierung dessen, was unter Heilung, Besserung, Bewältigung und unter alternativen Umschreibungen verstanden wird. Nicht jede Intervention verfolgt das Ziel einer Heilung. Häufig sind die Behandlungsformen auf eine Integration der (chronischen) Krankheit ausgerichtet. Andere verfolgen das Ziel, die Intervalle zu vergrößern, in denen die Patientinnen ein annähernd normales Leben führen können. Eine Magersucht kann grundsätzlich nicht wegbehandelt werden. Das Ziel einer vollständigen Heilung spiegelt eher das Omnipotenzstreben einiger TherapeutInnen oder Ärztinnen/Ärzte wider. Es ist als unrealisierbares Streben aufzugeben.

Systemisch orientierte TherapeutInnen verfolgen das Ziel, das soziale System zu perturbieren. Eine lineale Katamnese zu erstellen, wird als unmöglich erachtet, da Interventionen nicht einseitig die Reaktionen des Systems bestimmen.

Vielfältige Mängel, Schwierigkeiten und invalide, nicht reliable und nicht vergleichbare Angaben in der Literatur erschweren die Interpretation katamnestischer Erhebungen. Die Kriterien zur Beurteilung eines Behandlungserfolges sind wesentlich auf somatische Befunde begrenzt. Diese spiegeln das A.n.-Verständniis von Ärztinnen und Ärzten wider.

Systemische Therapien sind nicht auf den symptomatischen Bereich des Individuums ausgerichtet und daher auch nicht mit dem Wiedereinsetzen des Essens und einer Gewichtszunahme zufrieden.

Eine Beurteilung des Behandlungserfolges kann nicht pauschal erfolgen. Sie ist abhängig von Bedingungsfaktoren, Kriterien, Patientinnengut und anderen Momenten. In Langzeitkatamnesen hat sich bislang keine bestimmte gegenüber den anderen Therapieformen als überlegen erwiesen. *Die* richtige Methode gibt es nicht.

Auf Familien bezogene Systemtherapien warten mit enormen Heilungsraten auf, die jedoch kritisch hinterfragt werden müssen. Die Evaluationsbasis ist zu schmal, die Beurteilungskriterien werden relativ allgemein gehalten und dem Kriterium der Übertragbarkeit von Konzepten wird die Methode nicht bedingungslos gerecht. Ebenso ist die Systemtherapie kein Allheilmittel.

Bei der Suche nach prognostischen Kriterien betritt man den Bereich der Spekulation. Der Verwirrung begegnet man mit metrischen Verfahren, die Objektivität suggerieren. Dennoch gibt es keine eindeutigen Prognosefaktoren.

SystemtheoretikerInnen können das Ergebnis der Veränderung durch Interventionen in sozialen Systemen nicht voraussagen.

7 Beurteilung und persönliche Stellungnahme

Ausgehend vom Titel der Arbeit bezieht sich die Stellungnahme auf die Schwerpunkte Diagnose, Ätiologie und Intervention. Einleitend wird die präferierte Sichtweise von der A.n. dargestellt respektive eine Begriffsklärung vorgenommen.

7.1 Begriffsklärung

Angestrebt war durch den Aufbau der vorliegenden Arbeit aufzuzeigen, daß sich der Sinngehalt des Begriffes A.n. im Laufe des historischen Geschehens wesentlich verändert hat. Zur Zeit von MORTON und GULL, LASÈGUE standen im wesentlichen die körperlichen Symptome und deren Behandlungsmöglichkeiten im Vordergrund. Magersucht zeichnete sich durch Nahrungsverweigerung - bedingt durch einen angenommenen Appetitmangel -, einen erheblichen Gewichtsverlust, Kachexie, Amenorrhoe, fehlendes Bewußtsein für die schlechte körperliche Verfassung und Widerstand gegenüber jeglichen Behandlungsversuchen aus. Körperliche Ursachen konnten nicht festgestellt werden, so daß eine nervöse, psychogene Bedingtheit der Magersucht angenommen werden mußte.

Später wurde - bedingt durch die Verwechslung mit der SIMMONDS'schen Krankheit - eine körperliche Verursachung vermutet, so daß entsprechende Interventionen indiziert waren.

Die medizinische Sichtweise, wie sie beispielsweise von FREUD als Anwalt der Psychoanalyse favorisiert wurde, war bestimmt von dem vorherrschenden monokausalen naturwissenschaftlichen Paradigma.

Wenn mit *Laien* über das Phänomen Magersucht gesprochen wird, ist in der Regel dieses auf die äußeren Symptome reduzierte Verständnis, anzutreffen. Der Kontext Familie, Gesellschaft oder System wird seltener reflektiert und in die Beschreibung des Krankheitsbildes miteinbezogen. Auch viele Selbstbetroffene schildern wesentlich die oben beschriebenen Symptome.

Einer moderneren Sichtweise zufolge stellen die körperlichen Symptome der Magersucht nur die Kennzeichen einer Ausformung der systemischen Krankheit, die WILSON-SCHAEF als *Suchtprozeß* beschrieben hat, dar. Alle Einzelkrankheiten (Alkoholismus, Drogenabhängigkeit, Eßstörungen und weitere, siehe Abb.17) treten als bestimmte Ausprägungen der Grundkrankheit auf und sind daher gleichzeitig als Teile der durchgängigen, generischen Krankheit *und* als eigenständige Krankheiten zu betrachten. Die A.n. nur als Einzelkrankheit zu betrachten, ist dementsprechend ebenso verkehrt, wie sie ausschließlich als Suchtprozeß zu begreifen.

Einerseits wird unter Magersucht eine Eßstörung verstanden, andererseits kann dieses problematische Eßverhalten als eine unwesentliche Begleiterscheinung, als eine Sekundärkrankheit in den Hintergrund treten. Das Nichtessen ist ein spätes Stadium einer (Fehl-)Entwicklung. Viele Jugendliche wählen einen anderen Weg, der die Funktion des Essens nicht miteinbezieht.

Es ist vorstellbar, daß sich anstelle des anorektischen ein asthmatisches oder diabetisches Verhalten ausgebildet hätte, wenn andere (Rand-)Bedingungen angetroffen worden wären, wenn beispielsweise

- das Thema Essen, Nahrung in der Familie, im Umfeld, in den Medien nicht im Vordergrund gestanden hätte und Diät, Schönheit, Schlankheit weniger häufig thematisiert worden wäre,
- die problematische Phase nicht in die Zeit der Pubertät oder Spätadoleszenz gefallen wäre,
- die Selbstbetroffene männlich wäre,
- die Heranwachsende in einer anderen Kultur oder zu einer anderen Zeit gelebt hätte.

Es wäre interessant zu untersuchen, ob die Wesensmerkmale des Suchtprozesses - dazu zählen nach WILSON-SCHAEF (1986, S.54) unter anderen Unehrlichkeit, ein gestörtes Gefühlsleben, Kontrollverhalten, Verwirrung, gestörte Denkstrukturen, Perfektionismus, Außenorientierung, Abhängigkeitsprobleme, Angst, Rigidität, moralisierendes Verhalten, Depression, Unterlegenheits- oder Überlegenheitsgefühle, Selbstbezogenheit, Verlust der inneren Moral, verunsicherte Wertvorstellungen, Verlust der eigenen Spiritualität, Gefühlsstau, Negativismus - auch in anderen Gesellschaften und Kulturen anzutreffen sind.

Das Krankheitsbild der Magersucht hat sich in den letzten Jahrzehnten verändert. Es handelt sich nicht mehr um die asketisch-hungernde Ausprägung, sondern vermehrt um bulimisch-hyperorektische Formen der Magersucht und um sogenannte *Multi-Impulse-Bulimie*-Betroffene, die Alkohol und Drogen konsumieren und Eßstörungen haben.

Es sind offensichtlich nicht mehr ausschließlich Heranwachsende aus den obersten Schichten. Jugendliche aus allen Schichten entschließen sich mittlerweile zu dieser Form des Ausdrucks. Diese Verbreitung mag bedingt sein durch den Bekanntheitsgrad, den die A.n. indessen durch Massenmedien (Television, Literatur, Zeitschriften und weitere) erworben hat.

Es existieren verschiedene Untergruppen von Betroffenen, die ihr anorektisches Verhalten für ihre Belange funktionalisieren, nutzen und einsetzen. Männliche Heranwachsende verfügen höchstwahrscheinlich - mit den patriarchalen Strukturen übereinstimmend - über andere Möglichkeiten, ihr Erleben auszudrücken und mitzuteilen, so daß diese Ausformung des Verhaltens beziehungsweise der Krankheit als typisch für junge Frauen gilt.

7.2 Diagnose

Bezugnehmend auf die sich ändernden Ausformungen der Magersucht, kann die engbegrenzte, strenge Diagnostik, die vom manifesten Vollbild der Symptomatik der A.n. ausgeht, weder dieses frühzeitig noch die neueren Charakteristika - beispielsweise die Multi-Impulse-Bulimie - erfassen. Die bislang zur Verfügung stehenden internationalen Kriterienkataloge DSM-III-R, DSM-IV (Entwurf) und ICD 10 sind im wesentlichen auf die körperlichen Symptome bezogen. Die A.n. ist jedoch gekennzeichnet durch weitere Charakteristika, die durch diese Manuale nicht erfaßt werden können. Es wäre wünschenswert, über ein Instrumentarium zu verfügen, das die systemische Einzelkrankheit erkennt, und darüber hinaus den Systemcharakter, die systemische Krankheit, den Suchtprozeß zu begreifen vermag. Wenn von der Annahme ausgegangen wird, daß die A.n. eine Ausformung der systemischen Krankheit darstellt, erfordert dies einen entsprechenden Diagnosekatalog für das allgemeine systemische Krankheitsbild. Dieses Instrument könnte angelehnt sein an die Charakteristika des Suchtprozesses.

Wenn es sich als zutreffend erweist, daß - wie WEGSCHEIDER-CRUSE vermutet - über 90 Prozent der Gesellschaft vom Suchtprozeß betroffen sind, fragt sich, ob es sich dabei um ein normal-neurotisches Verhalten oder um noch nicht diagnostiziertes Verhalten mit Krankheitswert handelt.

Im pädagogischen Bezugsrahmen ist es weniger relevant als im medizinischen Kontext, Diagnosen zu erstellen. Die Ratsuchende mag anhand von zu benennenden Diagnosekriterien selbst bestimmen, ob sie gefährdet ist, ob sie an einer A.n. ohne Magerkeit krankt oder ob sie bereits ein manifestes Vollbild einer Magersucht ausgebildet hat. Dabei ist es nicht entscheidend, ob die eigene Diagnose mit der von einer Ärztin beziehungsweise einem Arzt entspricht oder als *richtig* zu betrachten ist. Für das Selbstwertgefühl der betroffenen jungen Frau ist es oftmals eine neue Erfahrung, *dennoch* akzeptiert zu werden, obwohl sie dieses *andersartige* Verhalten zeigt. Im pädagogisch-therapeutischen Kontext steht die Arbeit mit dem Erleben, mit den abgespaltenen Teilen der jungen Frau im Vordergrund und nicht eine Diagnosestellung. Zugleich ist es notwendig, eventuell medizinisch notwendige Behandlungen therapeutisch zu begleiten.

Es ist dienlich, nicht die anorektischen Symptome in den Vordergrund zu stellen, sondern auf die Verhaltensweisen und deren positiven Funktionen aufmerksam zu machen. Effektiver als sich auf vermeintliche Defizite zu konzentrieren, erweist sich der Versuch, die Ressourcen aller Beteiligten einzuschätzen und mit ihnen zu arbeiten.

Für die Forschung ist es unerläßlich, sich auf einen internationalen Kriterienkatalog zu einigen, um zu gesicherteren Aussagen bezüglich Inzidenzraten, Interventionen, um zu anderen Fragestellungen zu gelangen und um Vergleiche von Erhebungen und Befunden zu ermöglichen.

Körperliche Abmagerung, Kräfteverfall und mangelndes Krankheitsbewußtsein wurde als differentialdiagnostisch relevant beschrieben. Durch das Aufkommen (neuer) Designer-Drogen - insbesondere *Ecstasy* - kann eine Differentialdiagnose beziehungsweise eine Diagnose mehrerer Abhängigkeiten erschwert werden. Typische Kennzeichen und Verhaltensweisen sind bei anorektischen als auch bei Ecstasy-UserInnen kongruent. Beide Gruppen fühlen sich nicht hilfsbedürftig, magern ab, sind eher selbstbewußt, tanzen und bewegen sich gern und viel und stammen aus den gehobenen Schichten. Viele verachten die *Fettmacherdroge* Alkohol, suchen eine Droge ohne Kontrollverlust und tendieren zu einer unpolitisch Einstellung. Ähnlich wie bei anorektischen Jugendlichen lassen bei Dauerkonsum von Ecstasy die sexuellen Bedürfnisse nach, der Schlaf wird unregelmäßig und die Heranwachsenden fühlen sich oft depressiv. Bei Ecstasy-UserInnen stellt sich eine echte Appetitlosigkeit ein.

7.3 Ätiologie

Ätiologie und Pathogenese sind bislang ungeklärt. Die schlüssige Diagnose eines Krankheitsbildes läßt keine Rückschlüsse auf gesicherte, eindeutige Ursachen zu. Es sind verschiedene Erklärungsmodelle entworfen worden, die jedoch nicht Wirklichkeit oder Wahrheit erfassen, sondern nur Annäherungen an diese sein können.

Neben den reduktionistischen, ätiologischen Modellen gibt es systemisch orientierte Annahmen. Symptome entstehen nach diesen dort, wo ein Schritt zur Regeländerung nicht vollzogen, am Alten festgehalten wird, statt Neues zu wagen.

Ausgehend von der Annahme, daß sich die Magersucht als ein Symptom des Suchtprozessses entwickelt, erscheint es keinesfalls sinnvoll, einzelne Faktoren, auf die die ätiologische Erklärung reduziert werden soll, zu untersuchen. Sämtliche reduktionistischen Erklärungsmuster erwecken - in Anbetracht der systemischen Krankheit - den Anschein, Unerhebliches zu erfassen.

Die Flucht in die Magersucht, in anorektisches Verhalten ist oft ein Arrangement für ein Überleben, eine Chance, ein Moratorium.

Die (positiven) Funktionen, die die A.n. erfüllt, sind je nach Person und Umfeld recht unterschiedlich. Diese sind oft nur durch (therapeutische) Gespräche oder medienunterstützte Interventionen zu eruieren.

Durch das Hungern kann der Selbstbetroffenen beispielsweise das Gefühl erhöhter Leistungsfähigkeit vermittelt werden, ein Gefühl von Macht und Kontrolle. Der Versuch, über den Körper Herrschaft zu erlangen, vermag der Heranwachsenden Sinn zu geben oder vor Übergriffen zu schützen. Sich kasteien kann aber gleichermaßen als Sühne, Buße gelten. Die Symptome können die Heranwachsende ferner vor einer Desintegration bewahren. Sie zieht - zumindest anfänglich - subjektiv und individuell recht unterschiedliche Vorteile aus ihrem Verhalten. Ebenso zieht das Umfeld - in der Regel die Familie - Nutzen aus dieser Konstellation.

Im System Familie erfüllt das magersüchtige Verhalten andere Funktionen als für die Selbstbetroffene. Ebenso variieren die Funktionen im Verlauf des Manifestationsprozesses. Das Verhalten ist anfänglich kompatibel, sichert das Überleben und ist insofern gesund. In späteren Phasen kann das anorektische Verhalten jedoch tatsächlich inkompatibel und somit lebensgefährlich werden.

Obwohl die Strukturen den Nährboden für neurotisches und süchtiges Verhalten bieten, trägt das einzelne Individuum, die einzelne Jugendliche für ihr Verhalten Verantwortung. Es kann davon ausgegangen werden, daß die Heranwachsende nicht aus Langeweile krank oder magersüchtig wird. Sie wird nicht von einem Virus befallen wie bei einer Grippe. Die Person *wählt* im Gegenteil - mehr oder weniger bewußt - aus den ihr ersichtlichen Möglichkeiten eine Verhaltensweise, die in ihr System paßt und die gewünschte Funktion - zumindest einstweilig - erfüllt. Die einzelne Person und die anderen Systemmitglieder tragen dazu bei, daß sich eine *Krankheit* ausbilden kann. Alle Mitglieder des Systems sind betroffen, beteiligt und für ihr individuelles Verhalten verantworlich.

Es kann vermutet werden, daß die meisten Mitglieder unserer Gesellschaft, Kultur und unseres Systems die Wesensmerkmale des Suchtprozesses aufweisen. Bewußt oder unbewußt suchen viele Menschen Ersatzquellen für Leben, Erleben und bauen sich Luftschlösser. Wenn sie versuchen in ihren Fiktionen oder in entsprechenden (Fernseh-)Wirklichkeiten ersatzweise zu residieren, wird es alarmierend.

Es wäre - gewissermaßen auf einer Metaebene - zu überprüfen, ob diese vermeintlich *normalneurotischen* Verhaltensweisen die Gesellschaft vor Desintegration schützen und politisch stabilisieren, welche Funktionen der Suchtprozeß für das (Gesamt-) System erfüllt und welche Risiken diese generische Krankheit impliziert.

Diese Annahmen umfassen soziologische und politische Dimensionen, die entsprechend interdisziplinär untersucht werden müßten.

Eine Anorexie kann sich nicht ohne Gesellschaft, ohne soziale Gemeinschaft entwickeln. Wie bereits in der Einführung dieser Arbeit erwähnt, kann davon ausgegangen werden, daß die Magersucht ein kulturgebundenes Phänomen ist. Dies ist plausibel aufgrund epidemiologischer Befunde. Es wäre dennoch wünschenswert und hilfreich, eine kulturvergleichende Studie vorliegen zu haben, die die Hypothese untermauern könnte. Diese Untersuchung könnte beispielsweise der Frage nachgehen, ob aus einer fremden Kultur stammende junge Frauen in unserer Gesellschaft eher anorektisch (re-) agieren als Vergleichsgruppen in deren Ursprungskulturen. Zugleich ist zu vermuten, daß Töchter der zweiten oder dritten Generation aus ursprünglich fremden Kulturen aufgrund der familiär unterschiedlichen Lebensart, Werte, Normen, Traditionen, Bildung und Sozialisation eher Symptome entwickeln.

Spannend wäre ebenso ein Vergleich der früheren mit der gegenwärtigen Inzidenzrate der fünf neuen Bundesländer.

Von Interesse wäre herauszufinden, welche Bedingungen dazu geführt haben, daß in den letzten Jahrzehnten anorektisches Verhalten vermehrt gewählt wurde und andere - beispielsweise sogenannte *hysterische* - Verhaltensweisen weniger oft diagnostiziert wurden.

Anorektisches Verhalten entwickelt sich besonders gut - laut der These von MINUCHIN und seinem Team als auch von den Mailänder Schulen - in den von ihnen beschrieben Strukturen.

Es wäre interessant zu diskutieren, ob diese (patriarchalen Sucht-)Strukturen, mit den traditionellen Ehestrukturen unserer Kultur verwandt sind. Die Strukturen der traditionellen Ehe, bedingt durch den traditionellen Ehevertrag, bestimmen und bedingen das Zusammenleben über Jahrzehnte. Es wird kein individueller, auf die Partnerschaft abgestimmter Vertrag ausgehandelt und aufgesetzt. Vielmehr existiert ein juristischer und psychologischer Vertrag schon vor Beginn der Ehe. Die Abkommen, denen sich das Paar gegenüber verpflichtet (fühlt), überfordern die menschliche Natur und bieten den Nährboden für neurotisches und süchtiges Verhalten.

Die traditionelle Ehe wird folgendermaßen charakterisiert:

der Struktur nach statisch
sperrt die Umwelt aus
aneinander geschmiedet, nur aufeinander eingestellt
berechnend
mindernd
einengend, rückbildend
begrenzte Möglichkeiten
Täuschung und Schauspielerei
Leben in der Zukunft oder mit altem Gepäck aus der Vergangenheit
erstickendes Zusammensein
starre Rollen-Vorschriften

wird durch Veränderungen bedroht
Besitz des Partners
die Einzelpersönlichkeit wird vom Paar-Sein unterjocht
sperrt andere aus; Ausschließlichkeit hemmt Wachstum
ungleicher Status
statisches Vertrauen oder Vertrauen mit Vorbehalt
begrenzte Liebe
ein geschlossenes, sich selbst begrenzendes Energiesystem
Versklavung
(O'NEILL, O'NEILL 1975, S.151)

Diese Kennzeichen einer traditionellen Ehe weisen Parallelen zu den von MINUCHIN et al. aufgeführten Eigentümlichkeiten von psychosomatischen Familien (Verstrickung der Familienmitglieder, Überfürsorglichkeit, Starrheit, Rigidität, Neigung, Konflikte zu vermeiden oder die Kinder in die Partnerschaftskonflikte miteinzubeziehen, Triangulation, Koalition mit einem Kind, Umleitung des Konflikts) auf. In dieser Arbeit kann diese Annahme nicht weiterverfolgt werden. Es wäre jedoch spannend, der Frage nachzugehen, ob die individuellen, ehelichen, familiären, gesellschaftlichen Strukturen durch geschlossene Systeme mitbedingt sind, die den einzelnen Mitgliedern nur begrenzte Möglichkeiten bieten, Rollen einzunehmen und Wege zu gehen.

Diese These paßt zu der Annahme, daß die verschiedenen Suchtverhalten (Alkoholismus, gestörtes Eßverhalten, Co-Abhängigkeit und weitere), die neurotischen, zwanghaften und psychotischen Verhaltensweisen lediglich unterschiedliche Ausformungen beziehungsweise Sekundärkrankheiten eines weit verbreiteten Krankheitsprozesses sind.

Die ätiologischen Bedingungen müssen in jedem einzelnen *Fall* individuell geklärt werden. Es können grob soziokulturelle, gesellschaftliche, familiendynamische, transaktionale, persönlichkeitsspezifische, biologische, somatische auslösende, mitwirkende und aufrechterhaltende Faktoren unterschieden werden. Die jeweiligen Anteile und Motive können nur in therapeutischen, medienunterstützten Gespräche in etwa ermessen werden.

Quantifizierungen, Detailwissen, Typisierungen und das Erstellen von Listen von Teilaspekten führen lediglich zu einem Pseudoverstehen sozialer Erscheinungen. Es ist zu berücksichtigen, daß Daten und Fakten auf Unterscheidungen beruhen, die die Untersuchenden vornehmen. Es handelt sich dabei um aus dem Zusammenhang oder Kontext herausgerissene Befunde, deren statistische Verarbeitung Objektivität meist nur vortäuscht.

Das Programm des Reduktionismus mit der Konzentration auf meßbare Einzelaspekte verspricht noch immer Klärung oder größere Exaktheit. Es bietet zunächst einen Schutz vor der Auseinandersetzung mit der (organisierten) Komplexität der Phänomene. Die erhobenen Daten haben häufig für die Behandlung der einzelnen anorektischen Patientin keine Relevanz.

7.4 Interventionen

Wenn von der Annahme der systemischen, generischen Krankheit ausgegangen werden kann, fragt sich, welche Interventionen ratsam erscheinen. Einerseits ist eine auf die Einzelkrankheit bezogene Therapie und andererseits eine auf den gesamten Suchtprozeß ausgerichtete Handlung unerläßlich. Es erscheint daher unumgänglich, an verschiedenen Positionen des Suchtprozesses (gleichzeitig) zu intervenieren.

Ziel muß es sein, das geschlossene Suchtsystem zu erkennen, sich nicht mehr in dieses einzufügen aber auch nicht gegen es anzukämpfen. Es muß nebensächlich, belanglos werden, damit die Möglichkeit eröffnet wird, das System zu wechseln und sich von ihm zu trennen.

Da die einzelnen Mitglieder wiederum Einfluß auf das gesamte Suchtsystem haben und Veränderungen im Individuum Veränderungen im Suchtsystem bedingen, kann hierin eine Chance bestehen, systemverändernd zu wirken.

Interventionen können sich an das Gesamtsystem wenden, an das familiäre System, an Gruppen und Institutionen oder an den einzelnen Menschen. Der politischen Arbeit kommt in diesem Kontext außerordentliche Bedeutung zu, da die Suchtstrukturen das gesamte System durchziehen und dieses (Sucht-)System die Sucht respektive den Suchtprozeß offenbar braucht beziehungsweise funktionalisiert hat. Synchron muß zusätzlich mit den betroffenen Mitgliedern gearbeitet werden. Neben dem wichtigen und bislang vernachlässigten Bereich der Prävention -, der erfahrungsgemäß lediglich symptomorientiert ausgerichtet ist, - sind systemische (Einzel-)Interventionen notwendig.

Dabei kann es sich für TherapeutInnen als zweckmäßig erweisen, mit A.n.-erfahrenen ÄrztInnen zusammenzuarbeiten. Hierdurch kann sich im pädagogisch-therapeutischen Kontext die Arbeit auf das Begleiten von medizinischen Interventionen konzentrieren, auf das Aufarbeiten von Erfahrungen, emporsteigenden Gefühlen und auf den Aufbau eines breit(er)en Spektrums von Ausdrucksmöglichkeiten.

Die - integrative, multimodale, medienunterstützte, gestaltende - Arbeit mit betroffenen jungen Frauen und/oder deren Bezugspersonen versucht, die Diskrepanz zwischen innerem Erleben und Ausdrucksmöglichkeit zu verringern, das heißt, positiv formuliert, dem inneren Erleben, Ausdruck zu verleihen. Das, was durch das anorektische Verhalten ausgedrückt wird, kann durch mannigfaltige Medien dargestellt werden. Sämtliche Frauen brauchen ein für sie adäquates Medium mit dem sie sich kreativ mitteilen können (Bilder, Psychodrama, Theater, Märchen, Musik und weitere). Es wäre zu prüfen, ob dieser vergleichbar junge Ansatz ein günstiger Weg ist, auch politisch ein- und rückzuwirken.

Das Abspalten von Erfahrungen und Übergriffen als auch die Trennung von Kopf/Geist und Körper bietet der jungen Frau ebenfalls Schutz und eine Möglichkeit zu überleben. Die deformierten Teile wieder zu erwecken und sie zu integrieren, ist notwendig. Behindernd wirken die Beschädigungen dann, wenn sie nicht mehr lebendig sein dürfen, wenn die Gefühle abgetötet werden müssen, wenn das Umfeld das Ausdrücken und Bearbeiten von Erfahrungen verhindert, wenn das System das Erleben von negativ konnotierten Gefühlen untersagt und die Person letztendlich krank wird.

Anstatt Gefühle (weg)kontrollieren zu wollen, ist es notwendig, Vertrauen aufzubauen und die abgespaltenen Bestandteile zu integrieren. Die Elimination der anorektischen Symptome kann eintreten, ist aber nicht *machbar* durch betimmte Interventionen. Die Therapeutin kann keine Erfolgsmacherin, der Therapeut kein Erfolgsmachher sein. Vielmehr sind die Ratsuchenden für Ziele und Wege verantwortlich.

Es ist töricht, Heranwachsende abzuschrecken und ihnen zu vermitteln, daß ihr Verhalten rational grotesk ist. Ebensowenig ratsam ist es zu probieren, ihnen ihre Symptome nehmen zu wollen, da sie vorerst eine (positive) Funktion erfüllen. Die ratsuchende Frau weiß in aller Regel ausgezeichnet diesbezüglich Bescheid. Desgleichen ist es nicht zweckmäßig, ihr Verhalten zu pathologisieren, als Krankheit oder Sucht abzutun. Es erscheint sinnvoller, die Ratsuchenden dort abzuholen, wo sie stehen und auf die Ressourcen der Beteiligten einzugehen.

Das unzureichende Verständnis von Forschungsmethoden - insbesondere von statistischen Verfahren - hat dazu geführt, daß der Gegenstand des Forschungsthemas mehr den Methoden angepaßt wird anstatt umgekehrt. Wegen der besseren Überprüfbarkeit werden Therapieprogramme durchgeführt, obgleich ersichtlich im Einzelfall Modifikationen indiziert sind.

Der Erfolg wird an der Zunahme des Körpergewichts gemessen, vielleicht weil endlich einmal die Skalenqualität nicht bezweifelt werden kann.

In der Fachliteratur wird über Spätmanifestationen der A.n. berichtet und auf die notwendigen Konsequenzen für die Behandlung aufmerksam gemacht. Es fehlen jedoch Konzepte für diese Altersgruppe.

Viele therapeutische Angebote berücksichtigen nicht, daß die Ratsuchenden sexuell mißbraucht worden sind oder/und Gewalt erfahren haben. Nicht selten wird den Betroffenen nicht geglaubt, und es kommt zu erneuten Grenzverletzungen.

Der Korrelation der behandelten A.n. - nach Behandlungsende - mit Neurodermitis, Asthma und weiteren neurotischen oder psychosomatischen Krankheiten müßte mehr Beachtung geschenkt werden. Wenn dieser Zusammenhang bestätigt werden würde, wäre zu ermitteln, ob die jeweilige Erkrankung mit den körperlichen Folgen der A.n. zusammenhängt, oder ob die psychische Bedingtheit einer anderen Ausformung gewichen ist.

Vernachlässigt werden allgemein Angebote für Eltern, PartnerInnen, Angehörige und FreundInnen von magersüchtigen Jugendlichen und Frauen.

Präventionsprogramme - im Kindergarten, in Schulen, Jugend- und Erwachsenenbildungseinrichtungen und im Rahmen von Mädchenarbeit - sind durch Streichungen im sozialen Sektor gefährdet. Prophylaxe-Arbeit müßte an unterschiedlichen Stellen gleichzeitig ansetzen und weniger symptombezogen ausgerichtet sein (SCHIFFER 1994). Inhaltlich müßten ergänzende Formen zu denen der *Abschreckung* und der Vermittlung von Erkenntnissen erarbeitet werden.

Wie bereits oben erwähnt, ist davon auszugehen, daß die manifeste Symptomausbildung eine Spätfolge der Krankheit darstellt. Eine A.n. ohne Magerkeit kann entsprechend übergangen, nicht diagnostiziert und falsch behandelt werden.

8 Epilog

Die als Geleitwort dieser Arbeit ausgewählte Äußerung von GERLINGHOFF und BACKMUND besagt, daß die eigentliche Eßstörung als ein unwesentliches Begleitsymptom in den Hintergrund treten kann. In der vorliegenden Ausführung wurden einige unterstützende Aspekte dieser Betrachtungsweise aufgeführt. Die dargelegte favorisierte Interpretation von Welt - die systemische Weltsicht - versteht die A.n. als eine mögliche Ausformung der systemischen Krankheit, des Suchtprozesses, die sich in unserer auf Männer ausgerichteten, patriarchal-strukturierten Kultur entwickeln kann.

Leider gewinnen im Zuge des allgemeinen Rechtstrends in letzter Zeit längst überholt geglaubte biologistische Interpretationsansätze an Boden, die den gesamten soziokulturellen Kontext ausblenden. Massive genetisch bedingte Dispositionen, perinatale Erfahrungen und Fehlsteuerungen in der rechten Gehirnhälfte werden für die Anorexie (mit)verantwortlich gemacht (DEGEN 1993). Daß derlei Gedanken wieder salonfähig werden, ist erschreckend. Frauen, die von A.n. betroffen sind, werden so pathologisiert. Der Protest von Frauen, als dessen Ausdruck Anorexie eben auch verstanden werden kann, wird übergangen, ignoriert und nicht ernst genommen.

Viele Menschen trennen sich leichter von ihrer Partnerin oder ihrem Partner als von inneren Bildern, Theorien oder/und Weltsichten. Die in dieser Arbeit präferierte Interpretation der A.n. als Ausdruck des Systems beziehungsweise als eine Ausformung des Suchtprozesses beansprucht nicht, die Wirklichkeit abzubilden oder die Wahrheit zu erfassen. Die Sichtweise impliziert, daß jeder Mensch süchtige Verhaltensweisen hat oder/und in sie verstrickt ist.

Eine nicht zu unterschätzende Gefahr liegt bei SuchthelferInnen darin verborgen, daß sie in der Arbeit ihren verleugneten Anteil an süchtigem Verhalten in ihrer Projektion und Interpretation auf die Klientel weiter abspalten. Dadurch versuchen sie nicht selten, ihre Kontrollwut und ihre Machtbesessenheit auszuleben.

In der vorliegenden Arbeit mußten einige wichtige Themen vernachlässigt werden. Ethische Überlegungen, ob gegen den Willen der anorektischen jungen Frau, wann, wie, unter welchen Bedingungen *zwangsbehandelt* werden darf oder sogar muß, ob eine Entmündigung vom moralischen Standpunkt her legitim ist, und viele damit zusammenhängende Fragestellungen wurden nur angerissen. Anhand der aufgeführten Literatur sind die interessierten LeserInnen angehalten, auf eigene Erkundungsreisen zu gehen. Dies gilt gleichermaßen für weitere Themenbereiche, wie beispielsweise für die Aufgabenstellung Prophylaxe/Prävention/Rückfallprophylaxe und für die Erschwernisse durch den Trend zur Mehrfachabhängigkeit.

Literaturliste

A. u. S. (1987). Selbsthilfe - kein Problem? In *P. Mader u. B. Ness (Hrsg.)*, (45-46).

Aktion Jugendschutz (Hrsg.) (1987), Landesarbeitsstelle Schleswig-Holstein in Zusammenarbeit mit der Deutschen Gesellschaft für Ernährung (Jahrestagungsband). *Essen wir uns krank? Vom Fehlverhalten zur Sucht.* Hamburg: Neuland.

Alexander, F. (1977). *Psychoanalytische Medizin: Grundlagen und Anwendungsgebiete.* (3. Aufl.) Berlin New York: de Gruyter.

Aliabadi, C. u. W. Lehnig (1986). *Wenn Essen zur Sucht wird. Ursachen, Erscheinungsformen und Therapie von Eßstörungen.* (4. Aufl.) München: Kösel.

Allerdissen, R., I. Florin u. W. Rost (1981). Psychological Characteristics of Women with Bulimia Nervosa (Bulimarexia). In *Behavioural Analysis and Modification, 4,* (314-317).

Amelang, M. (Hrsg.) (1987). *Bericht über den 35. Kongreß der Deutschen Gesellschaft für Psychologie in Heidelberg 1986.* Bd.2: Übersichten, Positionen, Integrative Referate. Göttingen Toronto Zürich: Verlag für Psychologie - Hogrefe.

Ammann, A. (1979). Familientherapie. Ein Überblick. In *Psychologie heute, 6,* H.6, (193-208).

Anonyme Eßsüchtige (1987). Die Selbsthilfegruppe der Anonymen Eßsüchtigen (Overeaters Anonymous, OA) stellt sich vor. In *P. Mader u. B. Ness (Hrsg.)*, (51-55).

"Anorexia und Bulimia nervosa - Psychotherapie und Selbsthilfe - erst". Referate der ersten Fachtagung für InitiatorInnen und BetreuerInnen von SH-Gruppen für Anorexia und Bulimia nervosa am 26.4.1991 in Bad Pyrmont (Schriftenreihe der Fachklinik Bad Pyrmont; Bd.4).

"Anorexia und Bulimia nervosa" - Psychotherapie und Selbsthilfe. Referate der Zweiten Fachtagung für InitiatorInnen und BetreuerInnen von SH-Gruppen für Anorexia und Bulimia nervosa am 24.4.1992 in Bad Pyrmont (Schriftenreihe der Fachklinik Bad Pyrmont; Bd.6).

Argelander, H. (1985). *Der Flieger. Eine charakteranalytische Fallstudie.* Frankfurt: Suhrkamp.

Artmann, H., H.C. Grau u. R. Schleifer (1984). Reversible dystrophische Hirnveränderungen und nichtreversible Hirnsubstanzverminderungen bei Anorexia nervosa. In *H. Remschmidt (Hrsg.)*, (54-63).

Arz, A. u. B.-M. Kloos (1983). *Mund auf, Augen zu. Essen zwischen Lust und Sucht.* Reinbek bei Hamburg: Rowohlt.

Asperger, H. u. F. Wurst (Hrsg.) (1982). *Psychotherapie und Heilpädagogik bei Kindern.* München Wien Baltimore: Urban & Schwarzenberg.

B., B. (1990). *Ich bin Bill und eßsüchtig. Ein Weg zur Genesung mit den "Zwölf Schritten".* Burg Hohenstein: Verlag Schritt für Schritt.

Bachmann, M. (1985). Süchtiges Verhalten und Eß-Störungen. In *J. Brakhoff (Hrsg.)*, (41-61).

Bad Pyrmonter Selbsthilfe-Rundbrief, 8. Ausgabe, April 1993.

Badinter, E. (1984). *Die Mutterliebe. Geschichte eines Gefühls vom 17. Jahrhundert bis heute.* München: dtv.

Bartsch, N. u. H. Knigge-Illner (Hrsg.) (1987). *Sucht und Erziehung.* Weinheim Basel: Beltz (Sucht und Erziehung; Bd.1).

Barz, H. (1986). Zeitgeist und die Dynamik des Unbewußten. In *Praxis der Psychotherapie und Psychosomatik, 31,* (169-178).

Basler, H.-D., H. Otte, T. Schneller u. D.R. Schwoon (1979). *Verhaltenstherapie bei psychosomatischen Erkrankungen.* Stuttgart Berlin Köln Mainz: Kohlhammer.

Basler, H.-D. u. I. Florin (Hrsg.) (1985). *Klinische Psychologie und körperliche Krankheit.* Stuttgart Berlin Köln Mainz: Kohlhammer.

Bass, E. u. L. Davis (1990). *Trotz allem. Wege zur Selbstheilung für sexuell mißbrauchte Frauen.* Berlin: Orlanda Frauen-Verlag.

Bastiaans, J. (1963). Psychiatrische Bemerkungen zu Problemen der Fettsucht und Magersucht. In *Psyche, 16,* (615-630), Diskussion (631-649).

Bateson, G. (1981). *Ökologie des Geistes. Anthropologische, psychologische, biologische und epistemologische Perspektiven.* Frankfurt a.M.: Suhrkamp.

Battegay, R. (1982). *Die Hungerkrankheiten. Unersättlichkeit als krankhaftes Phänomen.* Bern Stuttgart Wien: Hans Huber.

Baum, R. (1987). Eßsucht und Selbsthilfe - Die Zeit der Scham ist vorbei. In *P. Mader u. B. Ness (Hrsg.),* (19-21).

Beattie, M. (1990). *Die Sucht gebraucht zu werden.* München: Heyne.

Beattie, M. (1992). *Mut zur Unabhängigkeit. Wege zur Selbstfindung und inneren Heilung. Das Zwölf-Schritte-Programm.* München: Heyne.

Becht, W. (1985). Behandlungskonzepte im stationären Bereich bei jugendlichen anorektischen Patienten. In *J. Brakhoff (Hrsg.),* (77-91).

Beck, D. (1985). *Krankheit als Selbstheilung. Wie körperliche Krankheiten ein Versuch zur seelischen Heilung sein können.* Frankfurt a.M.: Suhrkamp.

Becker, H. (1987). Psychoanalyse, Handlung und Körper. Grenzen und Möglichkeiten am Beispiel der Konzentrativen Bewegungstherapie (KBT). In *Praxis der Psychotherapie und Psychosomatik, 32,* (170-177).

Becker, H. u. H. Lüdeke (1978). *Psychosomatische Medizin: Studienbuch für Krankenschwestern, Krankenpfleger, medizinisch-technische Assistentinnen und Ergotherapeuten.* Stuttgart Berlin Köln Mainz: Kohlhammer.

Belotti, E.G. (1975). *Was geschieht mit kleinen Mädchen? Über zwangsweise Herausbildung der weiblichen Rolle in den ersten Lebensjahren durch die Gesellschaft.* München: Frauenoffensive.

Berth, J. (1990). Gesundheit durch Lebensfreude. In *Neuform Kurier,* H.4, (54-55).

Berth, J. (1991). Wenn Essen zur Sucht wird. Eßstörungen. In *Schrot & Korn. Das Naturkost-Magazin von ihrem Naturkostladen*, H.2, (35-37).

Bick, M. (Hrsg.) (1980). *Warum sollen wir Dicken uns dünne machen? Klage gegen den Schlankheitsterror*. Reinbek bei Hamburg: Rowohlt.

Biebl, W. (1986). *Anorexia nervosa. Beiträge zur Pathogenese. Konsequenzen für die Therapie.* Stuttgart: Ferdinand Enke.

Biermann, G. (Hrsg.) (1988). *Handbuch der Kinderpsychotherapie.* Frankfurt a.M.: Fischer.

Biermann-Ratjen, E.-M. (1988). Frauenspezifische Probleme in der Psychiatrie - ein Vortrag an der FH Kiel. In *GwG Zeitschrift, 19*, H.70, (5-13).

Bilden, H. (1980). Geschlechtsspezifische Sozialisation. In *K. Hurrelmann u. D. Ulich (Hrsg.)*, (777-812).

Bircher, R. (1990). "Dreierlei Hunger". In *Reform-Rundschau*, H.8, (28-30).

Blanck, B. (1988). *Magersucht in der Literatur. Zur Problematik weiblicher Identitätsfindung.* (2., überarb. u. erw. Aufl.) Frankfurt a.M.: R.G. Fischer.

Blum-Maurice, R. u. K. Martens-Schmid (1990). Gewalt gegen Kinder als gesellschaftliches Problem. In *Aus Politik & Zeitgeschichte, B40-41/90* vom 28.9.1990, (3-13).

Bödefeld, G. (1991). Magersucht und Bulimie. Wenn die Seele den Körper zerstört. (Dossier). In *Brigitte*, H.22, (155-166).

Böhle, A., J. von Wietersheim, E. Wilke u. H. Feiereis (1991). Die soziale Integration von Patientinnen mit Anorexia nervosa und Bulimie. In *Zeitschrift für psychosomatische Medizin und Psychoanalyse, 37*, (282-291).

Böhm, N. (1987). Frauen - das kranke Geschlecht? Zur Epidemiologie psychischer Erkrankungen bei Frauen. In *B. Rommelspacher (Hrsg.)*, (71-101).

Bojanovsky, J. (1982). *Psychische Gefährdung in Lebenskrisen.* (2. Aufl.) Düsseldorf (Schriftenreihe der Bundesarbeitsgemeinschaft Hilfe für Behinderte: Kommunikation zwischen Partnern, Bd.10, Teil II, H.31).

Bommert, H., T. Henning u. D. Wälte (1990). *Indikation zur Familientherapie.* Stuttgart Berlin Köln: Kohlhammer.

Böning, J. (1983). Psychogene Eßstörungen und Anorexie im Senium. In *Praxis der Psychotherapie und Psychosomatik, 28*, (170-180).

Boothe, B. (1991). Grenzen psychotherapeutischer Wirksamkeit bei magersüchtigen Patientinnen. In *Zeitschrift für psychosomatische Medizin und Psychoanalyse, 37*, (249-258).

Bork, A. (1992). Schlank sein um jeden Preis? In *Neuform Kurier*, H.3, (48).

Bosch, M. u. M. Kohaus (1978). Die therapeutische Beziehung - Funktion und Rolle des Therapeuten in der Familientherapie. In *Integrative Therapie, 3/4*, (182-192).

Boscolo, L., G. Cecchin, L. Hoffmann u. P. Penn (1988). *Familientherapie - Systemtherapie. Das Mailänder Modell.* Dortmund: Verlag modernes lernen (Systemische Studien; Bd.4).

Boskind-Lodahl, M. u. J. Sirlin (1985). Frauen zwischen Freß- und Magersucht. In *Die Körper, die wir sind,* (90-94).

Boskind-White, M. u. W.C. White (1986). Bulimarexia: A Historical-Sociocultural Perspective. In *K.D. Brownell u. J.P. Foreyt (Hrsg.),* (353-366).

Boskind-White, M. u. W.C. White (1991). *Bulimarexie. Ein Ratgeber zur Überwindung von Freß- und Magersucht.* München: Knaur.

Boszormenyi-Nagy, I. (1976). Loyalität und Übertragung. In *Familiendynamik, 1,* (153-172).

Bourcillier, P. (1992). *Magersucht & Androgynie oder Der Wunsch, die Geschlechter zu vereinen.* Wuppertal: Steinhäuser.

Brähler, E., M. Geyer u. M.M. Kabanow (Hrsg.) (1991). *Psychotherapie in der Medizin. Beiträge zur psychosozialen Medizin in ost- und westeuropäischen Ländern.* Opladen: Westdeutscher Verlag.

Brakhoff, J. (1985a). Einführung. In *J. Brakhoff (Hrsg.),* (7-10).

Brakhoff, J. (Hrsg.) (1985b). *Eßstörungen. Ambulante und stationäre Behandlung.* Freiburg i.Br.: Lambertus.

Braun-Scharm, H. u. R. Frank (1989). Die inzestoide Familie. In *Acta Paedopsychiatrica, 52,* (134-142).

Bräutigam, W. u. P. Christian (1981). *Psychosomatische Medizin: Ein kurzgefaßtes Lehrbuch.* (3., überarb. u. erw. Aufl.) Stuttgart New York: Thieme.

Bremm, M.H. (1987). *Magersucht u. Bulimia. Erscheinungsform, Ursachen und Therapiemöglichkeiten.* Koblenz: Edorgen.

Brenner, H. (1978). *Autogenes Training - Schritt für Schritt.* München: Humboldt Taschenbuch.

Breuer, C. (1983). *Anorexia nervosa - Überlegungen zum Krankheitsbild, zur Entstehung und zur Therapie, unter Berücksichtigung familiärer Bedingungen.* Dortmund: Verlag modernes lernen (Studienarbeiten aus der Kath. FH NW; Bd.21).

Brinkmann, W., C. Schachtschneider u. D. Schwarz (1981). Die Behandlung der Anorexia nervosa in einer psychosomatischen Klinik. Ein integratives Therapiemodell. In *R. Meermann (Hrsg.),* (123-133).

Brown, L.S. u. N. Liss-Levinson (1983). Feministische Therapie. In *R.J. Corsini (Hrsg.),* (195-215).

Brownell, K.D. u. J.P. Foreyt (Hrsg.) (1986). *Handbook of eating disorders. Physiology, Psychology, and Treatment of Obesity, Anorexia, and Bulimia.* New York: Basic Books.

Brownmiller, S. (1986). Karrieren der First Ladies. Spieglein, Spieglein an der Wand, wer ist die Dürrste im ganzen Land ...? In *A. Schwarzer (Hrsg.),* (167-172).

Brownmiller, S. (1987). *Weiblichkeit.* Frankfurt a.M.: Fischer.

Bruch, H. (1965). The Psychiatric Differential Diagnosis of Anorexia Nervosa. In *J.E. Meyer u. H. Feldmann (Hrsg.),* (70-83), Diskussion (83-87).

Bruch, H. (1982). *Der goldene Käfig. Das Rätsel der Magersucht.* Frankfurt a.M.: Fischer.

Bruch, H. (1990). *Das verhungerte Selbst. Gespräche mit Magersüchtigen.* Frankfurt a.M.: Fischer.

Bruch, H. (1991). *Eßstörungen. Zur Psychologie und Therapie von Übergewicht und Magersucht.* Frankfurt a.M.: Fischer.

Brüggemann, L. (1985). Der therapeutische Prozeß bei einem Patienten mit Anorexia mentalis. In *Zeitschrift für psychosomatische Medizin und Psychoanalyse, 31,* (81-94).

Brunner, E. (1987). Klinik Roseneck. Die stationäre Behandlung von Eßstörungen. In *P. Mader u. B. Ness (Hrsg.),* (93-97).

Buchborn, C. (1987). Ambulante Beratung. In *P. Mader u. B. Ness (Hrsg.),* (39-44).

Buchetmann, G. u. R. Ostermann (1977). Erst einmal zornig werden. Frauentherapie. In *Psychologie heute, 4,* H.12, (62-67).

Buchholz, M.B. (1981). Psychoanalyse - Familientherapie - Systemtherapie: Kritische Bemerkungen zur These vom Paradigmawechsel. In *Praxis der Kinderpsychologie und Kinderpsychiatrie, 30,* (48-55).

Buddeberg, B. u. C. Buddeberg (1979). Familientherapie bei Anorexia nervosa. In *Praxis der Kinderpsychologie und Kinderpsychiatrie, 28,* (37-43).

Buhl, C. (1987). *Magersucht und Eßsucht. Ursachen, Beispiele, Behandlung.* Stuttgart: Hippokrates.

Bundesministerium für Jugend, Familie, Frauen und Gesundheit (Hrsg.) (1989). *"Beratungsstelle und Zufluchtswohnung für sexuell mißbrauchte Mädchen." Zwischenbericht der wissenschaftlichen Begleitung "Wildwasser".* Bonn (Materialien zur Frauenpolitik 5/1989).

Burgard, R. (1983). Das Komplott gegen die Frau. In *Die Harten und die Zarten,* (62-68).

Capra, F. (1988). *Wendezeit. Bausteine für ein neues Weltbild.* München: Knaur.

Capra, F. (1992). *Das neue Denken. Ein ganzheitliches Weltbild im Spannungsfeld zwischen Naturwissenschaft und Mystik. Begegnungen und Reflexionen.* München: dtv.

Capra, F. u. D. Steindl-Rast (1993). *Wendezeit im Christentum.* München: dtv.

Caspari, D. (1991). Zocker Glücksritter Desperados. Definitionen, Ursachen und Verbreitung pathologischen Spielens. In *Partner, 25,* H.4, (7-14).

Cecchin, G. (1988). Zum gegenwärtigen Stand von Hypothetisieren, Zirkularität und Neutralität: Eine Einladung zur Neugier. In *Familiendynamik, 13,* (190-203).

Christian, S. u. M. Johnson (1988). *Auf hauchdünnem Eis. Geschichte einer Magersucht.* Wuppertal: Brockhaus u. Blaukreuz.

Cinderella (1987). Aktionskreis für Eß- und Magersucht e.V. In *P. Mader u. B. Ness (Hrsg.),* (45).

Ciompi, L. (1981). Psychoanalyse und Systemtheorie - ein Widerspruch? Ein Ansatz zu einer "Psychoanalytischen Systemtherapie". In *Psyche, 35,* (66-86).

Ciompi, L. (1989). *Affektlogik. Über die Struktur der Psyche und ihre Entwicklung. Ein Beitrag zur Schizophrenieforschung.* (2., überarb. Aufl.) Stuttgart: Klett-Cotta.

Colegrave, S. (1992). *Yin und Yang. Die Kräfte des Weiblichen und des Männlichen. Eine inspirierende Synthese von westlicher Psychologie und östlicher Weisheit.* Frankfurt a.M.: Fischer.

Cooper, T. (1989). Anorexie und Bulimie im Vergleich. In *M. Lawrence (Hrsg.)*, (141-165).

Corsini, R.J. (Hrsg.) (1983). *Handbuch der Psychotherapie.* Bd.1: A-M. Weinheim Basel: Beltz.

Cremer, K.J. (1980). Zur psychiatrischen Betreuung von Kranken mit Anorexia nervosa-Syndrom unter Berücksichtigung der Kommunikationsunterbrechung. Ein kasuistischer Beitrag. In *Praxis der Psychotherapie und Psychosomatik, 25,* (259-267).

Cremerius, J. (1978). *Zur Theorie und Praxis der Psychosomatischen Medizin.* Frankfurt a.M.: Suhrkamp.

Dahlke, R. (1989). *Gewichtsprobleme, Be-Deutung und Chance von Übergewicht und Untergewicht.* München: Knaur.

Dana, M. u. M. Lawrence (1989). "Gift ist Nahrung, die krank macht": Bulimie als Metapher. In *M. Lawrence (Hrsg.)*, (167-184).

Dana, M. u. M. Lawrence (1990). *Die verschwiegene Krankheit. Bulimie: Warum Frauen zwanghaft essen.* München: Heyne.

"Das ist soziales Dynamit" (Spiegel-Interview mit Familienforscher Helm Stierlin über Scheidungskinder) (1992). In *Der Spiegel,* H.8, (83-88).

Deckelmann, M. (1986). Twiggy. Mit ihr fing es an ... In *A. Schwarzer (Hrsg.)*, (79-95).

Deegener, G. (1982). Ödipale Konstellationen bei Anorexia nervosa. In *Praxis der Kinderpsychologie und Kinderpsychiatrie, 31,* (291-297).

Degen, R. (1985). Dünn wie ein Strich und rein wie ein Engel? In *Die Körper, die wir sind,* (96-99).

Degen, R. (1990). Das Ende der Depression? In *Psychologie heute, 17,* H.4, (8-9).

Degen, R. (1993). Engel aus Haut und Knochen. In *Die Zeit* vom 17.12.1993.

Degenhardt, A. (1979). Geschlechtstypisches Verhalten über die Lebensspanne. In *A. Degenhardt. u. H.M. Trautner (Hrsg.)*, (26-49).

Degenhardt, A. u. H.M. Trautner (Hrsg.) (1979). *Geschlechtstypisches Verhalten. Mann und Frau in psychologischer Sicht.* München: Beck (Beck'sche Schwarze Reihe; Bd.205).

Dell, P.F. (1981). Untersuchung der Familientheorien zur Schizophrenie: Eine Übung in epistemologischer Konfusion. In *Familiendynamik, 6,* (310-332).

Dell, P.F. (1986). *Klinische Erkenntnis. Zu den Grundlagen systemischer Therapie.* Dortmund: Verlag modernes lernen (Systemische Studien; Bd.1).

Dell, P.F. u. H.A. Goolishian (1981). "Ordnung durch Fluktuation": Eine evolutionäre Epistemologie für menschliche Systeme. In *Familiendynamik, 6,* (104-122).

Dellisch, H. (1977). Über die infantile Form der Anorexia nervosa. In *Zeitschrift für Kinder- und Jugendpsychiatrie, 5* , H.2 (128-137).

Dettmering, P. (1977). Über einen atypischen Fall von Anorexia nervosa. In *Praxis der Kinderpsychologie und Kinderpsychiatrie, 26,* (165-169).

Deutsche Hauptstelle gegen die Suchtgefahren (DHS) (Hrsg.) (1984). *Sucht und Gesellschaft. Ursachen - Folgen - Zusammenhänge.* Hamm: Hoheneck (Schriftenreihe zum Problem der Suchtgefahren; Bd.26).

Deutsche Hauptstelle gegen die Suchtgefahren (DHS) (Hrsg.) (1986). *Die Bedeutung der Sinnfrage bei Suchtproblemen (Fachkonferenz Sucht 1985).* Hamm: Hoheneck (Schriftenreihe zum Problem der Suchtgefahren; Bd.28).

Deutscher Forschungsdienst (1989). Diätwahn führt zum Dauerstreß. In *Gesundheit im Beruf. Zeitschrift der BfA, 35,* (274-275).

Diagnosenschlüssel und Glossar psychischer Krankheiten (1979). (ICD-9) (5. Aufl., korrigiert nach der 9. Revision der ICD). Hrsg. von R. Degkwitz, H. Helmchen, K. Kockott u. W. Mombour. Berlin Heidelberg New York: Springer.

Diagnostisches und Statistisches Manual Psychischer Störungen. DSM-III (1984). Übersetzt nach der 3. Aufl. des Diagnostic and Statistical Manual of Mental Disorders der American Psychiatric Association (APA). Deutsche Bearbeitung von K. Koehler u. H. Saß. Weinheim Basel: Beltz.

Diagnostisches und Statistisches Manual Psychischer Störungen. DSM-III-R (1989). Übersetzt nach Revision der 3. Aufl. des Diagnostic and Statistical Manual of Mental Disorders der American Psychiatric Association (APA). Deutsche Bearbeitung von H.-U. Wittchen, H. Saß, M. Zaudig u. K. Koehler. Weinheim Basel: Beltz.

DICK & DÜNN - Beratung bei Eßstörungen (1987). Beratung bei Eßstörungen. In *P. Mader u. B. Ness (Hrsg.),* (23).

Die Biologie der Freiheit (1982). Gespräch mit Francesco Varela. In *Psychologie heute, 9,* H.9, (82-93).

Die Harten und die Zarten: das neue Verhältnis zwischen den Geschlechtern (1983). Hrsg. von der Psychologie heute-Redaktion. (2. Aufl.) Weinheim Basel: Beltz (Ein Psychologie heute Sonderband).

Die heimliche Sucht, unheimlich zu essen. (1985). (Rezension zu: Langsdorff, M.). In *Das Blaue Kreuz, 19* , H.9, (2).

Die Körper, die wir sind: mit Leib und Seele leben (1985). Hrsg. von der Psychologie heute-Redaktion. Weinheim Basel: Beltz (Ein Psychologie heute Sonderband).

"Die Mediziner Norbert ..." (dpa-Meldung) (1991). In *Sucht-Report, 5,* H.4, (56).

"Die Wahrheit interessiert mich nicht, nur der Effekt" (1983). Gespräch mit Mara Selvini-Palazzoli. In *Psychologie heute, 10,* H.5, (39-45).

Die Wende wird kommen! Wird die Zeit reichen? Ein Gespräch zwischen Fritjof Capra und Hans-Peter Dürr (1983). In *Psychologie heute, 10,* H.7, (28-49).

Dieckmann, H. (1978). Einige Apekte zur Persönlichkeitsstruktur des Suchtgefährdeten aus der Sicht der Analytischen Psychologie C.G. Jungs. In *W. Keup (Hrsg.),* (90-96).

Diehl, B.J.M. (1992). Gehirnphysiologische Aspekte der Hypnose und des Autogenen Trainings. In *Praxis der Klinischen Verhaltensmedizin und Rehabilitation. 5,* (259-267).

Diepold, B. (1986). Eßstörungen bei Kindern und Jugendlichen. In *J. Zauner u. G. Biermann (Hrsg.)*, (139-152).

Dinslage, A. (1986). Grenzen präventiven Handelns. In *Deutsche Hauptstelle gegen die Suchtgefahren (Hrsg.)*, (114-126).

Diotallevi-Valentiner, S. (1989). Sehn-süchtig. Neue Wege in der betrieblichen Suchtarbeit. In *Sozialmagazin, 14*, H.4, (25-27).

Dogs, W. (1985). *Psychosomatische Therapie der Magersucht.* Heidelberg: Verlag für Medizin Dr. Ewald Fischer.

Döpp, H.-J. (1988). Oraler Narzißmus. In *Psychologie heute, 15*, H.7, (68-69).

Döring, J. (1988). Biographisch orientierte Verhaltensanalyse. In *Praxis der Klinischen Verhaltensmedizin und Rehabilitation, 1*, (220-226).

Doubrawa, R. (1992). Das Autogene Training in verhaltenstherapeutischer Sicht. In *Praxis der Klinischen Verhaltensmedizin und Rehabilitation, 5*, (250-258).

Dührssen, A. (1950). Zum Problem der psychogenen Eß-Störung. In *Psyche, 4*, (56-72).

Dührssen, A. (1965). Neurotische Persönlichkeitszüge bei Kindern und Jugendlichen mit anorexischen oder hyperphagen Reaktionen. In *J.E. Meyer u. H. Feldmann (Hrsg.)*, (38-50).

Echelmeyer, L. u. D. Zimmer (1977). *Intensiv-Entspannungstraining (auf Jacobson-Basis).* Tübingen (DGVT; Materialie Nr.6).

Eckart, W. (1981). Anorexia nervosa historica? Theoretisch-historische Anmerkungen zu einem Forschungsproblem. In *R. Meermann (Hrsg.)*, (74-83).

Ecker, D, B. Graf, S. Mempel, B. Scheidt u. H. Tempel-Griebe (1991). Ausgewählte Problembereiche in der Behandlung sexuell mißbrauchter und vergewaltigter Frauen im Rahmen eines stationären Settings: Diagnostische Aspekte, gruppentherapeutische Erfahrungen und Probleme der BehandlerInnen. In *Praxis der Klinischen Verhaltensmedizin und Rehabilitation, 4*, (116-124).

Eckhof, A. (1991). Zur Psychodynamik des Syndromwandels nach forcierter Heilung. Eine kasuistische Vignette am Beispiel eines Falles von Anorexia nervosa. In *Zeitschrift für psychosomatische Medizin und Psychoanalyse, 37*, (259-264).

Edwards, G. (1989). Magersucht und Familie. In *M. Lawrence (Hrsg.)*, (83-98).

Ehle, G. (1991). "Ich finde nicht mein Maß ..." - Überlegungen zur Entstehung und Behandlung magersüchtigen Verhaltens. In *E. Brähler, M. Geyer u. M.M. Kabanow (Hrsg.)*, (144-157).

Eichenbaum, L. u. S. Orbach (1984a). *Feministische Psychotherapie. Auf der Suche nach einem neuen Selbstverständnis der Frau.* München: Kösel.

Eichenbaum, L. u. S. Orbach (1984b). *Ganz Frau und wirklich frei.* Düsseldorf Wien: Econ.

Eikenbusch, G. (1985). *Und jeden Tag ein Stück weniger von mir.* Ravensburg: Ravensburger Otto Maier.

Eisenburg, J. (Hrsg.) (1988). *Sucht. Ein Massenphänomen als Alarmsignal.* Düsseldorf: Patmos (Schriften der Kath. Akademie in Bayern; Bd.126).

Eitinger, L. (1965). Der Parallelismus zwischen dem KZ-Syndrom und der chronischen Anorexia nervosa. In *J.E. Meyer u. H. Feldmann (Hrsg.)*, (118-121), Diskussion (121-122).

Elias, N. (1976). *Über den Prozeß der Zivilisation: Soziogenetische und psychogenetische Untersuchungen.* 2 Bde. Frankfurt a.M.: Suhrkamp.

Engel, K. u. A.-E. Meyer (1991). Therapie schwer erkrankter Anorexie-Patienten (Zusammenfassender Bericht über ein Forschungsprojekt). In *Zeitschrift für psychosomatische Medizin und Psychoanalyse, 37*, (220-248).

Epple, H. (1984). Familientherapie bei Magersucht. In *H. Remschmidt (Hrsg.)*, (71-76).

Epstein, B. (1989). Die Wut von Frauen und der Zwang zu essen. In *M. Lawrence (Hrsg.)*, (39-62).

Erb, G. (1989). Die Wiederentdeckung weiblicher Heilkunst. In *Frauen und Gesundheit*, (131-148).

Erickson, M.H. u. E.L. Rossi (1989). *Hypnotherapie. Aufbau - Beispiele - Forschungen.* (2. Auf.) München: J. Pfeiffer (Reihe leben lernen; Bd.49).

Erpen, H. (1990). *Die Sucht, mager zu sein. Der Kampf mit dem eigenen Körper.* Zürich: Kreuz.

"Es ist der Zustand, nicht die Droge." Ein Gespräch mit dem LSD-Therapeuten Stanislav Grof (1981). In *Psychologie heute, 8*, H.5, (54-60).

Eßstörungen. Warum eine Geißel unserer Zeit? Wer entwickelt Eßstörungen? (1990). In *Erwachet!* vom 22.12.1990, (2-13).

Fachklinik Furth im Wald (Hrsg.) (1991). *Tagungsbericht. Sucht, Gewalt, Sexualität. 13. Further Fortbildungstage (20./21.6.91)*, Furth im Wald.

Farmer, S. (1992). *Endlich lieben können. Gefühlstherapie für Erwachsene Kinder aus Krisenfamilien.* Reinbek bei Hamburg: Rowohlt.

Feiereis, H. (1989). *Diagnostik und Therapie der Magersucht und Bulimie.* München: Hans Marseille.

Felbermayer, L. (1990). Vorbeugen und Heilen durch Fasten. In *Weleda Nachrichten*, H.177 (Ostern), (4-10).

Feldmann, H. (1965). Zur Frage der psychodynamischen Faktoren bei der Pubertätsmagersucht. In *J.E. Meyer u. H. Feldmann (Hrsg.)*, (103-108).

Feldmann, H. (1977). Zu den Entstehungsbedingungen der Anorexia nervosa. In *Praxis der Psychotherapie und Psychosomatik, 22*, (271-277).

Feldmann-Vogel, R. (1990). Der große Unterschied - Suchtmittelabhängigkeit bei Frauen. In *Weggefährte*, H.1, (12-17).

Fels, L. (1983). *Ein Unding der Liebe*. Frankfurt a.M.: Fischer.

Ferstl, R. u. M. Richter (1976). Abnehmen per Post. In *Psychologie heute, 3*, H.3, (23-26).

Fichter, M.M. (1981). Zur Verhaltenstherapie und Prognose der Pubertätsmagersucht. Verlaufsuntersuchung bei Patienten mit hohem Rückfallrisiko. In *R. Meermann (Hrsg.)*, (238-253).

Fichter, M.M. (1985). *Magersucht und Bulimia. Empirische Untersuchungen zur Epidemiologie, Symptomatologie, Nosologie und zum Verlauf.* Berlin Heidelberg New York Tokyo: Springer.

Fichter, M.M. (1988). Das eßgestörte Mädchen. In *Münchener Medizinische Wochenschrift, 130,* H.2, (468-471).

Fichter, M.M. u. Z. Fouki (1981). Epidemiologische Aspekte der Anorexia nervosa. In *R. Meermann (Hrsg.),* (56-68).

Fichter, M.M. u. W. Keeser (1980). Experimental Analysis of Generalization. In *Behavioural Analysis and Modification, 4,* H.2, (152-168).

Fichter, M.M. u. R. Meermann (1981). Zur Psychopathometrie der Anorexia nervosa. In *R. Meermann (Hrsg.),* (17-31).

Fichter, M.M. u. P. Warschburger (1995). Eßstörungen. In *F. Petermann (Hrsg.),* (455-483).

Fichtner, O.-A. u. B. Schmitz (1988). Psychiatrische Störungen nach DSM-III-R bei Patientinnen mit Anorexia nervosa und Bulimia nervosa. In *Praxis der Klinischen Verhaltensmedizin und Rehabilitation, 1,* (202-209).

Fiegenbaum, W. (Hrsg.) unter Mitarbeit von G. Bartling (1982). *Psychologische Therapie in der Praxis.* Stuttgart Berlin Köln Mainz: Kohlhammer.

Filipp. S.-H. (Hrsg.) (1981). *Kritische Lebensereignisse.* München Wien Baltimore: Urban & Schwarzenberg.

Fisher, L., A. Anderson u. J.E. Jones (1982). Formen paradoxer Intervention und Indikationen/Gegenindikationen für ihren Einsatz in der klinischen Praxis. In *Familiendynamik, 7,* (96-112).

Fitzgerald, L.F. (1991). Behandlung von Opfern sexueller Gewalt: Ein integrativer Ansatz. In *Praxis der Klinischen Verhaltensmedizin und Rehabilitation, 4,* (125-137).

Fleck, L. (1988). Die Pubertätsmagersucht des jungen Mädchens und ihre Behandlung. In *G. Biermann (Hrsg.),* (440-458).

Fleck, L., J. Lange u. H. Thomä (1965). Verschiedene Typen von Anorexia nervosa und ihre psychoanalytische Behandlung. In *J.E. Meyer u. H. Feldmann (Hrsg.),* (87-95), Diskussion (95).

Florin, I. (1982). Therapie einer bulimischen Anorexie. In *W. Fiegenbaum (Hrsg.),* (11-38).

v. Foerster, H. (1987). Erkenntnistheorien und Selbstorganisation. In *S.J. Schmidt (Hrsg.),* (133-158).

Frahm, H. (1965). Ergebnisse einer systematisch durchgeführten somatisch orientierten Behandlungsform bei Kranken mit Anorexia nervosa. In *J.E. Meyer u. H. Feldmann (Hrsg.),* (64-67), Diskussion (67-70).

Frank, H. (1988). Ein Beitrag zur Rolle des Vaters bei psychosomatischen Erkrankungen im Kindesalter. In *Praxis der Psychotherapie und Psychosomatik, 33,* (242-248).

Frank-Rieser, E. (1985). Vermittelte Weiblichkeit. Psychoanalytische Notizen zur Ermöglichung und Verunmöglichung von Weiblichkeit in der frühen Mutter-(Vater-)Tochter-Beziehung. In *R. Frühmann (Hrsg.),* (73-85).

Franke, A. (1981). Überlegungen zur Anwendung von klientenzentrierter Psychotherapie bei Anorexia nervosa. In *R. Meermann (Hrsg.),* (150-157).

Franke, A. (1988). Ambulante Behandlung von Patientinnen mit Anorexia nervosa. In *Praxis der Klinischen Verhaltensmedizin und Rehabilitation, 1,* (157-164).

Franke, A. (1989). Gesundheit ist Spaß am Leben. In *Frauen und Gesundheit,* (65-80).

Franke, A. (1990). Gesundheit - ein Begriff im Spektrum der Wertsysteme. In *Praxis der Klinischen Verhaltensmedizin und Rehabilitation, 3,* (313-320).

Franke, A. (1993). Die Behandlung anorektischer Frauen - zum aktuellen Stand 1993. In *Psychomed, 5,* H.2, (113-118).

Franke, A. (1994). *Wege aus dem goldenen Käfig. Anorexie verstehen und behandeln.* München: Quintessenz.

Franke, M. (1977). Rauschmittel, Rauschgifte. In *Willmann-Institut München (Hrsg.),* Bd.3, (43-45).

Frauen und Gesundheit: Thema: Körper und Psyche (1989). Hrsg. von der Psychologie heute-Redaktion. Weinheim Basel: Beltz.

Freud, S. (1942a). *GW, Bd.V: Die Freudsche Psychoanalytische Methode,* Frankfurt a.M.: Fischer.

Freud, S. (1942b). Über Psychotherapie. In *S. Freud* (1942a), (13-26).

Freud, S. (1973a). Die Weiblichkeit. (33. Vorlesung). In *S. Freud* (1973b), (119-145).

Freud, S. (1973b) *GW, Bd.XV: Neue Folgen der Vorlesungen zur Einführung in die Psychoanalyse.* (6. Aufl.) Frankfurt a.M.: Fischer.

Freud, S. (1986). *Briefe an Wilhelm Fliess 1887 - 1904.* Hrsg. v. M. Masson. Frankfurt a.M: Fischer.

Freunde gefragt. In *Stern* Nr.24 vom 8.6.1989, (88-94).

Fröhlingsdorf, R. (Hrsg.) (1981a). *Drogenmißbrauch bei Kindern und Jugendlichen. Alkohol und illegale Drogen.* Düsseldorf (Pädagogisches Institut der Landeshauptstadt Düsseldorf; Bd.1).

Fröhlingsdorf, R. (1981b). Vorwort. In *R. Fröhlingsdorf. (Hrsg.),* (1-3).

Frühmann, R. (Hrsg.) (1985a). *Frauen und Therapie.* Paderborn: Junfermann (Reihe innovative Psychotherapie und Humanwissenschaften; Bd.27).

Frühmann, R. (1985b). Frau sein als Chance? Zur Frage der Neudefinition weiblichen Selbstverständnisses. In *R. Frühmann (Hrsg.),* (27-43).

Fuchs. U. (1989). Persönlichkeitsveränderungen durch Gewichtsreduktion? In *Praxis der Klinischen Verhaltensmedizin und Rehabilitation, 2,* (179-182).

Gallwitz, A. (1965). Versuch einer experimentellen Erfassung des body image bei weiblichen Magersüchtigen. In *J.E. Meyer u. H. Feldmann (Hrsg.),* (139-141).

Galtung, J. (1975a). Gewalt, Frieden und Friedensforschung. In *J. Galtung* (1975b) (7-36).

Galtung, J. (1975b). *Strukturelle Gewalt. Beiträge zur Friedens- und Konfliktforschung.* Reinbek bei Hamburg: Rowohlt.

Gam, E. (1986). Ohnmacht gegen Macht. Gedanken zur Anorexia nervosa. In *L. Reiter (Hrsg.),* (104-115).

Garfinkel, P.E., D.M. Garner u. G. Rodin (1986). Anorexia nervosa, Bulimie. In *K.P. Kisker, H. Lauter, J.-E. Meyer, C. Müller u. E. Strömgen (Hrsg.)*, (103-124).

Garfinkel, P.E. u. A.S. Kaplan (1986). Anorexia nervosa: Diagnostic Conceptualizations. In *K.D. Brownell u. J.P. Foreyt (Hrsg.)*, (266-282).

Gaßmann, R. (1988). *Neue Süchte, Streit um ein gesellschaftliches Phänomen.* Hamburg: Neuland.

Gast, L. (1986). *Magersucht: Der Gang durch den Spiegel. Zur Dialektik der individuellen Magersuchtsentwicklung und patriarchal-gesellschaftlicher Strukturzusammenhänge.* (3., überarb. Auf.) Pfaffenweiler: Centaurus (Reihe Psychologie; Bd.2).

Geier, R. (1985). Stationäre Behandlung von Patientinnen mit Eß-Störungen und gleichzeitiger Alkohol- und Medikamentenabhängigkeit. In *J. Brakhoff (Hrsg.)*, (153-155).

Geier, R. (1986). Macht Sucht Sinn? - Unter Berücksichtigung frauenspezifischer Probleme in der Suchtbehandlung. In *Deutsche Hauptstelle gegen die Suchtgefahren (Hrsg.)*, (228-232).

Gericke, H. (1989). Die heimlich-unheimliche Eßlust. In *Die Barmer*, H.3, (20-21).

Gerlinghoff, M. (1985). *Magersüchtig. Eine Therapeutin und Betroffene berichten.* München: Pieper.

Gerlinghoff, M. u. H. Backmund (1989). *Magersucht. Anstöße für eine Krankheitsbewältigung.* Stuttgart: Trias.

Gerlinghoff, M., H. Backmund, J. Angenendt u. A. Linington (1991). Tagklinisches Therapiemodell für psychosomatische Eßstörungen. In *Verhaltenstherapie, 1*, H.1, (61-65).

Gerlinghoff, M., H. Backmund u. N. Mai (1988). *Magersucht. Auseinandersetzung mit einer Krankheit.* München Weinheim: PVU.

Gilbert, S. (1991). *Morgen werde ich schlank sein. Diät und Psyche.* Hamburg: Hoffmann und Campe.

v. Glasersfeld, E. (1987). Siegener Gespräche über Radikalen Konstruktivismus. In *S.J. Schmidt (Hrsg.)*, (401-440).

Glettler, G. (1981). *Psychosomatische Krankheiten.* Düsseldorf (Schriftenreihe der Bundesarbeitsgemeinschaft Hilfe für Behinderte: Kommunikation zwischen Partnern, Bd.10, Teil II, H.38).

v. Goddenthow, D.W. (Hrsg.) (1988). *Alles fängt so harmlos an. Kursbuch zur Suchtprävention und erfolgreichen Behandlung Abhängiger.* Freiburg Basel Wien: Herder.

Grabrucker, M. (1985). *"Typisch Mädchen ..." Prägung in den ersten drei Lebensjahren. Ein Tagebuch.* Frankfurt a.M.: Fischer.

Graf, A. (1985). *Die Suppenkasperin. Geschichte einer Magersucht.* Frankfurt a.M.: Fischer.

Grauer, A. u. P.F. Schlottke (1987). *Muß der Speck weg? Der Kampf ums Idealgewicht im Wandel der Schönheitsideale.* München: dtv.

Graumann, C.F. (1972). *Sozialpsychologie. 2.Halbband: Forschungsbereiche.* Göttingen: Verlag für Psychologie - Hogrefe (Handbuch der Psychologie; Bd.7).

Grewe, C. (1990). Eßlust, Zwang und Augenschmaus. Disziplinierung und Kultivierung über den Geschmackssinn. In *Geschichte lernen, 3*, H.15, (35-43).

Griffin, S. (1987). *Frau und Natur. Das Brüllen in ihr.* Frankfurt a.M.: Suhrkamp.

Grimm, K.-H. (1989). Klientenzentrierte, stationäre Psychotherapie bei Anorexia und Bulimia Nervosa. In *GwG Zeitschrift, 77,* (426-430).

Grof, S. (1991). *Geburt, Tod und Transzendenz.* Reinbek bei Hamburg: Rowohlt.

Grof, S. (1992). *Auf der Schwelle zum Leben. Die Geburt: Tor zur Transpersonalität und Spiritualität.* München: Heyne.

Gross, W. (1985). *Hinter jeder Sucht ist eine Sehnsucht. Hilfen für den Umgang mit unseren Alltagsdrogen.* Freiburg Basel Wien: Herder.

Gross, W. (1990). *Sucht ohne Drogen. Arbeiten, Spielen, Essen, Lieben ...* Frankfurt a.M.: Fischer.

Gross, W. (1991). Was ist das Süchtige an der Sucht? Über den inflationären Gebrauch eines Begriffs. Ein Funk-Feature. In *Drogen-Report, 12,* H.2, (54-64).

Grünewald-Faxel, B. (1991). Selbsthilfe bei Eß-Störungen - Ein gangbarer Weg? In *H. Petzold u. R. Schobert (Hrsg.),* (95-108).

Gull, W.W. (1868). The Adress in Medicine delivered before the annual meeting of the British Medical Association. In *The Lancet,* Aug. 8.1868, (171-176).

Gull, W. (1888). Clinical Notes: Medical, Surgical, Obstetrical, and Therapeutical. Anorexia nervosa. In *The Lancet,* March 17.1888, (516-517).

Guntern, G. (1980). Die kopernikanische Revolution in der Psychotherapie: der Wandel vom psychoanalytischen zum systemischen Paradigma. In *Familiendynamik, 5,* (2-41).

Guntern, G. (1981). Streß und Bewältigungsmechanismen in menschlichen Systemen. In *Familiendynamik, 6,* (140-147).

Gürtler, H. (1987). Arbeiten Therapeutinnen anders? Der Einfluß des Geschlechts auf das therapeutische Verhalten. In *B. Rommelspacher (Hrsg.),* (209-223).

Gutezeit, G. (1981). Ergebnisse psychodiagnostischer Untersuchungen bei weiblichen und männlichen Patienten mit Anorexia nervosa. In *H.-C. Steinhausen (Hrsg.),* (178-192).

Habermas, T. (1990). *Heißhunger. Historische Bedingungen der Bulimia nervosa.* Frankfurt a.M.: Fischer.

Habermas, T., U. Neureither, M. Müller u. U. Horch (1987). Ist die Bulimie eine Sucht? Zur Verlaufsdynamik der symptomzentrierten Bulimiebehandlung. In *Praxis der Psychotherapie und Psychosomatik, 32,* (137-146).

Hage, V. (1991). Platz für das neue Ich. Der neueste Therapietrend aus Amerika: Schreiben Sie Tagebuch! Lesen Sie Romane! In *Die Zeit,* Nr. 16 vom 12.4.1991.

Hagemann-White, C. (1984). *Sozialisation: Weiblich - männlich?* Opladen: Leske & Buderich (Alltag und Biographie von Mädchen; Bd.1).

Hagemann-White, C. (1987). Macht und Ohnmacht der Mutter. In *B. Rommelspacher (Hrsg.),* (15-30).

Hammer, S. (1978). *Töchter und Mütter. Über die Schwierigkeiten einer Beziehung.* Frankfurt a.M.: Fischer.

Hammon, C.P. (1981). Therapeutisches Gestalten mit Material am Beispiel der Anorexia nervosa. In *Praxis der Psychotherapie und Psychosomatik, 26,* (165-177).

Hanisch, L. u. P.M. Hermanns (1990). *Kampf um die Seele. Von Profis und Scharlatanan. Ein Handbuch zu Diagnose und Therapie.* Reinbek bei Hamburg: Rowohlt.

Hänsel, D. (1985). Eß-Störungen. Die Bedeutung des Problems, Übersicht zu den Erscheinungsbildern. In *J. Brakhoff (Hrsg.),* (11-40).

Hare-Mustin, R. (1979). Ein feministischer Ansatz in der Familientherapie. In *Familiendynamik, 4,* (206-229).

Harres, H. (1991). Schulphobien nehmen zu. In *Reform-Rundschau,* H.9, (29-31).

Harten, R. (Hrsg.) (1987a). *Alltags-Süchte-Horror-Show.* Hamburg: Neuland.

Harten, R. (1987b). Die Theaterarbeit - ein Baustein bunter Vielfalt in der Suchtvorbeugung. In *R. Harten (Hrsg.),* (8-12).

Hartmann, F. (1988). Krankheit ist kein Maschinenschaden. Die Psychosomatik will die Spaltung von Leib und Seele im Gesundheitssystem überwinden. In *Die Zeit* Nr.22 vom 27.5.1988 Leserbriefe hierzu in *Die Zeit* Nr.26 vom 24.6.1988.

Hartmann-Kottek-Schroeder, L. (Hrsg.) (1988). *Spaltung und Ganzheit. Ein Grundschema unserer Entwicklung.* München: Kösel.

Hartwig, H. u. K.-H. Menzen (Hrsg.) (1984). *Kunst-Therapie.* Berlin: Verlag Ästhetik und Kommunikation.

Haßfeld, W. (1989/1990). Co-Abhängigkeit. In *Partner, 24,* H.12/1, (16-19).

Haug, F. (1987). Subjekt Frau. Zur Politik der Erinnerung. In *B. Rommelspacher (Hrsg.),* (49-67).

Hautzinger, M. (1980). Anorexia nervosa. A Behavior-Analytical Model. In *Behavioural Analysis and Modification, 4,* (210-223).

Hautzinger, M. (Hrsg.) (1994). *Kognitive Verhaltenstherapie bei psychischen Erkrankungen.* München: Quintessenz.

Hecker, M. (1988). Familienrekonstruktion in Deutschland. Ein Versuch, sich der Vergangenheit zu stellen. In *B. Heimannsberg, u. C.J. Schmidt (Hrsg.),* (175-195).

Heekerens, H.-P. (1991). Familientherapie auf dem Prüfstand. In *Acta Paedopsychiatrica, 54,* (56-67).

Heigl-Evers, A. u. H. Schepank (Hrsg.) (1982). *Ursprünge seelisch bedingter Krankheiten: Eine Untersuchung an 100 + 9 Zwillingspaaren mit Neurosen und psychosomatischen Erkrankungen.* Bd.2: Ergebnisse. Göttingen: Vandenhoeck u. Ruprecht.

"Heilung für das sündige Körperlein" (1988). In *Der Spiegel, 32,* vom 14.3.1988, Nr.11, (72-89).

Heimannsberg, B. u. C.J. Schmidt (Hrsg.) (1988a). *Das kollektive Schweigen. Nazivergangenheit und gebrochene Identität in der Psychotherapie.* Heidelberg: Asanger.

Heimannsberg, B. u. C.J. Schmidt (1988b). Einführung. Zur Symptomatik der Nazi-Erbschaft. In *B. Heimannsberg u. C.J. Schmidt (Hrsg.),* (7-10).

Hejl, P.M. (1987). Konstruktion der sozialen Konstruktion: Grundlinien einer konstruktivistischen Sozialtheorie. In *S.J. Schmidt (Hrsg.)*, (303-339).

Hejl, P.M. u. S.J. Schmidt (1987). Bibliographische Hinweise. In *S.J. Schmidt (Hrsg.)*, (466-474).

Hellhammer, D. (1981). Psychobiologische Ansätze bei der Anorexia nervosa. In *R. Meermann (Hrsg.)*, (43-55).

Hellhammer, D., H. Leusbrock, B. Meyer u. T. Müller (1980). Überlegungen zur Relevanz symptomzentrierter Verhaltensmodifikation bei Anorexia nervosa. In *Mitteilungen der DGVT, 12*, (344-351).

Hennig, C. u. U. Knödler (1987). *Problemschüler - Problemfamilien. Ein praktisches Lehrbuch zum systemischen Arbeiten mit schulschwierigen Kindern.* (Unter Mitarbeit von E. Ergenzinger). (2., überarb. u. erw. Aufl.) München Weinheim: PVU.

Herdieckerhoff, E., D. v. Ekesparre, R. Elegeti u. C. Marahrens-Schürg (Hrsg.) (1990). *Hassen und Versöhnen. Psychoanalytische Erkundigungen.* Göttingen: Vandenhoeck & Ruprecht.

Herpertz-Dahlmann, B. (1987). Anorexia nervosa und Depression - eine Fallstudie. In *Zeitschrift für Kinder und Jugendpsychiatrie, 15*, (198-207).

Herriger, C. (1989). *Die böse Mutter. Warum viele Frauen dick werden und bleiben.* München: Heyne.

Herpertz-Dahlmann, B. (1988). Familiäre Belastungen mit affektiven Erkrankungen von Patienten mit Anorexia nervosa. In *Zeitschrift für Kinder und Jugendpsychiatrie, 16*, (14-19).

Herrmann, P. (1985). Behandlung der Magersucht in der Fachklinik für suchtkranke Frauen. In *M. Langsdorff*, (137-140).

Herrmann, T., P.R. Hofstätter, H.P. Huber u. F.E. Weinert (Hrsg.) (1977). *Handbuch psychologischer Grundbegriffe.* München: Kösel.

Hertz, D.G. u. M. Molinski (1986). *Psychosomatik der Frau.* (3., neubearb. u. erw. Aufl.) Berlin Heidelberg New York London Paris Tokyo: Springer.

Herwig-Lempp, J. (1987). Das Phänomen der sogenannten Neuen Süchte. In *Neue Praxis (Sonderdruck), 17*, H.1, (54-64).

Herzog, T., U. Horch, A. Sandholz u. L. Binz-Kern (1988). Konflikt- und symptomzentrierte Psychotherapie der Bulimie im ambulanten und stationären Setting einer Psychosomatischen Klinik (Psychosomatische Universitätsklinik Heidelberg). In *Praxis der Klinischen Verhaltensmedizin und Rehabilitation, 1*, (175-186).

Hess, T. (1982). Einzelpsychotherapie von Kindern und Jugendlichen und Familientherapie: Kombinierbar oder sich ausschließend? In *Praxis der Kinderpsychologie und Kinderpsychiatrie, 31*, (253-260).

Hess, U. (1993). Essen im Zivilisationsprozeß. Die Veränderung von Verhaltensstandards und Diäten. In *Psychomed, 5*, H.2, (101-104).

Hiltmann, H. (1965). Urteilsbildung und Einstellung bei magersüchtigen jungen Mädchen und Frauen. In *J.E. Meyer u. H. Feldmann (Hrsg.)*, (128-138).

Hinter den Kulissen der Kognition. Mit Humberto Maturana im Gespräch (1988). In *Familiendynamik, 13,* (165-170).

Hirsch, M. (1990). *Realer Inzest. Psychodynamik des sexuellen Mißbrauchs in der Familie.* (2., überarb. Aufl.) Berlin Heidelberg New York London Paris Tokyo Hong Kong: Springer.

Hirschauer, S. (1989). Die interaktive Konstruktion von Geschlechtszugehörigkeit. In *Zeitschrift für Soziologie, 18,* H.2, (100-118).

Höffe, O. (1988). Personale Bedingungen eines sinnerfüllten Lebens. Eine ethisch-philosophische Erkundung. In *J. Eisenburg (Hrsg.),* (137-166).

Hofmann, F. u. H. Kind (1980). Ein eineiiges Zwillingspaar diskordant für Anorexia nervosa. In *Praxis der Kinderpsychologie und Kinderpsychiatrie, 29,* (292-298).

Holbein, U. (1992). Vergnügen am Verzicht: Die Askese. In *Frankfurter Allgemeine Magazin, H.632* vom 10.4.1992, (58-72).

Holtzapfel, W. (1988). *Krankheitsepochen der Kindheit.* Frankfurt a.M.: Fischer.

Hoppe, B. (1991a). Der Blick auf den weiblichen Körper. Zur Rolle körpertherapeutischer Ansätze in Feministischer Therapie. In *E. Voigt u. H. Jawad-Estrak (Hrsg.),* (185-200).

Hoppe, B. (1991b). *Körper und Geschlecht. Körperbilder in der Psychotherapie.* Berlin: Riemer (Reihe historische Anthropologie; Bd.14).

Hoppe, R. (1982). *Anorexia Nervosa. Eine kritische Diskussion des derzeitigen Wissensstandes.* Berlin: Selbstverlag.

Horstkotte-Höcker, E. (1987). *Eß-Brech-Sucht und weiblicher Lebenszusammenhang im Patriarchat. Ursachen und Möglichkeiten der Veränderung einer frauenspezifischen Sucht.* Pfaffenweiler: Centaurus (Reihe Psychologie; Bd.14).

Huberty, F. (1990). *Heißhunger und extremes Fasten. Wenn das Selbstwertgefühl vom Körperumfang abhängt.* Vortrag vom 8.11.1990, Düsseldorf.

Hubschmid, T. (1979). Zur strukturellen Familientherapie. Ein Fallbeispiel. In *Familiendynamik, 4,* (173-184).

Hubschmid, T. (1981). Psychiatrisches Denken - Systemisches Denken. In *Familiendynamik, 6,* (366-378).

Hurrelmann, K. (1991). Junge Frauen: Sensibler und selbstkritischer als junge Männer. Geschlechtstypische Unterschiede in der Verarbeitung von Alltagsbelastungen. In *Drogen-Report, 12,* H.6, (18-22).

Hurrelmann, K. (1992). Falsches Erziehungsverhalten der Eltern erhöht die Suchtgefahr für Jugendliche und Kinder. In *Drogen-Report, 13,* H.4, (8-9).

Hurrelmann, K. u. D. Ulich (Hrsg.) (1980). *Handbuch der Sozialisationsforschung.* Weinheim Basel: Beltz.

Ihnen, G. (1990). *Wenn ich erst richtig schlank bin ... Erfahrungen eßgestörter Frauen in Selbsthilfegruppen.* Berlin (West): Oktoberdruck.

Imhof, B. (1990). Was mich kränkt, macht mich krank. In *Reform-Rundschau,* H.7, (14-16).

Immer mehr Magersüchtige (1993). In *Prisma*, H.19, (18).

Institut für Tiefenpsychologie und Philosophie (Hrsg.) (1991). *Immer mehr? Die Verführung zur Sucht.* München: Kösel (Reihe Zeit & Geist; Bd.4).

Internationale Klassifikation psychischer Störungen (1991). (ICD-10) Kapitel V (F). Klinisch-diagnostische Leitlinien, Weltgesundheitsorganisation. Hrsg. von H. Dilling, W. Mombour u. M.H. Schmidt. Bern Göttingen Toronto: Huber.

Ishikawa, K. (1965). Über die Eltern von Anorexia-nervosa-Kranken. In *J.E. Meyer u. H. Feldmann (Hrsg.)*, (154-155).

Jacobi, C. (1994). Kognitive Verhaltenstherapie bei Eßstörungen. In *M. Hautzinger (Hrsg.)*, (159-182).

Jacobi, C. u. T. Paul (1986). *Unterrichtsmaterial zum Kurs 80: Ambulante Gruppen- und Einzeltherapie bei Bulimia nervosa.* 13. VT-Woche, Freiburg i.Br. vom 19.-24.9.1986.

Jacoby, M. (1978), Dornröschen und die böse Fee. Zum Problem des ausgesperrten Bösen. In *M. Jacoby, V. Kast u. I. Riedel*, (175-194).

Jacoby, M., V. Kast u. I. Riedel (1978). *Das Böse im Märchen.* Fellbach: Bonz (psychologisch gesehen; Bd.33).

Jantsch, E. (1987). Erkenntnistheoretische Aspekte der Selbstorganisation natürlicher Systeme. In *S.J. Schmidt (Hrsg.)*, (159-191).

Jede dritte Frau vergewaltigt? (1993). (dpa-Meldung) In *Rheinische Post* vom 14.6.1993.

Johnson, C. u. D.L. Pure (1986). Assessment of Bulimia: A Multidimensional Model. In *K.D. Brownell u. J.R. Foreyt (Hrsg.)*, (405-449).

Jonas, A.D. (1983). Aus dem Rahmen üblicher Erklärungen fallende Syndrome der Anorexie. Wenn stereotype Erklärungen irreführen. In *Praxis der Psychotherapie und Psychosomatik, 28*, (67-71).

Joosten, C. u. H. Boss (1987). Gesprächsgruppen für Frauen mit Eßstörungen im Rahmen der Volkshochschule. In *P. Mader u. B. Ness (Hrsg.)*, (35-38).

Jores, A. (Hrsg.) (1976a). *Praktische Psychosomatik.* Bern Stuttgart Wien: Huber.

Jores, A. (1976b). Die Psychosomatik der Kranken mit Pubertätsmagersucht (Anorexia nervosa). In *A. Jores (Hrsg.)*, (277-285).

Jugendamt Nürnberg (1992). Brücken in die pädagische und soziale Wirklichkeit schlagen. Neukonzeption der Suchtprävention. In *Drogen-Report*, H.6, (18-23).

Jungjohann, E.E. (1990). Symptom als Botschaft: Psychosomatische Reaktionen als Signale bei sexueller Ausbeutung des Kindes. In *Acta Paedopsychiatrica, 53*, (54-61).

Jungjohann, E.E. (1991). *Kinder klagen an. Angst, Leid und Gewalt.* Frankfurt a.M.: Fischer.

Jungmann, J. (Hrsg.) (1990). *Perspektiven psychischer Krankheiten im Kindes- und Jugendalter.* Weissenhof: Kunow.

Junker, H. (1989). *Traumkurs.* Frankfurt a.M.: Suhrkamp.

Just, R. (1988). Die Last der vielen Pfunde. In *Zeitmagazin*, Nr.26 vom 24.6.1988, (10-21).

K. (1987). Bericht aus einer Selbsthilfegruppe. In *P. Mader u. B. Ness (Hrsg.)*, (56).

Kafka, F. (1970a). Ein Hungerkünstler. In *F. Kafka*, (155-185).

Kafka, F. (1970b). *Sämtliche Erzählungen*. Frankfurt a.M.: Fischer.

Kämmerer, A. u. B. Klingenspor (Hrsg.) (1989). *Bulimie. Zum Verständnis einer geschlechtsspezifischen Eßstörung*. Stuttgart Berlin Köln: Kohlhammer.

Kaplan, L.J. (1988). Der mühsame Abschied von der Kindheit. In *Psychologie heute, 15*, H.4, (54-60).

Karren, U. (1986). *Die Psychologie der Magersucht: Erklärung und Behandlung von Anorexia nervosa*. Bern Stuttgart Toronto: Huber.

Karren-Derber, U. (1989). Sexueller Mißbrauch von Kindern und Jugendlichen und Suchtmittelmißbrauch. In *Praxis der Klinischen Verhaltensmedizin und Rehabilitation, 2*, (174-178).

Karren-Derber, U. (1990). Wenn Essen zur Sucht wird. In *W. Gross (Hrsg.)*, (88-95).

Katkin, S. (1980). "Buchführung" als vielseitig verwendbare familientherapeutische Intervention. In *Familiendynamik, 5*, (118-124).

Kernbichler, A., M. Freiwald, C. Böhme-Bloem u. S. Ahrens (1983). Integrative Ansätze in der stationären Therapie der Anorexia nervosa. In *Praxis der Psychotherapie und Psychosomatik, 28*, (223-231).

KESS (Kontakt- & Beratungszentrum bei Ess-Störungen Düsseldorf) (1993). *Jahresplaner 93/94*. Düsseldorf.

Keup, W. (Hrsg.) (1978). *Sucht als Symptom*. (2. Wissenschaftliches Symposion der Deutschen Hauptstelle gegen die Suchtgefahren Bad Kissingen 1976) Stuttgart: Georg Thieme.

Kierkegaard, S. (1986). *Die Krankheit zum Tode*. (2. Aufl.) Frankfurt a.M.: Syndikat/EVA.

Kieselbach, D. (1985). Bulimarexie als zusätzliche Sucht bei alkohol- und/oder medikamentenabhängigen Frauen. In *J. Brakhoff (Hrsg.)*, (93-110).

Kilb, A. (1993). Bis ans Ende der Welt. In *Die Zeit* vom 13.8.1993.

"'Kilo-Prämien' stoßen einhellig auf Ablehnung" (1991). In *Rheinische Post* vom 18.7.1991, Leserbriefe vom 29.7. u. 7.8.1991.

Kinzl, J. u. W. Biebl (1989). Behandlungsprinzipien von Eßstörungen - Die pathoplastische Kraft des Fastens. In *Praxis der Klinischen Verhaltensmedizin und Rehabilitation, 2*, (170-173).

Kisker, K.P., H. Lauter, J.-E. Meyer, C. Müller u. E. Strömgen (Hrsg.) (1986). *Psychiatrie der Gegenwart*. (3. Aufl.) Berlin New York Tokyo: Springer (Psychiatrie der Gegenwart; 1).

KISS (1987). Beratung "Dick und Dünn". In *P. Mader u. B. Ness (Hrsg.)*, (56).

Kleinspehn, T. (1987a). Gaumenkitzel und Gier. Die verborgenen Zusammenhänge zwischen Fast-Food und feiner Küche. In *Psychologie heute, 14*, H.12, (44-49).

Kleinspehn, T. (1987b). *Warum sind wir so unersättlich? Über den Bedeutungswandel des Essens*. Frankfurt a.M.: Suhrkamp.

Klessmann, E. (1982). Möglichkeiten und Probleme der Integration einzel- und familientherapeutischer Ansätze: Ein Erfahrungsbericht. In *Familiendynamik, 7,* (139-149).

Klessmann, E. (1988a). Katathymes Bilderleben als Möglichkeit, die Vorstellungswelt der Magersüchtigen besser zu verstehen. In *G. Klosinski (Hrsg.),* (81-89).

Klessmann, E. (1988b). Spaltung als Überlebensstrategie. In *L. Hartmann-Kottek-Schroeder (Hrsg.),* (149-169).

Klessmann, E. u. H.-A. Klessmann (1983). Anorexia nervosa - eine therapeutische Beziehungsfalle? Ein Fazit nach 13 Jahren ambulanter Therapie. In *Praxis der Kinderpsychologie und Kinderpsychiatrie, 32,* (257-261).

Klessmann, E. u. H.-A. Klessmann (1988). *Heiliges Fasten - heilloses Fressen. Die Angst der Magersüchtigen vor dem Mittelmaß.* Bern Stuttgart Toronto: Hans Huber.

Klinger, C. (1991). Das zweite Gesicht - Maskenarbeit mit Frauen. In *H. Neubeck-Fischer (Hrsg.),* (101-117).

Klitzing, K.V. (1990). Glaubwürdigkeitsbegutachtung bei sexuellem Mißbrauch. In *Acta Paedopsychiatrica, 53,* (181-191).

Klosinski, G. (1978). Einsatz einer kombinierten "Mal- und Märchentherapie" bei einer Pubertätsmagersucht. In *Praxis der Kinderpsychologie und Kinderpsychiatrie, 27,* H.6, (206-215).

Klosinski, G. (Hrsg.) (1988a) *Psychotherapeutische Zugänge zum Kind und zum Jugendlichen.* Bern Stuttgart Toronto: Huber.

Klosinski, G. (1988b). Spaltung zur Ganzheit? Trennung und Ablösung in der Jugendzeit. In *L. Hartmann-Kottek-Schroeder (Hrsg.),* (122-157).

Knickenberg, R. u. R. Meermann (1991). Psychopharmakotherapie und Verhaltenstherapie. In *R. Meermann u. W. Vandereycken (Hrsg.),* (23-51).

Koch, U., I. Riemann u. K. Engel (1986). Affektverläufe bei einer Anorexie-Patientin während stationärer Behandlung. In *U. Koch u. G. Schöfer* (Hrsg.), (295-318).

Koch U. u. G. Schöfer (Hrsg.) (1986). *Sprachinhaltsanalyse in der psychiatrischen und psychosomatischen Forschung.* Weinheim München: PVU.

Köck, W.K. (1987). Kognition-Semantik-Kommunikation. In *S.J. Schmidt (Hrsg.),* (340-373).

Köhle, K. u. C. Simons (1986). Anorexia nervosa. In *T. v.Uexküll u. R. Adler (Hrsg.),* (601-640).

Köhler, A. (1983). Psychotische Syndrome und Gewichtsverschiebung. In *Zeitschrift für psychosomatische Medizin und Psychoanalyse, 29,* H.2, (146-154).

Köhler, H. (1987). *Die stille Sehnsucht nach Heimkehr. Zum menschenkundlichen Verständnis der Pubertätsmagersucht.* Stuttgart: Verlag Freies Geistesleben.

Konitzer-Feddersen, M. (1991). Zur Situation der Frauenarbeit in der Klinik. In *Fachklinik Furth im Wald (Hrsg.),* (1-13).

Könning, J. (1984). PubertätsMagersucht. Ein mehrdimensionaler Behandlungsansatz im stationären Rahmen - Erfahrungsbericht. In *Report Psychologie, 9,* H.11+12, (6-9).

Kottje-Birnbacher, L. u. U. Sachsse (1986). Das gemeinsame katathyme Bild-Erleben in der Gruppe (GKB). In *H. Leuner et.al.*, (29-141).

Krämer, U. (1988). *Eß- und Magersucht als Selbstheilung*. Pfaffenweiler: Centaurus (Beiträge zur gesellschaftswissenschaftlichen Forschung; Bd.5).

Krampen, G. (1992). Diagnostik und Effektkontrolle bei Einführungskursen zum Autogenen Training. In *Praxis der Klinischen Verhaltensmedizin und Rehabilitation*, 5, (273-280).

Krebs, B. (1985a). Psychodrama in der Behandlung von Eßsüchtigen. In *J. Brakhoff (Hrsg.)*, (111-117).

Krebs, B. (1985b). Therapeutische Arbeit in psychodramatischen Selbsterfahrungsgruppen. In *M. Langsdorff*, (130-132).

Krebs, B. (1987a). Eßsucht in ihren Erscheinungsformen. In *Aktion Jugendschutz (Hrsg.)*, (40-48), Diskussion (49-50).

Krebs, B. (1987b). Frau - sucht - Körper. Einige psychologische Aspekte im Verhältnis von Eßsucht und Frauenkörper am Beispiel zweier Bulimarektikerinnen. In *P. Mader u. B. Ness (Hrsg.)*, (7-13).

Krings, N. (1990). Magersüchtige suchen die Hilfe am Telefon. Mehr als 6000 Anrufe im vergangenen Jahr. "Selbstentzug" von Drogen ist gefährlich. In *Westdeutsche Zeitung* vom 7.2.1990

Krohn, W., G. Küppers u. R. Paslack (1987). Selbstorganisation - Zur Genese und Entwicklung einer wissenschaftlichen Revolution. In *S.J. Schmidt (Hrsg.)*, (441-465).

Krüger, A. (1992). Geschlechtsspezifische Konzepte der Suchtprävention. Zur Einordnung des Gedankens der Geschlechtsspezifik in die Suchtprävention. In *Drogen-Report*, H.6, (24-30).

Krüll, M. (1987a). Die epistemologische Herausforderung des feministischen und des systemischen Denkens. In *Familiendynamik*, *12*, (224-239).

Krüll, M. (1987b). Feministisches Denken als Kritik am Sexismus in der Familientherapie und in der Gesellschaft. In *A. Massing u. I. Weber (Hrsg.)*, (79-102).

Krüll, M. (1991). Psychotherapie und Ethik - in systemisch konstruktivistischer Sichtweise. In *Ethik und Sozialwissenschaften*, *2*, (431-439).

Kuhn, R. (1986). Affektiv-emotionale Erkrankungen im Kindes- und Jugendalter. In *G. Nissen (Hrsg.)*, (16-25).

Küllenberg, B. (1991). Niacin. In *Neuform Kurier*, H.11, (35).

Künzler, E. (1965). Pubertätskonflikte eines männlichen Patienten mit einer Anorexia nervosa. In *J.E. Meyer u. H. Feldmann (Hrsg.)*, (161-166).

Kurz-Familientherapie mit der "Zauberer von Oz"-Methode. Ein Interview mit Steve de Shazer (1986). In *Familiendynamik*, *11*, (343-350).

Kutter, P. (1988). Phantasie und Realität bei psychosomatischen Störungen. Psychosomatische Triangulation, Basiskonflikt und der Kampf um den Körper. *Praxis der Psychotherapie und Psychosomatik*, *33*, H.5, (225-232).

Lambrou, U. (1990). *Familienkrankheit Alkoholismus. Im Sog der Abhängigkeit.* Reinbek bei Hamburg: Rowohlt.

Lang, H. (1991). Zu viel, zu fett und viel zu süß. In *Rheinische Post* vom 5.8.1991.

Lang, I. (1985). Das Problem der psychischen Emanzipation. Ausschnitte aus der Therapie einer "Feministin". In *R. Frühmann (Hrsg.),* (173-190).

Langen, D. (1977). *Übungsheft für das autogene Training. Konzentrative Selbstentspannung.* Stuttgart: Thieme.

Langenberg, M. (1982). Musiktherapie - Das eigene Erleben im freien musikalischen Spiel. Schwerpunkt klinische Arbeit. In *E. Meyer (Hrsg.),* (205-216).

Langlotz-Weis, M. (1985). Die Behandlung bulimarektischer und anorektischer Patienten im stationären Bereich. In *J. Brakhoff (Hrsg.),* (73-76).

Langsdorff, M. (1985). *Die heimliche Sucht, unheimlich zu essen.* Frankfurt a.M.: Fischer.

Langsdorff, M. u. V. Pudel (1985). *Eßprobleme Eßstörungen Eßsucht. Fragen zur persönlichen Lebensführung. Antworten zum zufriedenen Alltag.* Hamm: Hoheneck.

Larocca, F.E.F. (1991). *Anorexie und Bulimie: die BASH Methode. Ein Ausbildungsleitfaden für den Moderator von Selbsthilfegruppen.* Zülpich: Biermann.

Lasègue, C. (1873). De L'Anorexie Hystérique, In *Archives Générales de Médicine,* Avril 1873, (385-403).

Lässle, R.G. (1987). *Eßstörungen und Depression. Psychobiologische Studien bei Anorexia nervosa und Bulimie.* Frankfurt a.M. Bern New York Paris: Peter Lang (Europäische Hochschulschriften, Reihe 6; Bd.217).

Lawrence, M. (1986). *"Ich stimme nicht". Identitätskrise und Magersucht.* Reinbek bei Hamburg: Rowohlt.

Lawrence, M. (1989a). Einführung. In *M. Lawrence (Hrsg.),* (15-22).

Lawrence, M. (1989b). Koedukation und Identität. Die gesellschaftlichen Ursprünge von Magersucht. In *M. Lawrence (Hrsg.),* (185-207).

Lawrence, M. (Hrsg.) (1989c). *Satt aber hungrig. Frauen und Eßstörungen.* Reinbek bei Hamburg: Rowohlt.

Layton, M. (1988). Ein kleiner (Denk-)Anstoß für das therapeutische Gleichgewicht: männlich, weiblich oder geschlechtsneutral? In *Familiendynamik, 13,* (144-159).

Lechler, W.H. (1987). Therapie von Eßstörungen an der Klinik Bad Herrenalb. In *P. Mader u. B. Ness (Hrsg.),* (99-108).

Lechler, W.H. (1988). Der Mensch ist's, nicht die Droge. In *D.W. v. Goddenthow (Hrsg.),* (13-48).

Lechmann, C. (1991). Sexueller Mißbrauch an Jungen - ein Überblick. In *Praxis der Klinischen Verhaltensmedizin und Rehabilitation, 4,* (91-96).

Lehmann, A. (1984). *Wenn Sucht zum Thema wird. Öffentlichkeitsarbeit in der Suchtkrankenhilfe.* Hamm: Hoheneck.

Lehmann, A. (1985). Wechselbäder zwischen Fasten und Fressen. In *Das Blaue Kreuz, 19,* H.9, (6-8).

Lehmann, A. (1991). "Wenn mich alles ankotzt...". In *Sucht Report, 5,* H.4, (12-15).

Lehmkuhl, G., U. Lehmkuhl u. F. Poustka (1984). Anorexia nervosa - neuere Konzepte und Ergebnisse zur Ursachenforschung und Therapie aus individualpsychologischer Sicht. In *Zeitschrift für Individualpsychologie, 9,* H.3, (166-181).

Lehr, U. (1972). Das Problem der Sozialisation geschlechtsspezifischer Verhaltensweisen. In *C.F. Graumann (Hrsg.),* (886-954).

Lehr, U. (1978). *Die Rolle der Mutter in der Sozialisation des Kindes.* (2. Aufl.) Darmstadt: Dr. Dietrich Steinkopf Verlag (Praxis der Sozialpsychologie; Bd.3).

Leibl, K., E. Brunner u. M. Greitemeyer (1988). Die Behandlung von Patienten mit Eßstörungen in der psychosomatischen Klinik Roseneck (Prien am Chiemsee). In *Praxis der Klinischen Verhaltensmedizin und Rehabilitation, 1,* (187-190).

Leibold, G. (1986). *Wenn das Eßverhalten gestört ist: Ursachen Formen Merkmale Folgen Behandlung.* Wiesbaden: Englisch.

Leibold, G. (1987). *Magersucht. Ursachen, Verlauf und neue Behandlungsmethoden.* Düsseldorf: Econ.

Leonard, L. (1990). *Töchter und Väter. Heilung einer verletzten Beziehung.* Frankfurt a.M.: Fischer.

Leuner, H., L. Kottje-Birnbacher, U. Sachsse u. M. Wächter (1986). *Gruppenimagination. Gruppentherapie mit dem katathymen Bilderleben.* Bern Stuttgart Toronto: Hans Huber.

Lewontin, R.C., S. Rose u. L.J. Kamin (1988). *Die Gene sind es nicht... Biologie, Ideologie und menschliche Natur.* München Weinheim: PVU.

Lieb, H. (1989). Was der Patient vereint, soll der Therapeut nicht trennen - Oder: Sucht und Psychosomatik - Die Interaktion zweier Krankheitsbilder. In *Praxis der Klinischen Verhaltensmedizin und Psychosomatik, 2,* (98-106).

Lieb, H. (1990). Was ist Heilung? - Zu den paradigmatischen Grundannahmen von Sucht und Psychosomatik. In *Praxis der Klinischen Verhaltensmedizin und Psychosomatik, 3,* (74-80).

Lieb, H. (1991), Süchtig nach Suchtdiagnosen? - Vom Nutzen eines erweiterten Suchtbegriffes. In *Sucht, 37,* (409-414).

Liebau-Brands, U. u. C. Zwaka (1987). *Weibliche Sozialisation.* (unveröff. Vortrag).

Liebs, E. (1988). *Das köstlichste von allem. Von der Lust am Essen und dem Hunger nach Liebe.* Zürich: Kreuz-Verlag.

Littich, J. (1989). Anorexia nervosa und das frühe Ernährungsverhalten. In *D. Rüdiger, W. Nöldner, D. Haug u. E. Kopp (Hrsg.),* (254-262).

Littmann, E. (1992). Psychologische Schäden nach sexuellem Kindesmißbrauch. In *Psychomed, 4,* H.1, (13-19).

Luban-Plozza, B. u. W. Pöldinger (1980). *Der psychosomatisch Kranke in der Praxis: Erkenntnisse und Erfahrungen.* (4., neubearb. u. erw. Aufl.) Berlin Heidelberg New York London Paris Tokyo Hongkong: Springer.

Luczak, H. (1990). Die hausgemachte Hungersnot. Magersucht. In *Geo-Wissen,* Nr.1 vom 5.3.1990, (68-77).

Ludewig, K. (1986). Von Familien, Therapeuten und Beschreibungen. In *Familiendynamik, 11,* (16-28).

Ludewig, K. (1992). *Systemische Therapie. Grundlagen klinischer Theorie und Praxis.* Stuttgart: Klett-Cotta.

Ludewig, K., K. Pflieger, U. Wilken u. G. Jacobskötter (1983). Entwicklung eines Verfahrens zur Darstellung von Familienbeziehungen: Das Familienbrett. In *Familiendynamik, 8,* (235-251).

Lukasz-Aden, G. (1986). *Tiefer kannst du nicht fallen. Frauen und Sucht.* München: Heyne.

Lungershausen, E. (1988). Zu den Ursachen süchtigen Verhaltens unter psychiatrischen Aspekten. In *J. Eisenburg (Hrsg.),* (82-99).

Mackinger, H. (Hrsg.) (1979). *Verhaltenstherapie in der klinischen Praxis.* Salzburg: Otto Müller.

MacLeod, S. (1983). *Hungern, meine einzige Waffe: der verzweifelte Kampf eines jungen Mädchens um seine Identität. Ein autobiographischer Bericht über die Magersucht.* München: Kösel.

Madanes, C. (1981). Beschützen, Paradox und So-tun-als-ob. In *Familiendynamik, 6,* (208-224).

Madelung, E. (1989). *Trotz. Zwischen Selbstzerstörung und Kreativität: Menschliches Verhalten im Widerspruch.* München: dtv.

Mader, P. (1986). *Gestörtes Eßverhalten: Adipositas - Bulimia nervosa - Anorexia nervosa - latente Adipositas (Fettsucht - Eß/Brechsucht - Magersucht - latente Fettsucht).* (3. Aufl.) Hamburg: Neuland.

Mader, P. (1987a). Interview mit Mitgliedern der Selbsthilfegruppe "DICK & DÜNN". In *P. Mader u. B. Ness (Hrsg.),* (23-30).

Mader, P. (1987b). Wer diktiert Schlanksein? In *P. Mader u. B. Ness (Hrsg.),* (121-126).

Mader, P. u. B. Ness (Hrsg.) (1987). *Bewältigung gestörten Eßverhaltens.* Hamburg: Neuland.

Magersüchtige Jungen (1991). In *Sucht-Report, 5,* H.5, (54).

Mahler, E. (1988). Die Bedeutung der therapeutischen Ich-Spaltung auf dem Weg zur Ganzheit. *In L. Hartmann-Kottek-Schroeder (Hrsg.),* (103-121).

Maisner, P. unter Mitarbeit von R. Turner (1986). *Freßfalle. Selbsthilfe bei Eßproblemen.* Weinheim Basel: Beltz.

Mannoni, M. (1973) *Der Psychiater, sein Patient und die Psychoanalyse.* Olten Freiburg i.Br.: Walter.

Marcus, A., B. Blanz, G. Lehmkuhl, A. Rothenberger u. H.G. Eisert (1989). Somatische Befunde bei Kindern und Jugendlichen mit Anorexia nervosa. In *Acta Paedopsychiatrica, 52,* H.1, (1-11).

Margolis, K. (1985). *Die Knochen zeigen. Über die Sucht zu hungern.* Berlin: Rotbuch.

Märtens, M. (1991). Familienorientierte Behandlung sexueller Grenzverletzungen. In *Praxis der Klinischen Verhaltensmedizin und Rehabilitation, 4,* (105-115).

Martin, M. u. I. Dauner (1978). Anorexia bei Knaben - zu ihrer Differentialdiagnose. In *Zeitschrift für Kinder- und Jugendpsychiatrie, 6,* H.2, (117-130).

Massing, A. (1988). Auswirkungen anhaltender nationalsozialistischer Weltanschauungen in Familienschicksalen. In *B. Heimannsberg u. C.J. Schmidt (Hrsg.),* (55-67).

Massing, A., G. Reich u. E. Sperling (1992). *Die Mehrgenerationen-Familientherapie.* (2., völlig neu bearb. Aufl.) Göttingen: Vandenhoeck & Ruprecht.

Massing, A. u. I. Weber (Hrsg.) (1987). *Lust und Leid. Sexualität im Alltag und alltägliche Sexualität.* Berlin Heidelberg New York Paris Tokyo: Springer.

Mattejat, F. (1985). *Familie und psychische Störungen. Eine Übersicht zu den empirischen Grundlagen des familientherapeutischen Ansatzes.* Stuttgart: Enke (Klinische Psychologie und Psychopathologie; Bd.34).

Maturana, H. (1987a). Biologie der Sozialität. In *S.J. Schmidt (Hrsg.),* (287-302).

Maturana, H. (1987b). Kognition. In *S.J. Schmidt (Hrsg.),* (89-118).

Maturana, H. u. F.J. Varela (1990). *Der Baum der Erkenntnis. Die biologischen Wurzeln des menschlichen Erkennens.* München: Goldmann.

Medick, H. u. D. Sabean (1982). Neue Themen in der historisch ethnologischen Familienforschung. In *Sozialwissenschaftliche Informationen für Unterricht und Studium, 11,* H.2, (91-100).

Meermann, R. (Hrsg.) (1981a). *Anorexia nervosa. Ursachen und Behandlung.* Stuttgart: Ferdinand Enke (Klinische Psychologie und Psychotherapie; Bd.20).

Meermann, R. (1981b). Das Krankheitsbild der Anorexia nervosa in der heutigen wissenschaftlichen Diskussion. In *R. Meermann (Hrsg.),* (3-14).

Meermann, R. (1981c) Zur Psychopharmakotherapie der Magersucht. In *R. Meermann (Hrsg.),* (170-178).

Meermann, R. (1983). Body Image Disturbances in anorexia nervosa: Some diagnostic and therapeutic Implications. In *W.-R. Minsel u. W. Herff (Hrsg.),* (230-236).

Meermann, R. (1985). Von der Sucht, mager zu sein. In *Die Körper, die wir sind,* (100-105).

Meermann, R. u. W. Vandereycken (1981). Verhaltenstherapie bei Pubertätsmagersucht. In *R. Meermann (Hrsg.),* (87-107).

Meermann, R. u. W. Vandereycken (1987). *Therapie der Magersucht und Bulimia nervosa. Ein klinischer Leitfaden für den Praktiker.* Berlin New York: Walter de Gruyter.

Meermann, R. u. W. Vandereycken (Hrsg.) (1991). *Verhaltenstherapeutische Psychosomatik in Klinik und Praxis.* Stuttgart New York: Schattauer.

Mellody, P. (in Zusammenarbeit mit A. Wells Miller u. J.K. Miller) (1991). *Verstrickt in die Probleme anderer. Über Entstehung und Auswirkung von Co-Abhängigkeit.* München: Kösel.

Mennell, S. u. K. Simons (1989). Die Soziologie der Bulimie. In *A. Kämmerer u. B. Klingenspor (Hrsg.),* (11-30).

Menzen, K.-H. (1984). Kunsttherapie - in Frage und Antwort. In *H. Hartwig u. K.-H. Menzen (Hrsg.)*, (25-27).

Merfert-Diete, C. (1987). Wenn Essen zur Sucht wird - Zum aktuellen Diskussionsstand -. In *Aktion Jugendschutz (Hrsg.)*, (31-39).

Merfert-Diete, C. u. R. Soltau (Hrsg.) (1984). *Frauen und Sucht. Die alltägliche Verstrickung in Abhängigkeit.* Reinbek bei Hamburg: Rowohlt.

Mester, H. (1981). *Die Anorexia nervosa.* Berlin Heidelberg New York: Springer (Monographien aus dem Gesamtgebiete der Psychiatrie; Bd.26).

Meyer, E. (Hrsg.) (1982). *Kinder und Jugendliche in seelischer Not. Möglichkeiten der pädagogischen Intervention durch Lehrer, Eltern und Erzieher.* Braunschweig: Agentur Pedersen.

Meyer, J.-E. (1986). Die Bedeutung der Adoleszenz für die Neurosen des Erwachsenenalters. In *G. Nissen (Hrsg.)*, (78-85).

Meyer, J.-E. u. H. Feldmann (Hrsg.) (1965). *Anorexia nervosa* (Symposium am 24./25.4.1965 in Göttingen). Stuttgart: Georg Thieme.

Miller, A. (1981). *Du sollst nicht merken. Variationen über das Paradies-Thema.* Frankfurt a.M.: Suhrkamp.

Miller, A. (1983). *Am Anfang war Erziehung.* Frankfurt a.M.: Suhrkamp.

Minsel, W.-R. u. W. Herff (Hrsg.) (1983). *Research on psychotherapeutic approaches.* (Proceedings of the 1st European Conference on Psychotherapy Research, Trier 1981, Vol.I) Frankfurt a.M. Bern New York: Peter Lang.

Minuchin, S. (1977). *Familie und Familientherapie. Theorie und Praxis struktureller Familientherapie.* Freiburg i.Br.: Lambertus.

Minuchin, S. (1988). *Familienkaleidoskop. Bilder von Gewalt und Heilung.* Reinbek bei Hamburg: Rowohlt.

Minuchin, S., L. Baker u. B.L. Rosman (1981). "Ihr könnt mich nicht zwingen zu essen!" Magersucht als Familienproblem. In *Psychologie heute, 8*, H.3, (58-65).

Minuchin, S. u. H.C. Fishman (1985). *Praxis der strukturellen Familientherapie. Strategien und Techniken.* (2. Aufl.) Freiburg i.Br.: Lambertus.

Minuchin, S., B.L. Rosman u. L. Baker (1981). *Psychosomatische Krankheiten in der Familie.* Stuttgart: Klett-Cotta.

Misek, K. u. H. Kehrer (1981). Pubertätsmagersucht bei männlichen Patienten. In *R. Meermann (Hrsg.)*, (191-201).

Moeller, M.L. (1981). *Anders helfen. Selbsthilfegruppen und Fachleute arbeiten zusammen.* Stuttgart: Klett-Cotta.

Mohr, G. (Hrsg.) (1982). *Frauen: psychologische Beiträge zur Arbeits- und Lebenssituation.* München Wien Baltimore: Urban & Schwarzenberg.

Mohr, K. (1990). Das Problem mit dem Übergewicht: neue Konzepte und Differenzierungen. Die Set-Point-Hypothese. In *Reform-Rundschau*, H.8, (23 u. 31).

Montalvo, B. u. J. Haley (1977). Zur Verteidigung der Kindertherapie. In *Familiendynamik, 2,* (322-340).

Moser, T. (1989). *Körpertherapeutische Phantasien. Psychoanalytische Fallgeschichten neu betrachtet.* Frankfurt a.M.: Suhrkamp.

Moulton, R. (1979). Einige Auswirkungen des neuen Feminismus. In *Familiendynamik, 4,* (230-245).

Mühlen-Achs, G. (1991). Weibliche Sozialisation durch Massenmedien: Karikaturen als Vorbilder? In *H. Neubeck-Fischer (Hrsg.),* (73-90).

Müller, A. u. H. Lang (1987). Anorexiebehandlung als Dialog auf somatischer und psychischer Ebene. In *H. Quint u. P.L. Janssen (Hrsg.),* (55-60).

Müller, H. (1965). Über einige Probleme der Magersucht aus kinderärztlicher Sicht. In *J.E. Meyer u. H. Feldmann (Hrsg.),* (60-63).

Müller, J. (1993). Selig oder hysterisch? Die fromme Therese. In *Die Zeit* Nr.1 vom 1.1.1993.

Müller-Hohagen, J. (1988). *Verleugnet, verdrängt, verschwiegen. Die seelischen Auswirkungen der Nazizeit.* München: Kösel.

Naujoks, C., H. Lieb u. D. Schwarz (1981). Ergebnisse und Probleme einer katamnestischen Untersuchung bei anorektischen Patienten. In *R. Meermann (Hrsg.),* (205-237).

Neubeck-Fischer, H. (1991a). Eßstörungen - Die Krankheit der Normalität. In *H. Neubeck-Fischer (Hrsg.),* (139-174).

Neubeck-Fischer, H. (Hrsg.) (1991b). *Frauen und Abhängigkeit.* München (Soziale Arbeit in der Wende; Bd.7).

Neue Wege in der schulischen Suchtvorbeugung. (o.J.). Düsseldorf.

zur Nieden, S. (1986a). Ab und zu. Abführmittel, die krank machen. In *A. Schwarzer (Hrsg.),* (151-157).

zur Nieden, S. (1986b). Gegen die Sucht, alles zur Sucht zu erklären. In *A. Schwarzer (Hrsg.),* (129-133).

zur Nieden, S. (1986c). Was ist zu fett? In *A. Schwarzer (Hrsg.),* (159-165).

Niedersächsische Landesstelle gegen die Suchtgefahren (NLS) (Hrsg.) (1988). *Jugend und Süchte:* Berichtsband der Fachtagung der NLS vom 26. bis 28.3.1987 in Hannover. Hamburg: Neuland.

Nissen, G. (Hrsg.) u. R.N. Atkins (Mitverf.) (1991). *Psychogene Psychosyndrome und ihre Therapie im Kindes- und Jugendalter. Psychiatriehistorische, humangenetische, soziale, zerebralorganische, psychotherapeutische, heilpädagogische, familientherapeutische, verhaltenstherapeutische, psychopharmakologische, biologische und prognostische Aspekte.* Bern Stuttgart Toronto: Huber.

Nissen, G. (Hrsg.) u. C. Eggers (Mitverf.) (1986). *Psychiatrie des Jugendalters. Endomorphe, anthropologische, neurochemische, hirnorganische, psychodynamische, familientherapeutische, psychopathologische und psychopharmakologische Aspekte.* Bern Stuttgart Toronto: Huber.

Nitz, H.-R. (1987). *Anorexia nervosa bei Jugendlichen. Kontext der Störung und Ergebnisse familientherapeutischer Behandlungen.* Berlin Heidelberg New York: Springer.

Nitzschke, B. (1988). Warum sind wir so unersättlich? In *Die Zeit* vom 16.9.1988.

Norwood, R. (1986). *Wenn Frauen zu sehr lieben. Die heimliche Sucht, gebraucht zu werden.* Reinbek bei Hamburg: Rowohlt.

Nuber, U. (1988). Warum Therapie hilft. In *Psychologie heute, 15,* H.7, (8).

Oberdisse, K., G. Solbach u. H. Zimmermann (1965). Die endokrinologischen Aspekte der Anorexia nervosa. Mit anschließender Diskussion. In *J.E. Meyer u. H. Feldmann (Hrsg.),* (21-33).

Olbricht, I. (1990). Frauen sind häufiger psychosomatisch krank - warum eigentlich? In *Praxis der Psychotherapie und Psychosomatik 35,* H.2, (111-120).

Olivier, C. (1987). *Jokastes Kinder. Die Psyche der Frau im Schatten der Mutter.* (2. Aufl.) Düsseldorf: Claassen.

O'Neill, N. u. G. O'Neill (1975). *Die offene Ehe. Konzept für einen neuen Typus der Monogamie.* Reinbek bei Hamburg: Rowohlt.

Orbach, S. (1979). *Anti-Diät-Buch. Bd.1: Über die Psychologie der Dickleibigkeit, die Ursachen von Eßsucht.* München: Frauenoffensive.

Orbach, S. (1984). *Anti-Diät-Buch. Bd.2: Eine praktische Anleitung zur Überwindung von Eßsucht.* München: Frauenoffensive.

Orbach, S. (1986). Wenn der Körper zur Welt wird. In *A. Schwarzer (Hrsg.),* (205-209).

Orbach, S. (1987). *Hungerstreik. Ursachen der Magersucht. Neue Wege zur Heilung.* Düsseldorf: Econ.

Ott, U. (1989). Der ungeliebte Körper. In *Emma,* H.12, (42-45).

Overbeck, A. (1985). Entstehung und Neuorientierung einer Magersuchtfamilie. Behandlungsverlauf und Katamnese nach psychoanalytisch orientierter Familientherapie. In *Psychosozial, 8,* H.24/25, (209-225).

Overbeck, A. (1988a). Bericht aus der Arbeitsgruppe. In *Niedersächsische Landesstelle gegen die Suchtgefahren (NLS) (Hrsg.),* (177-181).

Overbeck, A. (1988b). Das Krankheitsbild, seine Epidemiologie und der soziokulturelle Hintergrund bei Anorexie - Bulimie - Bulimarexie. In *Niedersächsische Landesstelle gegen die Suchtgefahren (NLS) (Hrsg.),* (157-167).

Overbeck, A. (1988c). Zur psychologisch-psychoanalytischen Konzeptbildung bezüglich der Eßstörungen. In *Niedersächsische Landesstelle gegen die Suchtgefahren (NLS) (Hrsg.),* (168-176).

Paul, T. (1987). Bulimia nervosa. Klinische Beschreibung, Erklärungsansätze und therapeutische Möglichkeiten. In *P. Mader u. B. Ness (Hrsg.),* (79-91).

Peal, E. (1975). "Normal" Sex Roles: An Historical Analysis. In *Family Process, 14,* H.1, (389-409).

Peal, E. (1977). "Normale" Geschlechtsrollen: Eine historische Analyse. In *Familiendynamik, 2,* (11-34).

Pearson, L. u. L. Pearson (1977). *Psycho-Diät. Abnehmen durch Lust am Essen.* Reinbek bei Hamburg: Rowohlt.

Penn, P. (1983). Zirkuläres Fragen. In *Familiendynamik, 8,* (198-220).

Penn, P. (1986). "Feed-Forward" - Vorwärts-Koppelung: Zukunftsfragen, Zukunftspläne. In *Familiendynamik, 11,* (206-222).

Peseschkian, N. (1991). *Psychosomatik und positive Psychotherapie. Transkultureller und interdisziplinärer Ansatz am Beispiel von 40 Krankheitsbildern.* Heidelberg: Springer.

Petermann, F. (Hrsg.) (1995). *Lehrbuch der Klinischen Kinderpsychologie. Modelle psychischer Störungen im Kindes- und Jugendalter.* Göttingen Bern Toronto Seattle: Verlag für Psychologie - Hogrefe.

Petersen, J.-E.R. (1988). *Heile dich selbst mit den Bach-Blüten.* München: Knaur.

Petzold, E. u. A. Reindell (Mitverf.) (1979). *Familienkonfrontationstherapie bei Anorexia nervosa: Entwicklung eines familiendynamischen Therapiemodells. Theorie, Methodik, Verlaufsuntersuchungen.* Göttingen: Vandenhoeck u. Ruprecht (Beiheft zur Zeitschrift Materialien zur Psychoanalyse und analytisch orientierten Psychotherapie, H.2).

Petzold, E. u. A. Reindell (1980). *Klinische Psychosomatik.* Heidelberg: Quelle und Meyer.

Petzold, H. (1991). Selbsthilfe und Professionelle - Gesundheit und Krankheit, Überlegungen zu einem "erweiterten Gesundheitsbegriff". In *H. Petzold u. R. Schobert (Hrsg.),* (17-28).

Petzold, H. u. R. Schobert (Hrsg.) (1991). *Selbsthilfe und Psychosomatik. Anleitung zu wechselseitiger Hilfe.* Paderborn: Junfermann.

Pflanz, M. (1963). Medizinisch-soziologische Aspekte der Fettsucht. In *Psyche, 16,* H.10, (579-591).

Pflanz, M. (1965). Sozialanthropologische Aspekte der Anorexia nervosa. In *J.E. Meyer u. H. Feldmann (Hrsg.),* (146-150).

Pirke, K.M. (1981). Endokrinologische Aspekte der Anorexia nervosa. In *R. Meermann (Hrsg.),* (32-42).

Plassmann, R. (1986). Prozeßphantasien: zur Technik der systemischen Einzeltherapie. In *Familiendynamik, 11,* (90-108).

Potreck-Rose, F., U. Koch u. J. Sturm (1987). Erste Ergebnisse einer Untersuchung zum Behandlungserfolg stationärer Verhaltenstherapie bei Patientinnen mit Anorexia nervosa und Bulimia nervosa. In *H. Quint u. P.L. Janssen (Hrsg.),* (132-141).

Prata, G. (1989). Ein systemischer Beratungsstil. In *Familiendynamik, 14,* (94-113).

Preiherr, C. (1991). Die Frau ist immer der Patient des Mannes. Über ein paar gute Gründe, weshalb Frauen süchtig werden. In *Sucht-Report, 5,* H.5, (29-36).

Pudel, V. (1985a). Ein Test. In *M. Langsdorff und V. Pudel,* (14-16).

Pudel, V. (1985b). Essen. Wenn das Selbstverständlichste zum Problem wird. In *Die Körper, die wir sind,* (78-85).

Pudel, V. (1985c). Eßverhalten. In *H.-D. Basler u. I. Florin (Hrsg.),* (63-79).

Pudel, V. u. N. Maus (1990). Ernährung. In *R. Schwarzer (Hrsg.)*, (151-167).

Pudel, V. u. T. Paul (1988). Eßstörungen: Bulimia und Anorexia nervosa. In *D.W. v. Goddenthow (Hrsg.)*, (120-127).

Quint, H. u. P.L. Janssen (Hrsg.) (1987). *Psychotherapie in der psychosomatischen Medizin. Erfahrungen, Konzepte, Ergebnisse.* Berlin Heidelberg New York London Paris Tokyo: Springer.

R., R. (1981). Nonsens - Konsens. Lassen sich Einzel- und Familientherapie integrieren? In *Psychologie heute, 8,* H.12, (68).

Radinger, E.H. (1991). Die Not gebraucht zu werden. In *Sucht-Report, 5,* H.4, (38-41).

Raudszus-Nothdurfter, I. (1992). Autogenes Training bei Kindern. In *Praxis der Klinischen Verhaltensmedizin und Rehabilitation, 5,* (268-272).

Rech, P. (1984). Die gesellschaftliche Notwendigkeit von "Kunsttherapie". In *H. Hartwig u. K.-H. Menzen (Hrsg.)*, (29-39).

Rehn, R. (1992). Idealfigur, aber auch Protest und Kummer. Eßstörungen nehmen dramatisch zu. In *Rheinische Post* vom 12.6.1992.

Reinhard, H.G. (1988). *Entwicklung und psychische Störung im Jugendalter: Formen der Daseinsbewältigung psychisch gestörter Jugedlicher.* Stuttgart New York: Thieme.

Reinhold, M. (1991). Verhaltenstherapie bei sexuellen Gewalterfahrungen - eine Falldarstellung und ihr konzeptioneller Hintergrund. In *Praxis der Klinischen Verhaltensmedizin und Rehabilitation, 4,* (97-104).

Reiter, L. (Hrsg.) (1986). *Theorie und Praxis der systemischen Familientherapie.* Wien: Facultas Universitätsverlag.

Reiter, L., E.J. Brunner u. S. Reiter-Theil (Hrsg.) (1988). *Von der Familientherapie zur systemischen Perspektive.* Berlin Heidelberg New York London Paris Tokyo: Springer.

Remschmidt, H. (Hrsg.) (1984). *Psychotherapie mit Kindern, Jugendlichen und Familien. Bd.2: Psychotherapie in der Adoleszenz, Psychotherapie bei Zwangssyndromen und chronischen Erkrankungen, Prävention und Versorgung.* Stuttgart: Ferdinand Enke (Klinische Psychologie und Psychopathologie; Bd.32).

Remschmidt, H. u. H.-G. Heinscher (1986). Anorexia nervosa. In *H. Remschmidt u. M.H. Schmidt (Hrsg.)*, (98-109).

Remschmidt, H. u. M.H. Schmidt (Hrsg.) (1986). *Therapieevaluation in der Kinder- und Jugendpsychiatrie.* Stuttgart: Ferdinand Enke (Klinische Psychologie und Psychopathologie; Bd.37).

Remschmidt, H. u. M.H. Schmidt (Hrsg.) (1990). *Anorexia nervosa.* Toronto Lewiston NY Bern Göttingen Stuttgart: Verlag für Psychologie - Hogrefe.

Remschmidt, H., M.H. Schmidt u. C. Gutenbrenner (1990). Prediction of Long-Term Outcome in Anorectic Patients from Longitudinal Weight Measurements during Inpatient Treatment: A Cross-Validation Study. In *H. Remschmidt u. M.H. Schmidt (Hrsg.*), (150-167).

Remschmidt, H., F. Wienand u. C. Wewetzer (1990). The Long-Term Course of Anorexia Nervosa. In *H. Remschmidt u. M.H. Schmidt (Hrsg.)*, (127-136).

Renn, H. (1984). Die Bedeutung gesellschaftlicher Faktoren bei der Suchtentwicklung. In *Deutsche Hauptstelle gegen die Suchtgefahren (Hrsg.)*, (94-114).

Renn, H. (1988). Gesellschaftliche Wurzeln der Sucht. In *J. Eisenburg (Hrsg.)*, (100-136).

Rennert, M. (1989). *Co-Abhängigkeit. Was Sucht für die Famile bedeutet.* Freiburg i.Br.: Lambertus.

"Restlos geheilt - das kann man nicht immer sagen". (Interview mit E. Klessmann). In *Medizin heute, 41*, H.4 vom 29.3.1990, (24-27).

Richards. J. u. E. v. Glasersfeld (1987). Die Kontrolle von Wahrnehmung und die Konstruktion von Realität. Erkenntnistheoretische Aspekte des Rückkoppelungs-Kontroll-Systems. In *S.J. Schmidt (Hrsg.)*, (192-228).

Richter, H.-E. (1965). Die dialogische Funktion der Magersucht. In *J.E. Meyer u. H. Feldmann (Hrsg.)*, (108-112), Diskussion (112).

Richter, H.-E. (1969). *Eltern, Kind und Neurose: Psychoanalyse der kindlichen Rolle.* (2. Aufl.) Stuttgart: Klett.

Richter, H.-E. (1972). *Patient Familie. Entstehung, Struktur und Therapie von Konflikten in Ehe und Familie.* Reinbek bei Hamburg: Rowohlt.

Richter, H.-E. (1978). Sozialtherapie. In *Meyers Enzyklopädisches Lexikon.* Mannheim Wien Zürich: Westdeutscher Verlag (Wiederabdruck 1991), (24-30).

Ridder, P. (1977). *Prozeß und Dynamik der Familientherapie: sozialpsychologische Analyse therapeutischer Interaktion.* Weinheim Basel: Beltz.

Rief, W., C. Stock u. M.M. Fichter (1991). Das Anti-Diät-Programm als integrativer Therapiebaustein bei anorektischen, bulimischen und adipösen Patienten. In *Verhaltenstherapie, 1*, H.1, (47-54).

Riegels, M. (1984). Symptomwechsel im Verlauf einer stationären Therapie bei einer zwangskranken Jugendlichen. In *H. Remschmidt (Hrsg.)*, (97-101).

Ritzenthaler-Schütze, C. (1987a). Die Entwicklung von Eßstörungen bei Frauen - eine Strategie gegen Gewalt und Unterdrückung. In *P. Mader u. B. Ness (Hrsg.)*, (61-65).

Ritzenthaler-Schütze, C. (1987b). *Experimenteller Vergleich zweier Instruktionsformen eines komplexen Fragebogens bei Frauen mit oder ohne Eßstörungen.* (Diplomarbeit Psychologie Universität Düsseldorf).

Ritzenthaler-Schütze, C. (1987c). Ist unser Körper die einzige Waffe, mit unerträglichen Lebenssituationen umzugehen? In *Kom'ma, 6*, H.5, (10).

Ritzenthaler-Schütze, C. (1988). Feministische Therapie. Analyse und Handlungsstrategie für den feministischen Menschen. In *Kom'ma, 7*, H.2, (4).

Rode, C. (1979). Zur Phänomenologie der Magersucht. Eine tiefenpsychologische Fallstudie zur Psychosomatik. In *Psychosomatische Medizin, 8*, H.3/4, (229-338).

Roemer, M. (1987). Aspekte der umfassenden Dialektik von Teil und Ganzem. In *Familiendynamik, 12*, (320-342).

Rohrbach, M. (1987). Essen als Suchtproblem. In *N. Bartsch u. H. Knigge-Illner (Hrsg.)*, (137-146).

Rollende Brocken. Tennis/Sport (1989). In *Der Spiegel, 43*, H.27, (148-149).

Rommelspacher, B. (Hrsg.) (1987). *Weibliche Beziehungsmuster. Psychologie und Therapie von Frauen.* Frankfurt a.M. New York: Campus.

Rosefeldt, H. (1986). Ein integratives Therapiekonzept für die stationäre Gruppenbehandlung magersüchtiger Mädchen. In *I. Zauner u. G. Biermann (Hrsg.)*, (120-138).

Rosman, B.L., S. Minuchin u. R. Liebman (1976). Der "Familien-Lunch". Eine Möglichkeit zur Einleitung einer Familientherapie bei Magersucht. In *Familiendynamik, 1*, (334-347).

Rossetti-Gsell, V. (1992). Bilder der archetypischen Mutter im Übertragungsgeschehen mit frühgestörten Kindern. In *Analytische Psychologie, 23*, (286-300).

Roth, G. (1987a). Autopoiese und Kognition: Die Theorie H.R. Maturanas und die Notwendigkeit ihrer Weiterentwicklung. In *S.J. Schmidt (Hrsg.)*, (256-286).

Roth, G. (1987b). Erkenntnis und Realität: Das reale Gehirn und seine Wirklichkeit. In *S.J. Schmidt (Hrsg.)*, (229-255).

Roth, G. (1989). *Essen als Ersatz. Wie man den Teufelskreis durchbricht.* Reinbek bei Hamburg: Rowohlt.

Rüdiger, D., W. Nöldner, D. Haug u. E. Kopp (Hrsg.) (1989). *Gesundheitspsychologie - Konzepte und empirische Beiträge. Förderung von Gesundheit und Bewältigung von Krankheit.* Regensburg: S. Roderer (Theorie und Forschung; 85: Psychologie; Bd.32).

Runge, B. (1991). Die Bedeutung der Gesundheitsselbsthilfe innerhalb der Selbsthilfebewegung. In *H. Petzold u. R. Schobert (Hrsg.)*, (29-50).

Rusch, G. (1987). Autopoiesis, Literatur, Wissenschaft. Was die Kognitionstheorie für die Literaturwissenschaft besagt. In *S.J. Schmidt (Hrsg.)*, (374-400).

Rush, A.K. (1977). *Getting Clear. Ein Therapie-Handbuch für Frauen.* München: Frauenoffensive.

Rutter, P. (1991). *Verbotene Nähe. Wie Männer mit Macht das Vertrauen von Frauen mißbrauchen.* Düsseldorf Wien New York: ECON.

Sagebiel, W., I. Hönecke, R. Richter, I. Unger u. H.-C. Steinhausen (1981). Frühkindliche psychogene Eßstörungen. In *H.-C. Steinhausen (Hrsg.)*, (11-36).

Salm, H. (1988). "Auch ich war dabei". In *B. Heimannsberg, u. C.J. Schmidt (Hrsg.)*, (149-160).

Satt und zufrieden? Eine Information Ihrer AOK. Eßstörungen (1989), H.25, Frankfurt a.M.

"Satt aber Hungrig" - Arbeitskreis und Beratung für Frauen und Männer mit Eßproblemen (1991). *Konzept (Ziele, Inhalte, Themenliste u.a.m.) zur Bildung von Selbsthilfegruppen.* Düsseldorf. (unveröff.).

Segal, L. (1983). Kurztherapie. In *R.J. Corsini (Hrsg.)*, (620-637).

Seifert, F. (1988). Klientenzentrierte ambulante Behandlung bei Anorexia nervosa. In *Praxis der Klinischen Verhaltensmedizin und Rehabilitation, 1*, (165-174).

Seifert, T. u. G. Loos (1987). Matriarchaler Raum und Lebensrealität. Zur stationären Psychotherapie der Anorexie und Bulimie. In *Praxis der Psychotherapie und Psychosomatik, 32*, (154-162).

Seligmann, M.E.P. (1979). *Erlernte Hilflosigkeit. Helplessness.* München Wien Baltimore: Urban & Schwarzenberg.

Selvini Palazzoli, M. (1965). Interpretation of Mental Anorexia. In *J.E. Meyer u. H. Feldmann (Hrsg.),* (96-103), Diskussion (103).

Selvini Palazzoli, M. (1980). Minuchin, Salvador, Bernice L. Rosman, Lester Baker: Psychosomatic Families: Anorexia nervosa in Context. Cambridge, Massachusetts (Harvard Univ. Press) 1978 (Buchbesprechunng). In *Familiendynamik, 5,* (159-162).

Selvini Palazzoli, M. (1984). *Magersucht. Von der Behandlung einzelner zur Familientherapie.* (2. Aufl.) Stuttgart: Klett-Cotta.

Selvini Palazzoli, M., L. Boscolo, G. Cecchin u. G. Prata (1976). Psychotherapie bei Familien mit schizophrener Transaktion. In *Familiendynamik, 1,* (124-133).

Selvini Palazzoli, M., L. Boscolo, G. Cecchin u. G. Prata (1977a). Die erste Sitzung einer systemischen Familientherapie. In *Familiendynamik, 2,* (197-207).

Selvini Palazzoli, M., L. Boscolo, G. Cecchin u. G. Prata (1977b). *Paradoxon und Gegenparadoxon. Ein neues Therapiemodell für die Familie mit schizophrener Störung.* Stuttgart: Klett-Cotta.

Selvini Palazzoli, M., L. Boscolo, G. Cecchin u. G. Prata (1979). Gerade und ungerade Tage. Eine ritualisierte Verschreibung in der Familientherapie. In *Familiendynamik, 4,* (138-147).

Selvini Palazzoli, M., L. Boscolo, G. Cecchin u. G. Prata (1981). Hypothetisieren - Zirkularität - Neutralität: Drei Richtlinien für den Leiter der Sitzung. In *Familiendynamik, 6,* (123-139).

Selvini Palazzoli, M., S. Cirillo, L. D'Ettore, M. Garbellini, D. Ghezzi, M. Lerma, M. Lucchini, C. Martino, G. Mazzoni, F. Mazzucchelli u. M. Michele (1978). *Der entzauberte Magier. Zur paradoxen Situation der Schulpsychologen.* Stuttgart: Klett-Cotta.

Selvini Palazzoli, M., S. Cirillo, M. Selvini, A.M. Sorrentino (1992). *Die psychotischen Spiele in der Familie.* Stuttgart: Klett-Cotta.

Sengupta, C. (1988). *Medikamentenführer für die Bundesrepublik.* (2., überarb. Aufl.) München: dtv.

de Shazer, S. (1988). Therapie als System. Entwurf einer Theorie. In *L. Reiter, E.J. Brunner u. S. Reiter-Theil (Hrsg.),* (217-230).

de Shazer, S., I.K. Berg, E. Lipchik, E. Munally, A. Molnar, W. Gingerich u. M. Weiner-Davis (1986). Kurztherapie - Zielgerichtete Entwicklung von Lösungen. In *Familiendynamik, 11,* (182-205).

Sider, R.C. u. C.D. Clements (1983). Familien- oder Einzeltherapie? - Ethische Überlegungen zur Wahl der Modalität. In *Familiendynamik, 8,* (298-308).

Simon, F.B. (1983). Linearität und Puritanismus - Das Selbstverständnis der Therapeuten und die Verwirrung des "Kausalitäts"-Begriffs. In *Familiendynamik, 8,* (309-312).

Simon, F.B. u. H. Stierlin (1984). *Die Sprache der Familientherapie. Ein Vokabular. Überblick, Kritik und Integration systemtherapeutischer Begriffe, Konzepte ud Methoden.* Stuttgart: Klett-Cotta.

Simon, F.B. u. G. Weber (1987a). It's more fun to compete. Über den therapeutischen Umgang mit hoch-symmetrischen Beziehungen. In *Familiendynamik, 12,* (176-182).

Simon, F.B. u. G. Weber (1987b). Vom Navigieren beim Driften. Die Bedeutung des Kontextes der Therapie. In *Familiendynamik, 12,* (355-362).

Simon, F.B. u. G. Weber (1988a). Das Ding an sich. Wie man "Krankheit" erweicht, verflüssigt, entdinglicht ... In *Familiendynamik, 13,* (57-61).

Simon, F.B. u. G. Weber (1988b). Konjunktivitis. Über die Entzündung des Möglichkeitssinns und die Erfindung bekömmlicherer Wirklichkeiten. In *Familiendynamik, 13,* (364-372).

Simon, F.B. u. G. Weber (1988c). Zwischen Allmacht, Ohnmacht und "macht nichts!" Über die Verantwortung des Therapeuten. In *Familiendynamik, 13,* (270-274).

Simon, F.B. u. G. Weber (1992). Vorfall oder Rückfall. Über den systemischen Umgang mit wiederkehrenden Verhaltensweisen. In *Familiendynamik, 17,* (93-99).

Skinner, B.F. (1973). *Wissenschaft und menschliches Verhalten. Studienausgabe.* München: Kindler.

Smirnoff, V.N. (1958). Kritische Bemerkungen zum Problem der Anorexia mentalis. In *Psyche, 12,* (430-445).

v. Soden, K. (1990). Satt aber hungrig. In *Rowohlt-Revue,* Januar-März 1990, (11).

Soltau, R. (1984). Die frauenspezifische Abhängigkeit von Suchtmitteln. In *C. Merfert-Diete u. R. Soltau (Hrsg.),* (12-22).

Sommer, B. (1955). Die Pubertätsmagersucht als Leib-Seelische Störung einer Reifungskrise. In *Psyche, 9,* (307-327).

Soziale Krisen und Gesundheit. Öffentliche Antrittsvorlesung von Prof. Johannes Siegrist (1993). In *Düsseldorfer Uni-Zeitung, 22,* H.3, (16-17).

Specht, F. (1965). Beobachtungen an jüngeren Fällen von Anorexia nervosa. In *J.E. Meyer u. H. Feldmann (Hrsg.),* (59-60).

Speck, O., F. Peterander u. P. Innerhofer (Hrsg.) u. P. Aymanns (Mitverf.) (1986). *Kindertherapie.* Basel: Reinhardt.

Sperling, E. (1965). Die "Magersucht-Familie" und ihre Behandlung. In *J.E. Meyer u. H. Feldmann (Hrsg.),* (156-160), Diskussion (160).

Sperling, E. u. A. Massing (1972). Besonderheiten in der Behandlung der Magersuchtfamilie. In *Psyche, 25,* (357-369).

Spitzer, R.L., M. Gibbon, A.E. Skodol, J.B.W. Williams u. M.B. First (1991). *DSM-III-R Falldarstellungen.* Weinheim Basel: Beltz.

Sugerman, S. (1978), *Narzißmus als Selbstzerstörung.* Olten: Walter.

Swientek, C. (1990). *Wenn Frauen nicht mehr leben wollen.* Reinbek bei Hamburg: Rowohlt.

Synanon (o.J.). *Das Anti-Drogen-ABC. Aus der Erfahrung Betroffener. Sinnvoll arbeiten. Protektive Kräfte stützen. Gemeinsam wirken.* Berlin: Synanon International.

Szittnick, E. (1986). *Anorexia nervosa. Ein Versuch, die Pubertätsmagersucht zu verstehen.* (Diplomarbeit FH Düsseldorf, Fachbereich Sozialpädagogik).

Szmukler, G.I. u. G.F.M. Russell (1986). Outcome and Prognosis of Anorexia Nervosa. In *K.D. Brownell u. J.R. Foreyt (Hrsg.)*, (283-300).

Schadewaldt, H. (1965). Medizingeschichtliche Betrachtungen zum Anorexie-Problem. In *J.E. Meyer u. H. Feldmann (Hrsg.)*, (1-14).

Schaefer, K. u. D. Schwarz (1974). Verhaltenstherapeutische Ansätze für die Anorexia nervosa. In *Praxis der Psychotherapie und Psychosomatik, 22*, (267-284).

Schäfer, E. (1988). *Über das Frauenbild bei Patientinnen mit Bulimia. - Diskrepanzen zwischen Wünschen, Einstellungen und tatsächlichem Verhalten.* (Diplomarbeit Universität Düsseldorf, Fachbereich Psychologie).

Schattmayer-Bolle, K. (1990). Die Bedeutung der Gestaltungstherapie bei eßgestörten Patientinnen. Ein erster Schritt in der weiblichen Identitätsbildung. *In Praxis der Psychotherapie und Psychosomatik, 35*, H.2, (71-85) .

Schatz, H. (1990). Übertriebenes Schlankheitsideal (Medizin-Telegramm). In *Neuform-Kurier*, H.7, (22).

Scheffler, S. (1985). Zur Entwicklung selbstorganisierter Frauenprojektgruppen. Erfahrungen aus der Beratungsarbeit. In *F. Frühmann (Hrsg.)*, (151-164).

Scheffler, S. (1987). Frauenspezifische Krankheitsbilder am Beispiel der Eßstörungen. In *B. Rommelspacher (Hrsg.)*, (127-137).

Schenk, H. (1979). *Geschlechtsrollenwandel und Sexismus. Zur Sozialpsychologie geschlechtsspezifischen Verhaltens.* Weinheim Basel: Beltz.

Schepank, H. (1982). Anorexia nervosa. Zwillingskasuistik über ein seltenes Krankheitsbild. In *A. Heigl-Evers u. H. Schepank (Hrsg.)*, (705-719).

Schepank, H. (1991a). Dem Themenheft zum Geleit. Anmerkungen zum Faszinosum "Anorexia nervosa". In *Zeitschrift für psychosomatische Medizin und Psychoanalyse 37*, (215-219).

Schepank, H. (1991b). Erbdeterminanten bei der Anorexia nervosa. Ergebnisse von Zwillingsuntersuchungen. In *Zeitschrift für psychosomatische Medizin und Psychoanalyse, 37*, (265-281).

Scheu, U. (1977). *Wir werden nicht als Mädchen geboren - wir werden dazu gemacht. Zur frühkindlichen Erziehung in unserer Gesellschaft.* Frankfurt a.M.: Fischer.

Schiffer, E. (1990). *Der entfremdete Hunger. Weltzerstörende Unersättlichkeit als verzweifelte Suche nach Sinn und Geborgenheit.* Basel Braunatal: Recom.

Schiffer, E. (1994). *Warum Huckleberry Finn nicht süchtig wurde: Anstiftung gegen Sucht und Selbstzerstörung bei Kindern und Jugendlichen.* Weinheim: Beltz Quadriga.

Schilling, B. (1990). *Wiegenlied mit Spätfolgen. Aus dem Leben einer Co-Alkoholikerin.* Frankfurt a.M.: Fischer.

v. Schlippe, A. (1986). *Familientherapie im Überblick. Basiskonzepte, Formen, Anwendungsmöglichkeiten.* Paderborn: Junfermann (Integrative Therapie; Beiheft 6).

v. Schlippe, A. u. S. Essen (1982). Die Familienperspektive überschreiten. Überlegungen von Familientherapeuten zu gesellschaftlichen Prozessen. In *Integrative Therapie, 8*, H.3, (233-250).

Schlipper, A. (1989). *Gewitter im Bauch.* Recklinghausen: Georg Bitter.

Schmerl, C. (1982). Einige Gedanken zur Sozialisation von Frauen. In *G. Mohr (Hrsg.),* (20-37).

Schmid, R., I. Engelmohr u. K. Maidhof-Schmid (1992). *Eltern. Selbsthilfegruppen: Kranke Kinder + Aktive Eltern. Ein bundesweiter Wegweiser.* Lübeck: Schmidt-Römhild.

Schmidbauer, W. (1974). *Psychosomatik.* Planegg vor München: Selecta.

Schmidsberger, P. (1990). Fehlernährung macht süchtig. In *Neuform Kurier,* H.7, (36).

Schmidt, G. (1985a). Familientherapie bei Patienten mit Eßstörungen, insbesondere bei Anorexia nervosa. In *J. Brakhoff (Hrsg.),* (119-129).

Schmidt, G. (1985b). Systemische Familientherapie als zirkuläre Hypnotherapie. In *Familiendynamik, 10,* (241-264).

Schmidt, M.H. u. G. Esser (1986). Verhaltenstherapeutische Vorgehensweisen bei der Behandlung der Anorexia nervosa. In *O. Speck, F. Peterander u. P. Innerhofer (Hrsg.),* (270-276).

Schmidt, S.J. (Hrsg.) (1987a). *Der Diskurs des Radikalen Konstruktivismus.* Frankfurt a.M.: Suhrkamp.

Schmidt, S.J. (1987b). Vorbemerkungen. In *S.J. Schmidt (Hrsg.),* (7-9)

Schmitt, G. (1987). Anorexia nervosa und Bulimie. Symptomatik, Differentialdiagnostik, Pathogenese und Grundlagen der Behandlung. *In Praxis der Psychotherapie und Psychosomatik, 32,* (126-136).

Schmitt, G.M. u. A.T. Häder (1984). Beispiele für Erlebnisweisen und Zukunftsperspektiven magersüchtiger Jugendlicher. In *H. Remschmidt (Hrsg.),* (64-70).

Schmitt, G.M. u. R. Wendt (1982). Die stationäre Behandlung magersüchtiger Jugendlicher unter dem Gesichtspunkt der sozialen Reintegration. In *Zeitschrift für Kinder- und Jugendpsychiatrie, 10,* (67-73).

Schmitt, G.M. u. R. Wendt (1983). Analyse typischer Denkstile und systematischer Denkfehler bei der Pubertätsmagersucht. In *H.H. Studt (Hrsg.),* (313-322).

Schmitt, G.M., R. Wendt u. I. Jochmus (1981). Stationäre Behandlung magersüchtiger Jugendlicher mit vorwiegend klientenzentrierter Einzel- und Gruppentherapie. In *R. Meermann (Hrsg.),* (158-169).

Schmitz, B. (1988a). Anorexia nervosa und Bulimia nervosa. In *Praxis der Klinischen Verhaltensmedizin und Rehabilitation, 1,* (153-156).

Schmitz, B. (1988b). Die Behandlung der Bulimia nervosa im stationären Setting einer verhaltensmedizinisch orientierten Klinik (Psychosomatische Fachklinik Bad Dürkheim). In *Praxis der Klinischen Verhaltensmedizin und Rehabilitation, 1,* (191-201).

Schmitz, B. (1989). Persönlichkeitsstörungen nach DSM-III-R bei Patientinnen mit Anorexia und Bulimia nervosa. In *Praxis der Klinischen Verhaltensmedizin und Rehabilitation, 2,* (205-211).

Schmölders, C. (Hrsg.) (1989). *Einladung zum Essen. Buch für Gäste.* Frankfurt a.M.: Insel.

Schnebel, A. (1987). ANAD-Selbsthilfe. In *P. Mader u. B. Ness (Hrsg.),* (47-49).

Schneider, C. (1991). Frauen mit Eßstörungen in einer Selbsthilfegruppe - ein Erfahrungsbericht. In *H. Neubeck-Fischer (Hrsg.)*, (175-182).

Schneider, R. (1992a). Der Rückfall. Unfaßbares Gespenst oder handhabbares Problem? In *Gibacht*, H.4, (1-5).

Schneider, R. (1992b). Was uns Rückfälle für "die Zeit danach" raten. In *Gibacht*, H.5, (1-3).

Schneider-Henn, K. (1988). *Die hungrigen Töchter. Eßstörungen bei jungen Mädchen.* München: Kösel.

Schönherr, U. (1984a). Gesundheit oder Krankheit - "Schubladen" für Frauen? In *C. Merfert-Diete u. R. Soltau (Hrsg.)*, (64-71).

Schönherr, U. (1984b). Utopie oder Chance? Ein Nachwort. In *C. Merfert-Diete u. R. Soltau (Hrsg.)*, (219-224).

Schrei aus der Tiefe des Bauches. (1985). In *Der Spiegel*, 39, Nr.15, (36-56).

Schretter, A. (1981). Geborgenheit, die krank macht. Familie in der Krise (1). In *Psychologie heute, 8*, H.12, (62-69).

Schröder, G. (1977). *Verhaltenstherapie mit Kindern und Jugendlichen. Erfahrungen und Hinweise aus der Praxis.* München: J. Pfeiffer.

Schroeder, W. (1988). Musiktherapie als integrierender Prozeß. In *L. Hartmann-Kottek-Schroeder (Hrsg.)*, (138-148).

Schubert, A. (1993). Co-Abhängigkeit. In *Drogen-Report, 14*, H.3, (39-41).

Schulte, M.J. u. C. Böhme-Bloem unter Mitarbeit von V. Trempler (1991). *Bulimie. Entwicklungsgeschichte und Therapie aus psychoanalytischer Sicht.* Stuttgart: Thieme.

Schumacher, W. (1988). Nichtstoffgebundene Abhängigkeiten und ihre Bedeutung zum Verständnis des Phänomens Sucht. In *J. Eisenburg (Hrsg.)*, (60-81).

Schuster, T. (1991). Ton im therapeutischen Arbeitsfeld. In *Gibacht, 3*, H.5, (2-3).

Schütze, G. (1980). *Anorexia nervosa.* Bern Stuttgart Wien: Hans Huber.

Schütze, G. (1984). Die emanzipatorische Nachreifung Adoleszenter bei stationär-psychotherapeutischer Betreuung. In *H. Remschmidt (Hrsg.)*, (12-15).

Schwarzer, A. (Hrsg.) (1986). *Durch dick und dünn.* Ein EMMA-Buch. Reinbek bei Hamburg: Rowohlt.

Schwarzer, R. (Hrsg.) (1990a). *Gesundheitspsychologie. Ein Lehrbuch.* Göttingen Toronto Zürich: Verlag für Psychologie - Hogrefe.

Schweitzer, J. u. G. Weber (1982). Beziehung als Methapher. Die Familienskulptur als diagnostische, therapeutische und Ausbildungstechnik. In *Familiendynamik, 7*, (113-128).

Schwering, R. u. L. Wälder (1985). Ess-Sucht und ihre Behandlung. In *J. Brakhoff (Hrsg.)*, (145-151).

Stein, R. (1987). Einleitung. In *Aktion Jugendschutz (Hrsg.)*, (1-4).

Stein-Hilbers, M. (1984a). Drogen im Leben von Frauen. In *Deutsche Hauptstelle gegen die Suchtgefahren (Hrsg.)*, (195-203).

Stein-Hilbers, M. (1984b). Drogen im weiblichen Lebenszusammenhang. In *C. Merfert-Diete u. R. Soltau (Hrsg.)*, (40-49).

Steinbrecher, S. (1991). *Die Vaterfalle. Die Macht der Väter über die Gefühle der Töchter*. Reinbek bei Hamburg: Rowohlt.

Steiner, E. u. L. Reiter (1986). Zum Verhältnis von Individuum und sozialem System: Hierarchie, strukturelle Koppelung oder Interpenetration? In *Familiendynamik, 11*, (325-342).

Steingrüber, H.J. (1977). Prävention. In *T. Herrmann, P.R. Hofstätter, H.P. Huber u. F.E. Weinert (Hrsg.)*, (367-377).

Steinhage, R. (1989). *Sexueller Mißbrauch an Mädchen. Ein Handbuch für Beratung und Therapie*. Reinbek bei Hamburg: Rowohlt.

Steinhage, R. (1991). Sexuelle Gewalt an Mädchen. Eine Einführung in die Thematik und Handreichungen für die begleitende therapeutische Arbeit mit Mädchen und Frauen. In *Praxis der Klinischen Verhaltensmedizin und Rehabilitation, 4*, (83-90).

Steinhage, R. (1992). *Sexuelle Gewalt. Kinderzeichnungen als Signal*. Reinbek bei Hamburg: Rowohlt.

Steinhausen, H.-C. (1979a). Anorexia nervosa - eine aktuelle Literaturübersicht. Teil 1: Diagnostische Aspekte. In *Zeitschrift für Kinder- und Jugendpsychiatrie, 7*, (149-160).

Steinhausen, H.-C. (1979b). Anorexia nervosa - eine aktuelle Literaturübersicht. Teil 2: Therapie und Verlauf. In *Zeitschrift für Kinder- und Jugendpsychiatrie, 7*, (249-271).

Steinhausen, H.-C. (1981a). Die Verhaltenstherapie und Familientherapie bei Anorexia nervosa - Eine kritische Bestandsaufnahme. In *H.-C. Steinhausen (Hrsg.)*, (193-212).

Steinhausen, H.-C. (Hrsg.) (1981b). *Psychosomatische Störungen und Krankheiten bei Kindern und Jugendlichen*. Stuttgart Berlin Köln Mainz: Kohlhammer.

Steinhausen, H.-C. u. K. Glanville (1981). Verlaufsstudien zur Anorexia nervosa. In *Steinhausen (Hrsg.)*, (213-229).

Steinhausen, H.-C. u. K. Glanville (1983). Follow - up Studies of anorexia nervosa: a review of research findings. In *Psychological Medicine, 13*, (239-249).

Stender, K.-P. (1987). Neues Leben - anders essen. In *Aktion Jugendschutz (Hrsg.)*, (62-67).

Stierlin, H. (1979). Status der Gegenseitigkeit: die fünfte Perspektive des Heidelberger familiendynamischen Konzeptes. In: *Familiendynamik, 4*, (106-116).

Stierlin, H. (1980). *Von der Psychoanalyse zur Familientherapie: Theorie, Klinik*. (2. Aufl.) Stuttgart: Klett-Cotta.

Stierlin, H. (1982a). Die Christen in der Weltfamilie. In *Familiendynamik, 7*, (375-384).

Stierlin, H. (1982b). Vorwort. In *H. Bruch*, (9-11).

Stierlin, H. (1983). Familientherapie: Wissenschaft oder Kunst? In *Familiendynamik, 8*, (364-377).

Stierlin, H. (1987). *Ob sich das Herz zum Herzen findet. Ein systemisches Paar-Brevier.* Reinbek bei Hamburg: Rowohlt.

Stierlin, H. (1988a). Der Dialog zwischen den Generationen über die Nazizeit. In *B. Heimannsberg u. C.J. Schmidt (Hrsg.)*, (197-214)

Stierlin, H. (1988b). Systemischer Optimismus - systemischer Pessimismus: Zwei Ausblicke auf den Wandel. In *Familiendynamik, 13*, (69-75).

Stierlin, H. (1988c). Zur Beziehung zwischen Einzelperson und System: der Begriff "Individuation" in systemischer Sicht. In *L. Reiter, E.J. Brunner u. S. Reiter-Theil (Hrsg.)*, (3-20).

Strauss, B. u. H. Appelt (1983). Ein Fragebogen zur Beurteilung des eigenen Körpers. In *Diagnostica, 29*, (145-164).

Strober, M. (1986). Anorexia Nervosa. History and Psychological Concepts. In *K.D. Brownell u. J.P. Foreyt (Hrsg.)*, (231-243).

Strukturiertes klinisches Interview für DSM-III-R. Interviewheft (SIAN) (1991). (2., korrigierte Aufl.) Weinheim: Beltz.

Stüdemann, M., K. Dietzel, B. Koch, K. Lesemann u. M. Mews (1991). Systemische Therapie der Bulimie im stationären Kontext. In *Zeitschrift für systemische Therapie, 9*, (201-212).

Studt, H.H. (Hrsg.) u. S. Ahrens (Mitverf.) (1983). *Psychosomatik in Forschung und Praxis* (15. Arbeitstag des deutschen Kollegiums für Psychosomatische Medizin, 3.-5.12.1981 in Berlin). München Wien Baltimore: Urban & Schwarzenberg.

T. (1989). Vorsicht Diät! Oder: Wenn der Schlankeits-Kult zum Terror wird. In *Musenalp*, H.2, (45).

Tarr-Krüger, I. (1989). *Verhungern im Überfluß. Bulimie: ein neuer Ansatz zum Verständnis und zur Therapie.* Heidelberg: Asanger.

Tarr-Krüger, I. (1991). Wenn die Seele schweigt, schreit der Körper. Integrative Musiktherapie bei Kindern mit psychosomatischen Störungen. In *Integrative Therapie, 17*, (156-163).

Tarr-Krüger, I. (1992). Klänge: Eine Brücke zur Welt. In *Psychologie heute, 19*, H.10, (74-77).

Thomä, H. (1961). *Anorexia nervosa. Geschichte, Klinik und Theorien der Pubertätsmagersucht.* Stuttgart: Klett-Cotta.

Thomä, H. (1963). Psychosomatische Aspekte der Magersucht. In *Psyche, 16*, H.10, (600-614).

Thomä, H. (1981). *Schriften zur Praxis der Psychoanalyse: Vom spiegelnden zum aktiven Psychoanalytiker.* Frankfurt a.M.: Suhrkamp.

Tikkanen, M. (1981). *Die Liebesgeschichte des Jahrhunderts. Roman in Gedichten.* Reinbek bei Hamburg: Rowohlt

Tolstrup, K., M. Brinch u. T. Isager (1984). Therapie und Verlauf der Anorexia nervosa. In *H. Remschmidt (Hrsg.)*, (45-53).

Tomm, K. (1989). Das Problem externalisieren und die persönlichen Mittel und Möglichkeiten internalisieren. In *Zeitschrift für systemische Therapie, 7*, (200-205).

Trautner, H.M. (1979). Psychologische Theorien der Geschlechtsrollen-Entwicklung. In *A. Degenhardt u. H.M. Trautner (Hrsg.)*, (50-84).

Trautner, H.M. (1987). Geschlecht und Identität in entwicklungspsychologischer Perspektive. In *M. Amelang (Hrsg.)*, Bd.2, (467-477).

Tröscher-Hüfner, U. (1990). *Systemtherapie und Sucht. Symptombewertung in der Arbeit mit Suchtkranken und Bedeutungen für die beteiligten Systeme.* (Vortrag, gehalten auf der Fachtagung in Düsseldorf "Systemtherapie mit Suchtfamilien" am 17.5.1990, unveröff.).

Trott, G.E. (1991). Biologische Aspekte der Eßstörungen. In *G. Nissen (Hrsg.)*, (169-179).

Tschuschke, V. u. W. Volk (1983). Orale Fixierung: Ergebnisse bei der Entwicklung eines diagnostischen Instruments. In *H.H. Studt (Hrsg.)*, (81-96).

Tuchelt, A. (1993). Fallgeschichte eines Mannes mit Bulimia nervosa. In *Psychomed, 5,* H.2, (105-107).

Tumfart, F. (1991). *Soziologische Aspekte der Bulimie unter der Berücksichtigung von Interviews mit betroffenen Frauen.* (Magisterarbeit Universität Düsseldorf, Fachbereich Soziologie).

v. Uexküll, T. u. R. Adler (Hrsg.) (1986). *Psychosomatische Medizin.* (3., neubearb. u. erw. Aufl.) München Wien Baltimore: Urban & Schwarzenberg.

Ullmann, H. (1988). Übergangsphänomene und restitutive Phantasiebildung in Katathymem Bilderleben. Ein Ansatz zur Nachreifung des frühen Vaterbildes psychosomatisch Kranker. *In Praxis der Psychotherapie und Psychosomatik, 33,* (249-257).

Unter krankhaften Eßstörungen... (dpa-Meldung) (1991). In *Neuform Kurier,* H.9, (58).

Urban, P. (1987). Hunger und Haß. Von der verlorenen Liebe zum eigenen Körper. In *Kom'ma, 6,* H.5, (11).

Utz, T. u. G. Scheiner (1987). Therapiekonzept für Eßstörungen an der Psychosomatischen Klinik Windach/Ammersee. In *P. Mader u. B. Ness (Hrsg.)*, (109-119).

Utz, T. u. E. Storch (1988). Familientherapie bei Eßstörungen im Rahmen eines verhaltenstherapeutisch orientierten stationären Behandlungskonzeptes. In *M. Zielke, J. Sturm u. N. Mark (Hrsg.)*, (453-458).

Vandereycken, W., R. van Deth u. R. Meermann (1990). *Hungerkünstler Fastenwunder Magersucht. Eine Kulturgeschichte der Eß-Störungen.* Zülpich: Biermann.

Vandereycken, W. u. R.A. Pierloot (1981). Ein dimensionales Modell für Eß- und Gewichtsstörungen. In *R. Meermann (Hrsg.)*, (69-73).

Vandereycken, W. u. R.A. Pierloot (1983). The Drop-Out Problem in the Treatment of Anorexia nervosa: A clinical Study of 133 hospitalized Patients. In *W.-R. Minsel u. W. Herff (Hrsg.)*, (236-241).

Varela, F.J. (1987). Autonomie und Autopoiese. In *S.J. Schmidt (Hrsg.)*, (119-132).

v. Villiez, T. (1984). Anorexia nervosa. Strategie und Ergebnis einer primär ambulanten Therapie. In *Zeitschrift für Kinder- und Jugendpsychiatrie, 12,* (201-214).

Vogt, I. (1991). Gewalt, süchtige Frauen und Beratung/Therapie. In *Fachklinik Furth im Wald (Hrsg.)*, (18-31).

Voigt, D. u. H. Jawad-Estrak (Hrsg.) (1991). *Von Frau zu Frau. Feministische Ansätze in Theorie und Praxis psychotherapeutischer Schulen.* Wien: Wiener Frauenverlag (Reihe Frauenforschung; Bd.17).

Von den Strukturen hinter den Strukturen. Im Gespräch: Gregory Bateson (1978). In *Psychologie heute, 5,* H.11, (57-64).

Vorderbrügge, D. u. A. Groth (1981). Anorexia nervosa als frauenspezifische Störung. Diskussion feministischer Erklärungs- und Therapieansätze. In *R. Meermann (Hrsg.),* (179-190).

Voß, L. (1990). *Menstruationsverarbeitung bei Frauen mit Anorexia Nervosa.* Pfaffenweiler: Centaurus (Aktuelle Frauenforschung; Bd.5).

van Vugt, G. u. T. Besems (1990). Psychotherapie mit Inzestbetroffenen Mädchen und Frauen. In *Acta Paedopsychiatrica, 53,* (318-338).

Wächter, H.-M. (1986). Kombination der Gruppenimagination des Katathymen Bilderlebens mit dem Psychodrama. Ein integratives Modell. In *U.A. Leuner (Hrsg.),* (143-192).

Wagner, A.C. (1987). Gelassenheit und Handlungsfähigkeit. Über das Aufhören der Imperative als Essenz feministischer Therapie. In *B. Rommelspacher (Hrsg.),* (157-184).

Wagner, U. (1989). *Blicke auf den dicken Körper. Gegen die Unterwerfung unter die Schönheitsnorm.* Frankfurt a.M.: Brandes & Apsel (Wissen & Praxis; Bd.22).

Walkemeyer, H. u. S. Bäumer (1990). *Neue Aspekte der Familientherapie. Versuch einer Klärung des Systemkonzeptes aus handlungsorientierter Sicht.* Eschborn bei Frankfurt a.M.: Dietmar Klotz.

Wallisch, A. (1979). Die Behandlung einer Patientin mit Anorexia nervosa. In *H. Mackinger (Hrsg.),* (121-137).

Warskulat, I. (1987). Eßstörungen - ein Signal für eine Balance zwischen Körper, Geist und Seele. Ein Behandlungsweg mit archaischen Elementen und archaischen Tänzen. In *P. Mader u. B. Ness (Hrsg.),* (67-73).

Watzlawick, P., J.H. Beavin u. D.D. Jackson (1990). *Menschliche Kommunikation. Formen, Störungen, Paradoxien.* (8. Aufl.) Bern Stuttgart Toronto: Huber.

Watzlawick, P. u. J.C. Coyne (1979). Problemzentrierte Kurzbehandlung einer Depression. In *Familiendynamik, 3,* (148-157).

Watzlawick, P., J.H. Weakland u. R. Fisch (1975). *Lösungen. Zur Theorie und Praxis menschlichen Wandels.* Bern: H. Huber.

Weber, G. (1988). Über die Bedeutung von Zeitimplikationen und die Veränderung von Zeitvorstellungen in der systemischen Therapie. In *Familiendynamik, 13,* (40-52).

Weber, G. u. H. Stierlin (1981). Familiendynamik und Familientherapie der Anorexia nervosa-Familie. In *R. Meermann (Hrsg.),* (108-122).

Weber, G. u. H. Stierlin (1989). *In Liebe entzweit. Die Heidelberger Familientherapie der Magersucht. Ein systemischer Ansatz zum Verständnis und zur Behandlung der Magersuchtsfamilie.* Reinbek bei Hamburg: Rowohlt.

Weber-Hagedorn, B. u. G. Siller (1988). *Sucht. Die Diktatur des Zuviel.* Offenbach/M.: Burckhardthaus-Laetere Verlag.

Weckenmann, M. (1989). Betrachtungen über die Ernährung des Menschen. In *Weleda-Nachrichten,* H.173, (10-13).

Weeks, G. u. L. L'Abate (1979). Eine Bibliographie über paradoxe Methoden in der psychotherapeutischen Behandlung von Familiensystemen. In *Familiendynamik, 4,* (185-189).

Weinzierl, R. u. G. Haag (1992). Die muskuläre Relaxation nach Jacobson. In *Praxis der Klinischen Verhaltenstherapie, 5,* (281-285).

Weiss, T. (1988). *Familientherapie ohne Familie. Kurztherapie mit Einzelpatienten.* München: Kösel.

Wellendorf, E. (1984). Ästhetische Produktivität und Therapie. In *H. Hartwig u. K.-H. Menzen (Hrsg.),* (57-68).

Welter-Enderlin, R. (1987). Familismus, Sexismus und Familientherapie. Heißt "systemisch" auch "politisch"? In *Familiendynamik, 12,* (261-281).

Wengle, H.P. (1985). Systemische und psychoanalytische Ansätze in der Psychosomatik: Gegensatz oder Ergänzung? In *Praxis der Psychotherapie und Psychosomatik, 30,* (299-308).

Wenn Hungern zur Leistung wird (1992). Interview mit Monika Gerlinghoff. In *Neuform Kurier,* H.7, (12-14).

Werner-Eilert, K. (1986). *Die Beziehung von positiven und negativen Lebensereignissen zum Krankheitsverlauf von Patienten mit Anorexia nervosa und Zwangsneurose* (Diss. Universität Tübingen in der Fak. für Sozial- u. Verhaltenswissenschaften).

Westenhoefer, J. u. V. Pudel (1990). Gesellschaftliche Aspekte von Eßstörungen. In *Praxis der Klinischen Verhaltensmedizin und Rehabilitation, 3,* (151-159).

Westmeyer, H. (1980). Zur Paradigmadiskussion in der Psychologie. In *Kongreßberichte der deutschen Gesellschaft für Psychologie, 32,* H.1, (115-126).

White, M. (1989). Der Vorgang der Befragung: eine literarisch wertvolle Therapie? In *Familiendynamik, 14,* (114-128).

Wiechern, A. u. C. Grede (1985). Die Behandlung von Eß-Störungen. In *Das Blaue Kreuz, 19,* H.9, (4-5).

Wienand, F. (1990). Zum Langzeitverlauf der Anorexia nervosa. Ergebnisse einer Nachuntersuchung von 104 Patientinnen und Patienten. In *J. Jungmann (Hrsg.),* (40-46).

Wilber, K. (1991). *Das Spektrum des Bewußtseins. Eine Synthese östlicher und westlicher Psychologie.* Reinbek bei Hamburg: Rowohlt.

Will, C. (1991). Frauenspezifische Therapie im Daytop Therapiezentrum Herrsching. Drogen als Überlebensstrategie. Der Fluch der sogenannten typisch weiblichen Eigenschaften. In *Drogen-Report, 12,* H.5, (9-11).

Willenberg, H. (1983). Die Einstellung erwachsener Magersüchtiger zu ihrem Körper und seinen Funktionen. In *H.H. Studt (Hrsg.),* (305-312).

Willenberg, H. (1987). Ein Konzept zur stationären psychotherapeutischen Behandlung magersüchtiger Patienten. *In Praxis der Psychotherapie und Psychosomatik, 32,* (147-153).

Willi, J. (1975). *Die Zweierbeziehung. Spannungsursachen Störungsmuster Klärungsprozesse Lösungsmodelle.* Reinbek bei Hamburg: Rowohlt.

Willi, J. (1984). Gemeinsames Wachstum - Möglichkeiten und Grenzen. In *Praxis der Psychotherapie und Psychosomatik, 29,* (222-233).

Willi, J. (1989). *Ko-Evolution. Die Kunst gemeinsamen Wachsens.* Reinbek bei Hamburg: Rowohlt.

Willmann-Institut München (Hrsg.) (1977). *Wörterbuch der Pädagogik in drei Bänden.* Freiburg Basel Wien: Herder.

Wilson-Schaef, A. (1986). *Co-Abhängigkeit. Nicht erkannt und falsch behandelt.* Wildberg: Mona Bögner-Kaufmann.

Wilson-Schaef, A. (1989). *Im Zeitalter der Sucht. Wege aus der Abhängigkeit.* Hamburg: Hoffmann und Campe.

Wilson-Schaef, A. (1991). Vor seinem Selbst auf der Flucht. In *Institut für Tiefenpsychologie und Philosophie (Hrsg.),* (112-123).

Winkels, I. (1991). Es ist einfach zum kotzen. In *La LiBerta, 2,* H.11, (34-35).

Wirsching, M. (1983). Familiendynamik und Familientherapie psychosomatischer Krankheiten. In *H.H. Studt (Hrsg.),* (137-154).

Wirsching, M. u. F. Petermann (1982). Psychosoziale Aspekte körperlicher Krankheiten im Jugendalter. In *Medizinische Psychologie, 8,* H.1, (40-55).

Wissenschaftliche Projekte und Therapieevaluation in der Klinik Roseneck Prien (1990). In *Cinderella's Rundbrief,* April 1990, (10-15).

Wittchen, S., B. Bleser u. W. Fricke (1988). *Bulimie - Gesellschaftliche, familiäre, individuelle Perspektiven.* (FH Wiesbaden: Veröffentlichungen aus Lehre, angewandter Forschung und Weiterbildung; Bd.3).

Wolf, D. (1990). Eß- und Magersucht. Kampfplatz Körper. In *Medizin heute, 41,* H.4, (18-23).

Woodman, M. (1987). *Heilung und Erfüllung durch die Große Mutter. Eine psychologische Studie über den Zwang zur Perfektion und andere Suchtprobleme als Folgen ungelebter Weiblichkeit.* Interlaken: Ansata.

Wurst, F. (1982). Psychogene Störungen des Appetits und des Eßverhaltens. In *H. Asperger u. F. Wurst (Hrsg.),* (150-164).

Wynne, L. (1980). Paradoxe Interventionen: eine Technik zur therapeutischen Veränderung von individuellen und familiären Systemen. In *Familiendynamik, 5,* (42-56).

Zahn, I. (1989). Eßstörung ist eine Krankheit von Frauen. *Frankfurter Rundschau* vom 27.12.1989.

Zahn, I. (1990). Schönheitsideal mit fatalen Folgen. Immer mehr Frauen leiden unter Eßstörungen. Magersucht als Flucht vor dem Erwachsenwerden. In *Westdeutsche Zeitung* vom 13.1.1990.

Zander, H.C. (1980). Warum waren die Mönche so dick? In *Journal für Geschichte, 2,* H.1, (10-13).

Zander, H.C. (1982). Wie der Klerus auf die Schokolade kam. Ein süßes Kapitel Religionsgeschichte. In *Journal für Geschichte, 4, H.1,* (28-34).

Zauner, J. u. G. Biermann (Hrsg.) (1986). *Klinische Psychosomatik von Kindern und Jugendlichen.* München Basel: E. Reinhardt (Beiträge zur Psychologie und Soziologie des kranken Menschen; Bd.5).

Zeig, J. (1985). *Meine Stimme begleitet Sie überallhin. Ein Lehrseminar mit Milton H. Erickson.* Stuttgart: Klett-Cotta.

Zerbich, I. (1987). Anti-Diät. In *P. Mader u. B. Ness (Hrsg.),* (31-34).

Ziegler, A.J. (1989). *Krankheitsbilder. Elemente einer archetypischen Medizin.* Frankfurt a.M.: Fischer.

Zielke, M. (1991). Sexueller Mißbrauch. Das stille Leiden als besondere Herausforderung an Selbsthilfegruppen, Psychotherapeuten und Ärzte. In *Praxis der Klinischen Verhaltensmedizin und Rehabilitation, 4,* (76-82).

Zielke, M., J. Sturm u. N. Maik (Hrsg.), *Die Entzauberung des Zauberbergs. Therapeutische Strategie und soziale Wirklichkeit.* Dortmund: Verlag modernes lernen.

Ziemer, A. (1989). *Gestörtes Eßverhalten - ein frauenspezifisches Problem?* (Diplomarbeit FH Düsseldorf, Fachbereich Sozialpädagogik).

Zimbardo, P.G. u. F.L. Ruch (1978). *Lehrbuch der Psychologie. Eine Einführung für Studenten der Psychologie, Medizin und Pädagogik.* (3., neubearb. Aufl.) Berlin Heidelberg: Springer.

Zimmer, D.E. (1988). Für alle ein Preis und ein Dämpfer. Psychotherapie ist wirksam, aber warum eigentlich: In *Die Zeit* vom 22.7.1988.

Zimmer-Höfler, D. (1988). Systemische Gesichtspunkte im therapeutischen Umgang mit Drogenabhängigen. In *L. Reiter, E.J. Brunner u. S. Reiter-Theil (Hrsg.),* (97-126).

Ziolko, H.-U. (1985). Bulimie. In *Zeitschrift für psychosomatische Medizin und Psychoanalyse, 31,* (235-246).

Zundel, E. (1987). Die vertrackten Regeln des Familienspiels. hinter dem Einwegspiegel. Mara Selvini Palazzoli und die systemische Familientherapie. In *Die Zeit* vom 27.2.1987.

MIX
Papier aus verantwortungsvollen Quellen
Paper from responsible sources
FSC® C105338

If you have any concerns about our products,
you can contact us on
ProductSafety@springernature.com

In case Publisher is established outside the EU,
the EU authorized representative is:
Springer Nature Customer Service Center GmbH
Europaplatz 3, 69115 Heidelberg, Germany

Printed by Libri Plureos GmbH
in Hamburg, Germany